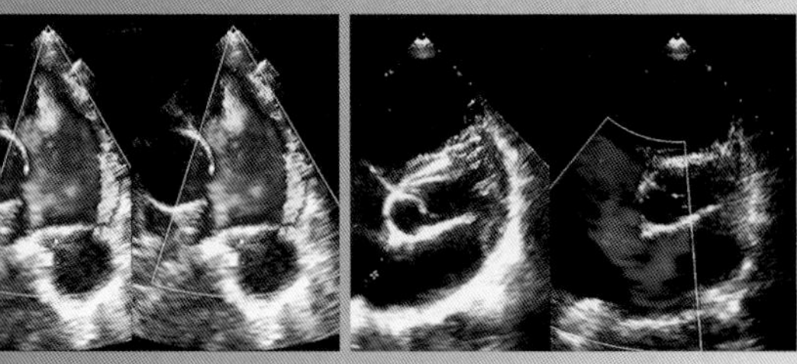
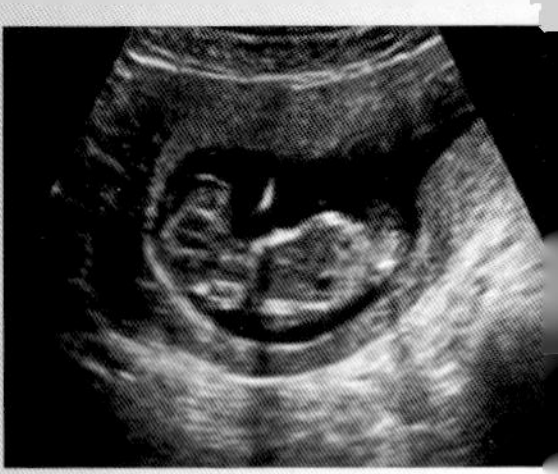

北京朝阳
超声规范化诊疗与报告模板

名誉主编 ◎ 李建国

主　　编 ◎ 郭瑞君　孙心平　勇　强
张　波　郑春华　周凤英

科学技术文献出版社
SCIENTIFIC AND TECHNICAL DOCUMENTATION PRESS
·北京·

图书在版编目（CIP）数据

北京朝阳超声规范化诊疗与报告模板 / 郭瑞君等主编. —北京：科学技术文献出版社，2020. 11（2023. 8重印）
ISBN 978-7-5189-7135-0

Ⅰ. ①北…　Ⅱ. ①郭…　Ⅲ. ①超声波诊断　Ⅳ. ① R445. 1

中国版本图书馆 CIP 数据核字（2020）第 173412 号

北京朝阳超声规范化诊疗与报告模板

策划编辑：张　蓉　责任编辑：张　蓉　孙秀明　责任校对：王瑞瑞　责任出版：张志平

出 版 者　科学技术文献出版社
地　　址　北京市复兴路15号　邮编 100038
编 务 部　(010) 58882938，58882087（传真）
发 行 部　(010) 58882868，58882870（传真）
邮 购 部　(010) 58882873
官方网址　www.stdp.com.cn
发 行 者　科学技术文献出版社发行　全国各地新华书店经销
印 刷 者　北京地大彩印有限公司
版　　次　2020 年 11 月第 1 版　2023 年 8 月第 4 次印刷
开　　本　889 × 1194　1/32
字　　数　559千
印　　张　17.875
书　　号　ISBN 978-7-5189-7135-0
定　　价　158.00元

名誉主编简介

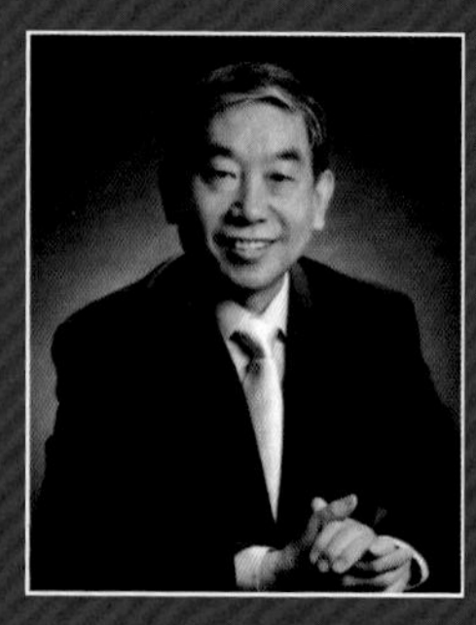

李建国

医学博士，教授，博士研究生导师，北京大学人民医院超声科主任医师。

学习及工作经历

从事临床超声诊断工作40余年，1980年毕业于北京大学医学部（原北京医学院）医疗系，1995年毕业于日本札幌医科大学，并获得医学博士学位，主攻彩色多普勒超声在肝脏肿瘤方面的应用；1981年至1997年在北京肿瘤医院超声科工作，1997年3月调到北京大学人民医院超声科，任科室主任。

科研工作

发表学术论文80余篇，培养硕士、博士研究生30余名。

学术任职

现任中国超声医学工程学会会长及《中国超声医学杂志》主编。

主编简介

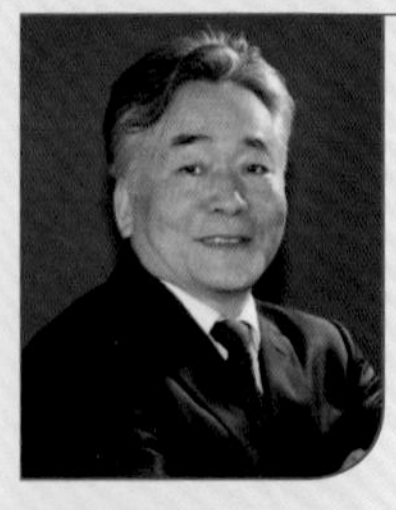

郭瑞君

教授，硕士研究生导师，主任医师，首都医科大学附属北京朝阳医院超声医学科主任。

专业特长　从事超声诊断工作30余年，在肌肉骨骼、腹部、胃肠道肿瘤、小器官、血管及介入超声等方面均有较深造诣。

学术任职　现任中国研究型医院学会肌骨及浅表超声专业委员会主任委员，中国超声医学工程学会肌骨超声专业委员会名誉主任委员，中国中医药信息学会超声医学分会会长，中国软组织疼痛学会副会长，全国肌骨超声应用协作组组长，北京中西医结合学会医学影像专业委员会主任委员。担任《中国超声医学杂志》常委，《中国医学影像技术》《中华超声影像学杂志》《中华医学超声杂志（电子版）》编委。

科研工作　作为第一主研人获得省部级科技进步三等奖3项，主编、主译著作6部，参编10部，发表学术论文逾百篇，其中SCI收录12篇。

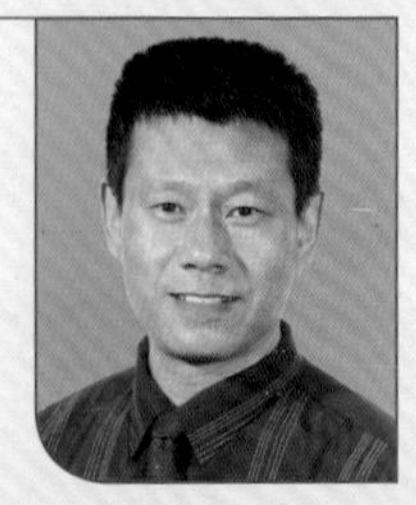

孙心平

医学硕士，主任医师，清华大学附属垂杨柳医院超声科主任。

专业特长　1988年毕业于河北医科大学，长期从事超声检查及介入性诊断与治疗工作，具有深厚的理论知识基础和丰富的临床诊断经验。

学术任职　现任中国超声医学工程学会腹部超声专业委员会委员，中华医学会北京分会介入学组委员。担任《中国超声医学杂志》《中国医刊》编委。

科研工作　主持及参与多项省部级科研课题并获多项科研成果奖。翻译日语超声专业书籍《超声解剖及扫查技巧图解》《超声疾病诊断及扫查技巧图解》等，发表学术论文40余篇。

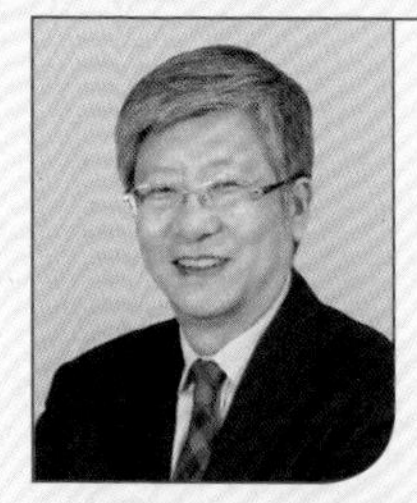

勇 强

副教授，硕士研究生导师，首都医科大学附属北京安贞医院综合超声科主任医师。

学术任职 现任中国医师协会超声医师分会血管超声专业委员会主任委员，中国超声医学工程学会浅表器官及外周血管超声专业委员会副主任委员，中国卒中学会医学影像分会常委。担任《心肺血管病杂志》《中华老年心脑血管病杂志》《中国超声医学杂志》《中国医学影像技术》编委。

科研工作 承担北京市优秀人才、北京市自然科学基金、首都医学发展科研基金、北京市卫健委适宜技术推广项目、科技部国际合作项目；SMI检测颈动脉斑块内新生血管中国多中心协作项目负责人；主编《血管疾病超声诊断图谱》《实用血管疾病超声诊断学》等多部著作。

张 波

医学博士，博士研究生导师，中日友好医院超声医学科主任医师。

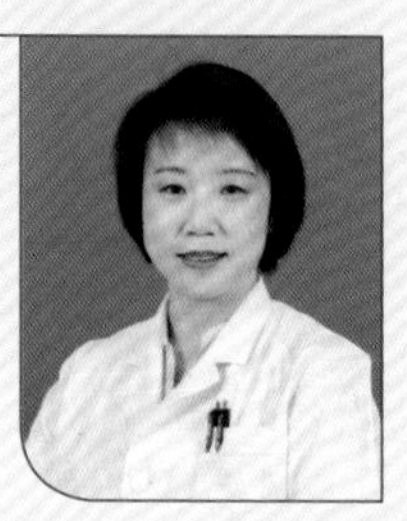

学术任职 现任中国临床肿瘤学会甲状腺癌专业委员会副主任委员，中国医师协会第二届浅表超声专业委员会副主任委员，中国医学装备协会超声装备技术分会智能超声与临床应用专业委员会副主任委员，北京抗癌协会第一届甲状腺癌专业委员会副主任委员，中华医学会北京医学会超声医学分会浅表器官与外周血管超声学组委员，中国医师协会医学科学普及分会第一届委员会委员，北京市非公立医疗机构协会甲状腺专业委员会副主任委员。

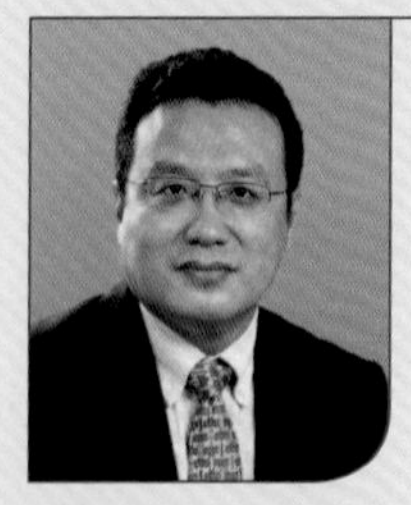

郑春华

医学博士，硕士研究生导师，主任医师，首都儿科研究所附属儿童医院心内科副主任，超声心动图室及导管室主任，胡大一爱心工程专家组内科主要成员。

学习及工作经历 1998年毕业于上海医科大学，获儿科学心血管专业博士学位，毕业后先后在上海医科大学儿科医院心脏中心、首都医科大学附属北京安贞医院小儿心脏中心、清华大学第一附属医院心脏中心及北京大学人民医院心脏中心工作。2006年9月至2007年10月在美国华盛顿大学心脏中心及西雅图儿童医院研修。

学术任职 现任中国医药教育协会超声医学专业委员会小儿超声专业委员会副主任委员，亚太结构性心脏病委员会委员，中国超声医学工程学会超声心动图专业委员会常务委员等。

科研成果 擅长超声心动图诊断小儿各种心脏疾病及先心病，精通小儿先心病的导管介入治疗手段。发表学术论文30余篇，主译心血管方面著作1部，参编心血管方面著作10部。随胡大一教授在全国各地筛查先天性心脏病并指导治疗30余次。

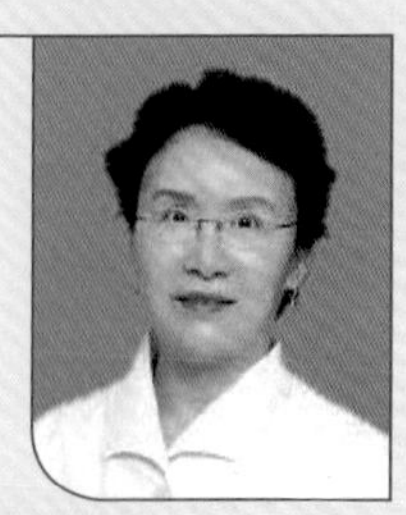

周凤英

医学博士，主任医师，北京市朝阳区妇幼保健院超声科主任。

专业特长 擅长产科超声诊断、妇科疾病及不孕不育疾病的超声诊断，妇科造影，子宫输卵管造影，盆底结构三维超声评估，儿科超声等。

学术任职 现任中国超声医学工程学会妇产科超声专业委员会委员，中国医学影像技术研究会超声分会妇产科超声专业委员会委员，海峡两岸医药卫生交流协会超声医学专家委员会委员，中国医师协会新生儿科医师分会委员等。

科研工作 2015年在意大利锡耶纳大学医院进修学习；近几年参与中国“一站式”输卵管超声造影研究及全国盆底超声检查质量控制体系建立的多中心研究，承担并参与国家“十二五”“十三五”科研项目2项、市级科研项目多项，亲自主持市级科研项目1项，区级项目2项。作为第一作者在核心期刊发表学术论文10余篇。

编委会

名誉主编　李建国

主　　编　郭瑞君　孙心平　勇　强　张　波　郑春华　周凤英

副主编　吴青青　吕秀章　张　瑶　刘　敬　梁晓宁　王峥嵘

编　　委（按姓氏拼音排序）

常　青　北京中医药大学第三附属医院

陈　宇　中国医学科学院肿瘤医院

郭　玲　中国中医科学院望京医院

郭婧慧　首都儿科研究所附属儿童医院

郭瑞君　首都医科大学附属北京朝阳医院

黄雅萍　清华大学附属垂杨柳医院

霍亚飞　北京市朝阳区双桥医院

李　硕　首都医科大学附属北京朝阳医院

李爱莉　中日友好医院

李正宏　北京市第一中西医结合医院

梁晓宁　首都医科大学附属北京朝阳医院

刘　敬　北京市朝阳区妇幼保健院

刘冬娟　北京市朝阳区六里屯社区卫生服务中心

刘丽红　清华大学第一附属医院

卢瑞刚　首都医科大学附属北京朝阳医院

栾玉爽　中国医科大学航空总医院

吕朝阳　首都医科大学附属北京朝阳医院

吕秀章　首都医科大学附属北京朝阳医院

牛丽娟　中国医学科学院肿瘤医院

孙　宏　首都医科大学附属北京朝阳医院

孙心平　清华大学附属垂杨柳医院

唐秀杰　清华大学第一附属医院

王　丽　北京市第一中西医结合医院

王立娟　首都医科大学附属北京安贞医院

王廉一　清华大学第一附属医院

王艳侠　北京市朝阳区双桥医院

王峥嵘　首都儿科研究所附属儿童医院

魏小雨　北京大学人民医院

吴青青　首都医科大学附属北京妇产医院

熊　颖　民航总医院

杨学平　首都医科大学附属北京地坛医院
叶晓光　首都医科大学附属北京朝阳医院
勇　强　首都医科大学附属北京安贞医院
于　航　民航总医院
张　波　中日友好医院
张　纯　首都医科大学附属北京安贞医院
张　慧　北京市朝阳区妇幼保健院
张　瑞　北京市朝阳区卫生健康委员会
张　瑶　首都医科大学附属北京地坛医院
张薇薇　首都儿科研究所附属儿童医院
张自臣　北京市红十字会急诊抢救中心
郑春华　首都儿科研究所附属儿童医院
周凤英　北京市朝阳区妇幼保健院
周彤彤　中日友好医院

序言

数月前，首都医科大学附属北京朝阳医院超声医学科主任郭瑞君教授曾和我谈及想以“超声规范化”为主题，推进超声细节工作的开展，即对10余年来，在多次北京市基层及社区培训、质控检查中朝阳区所发现的问题来做些实际工作，旨在超声规范化与诊疗的“质控”方面为大家尽些许绵薄之力。郭主任已经着手收集大家的反馈信息，并组织北京市朝阳区范围内各主要医院超声科主任积极展开。

首先，选定书的题目为《北京朝阳超声规范化诊疗与报告模板》。目前超声报告单书写存在各种不规范问题，对于这个状况我忧虑了许久，因此当本书主题确定下来后，引起了我极大的参与热情。从青丝到白头，朝阳区给了我成长空间，我愿意继续以“70前”的朝阳人身份承担本书的部分工作，回报这个给予我半辈子生活过的地方。我带领同在朝阳区生活的学生参与，尽最大努力保证知识的严谨性。在郭瑞君主任的组织下，参与编写的各医院主任很快行动起来，大家对于梳理超声规范化报告单的思想相当一致，初稿很快完成。“倾囊相授，薪火相传！”感谢各位主任的辛勤付出，北京朝阳的“超人”精神才得以传递！

超声检查记录报告单（以下简称“报告单”），具体讲应该是“超声检查记录报告”，是指超声医师在临床医师开具超声检查申请后，根据实际检查情况，对发现的病变表现所做的描述记录。报告单主要包括检查内容的记录描述，为诊断和鉴别诊断提供依据，继而提出超声检查的诊断印象及建议等。因此，报告单是超声医师检查的证明，是对临床超声检查申请单的反馈，更是一份重要的医疗诊查文书。另外，从报告单上发现超声检查技术的特点，继而在临床诊查初步思考的基础上，对诊断做重要补充，所以，报告单是超声医师与临床医师的书面沟通函件。

报告单在超声医师工作档案、工作总结、科研统计、患者治疗后随访等方面起着对照作用。必要时，这种工作证明书具有极其重要的法律意义。对于一份完整的报告单在内容上应有针对临床诊断需求的必要描述，还要有超声医师在检查中针对诊断及鉴别诊断的必须记录，以上内容自然是通过超声医师仔细的检查、周密的思考分析、严谨的语言文字而整理出来，所以从这份报告单上还应体现出超声医师的医疗能力、检查操作技术技巧，以及一定的文学水平等。郭瑞君教授学术风格严谨，又通过清华大学附属垂杨柳医院超声科孙心平主任的仔细审阅，修改了类如“光点”“光环”，以及“暗区”等不规范的词语，修正了一些外来语在翻译中的不准确性，调整了部分图像。

我认为本书对于超声医师、临床医师均有帮助。但从发展的角度看，本书在引起大家共鸣的同时，也会引起更多“超人”的评议，通过深度评议，本书还会不断修订、完善，不断提升超声的规范化建设和诊断质量水平。

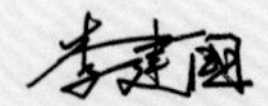

2020年6月28日

前言

北京朝阳区超声医学质量控制和改进中心成立于2019年10月，成立后做的第一件事就是达成一致意见，使超声报告尽量统一、同一、同质化，即统一超声报告模板。遂于2020年3月启动《北京朝阳超声规范化诊疗与报告模板》撰写工作。经过多方沟通、协调、不断解决问题，一审、再审、互审，终于在5月底形成本书初稿（三审），5月29日质控中心组长齐聚再次协商、修正。如何使得本书既能体现北京市朝阳区三甲医院水平，又能实现为基层医院提供规范化超声报告目标，还能真正做到具有可操作性等，实在不是一件容易的事。

超声医学科是一门专业性强、技术发展迅速、临床涉及面广泛的学科，也是新增的临床医学二级学科。2013年12月31日国家卫健委等七部门联合印发《关于建立住院医师规范化培训制度的指导意见》。超声医学科住院医师规范化培训是为各级医疗机构培养具有良好的职业道德、扎实的超声医学理论知识和临床技能，可独立、规范地承担本专业常见病、多发病诊疗工作的临床超声医学人才。因此，统一、同一、同质化的报告模板显得既重要又必要。

“懂规矩、善谋事、能干活”九个字是王辰院士送给北京朝阳医院中层干部的座右铭，也是自己多年追求的目标。本书既是临床诊疗的重要参考，又是诊疗评估的依据，但并不是每种疾病的罗列。应该为年轻超声医师提供检查思路、诊断流程。如肝，一定是从形态、大小、包膜、内部回声等开始：形态、大小可提示正常、异常；包膜异常可提示肝硬化等；内部回声增强可提示脂肪肝、肝损伤等。再去进一步检查、解读超声信息、结合临床资料，根据超声报告模板做出超声报告、提示及评估。实际上，好的超声报告模板不仅是重要超声报告书写、存档、科研等的重要依据，还可引领年轻超声医师在检查过程中思考、排除、再思考、再排除，也可成为超声住院医师规培的重要参考。由于病种繁多、医院各异，本书很难包罗万象，但本书部分章节力求达到上述目的。希望本书在成为各位超声医师书写超声报告参考的同时又益于大家的诊疗流程和思考，更希望今后本书再版能够尽量做到应有尽有、尽善尽美。

衷心感谢北京朝阳超声医学质控中心全体同仁，北京朝阳卫健委领导及医政科、信息科、社管中心等领导的大力支持和协助。在本书编写过程中，质控中心各位同仁踏实工作、认真修改，不辞辛苦、任劳任怨，对各位同仁的辛勤付出表示深深的敬意和感谢！

由于时间有限、工作繁重，本书难免有不妥之处，还请读者多提宝贵建议，以利于再版不断完善。

北京朝阳超声医学质控中心全体

2020年5月29日

目录
Contents

第一章　心脏超声报告模板…… 1

第一节　正常心脏超声报告模板…… 3
第二节　冠心病超声报告模板…… 4
第三节　瓣膜病超声报告模板…… 6
第四节　心肌病超声报告模板…… 10
第五节　肺动脉高压超声报告模板…… 16
第六节　主动脉夹层超声报告模板…… 18
第七节　成人先天性心脏病超声报告模板…… 19
第八节　心脏占位（左心房黏液瘤）超声报告模板…… 29

第二章　腹部、腹膜后、胃肠超声报告模板…… 31

第一节　上腹部超声报告模板…… 32
第二节　泌尿系统超声报告模板…… 66
第三节　腹膜后间隙超声报告模板…… 82
第四节　胃肠超声报告模板…… 95
第五节　腹部超声造影报告模板…… 111

第三章　产科超声检查技术规范与报告模板…… 127

第一节　产科超声检查技术规范…… 128
第二节　产科正常超声报告模板…… 140
第三节　胎儿附属物及宫颈超声报告模板…… 142
第四节　产科超声异常妊娠报告模板…… 143

第四章　妇科超声检查技术规范与报告模板…… 155

第一节　妇科超声检查技术规范…… 156
第二节　子宫超声报告模板…… 164
第三节　卵巢超声报告模板…… 179
第四节　盆腔超声报告模板…… 187

第五节　子宫输卵管超声造影报告模板……………………　191
第六节　盆底功能超声评估报告模板………………………　194

第五章　浅表器官超声报告模板……………………　197

第一节　甲状腺超声报告模板………………………………　198
第二节　甲状旁腺超声报告模板……………………………　210
第三节　浅表淋巴结超声报告模板…………………………　212
第四节　涎腺超声报告模板…………………………………　217
第五节　乳腺超声报告模板…………………………………　224
第六节　阴囊与阴茎超声报告模板…………………………　240
第七节　眼部超声报告模板…………………………………　256

第六章　血管超声报告模板……………………………　269

第一节　颈动脉、椎动脉及锁骨下动脉超声报告模板………　270
第二节　颈内静脉及锁骨下静脉超声报告模板……………　295
第三节　上肢动脉超声报告模板……………………………　299
第四节　上肢静脉超声报告模板……………………………　304
第五节　乳内动脉超声报告模板……………………………　308
第六节　腹主动脉与髂动脉超声报告模板…………………　310
第七节　下腔静脉与髂静脉超声报告模板…………………　321
第八节　肠系膜上静脉与动脉超声报告模板………………　326
第九节　肾动静脉超声报告模板……………………………　330
第十节　下肢动脉超声报告模板……………………………　341
第十一节　下肢静脉超声报告模板…………………………　351
第十二节　经颅多普勒超声报告模板………………………　360

第七章　肌骨超声报告模板……………………………　365

第一节　正常超声报告模板…………………………………　368
第二节　异常超声报告模板…………………………………　385

第八章　小儿心脏超声报告模板………………………　409

第一节　房间隔缺损超声报告模板…………………………　410

第二节　室间隔缺损超声报告模板…………………………… 418
第三节　动脉导管未闭超声报告模板………………………… 424
第四节　心内膜弹力纤维增生症超声报告模板……………… 430
第五节　心肌病超声报告模板………………………………… 431
第六节　川崎病超声报告模板………………………………… 437
第七节　复杂先心病超声报告模板…………………………… 438

第九章　小儿腹部超声报告模板…………………… 453

第一节　小儿肝超声报告模板………………………………… 454
第二节　小儿胆管系统超声报告模板………………………… 456
第三节　小儿胰腺超声报告模板……………………………… 459
第四节　小儿泌尿系统超声报告模板………………………… 462
第五节　小儿胃肠道超声报告模板…………………………… 480
第六节　小儿肾上腺及腹膜后超声报告模板………………… 497

第十章　新生儿肺、颅脑及髋关节超声报告模板… 503

第一节　新生儿肺超声报告模板……………………………… 504
第二节　新生儿颅脑超声报告模板…………………………… 510
第三节　新生儿髋关节超声报告模板………………………… 521

第十一章　超声引导下介入性诊断与治疗超声模板 525

第十二章　危急重症超声报告模板………………… 545

附录…………………………………………………… 549

参考文献…………………………………………… 554

第一章

心脏超声报告模板

心脏超声检查的适应证

（1）心脏结构异常：如先天性心脏病、心脏瓣膜病、心肌病、高血压性心脏病、冠心病等。

（2）心脏功能异常：如左心室收缩功能异常、左心室舒张功能异常、右心室收缩功能异常等。

（3）心脏占位性病变：如心脏肿瘤、心脏内血栓形成等。

（4）心包疾病：如缩窄性心包炎、心包积液等。

（5）心脏大血管病变：如主动脉夹层动脉瘤、马凡综合征、肺动脉高压等。

心脏超声检查的内容要求

（1）确定心脏位置，与内脏位置关系。

（2）检查心脏解剖结构，包括各腔室大小，室壁厚度及运动幅度，瓣膜形态及启闭情况，血管连接及空间位置。

（3）检查是否存在异常回声，如心腔内、心包腔内及心脏周围是否有异常回声。

（4）检查是否存在心脏各腔室及大血管血流动力学异常。

（5）心脏收缩和舒张功能的评价。

心脏超声检查的切面和图像要求

（1）常用切面

胸骨旁左心室长轴切面，胸骨旁主动脉瓣水平短轴切面，胸骨旁二尖瓣水平短轴切面，胸骨旁乳头肌水平短轴切面，胸骨旁心尖水平短轴切面，心尖四腔心切面，心尖两腔心切面，心尖三腔心切面，心尖五腔心切面，剑突下四腔心切面，胸骨上窝主动脉弓长轴切面。

（2）常规测量

主动脉：窦部内径，升主动脉内径；

左心室：舒张末内径，收缩末内径，射血分数，内膜缩短分数，室间隔厚度，后壁厚度；

左心房：前后径，左右径，上下径；

肺动脉：主肺动脉内径，左肺动脉内径，右肺动脉内径；

右心室：基底内径；

右心房：左右径，上下径；

二尖瓣：E峰，A峰；
三尖瓣：反流速度，反流压差；
主动脉瓣：收缩峰值流速，峰值压差；
肺动脉瓣：收缩峰值流速，峰值压差。

（3）检查技术

常规检查包括二维超声、M型超声、彩色多普勒、频谱多普勒技术，根据检查部位及临床实际情况可以应用经食管超声心动图、负荷超声心动图、斑点追踪技术、三维超声心动图及心肌声学造影等技术明确病变。

第一节　正常心脏超声报告模板

✧检查所见

（1）各房室腔内径正常范围。

（2）室间隔及左心室壁厚度正常，各节段运动协调，收缩幅度及增厚率正常。

（3）左心室射血分数正常。

（4）各瓣膜形态、结构、启闭未见明显异常，各瓣口未探及明显异常血流。

（5）主动脉窦、升主动脉内径正常，肺动脉内径正常。

（6）心包未见明显异常（图1-1-1，图1-1-2）。

✧超声提示

静息状态下心脏结构、功能及血流未见明显异常。

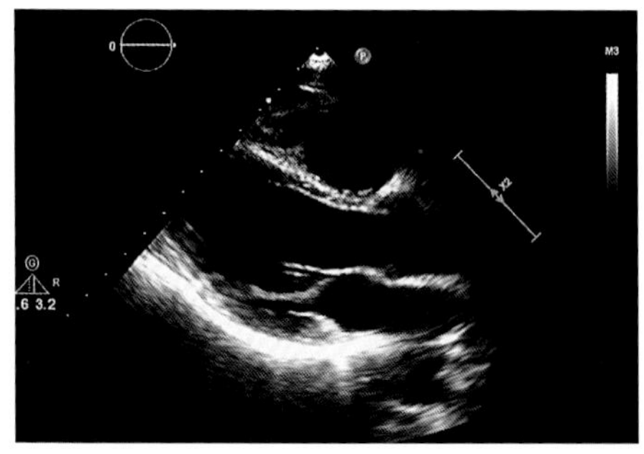

图1-1-1　正常心脏：正常成年人左心室长轴切面

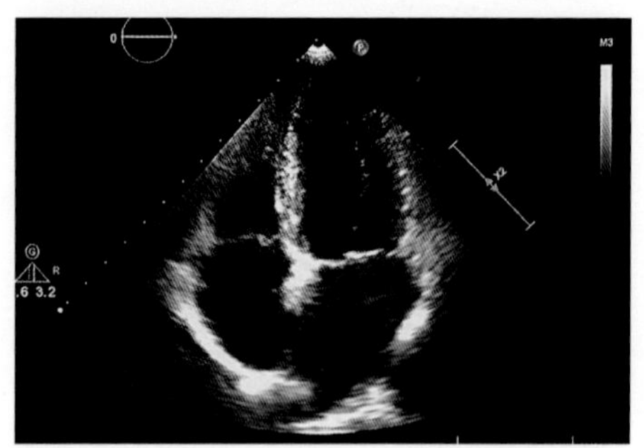

图1-1-2　正常心脏：正常成年人心尖四腔心切面

第二节　冠心病超声报告模板

一、节段性室壁运动异常

✧检查所见

（1）左心室内径增大，余房室内径正常范围。

（2）前室间隔及左心室（前壁/下壁/后壁）心尖段（中段/基底段）室壁变薄，回声增强、运动消失；余室壁厚度正常，运动幅度尚可（图1-2-1，图1-2-2）。

（3）左心室射血分数减低。

（4）各瓣膜形态、结构未见明显异常，收缩期二尖瓣、三尖瓣探及轻度反流。

（5）主动脉窦、升主动脉内径正常，肺动脉内径正常。

（6）心包未见明显异常。

✧超声提示

- 节段性室壁运动异常；
- 左心室增大；
- 左心功能减低；
- 二尖瓣反流（轻度）；
- 三尖瓣反流（轻度）。

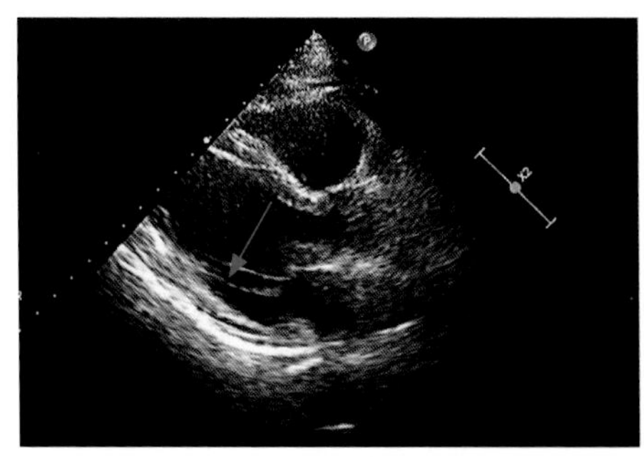

图1-2-1 冠心病：左心室下壁、后壁心梗后心肌变薄（箭头）

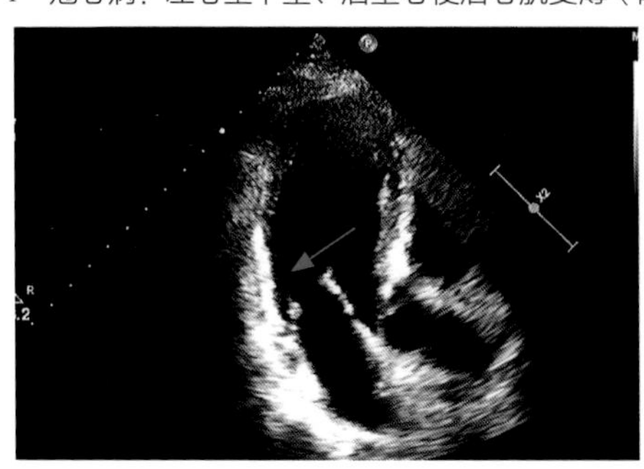

图1-2-2 冠心病：左心室下壁、后壁心梗后心肌回声增强（箭头）

二、左心室室壁瘤

✧检查所见

（1）左心室内径增大，余房室内径正常范围。

（2）左心室心尖部（下壁基底段）室壁变薄，向外膨突，范围约__mm × __mm，呈矛盾运动，其内未见明确附壁血栓（其内探及约__mm × __mm附壁血栓），余室壁厚度正常，运动幅度尚可。

（3）左心室射血分数减低。

（4）各瓣膜形态、结构未见明显异常，收缩期二尖瓣、三尖瓣探及轻度反流（图1-2-3，图1-2-4）。

（5）主动脉窦、升主动脉内径正常，肺动脉内径正常。

（6）心包未见明显异常。

✧超声提示

- 节段性室壁运动异常；
- 左心室心尖部（下壁）室壁瘤形成（并附壁血栓）；

- ◆ 左心室增大；
- ◆ 左心功能减低；
- ◆ 二尖瓣反流（轻度）；
- ◆ 三尖瓣反流（轻度）。

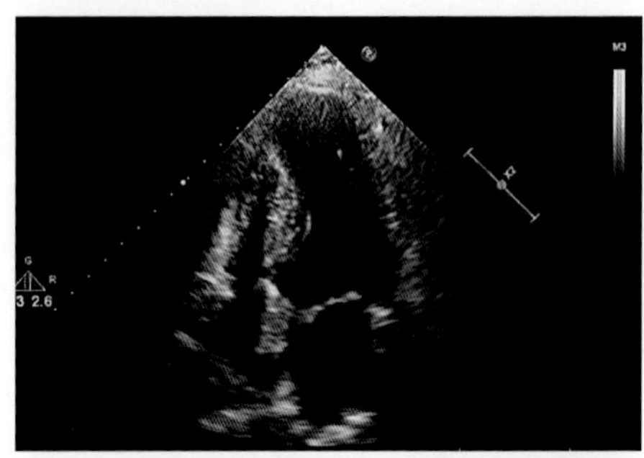

图1-2-3 左心室室壁瘤：左心室心尖部室壁瘤

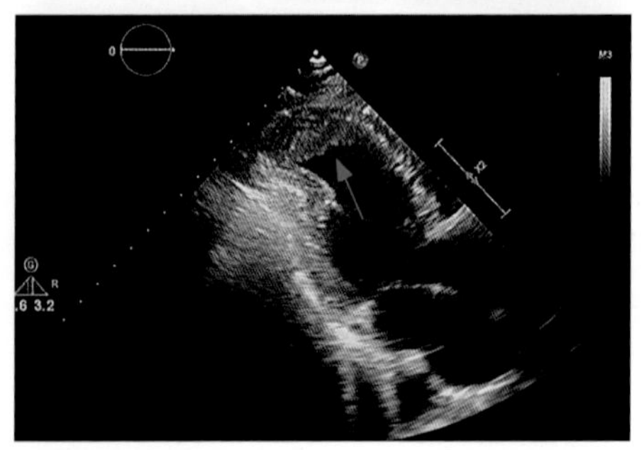

图1-2-4 左心室室壁瘤：左心室心尖部室壁瘤内血栓（箭头）

第三节 瓣膜病超声报告模板

一、风湿性心脏病

✧检查所见

（1）左心房增大，余房室腔内径正常范围。

（2）室间隔及左心室壁厚度正常，运动幅度正常（减低）。

（3）左心室射血分数正常。

（4）二尖瓣增厚、钙化，尤以瓣尖明显，交界粘连，开放受限，舒张期瓣口面积减小，收缩期关闭欠佳（不良），瓣下腱索增粗，舒张期二尖瓣血流速度增快，跨瓣压差增大，收缩期探及轻度反流；主动脉瓣增厚、钙化，尤以瓣缘明显，收缩期瓣膜开放受限，舒张期关闭欠佳（不良），收缩期主动脉瓣血流速度增快，跨瓣压差增大，舒张期探及轻度反流；余瓣膜形态、结构未见明显异常；收缩期三尖瓣探及轻度反流。TI法估测肺动脉收缩压约__mmHg（图1-3-1，图1-3-2）。

（5）主动脉窦、升主动脉内径正常，肺动脉内径增宽（正常）。

（6）心包未见明显异常。

✧超声提示

- 风湿性心脏病；
- 二尖瓣狭窄（中度）并关闭不全（中度）；
- 主动脉瓣狭窄（中度）并关闭不全（轻度）；
- 三尖瓣关闭不全（轻度）；
- 左心房增大；
- 肺动脉高压。

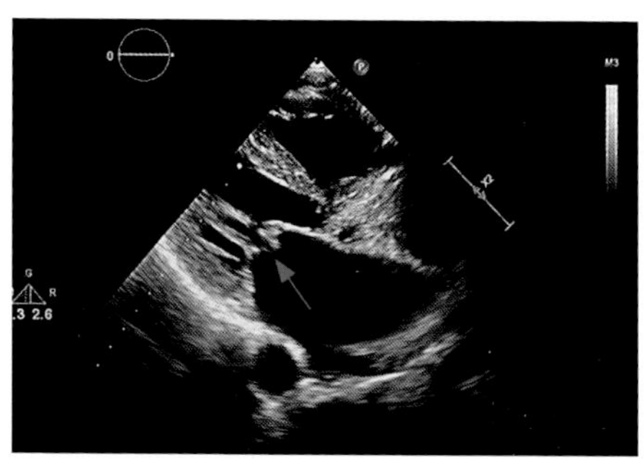

图1-3-1　风湿性心脏病：二尖瓣增厚、粘连，开放受限（箭头）

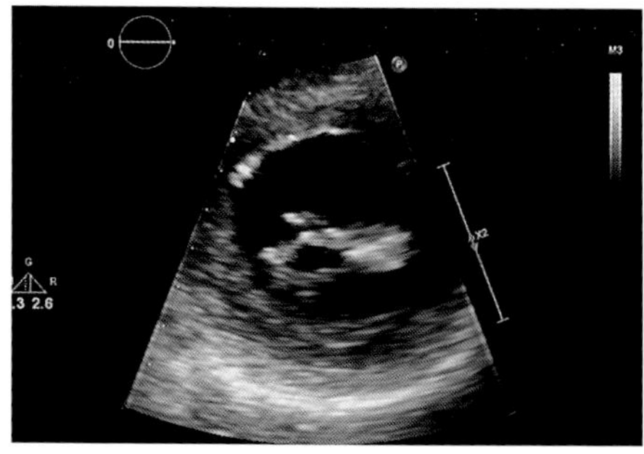

图1-3-2　风湿性心脏病：二尖瓣短轴切面呈“鱼口样”改变

二、二尖瓣脱垂

✧检查所见

（1）左心房室内径增大，右心房室内径正常范围。

（2）室间隔及左心室壁厚度正常，运动幅度正常。

（3）左心室射血分数正常。

（4）二尖瓣前（后）叶轻度增厚，收缩期前（后）叶部分瓣叶（A1、A2、A3区）/（P1、P2、P3区）脱向左心房，致瓣叶关闭不良，（探及断裂腱索回声）收缩期二尖瓣探及中–重度偏心性反流；余瓣膜形态、结构未见明显异常；收缩期三尖瓣探及轻度反流。TI法估测肺动脉收缩压约__mmHg（图1-3-3）。

（5）主动脉窦、升主动脉内径正常，肺动脉内径正常。

（6）心包未见明显异常。

✧超声提示

- 二尖瓣前（后）叶脱垂（并部分腱索断裂）；
- 二尖瓣反流（中–重度）；
- 左心房增大。

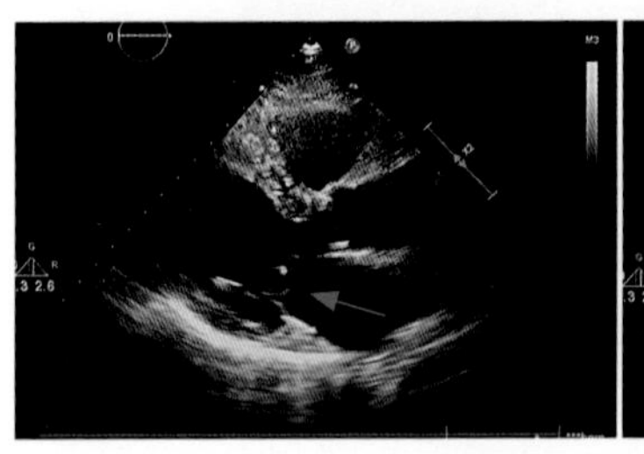

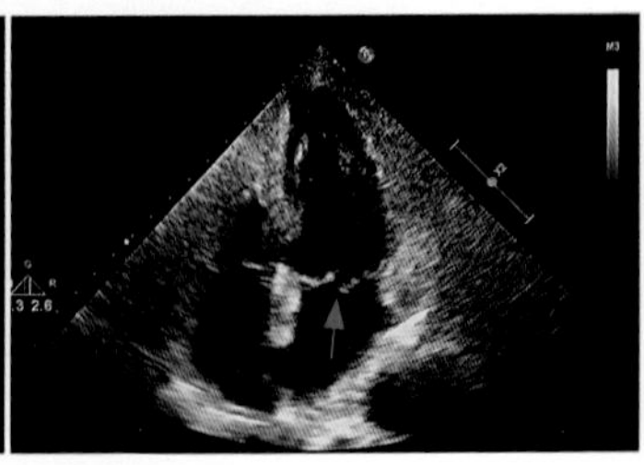

图1-3-3　二尖瓣脱垂：二尖瓣后叶脱垂（箭头）

三、人工瓣膜

✧检查所见

（1）左心房增大，余房室内径正常范围（未及扩大）。

（2）室间隔及左心室壁厚度正常（未见异常），运动幅度正常（未见异常）。

（3）左心室射血分数正常（未见异常）。

（4）二尖瓣位（主动脉瓣位）机械瓣瓣环固定，瓣叶回声、启闭正常，瓣叶及瓣周未探及明确异常回声，舒张期二尖瓣位（收缩期主动脉瓣位）机械瓣血流及跨瓣压差正常，收缩期（舒张期）未探及明确瓣周反流；余瓣膜形态、结构未见明显异常；收缩期三尖瓣探及轻度反流。TI法估测肺动脉收缩压约__mmHg（图1-3-4）。

（5）主动脉窦、升主动脉内径正常，肺动脉内径正常。

（6）心包未见明显异常。

✧超声提示

二尖瓣（主动脉瓣）置换术后：

◆ 人工瓣功能正常（未见异常）；

◆ 左心房增大。

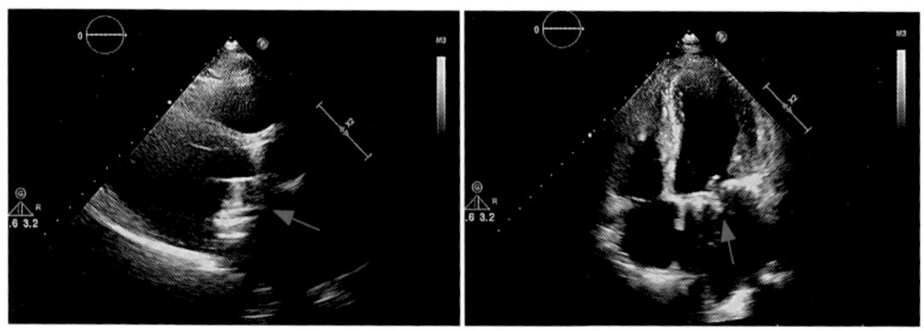

图1-3-4　人工瓣膜：二尖瓣位机械瓣（箭头）

四、感染性心内膜炎

✧检查所见

（1）左心增大，右心房室内径正常范围。

（2）室间隔及左心室壁厚度正常，运动幅度正常。

（3）左心室射血分数正常。

（4）二尖瓣前（后）叶及主动脉瓣右冠瓣（无左冠瓣）瓣尖（瓣体）左心室（左心房）面探及中等回声异常团块，回声欠均匀，大小约__mm×__mm，活动度大，随瓣叶甩动，二尖瓣及主动脉瓣关闭不良，收缩期二尖瓣探及中度反流，舒张期主动脉瓣探及中度反流；余瓣膜形态、结构未见明显异常（图1-3-5）。

（5）主动脉窦、升主动脉内径正常，肺动脉内径正常。

（6）心包未见明显异常。

✧超声提示

◆ 二尖瓣、主动脉瓣赘生物形成；

◆ 二尖瓣反流（中度）；

◆ 主动脉瓣反流（中度）；

◆ 左心房增大。

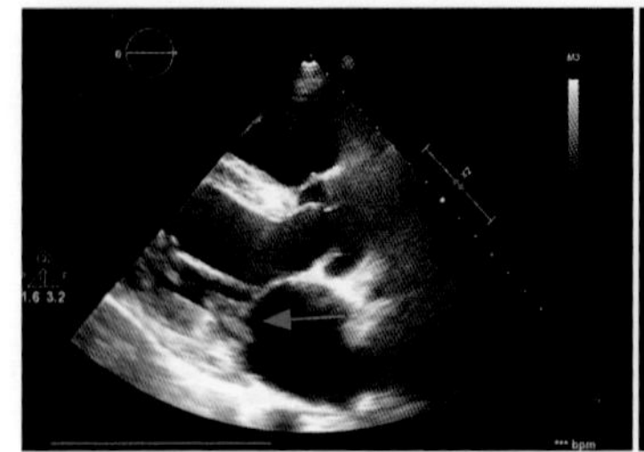

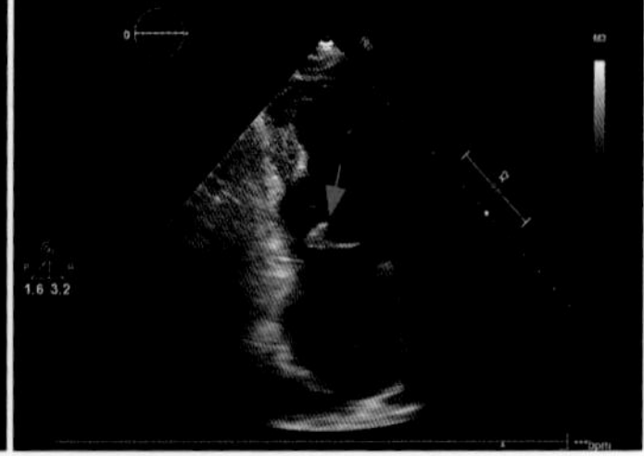

图1-3-5　感染性心内膜炎：二尖瓣前叶赘生物（箭头）

第四节　心肌病超声报告模板

一、肥厚型梗阻性心肌病

✧检查所见

（1）左心房增大，左心室内径正常（偏小），右心内径正常。

（2）室间隔（左心室前壁）增厚，以中上部为著，最厚处约__mm，病变处回声粗糙，运动幅度减低，余室壁厚度正常（增厚），运动幅度增强。

（3）左心室射血分数正常，左心室容积及每搏量减小。

（4）二尖瓣无明显增厚，探及收缩期二尖瓣前向运动收缩期前向运动（systolic anterior motion，SAM），收缩期探及二尖瓣轻–中度反流；余瓣膜形态、结构未见明显异常。左心室流出道收缩期血流速度增快，压差增大（图1-4-1，图1-4-2）。

（5）主动脉窦、升主动脉内径正常，肺动脉内径正常。

（6）心包未见明显异常。

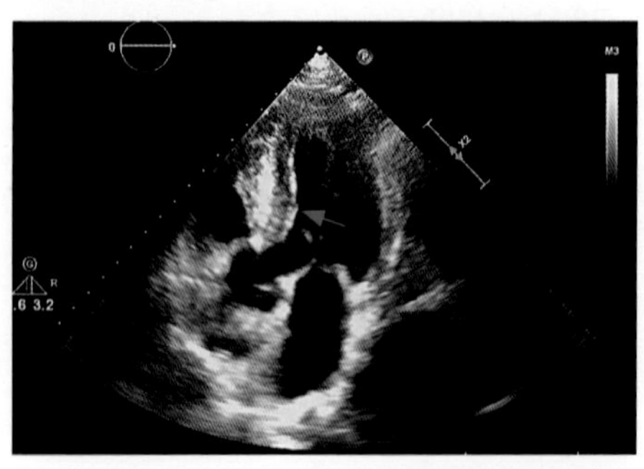

图1-4-1　肥厚型梗阻性心肌病：室间隔显著肥厚（箭头）

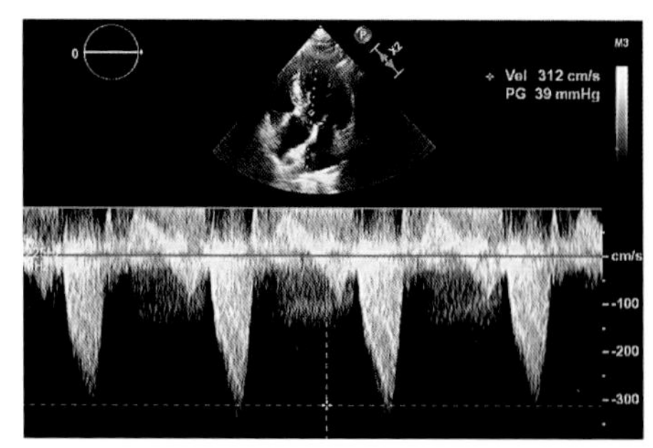

图1-4-2　肥厚型梗阻性心肌病：频谱多普勒显示左心室流出道血流速度明显增快

✧超声提示

- 肥厚型梗阻性心肌病；
- 左心房增大；
- 二尖瓣反流（轻–中度）。

二、心尖肥厚型心肌病

✧检查所见

（1）左心房增大，左心室内径正常（偏小），右心内径正常。

（2）左心室心尖部（中部至心尖部）室壁增厚约__mm，回声欠均匀，收缩期近闭塞，余室壁厚度及运动幅度正常（图1-4-3）。

（3）左心室射血分数正常，左心室舒张功能减低。

（4）各瓣膜形态、结构未见明显异常，收缩期二尖瓣探及轻度反流。

（5）主动脉窦、升主动脉内径正常，肺动脉内径正常。

（6）心包未见明显异常。

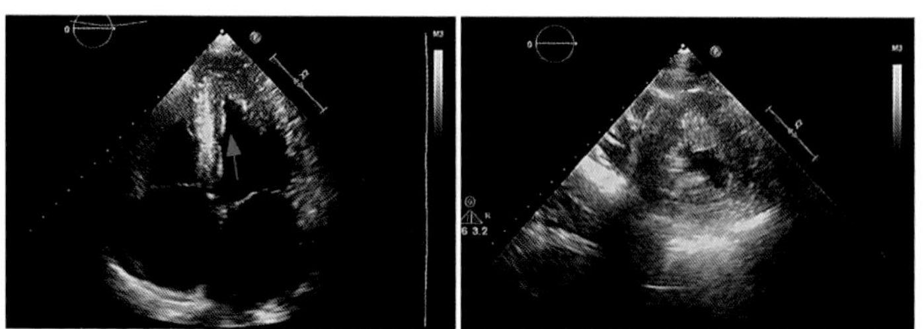

图1-4-3　心尖肥厚型心肌病：左心室心尖部心肌显著增厚（箭头）

✧超声提示

◆ 心尖肥厚型心肌病；
◆ 左心室舒张功能减低；
◆ 左心房增大。

三、扩张型心肌病

✧检查所见

（1）全心增大，以左心为著。

（2）室间隔及左心室壁厚度正常，运动（欠）协调，运动幅度及收缩期增厚率普遍减低；右心室壁厚度正常，运动幅度减低（图1-4-4，图1-4-5）。

（3）左心室射血分数减低；三尖瓣瓣环收缩期位移及右心室面积变化分数减低。

（4）各瓣膜形态、结构未见明显异常，收缩期探及二尖瓣中度反流，三尖瓣探及轻-中度反流。TI法估测肺动脉收缩压约__mmHg。

（5）主动脉窦、升主动脉内径正常，肺动脉内径正常。

（6）心包未见明显异常。

✧超声提示

◆ 全心增大，全心功能减低；
◆ 二尖瓣反流（中度）；
◆ 三尖瓣反流（轻-中度）；
◆ 阳性改变符合扩张型心肌病改变。

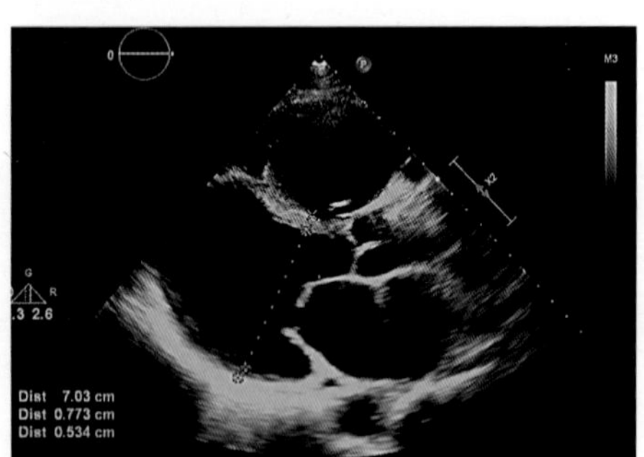

图1-4-4　扩张型心肌病：左心室明显扩张

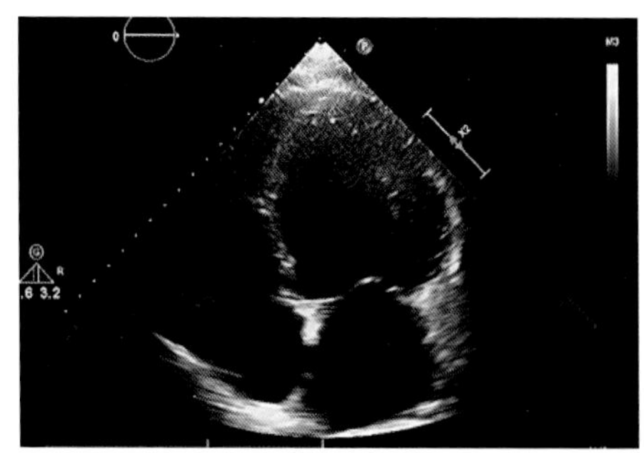

图1-4-5 扩张型心肌病：全心增大，以左心为著

四、限制型心肌病（心肌淀粉样变性）

✧检查所见

（1）左、右心房增大，左、右心室腔正常（缩小）。

（2）室间隔及左、右心室壁增厚，回声增强，呈“斑点样”回声，运动幅度减低（图1-4-6，图1-4-7）。

（3）左心室射血分数正常，左心室舒张功能减低。

（4）各瓣膜形态、结构未见明显异常，收缩期二尖瓣探及中度反流，三尖瓣探及中度反流。TI法估测肺动脉收缩压约__mmHg。

（5）肺动脉内径增宽，主动脉窦、升主动脉内径正常。

（6）心包未见明显异常（少量心包积液）。

✧超声提示

◆ 双房增大；

◆ 左、右心室壁增厚；

◆ 左心室舒张功能减低；

◆ 二尖瓣反流（__度）；

◆ 三尖瓣反流（__度）；

◆ 肺动脉高压；

◆ 阳性所见符合心肌淀粉样变改变，建议结合临床进一步检查。

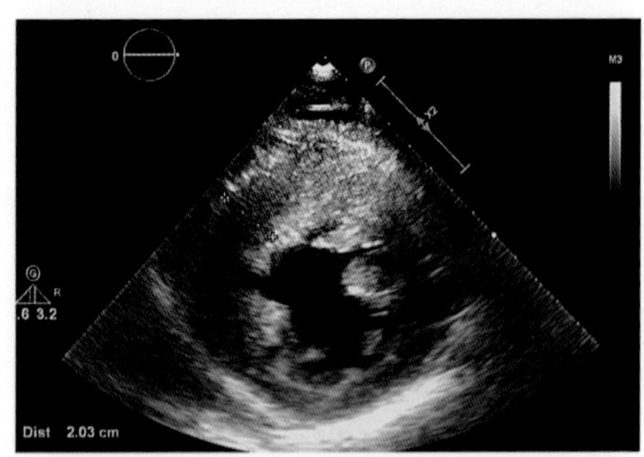

图1-4-6　限制型心肌病：心肌明显增厚，回声细密增强

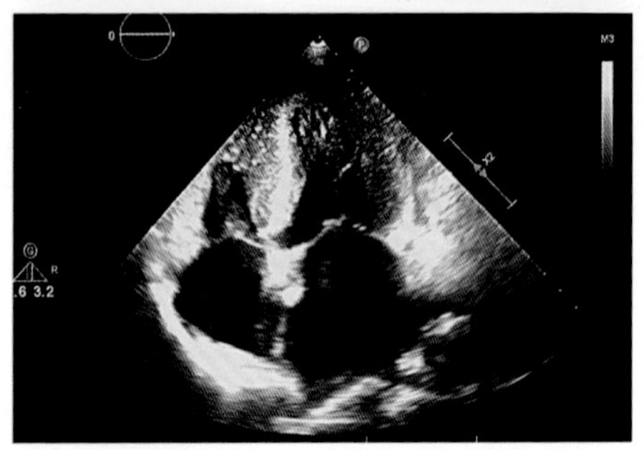

图1-4-7　限制型心肌病：室间隔心肌呈“斑点样”回声

五、致心律失常性右心室心肌病

✧检查所见

（1）右心增大，右心室游离壁及右心室流出道明显扩张，左心内径正常（图1-4-8）。

（2）右心室壁厚度正常（偏薄），运动幅度明显减低；左心室壁厚度正常，运动幅度尚可（图1-4-9）。

（3）TAPSE减低，右心室面积变化分数减低；左心室射血分数正常。

（4）三尖瓣瓣环扩张，瓣叶闭合不良，收缩期三尖瓣探及中–重度反流；余瓣膜形态、结构未见明显异常，收缩期探及二尖瓣轻度反流。TI法估测肺动脉收缩压约__mmHg。

（5）主动脉窦、升主动脉内径正常，肺动脉内径正常。

（6）心包未见明显异常（少量积液）。

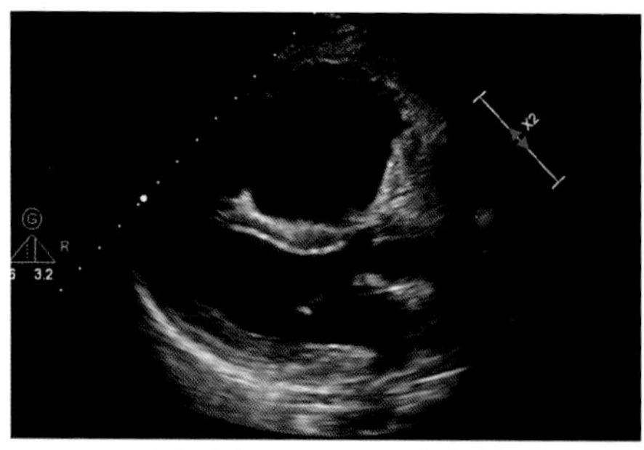

图1-4-8　致心律失常性右心室心肌病：右心增大

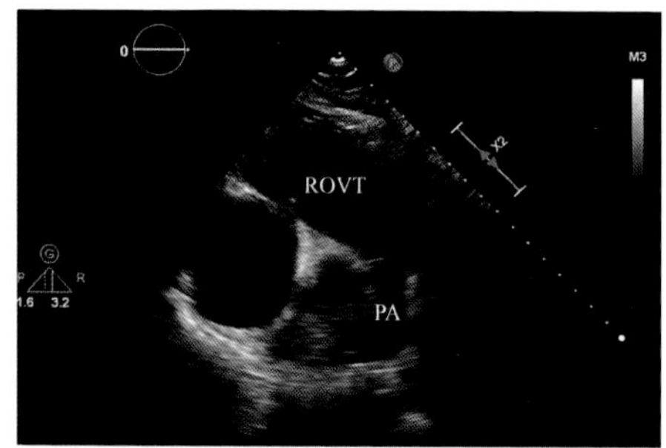

ROVT：右心室流出道；PA：肺动脉

图1-4-9　致心律失常性右心室心肌病：右心室流出道明显扩张

✧超声提示

◆ 右心增大、右心功能减低；

◆ 三尖瓣反流（中-重度）；

◆ 二尖瓣反流（轻度）；

◆ 阳性所见符合致心律失常性右心室心肌病改变，建议结合临床进一步检查。

六、左心室心肌致密化不全

✧检查所见

（1）左心房室内径明显增大，右心房室内径正常。

（2）左心室心尖部、下壁及侧壁中间段肌小梁明显增多，收缩末期非致密化心肌与致密化心肌厚度之比＞2，小梁间探及小梁隐窝，隐窝内探及低速血流并与心腔交通；左心室壁运动幅度及收缩增厚率弥漫性减低，右心室壁厚度正常，运动幅度尚可（减低）（图1-4-10，图1-4-11）。

（3）左心室射血分数减低。

（4）各瓣膜形态、结构未见明显异常，收缩期二尖瓣探及中度反流，三尖瓣探及轻-中度反流。TI法估测肺动脉收缩压约__mmHg。

（5）主动脉窦、升主动脉内径正常，肺动脉内径正常。

（6）心包未见明显异常。

✧超声提示

◆ 左心室心肌致密化不全；
◆ 左心增大、左心功能减低；
◆ 二尖瓣反流（中度）；
◆ 三尖瓣反流（轻-中度）。

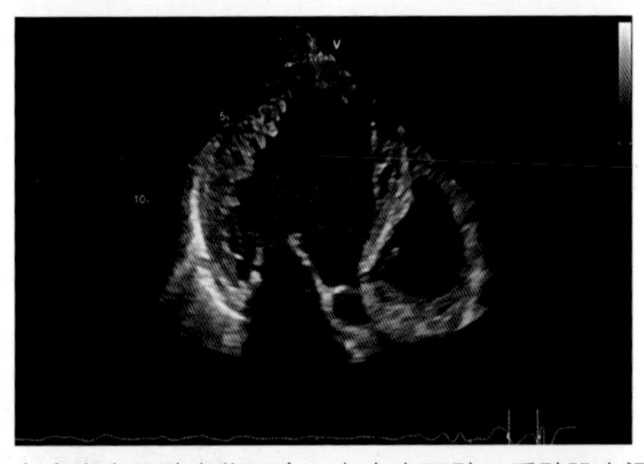

图1-4-10　左心室心肌致密化不全：左心室下壁、后壁肌小梁明显增多

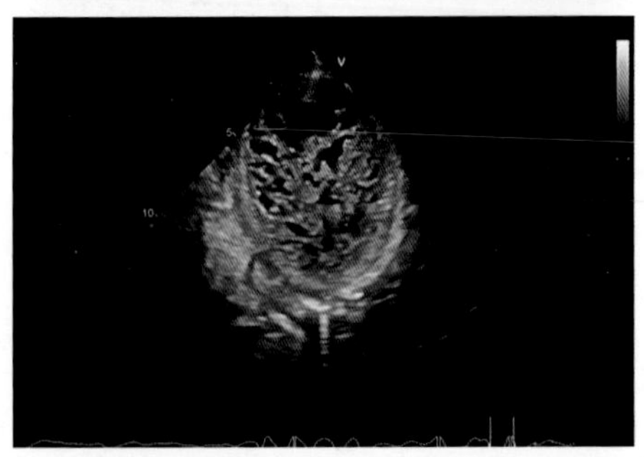

图1-4-11　左心室心肌致密化不全：心尖部肌小梁明显增多

第五节　肺动脉高压超声报告模板

✧检查所见

（1）右心增大，左心内径正常（未及扩大）（图1-5-1）。

（2）右心室壁增厚，运动幅度减低，室间隔向左心室侧偏移，与左心室壁运动欠协调，左心室壁厚度及运动幅度正常（图1-5-2）。

（3）三尖瓣环收缩位移减低，右心室面积变化分数减低；左心室射血分数正常（未见异常）。

（4）三尖瓣瓣环扩张，瓣叶闭合欠佳，收缩期三尖瓣探及轻-中度反流；余瓣膜形态、结构未见明显异常，收缩期二尖瓣探及轻度反流。TI法估测肺动脉收缩压约__mmHg。

（5）肺动脉内径增宽；主动脉窦、升主动脉内径正常（未及扩大）。

（6）心包腔未见明显异常（少量积液）。

✧超声提示

- 肺高压可能（轻/中/高度）；
- 右心增大、右心室壁增厚；
- 右心功能减低；
- 三尖瓣反流（轻-中度），二尖瓣反流（轻度）；
- 肺动脉增宽。

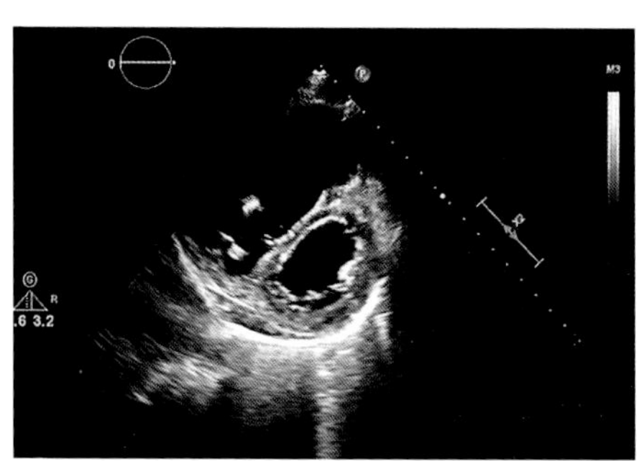

图1-5-1　肺动脉高压：右心增大，室间隔向左心室侧偏移

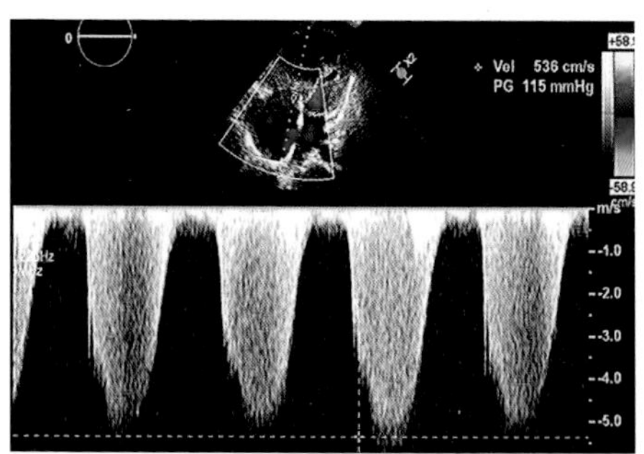

图1-5-2　肺动脉高压：连续波多普勒检测三尖瓣反流压差明显增高

第六节　主动脉夹层超声报告模板

✧检查所见

（1）左心室增大，余房室腔内径正常范围。

（2）室间隔及左右心室壁厚度正常，收缩幅度及增厚率正常。

（3）左心室射血分数正常。

（4）主动脉瓣环扩张，瓣膜关闭不良，舒张期主动脉瓣探及轻-中度反流；余瓣膜形态、结构未见明显异常（图1-6-1）。

（5）升主动脉增宽，主动脉弓降部及腹主动脉内径增宽，其内均探及剥脱内膜回声，将管腔分为真腔和假腔，假腔内血流缓慢、淤滞，（探及血栓回声）真假腔间未探及明确破口及血流交通；头臂干动脉未探及明确剥脱内膜回声（图1-6-2）。

（6）升主动脉增宽，其内探及剥脱内膜回声，将管腔分为真腔和假腔，假腔内血流缓慢、淤滞，（探及血栓回声）真假腔间未探及明确破口及血流交通。主动脉弓降部及腹主动脉未探及无明确剥脱内膜回声。

（7）降主动脉（及腹主动脉）增宽，其内探及剥脱内膜回声，将管腔分为真腔和假腔，假腔内血流缓慢、淤滞，（探及血栓回声）真假腔间未探及明确破口及血流交通。升主动脉及主动脉弓部未探及无明确剥脱内膜回声。

（8）肺动脉内径正常。

（9）心包未见明显异常。

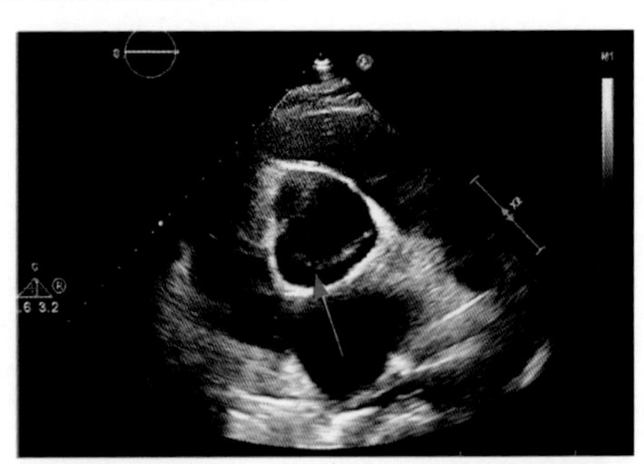

图1-6-1　主动脉夹层：主动脉短轴见剥脱的内膜回声（箭头）

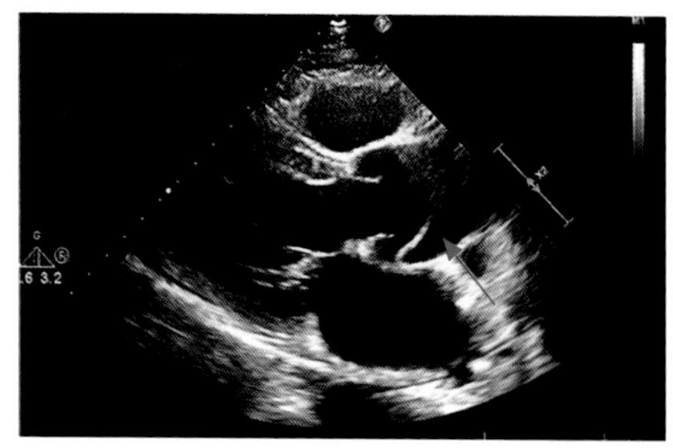

图1-6-2 主动脉夹层：升主动脉内见剥脱的内膜回声（箭头）

✧超声提示

- 主动脉夹层（A、B型）；
- 主动脉瓣反流（轻–中度）；
- 左心室增大。

第七节 成人先天性心脏病超声报告模板

一、房间隔缺损

✧检查所见

（1）右心增大，左心房室内径正常范围。

（2）室间隔及室壁厚度正常，室间隔与左心室后壁同向运动，运动幅度正常。

（3）左心室射血分数正常。

（4）房间隔中部（上腔静脉侧/下腔静脉侧）回声中断约__mm，房水平探及左向右分流；室间隔连续完整（图1-7-1，图1-7-2）。

（5）三尖瓣瓣环扩张，瓣叶闭合欠佳，收缩期三尖瓣探及轻度反流；余瓣膜形态、结构未见明显异常。TI法估测肺动脉收缩压约__mmHg。

（6）主动脉、肺动脉内径及连接关系正常，主动脉弓降部未见异常。

（7）心包未见明显异常。

✧超声提示

- 先天性心脏病；
- 继发孔型房间隔缺损（中央型/上腔型/下腔型）；

◆ 房水平左向右分流；
◆ 右心增大；
◆ 三尖瓣反流（轻度）；
◆ 肺动脉高压。

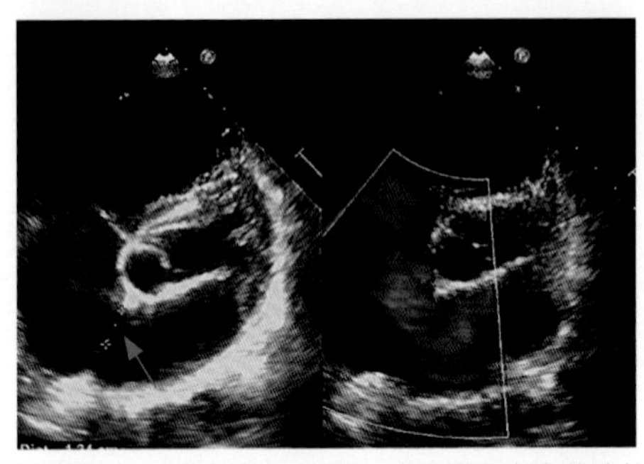

图1-7-1 房间隔缺损：房间隔回声中断，房水平左向右分流信号（箭头）

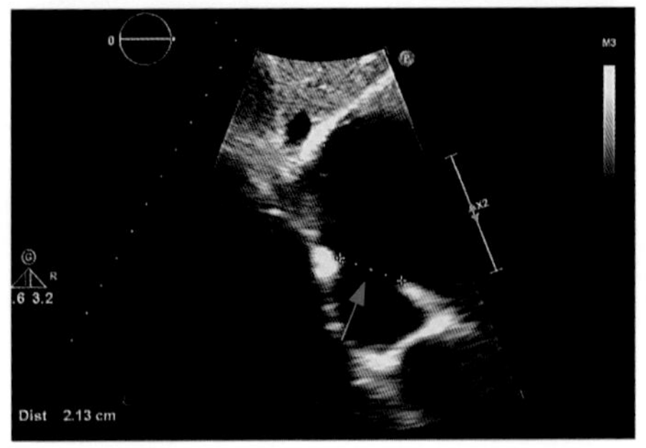

图1-7-2 房间隔缺损：剑下双房切面显示房间隔缺损（箭头）

二、室间隔缺损

✧检查所见

（1）左心增大，右心房室内径正常范围。

（2）室间隔及左心室壁厚度正常，运动幅度正常（增强）。

（3）左心室射血分数正常。

（4）室间隔膜周部（嵴内/干下/肌部）回声中断约__mm，室水平探及左向右分流；房间隔连续完整（图1-7-3）。

（5）各瓣膜形态、结构未见明显异常，各瓣口未探及明显异常血流。

（6）主动脉、肺动脉内径及连接关系正常，主动脉弓降部未见异常。

（7）心包腔未见明显异常。

✧超声提示

◆ 先天性心脏病；
◆ 室间隔缺损（膜周部/嵴内/干下/肌部）；
◆ 室水平左向右分流；
◆ 左心房增大。

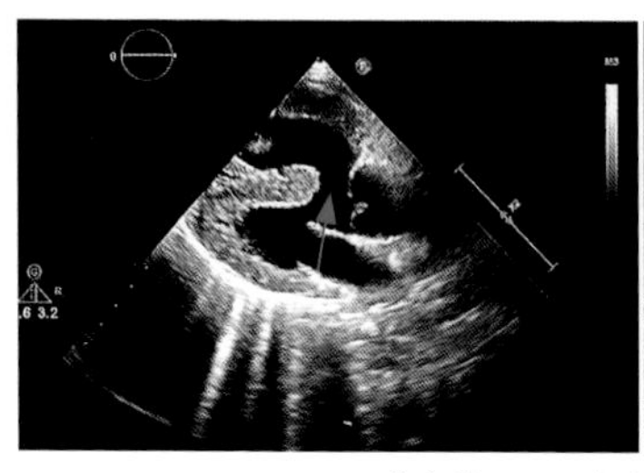

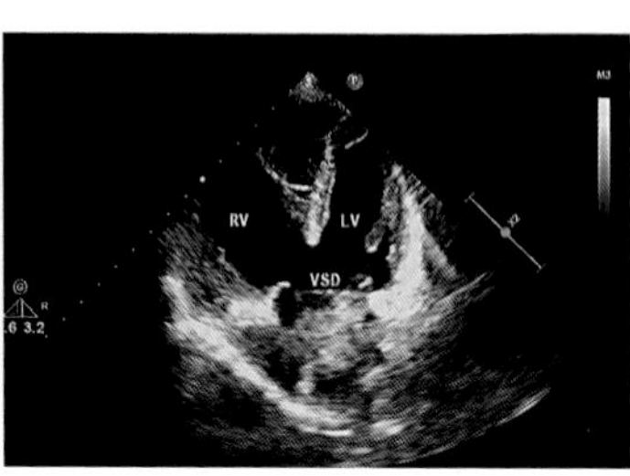

RV：右心室；LV：左心室；VSD：室间隔缺损

图1-7-3 室间隔缺损：室间隔回声中断（箭头）

三、动脉导管未闭

✧检查所见

（1）左心增大，右心房室内径正常。

（2）室间隔及左心室壁厚度正常，运动幅度正常（增强）。

（3）左心室射血分数正常。

（4）各瓣膜形态、结构未见明显异常，收缩期二尖瓣探及轻度反流，余瓣口未探及明显异常血流（图1-7-4）。

（5）主动脉、肺动脉内径及连接关系正常，主动脉弓降部内径正常。

（6）降主动脉与主肺动脉间探及约__mm动脉导管，动脉水平探及左向右连续分流（图1-7-5）。

（7）心包未见明显异常。

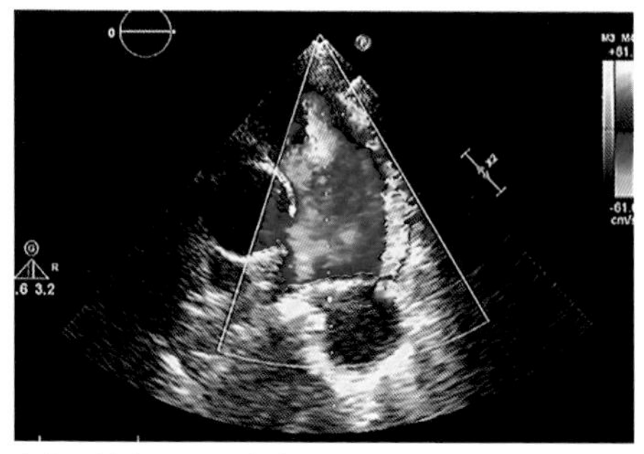

图1-7-4 动脉导管未闭：彩色多普勒显示大动脉水平左向右分流信号

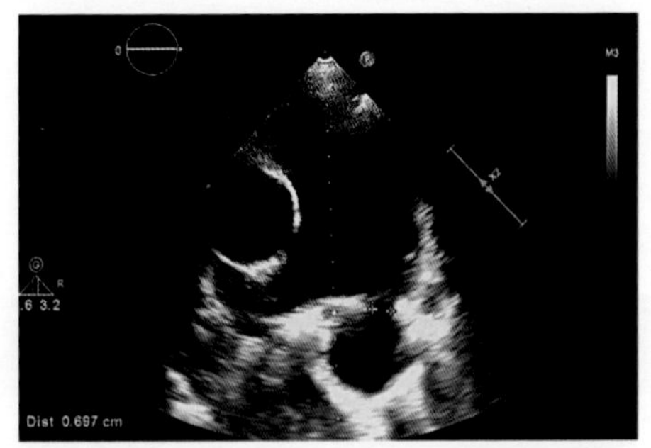

图1-7-5 动脉导管未闭：二维超声测量动脉导管宽度

✧超声提示

◆ 先天性心脏病；

◆ 动脉导管未闭、动脉水平左向右分流；

◆ 二尖瓣反流（轻度）；

◆ 左心房增大。

四、左侧三房心

✧检查所见

（1）左心房及右心房室增大，左心室内径正常。

（2）室间隔与左右心室壁厚度正常，运动幅度正常。

（3）左心室射血分数正常。

（4）于左心房内探及隔膜，将左心房分为真房与副房，二者间交通口约__mm，舒张期交通口血流速度约__cm/s，压差__mmHg。房间隔回声中断约__mm，缺损位于副（真）房内，房水平探及左向右分流；室间隔连续完整。各支（部分）肺静脉均与副房相连接（图1-7-6，图1-7-7）。

（5）各瓣膜形态、结构无明显异常，收缩期三尖瓣探及轻度反流。TI估测肺动脉收缩压约__mmHg。

（6）主动脉、肺动脉内径、位置及连接关系正常，主动脉弓降部正常。

（7）心包未见明显异常。

✧超声提示

◆ 先天性心脏病；

◆ 左侧三房心（完全型/部分型）；

◆ 继发孔型房间隔缺损、房水平左向右分流；

- 左心房、右心房增大；
- 三尖瓣反流（轻度）；
- 肺动脉高压。

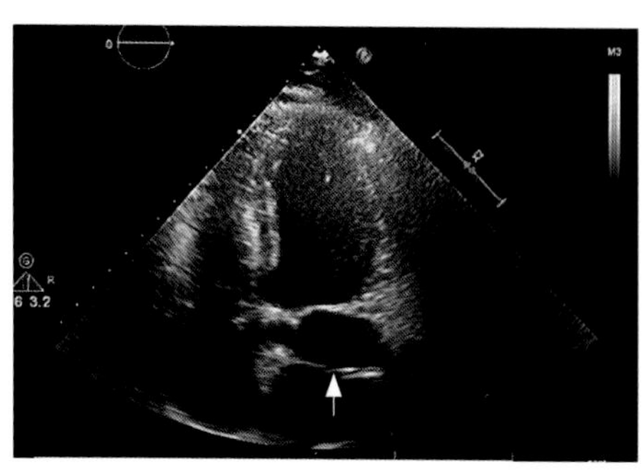

图1-7-6 左侧三房心：左心房内隔膜（箭头）

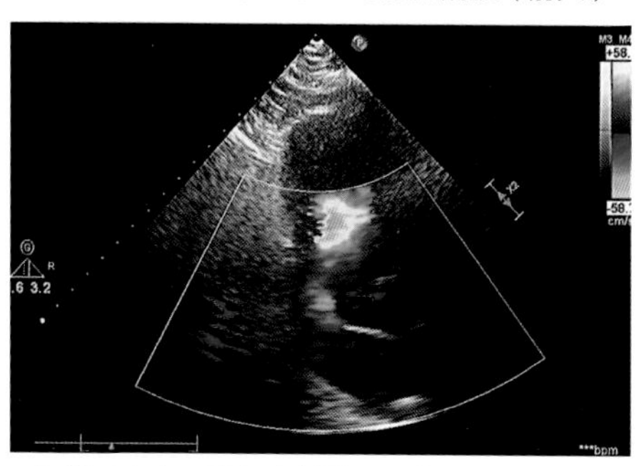

图1-7-7 左侧三房心：彩色多普勒显示左心房内血流通过交通口

五、三尖瓣下移畸形

✧检查所见

（1）右心增大，左心房室内径正常范围。

（2）室间隔及室壁厚度正常，室间隔与左心室后壁同向运动，运动幅度正常。

（3）左心室射血分数正常。

（4）三尖瓣后叶、隔叶附着点向心尖部移位，后叶下移约__mm，隔叶下移约__mm，瓣叶发育及形态异常；前叶附着点未见明显下移，瓣叶冗长呈“篷帆样”改变；收缩期三尖瓣探及中-重度反流；部分右心室房化，大小约__mm×__mm。余瓣膜形态、结构未见明显异常，收缩期二尖瓣探及轻度反流。房间隔回声脱失约__mm，房水平左向右分流；室间隔连续完整。TI法估测肺动脉收缩压约__mmHg（图1-7-8，图1-7-9）。

（5）主动脉、肺动脉内径及连接关系正常，主动脉弓降部正常。

（6）心包未见明显异常。

✧检查提示

◆ 先天性心脏病；
◆ 三尖瓣下移畸形、三尖瓣反流（中-重度）；
◆ 继发孔型房间隔缺损、房水平左向右分流；
◆ 右心增大；
◆ 二尖瓣反流（轻度）；
◆ 肺动脉高压。

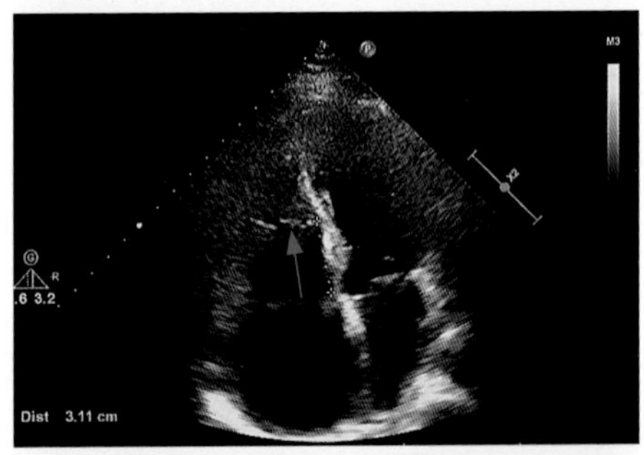

图1-7-8　三尖瓣下移畸形：三尖瓣隔叶下移（箭头）

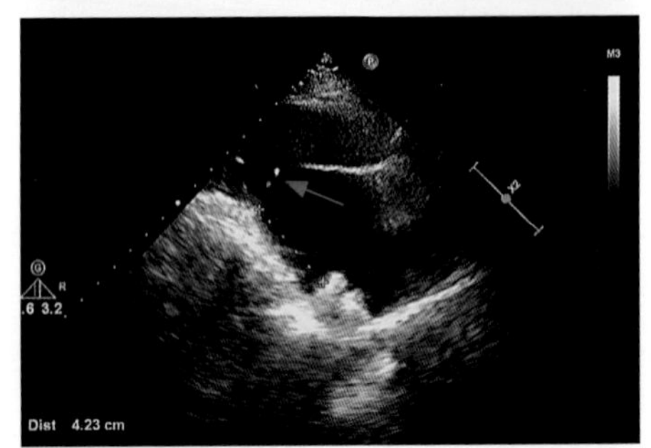

图1-7-9　三尖瓣下移畸形：三尖瓣后叶下移（箭头）

六、肺动脉瓣狭窄

✧检查所见

（1）右心增大，左心房室内径正常范围。

（2）右心室壁增厚约__mm，左心室壁厚度正常，室壁运动幅度正常。

（3）左心室射血分数正常。

（4）肺动脉瓣增厚，回声增强，开放受限，收缩期肺动脉瓣血流速度增快，跨瓣压差增大；余瓣膜形态、结构未见明显异常；舒张期三尖瓣轻度反流（图1-7-10，图1-7-11）。

（5）主肺动脉内径增宽，主动脉内径正常，主动脉弓降部未见明显异常。

（6）心包未见异常。

✧超声提示

- 先天性心脏病；
- 肺动脉瓣狭窄（__度）；
- 右心增大、右心室壁增厚；
- 三尖瓣反流（轻度）。

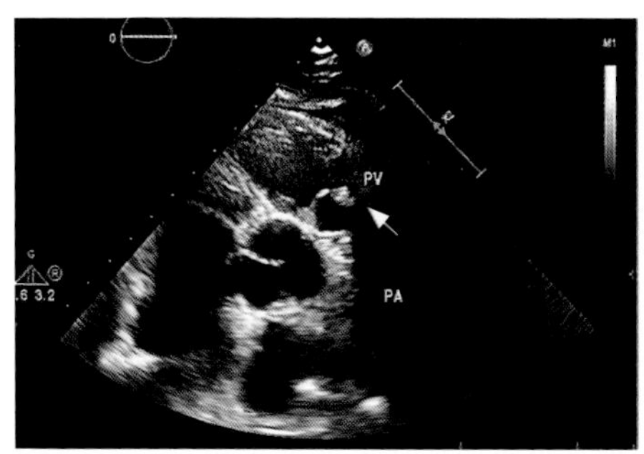

PV：肺静脉；PA：肺动脉

图1-7-10　肺动脉瓣狭窄：肺动脉瓣明显增厚、粘连（箭头）

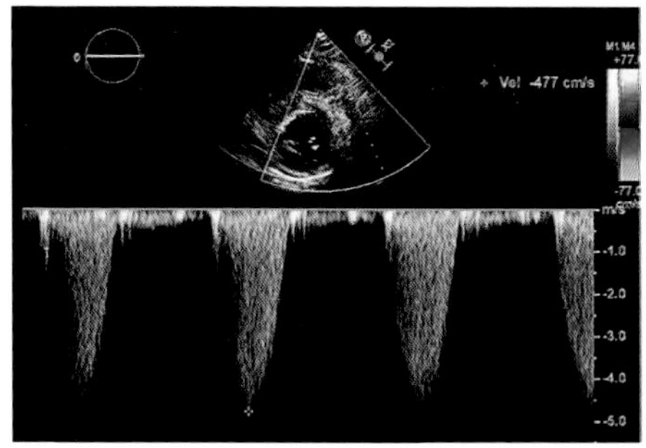

图1-7-11　肺动脉瓣狭窄：连续波多普勒检测肺动脉瓣流速明显增快

七、主动脉瓣二叶瓣畸形

✧检查所见

（1）各房室腔内径正常。

（2）室间隔与左心室壁厚度正常（增厚），运动幅度正常。

（3）左心室射血分数正常。

（4）主动脉瓣呈两叶式，左右（前后）排列，瓣叶增厚、回声增强，开放受限，关闭欠佳，收缩期主动脉瓣口血流速度增快，跨瓣压差增大，舒张期探及轻-中度反流；余瓣膜形态、结构未见明显异常（图1-7-12，图1-7-13）。

（5）主动脉窦及升主动脉增宽，肺动脉内径正常，主动脉弓降部未见明显异常。

（6）心包未见异常。

✧超声提示

◆ 先天性心脏病；
◆ 主动脉瓣二瓣化畸形；
◆ 主动脉瓣狭窄（__度）并反流（轻-中度）；
◆ 左心室壁增厚；
◆ 主动脉窦、升主动脉增宽。

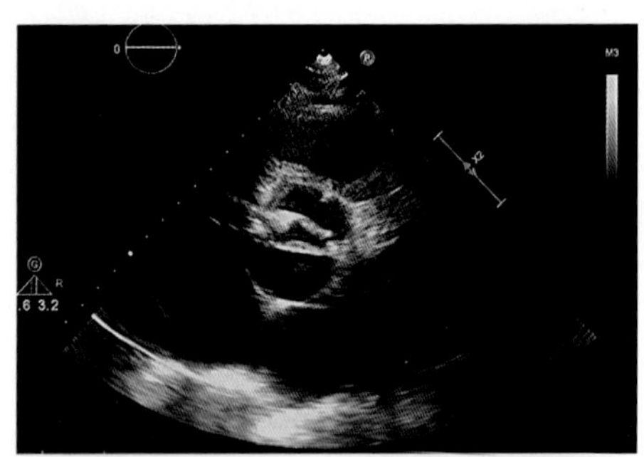

图1-7-12　主动脉瓣二叶瓣畸形：前后排列

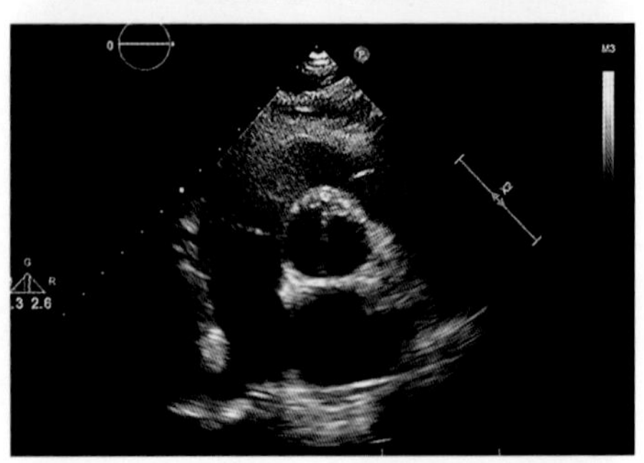

图1-7-13　主动脉瓣二叶瓣畸形：左右排列

八、冠状动脉瘘

✧检查所见

（1）左心增大，右心房室内径正常（增大）。

（2）室间隔及左右心室壁厚度正常，运动幅度正常。

（3）左心室射血分数正常。

（4）左右冠状动脉起始位置正常，右冠状动脉增宽，近端内径约__ mm，右冠状动脉与右心室交通，于右心室流出道（右心室隔面/间隔侧/三尖瓣环下方）探及直径约__mm瘘口，右冠状动脉内血流丰富，瘘口处探及自冠状动脉向右心室的连续性分流。房、室间隔连续完整（图1-7-14，图1-7-15）。

（5）各瓣膜形态、结构未见明显异常，收缩期三尖瓣探及轻度反流。TI法估测肺动脉收缩压约__mmHg。

（6）主动脉、肺动脉内径正常，主动脉弓降部未见异常。

（7）心包未见明显异常。

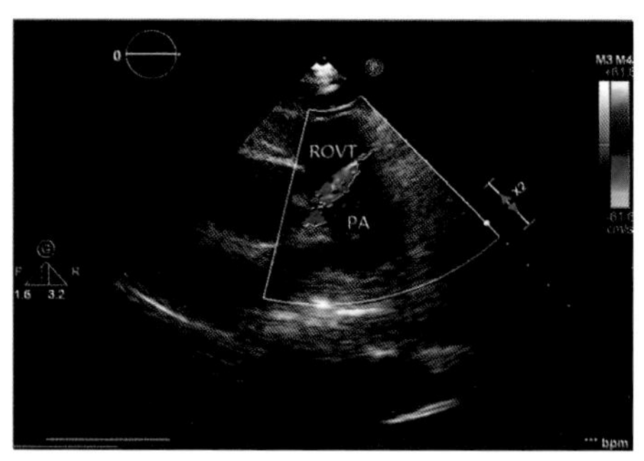

ROVT：右心室流出道；PA：肺动脉

图1-7-14　冠状动脉瘘：彩色多普勒显示冠状动脉-右心室瘘

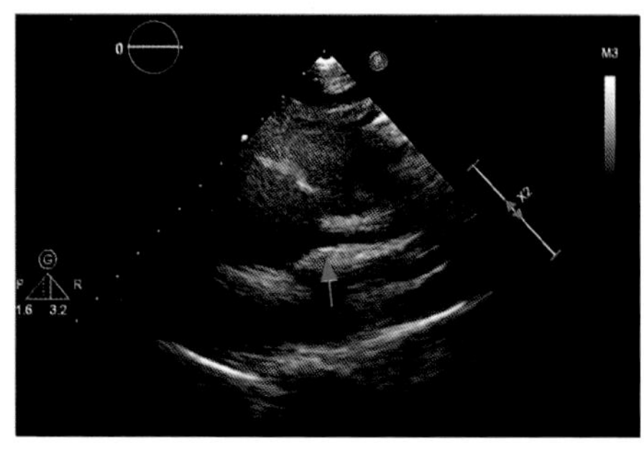

图1-7-15　冠状动脉瘘：左冠状动脉增宽（箭头）

✧超声提示

◆ 先天性心脏病；
◆ 右冠状动脉-右心室瘘、右冠状动脉-右心室分流；
◆ 左心增大；
◆ 三尖瓣反流（轻度）。

九、矫正型大动脉转位

✧检查所见

（1）心脏位置正常，心房正位，心室左襻。左心房增大，余房室腔内径正常范围。

（2）室间隔与室壁厚度正常，室壁运动幅度正常。

（3）房、室间隔连续完整。

（4）大动脉与心室连接关系异常，主动脉起源于左侧的解剖右心室，肺动脉起源于右侧的解剖左心室，呈左心房-右心室-主动脉、右心房-左心室-肺动脉连接关系；大动脉发育尚可。解剖三尖瓣（功能二尖瓣）闭合欠佳，收缩期解剖三尖瓣轻度反流，余瓣膜形态、结构未见明显异常（图1-7-16，图1-7-17）。

（5）主动脉弓降部未见明显异常。

（6）心包未见明显异常。

✧超声提示

◆ 先天性心脏病；
◆ 矫正型大动脉转位；
◆ 解剖三尖瓣反流（轻度）；
◆ 左心房增大。

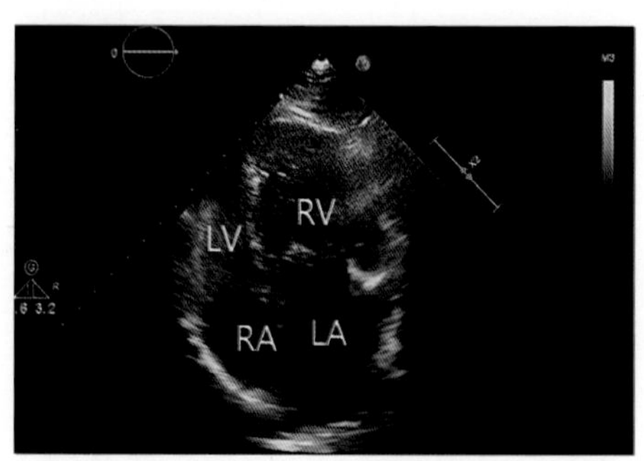

RV：右心室；LV：左心室；RA：右心房；LA：左心房

图1-7-16 矫正型大动脉转位：解剖左心房－三尖瓣－解剖右心室－主动脉；解剖右心房－二尖瓣－解剖左心室－肺动脉

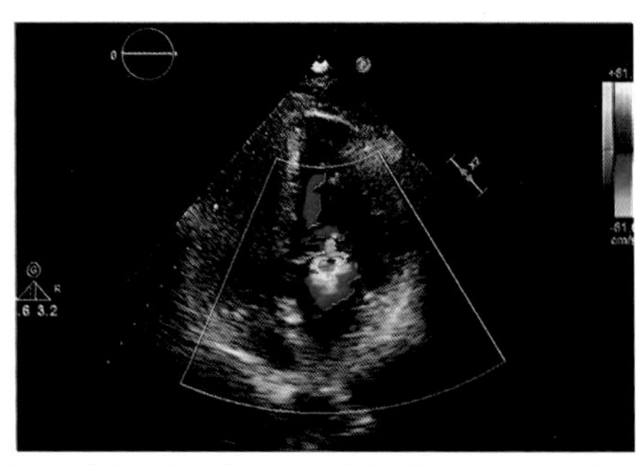

图1-7-17　矫正型大动脉转位：彩色多普勒显示解剖三尖瓣轻-中度反流

第八节　心脏占位（左心房黏液瘤）超声报告模板

✧检查所见

（1）左心房增大，余房室腔内径正常。

（2）室间隔及室壁厚度正常，运动幅度正常。

（3）左心室射血分数正常。

（4）左心房内探及异常团块样回声，大小约__mm×__mm，其蒂附着于房间隔卵圆窝处，瘤体回声均匀，边界清楚，随心动周期运动，舒张期瘤体脱入二尖瓣口，收缩期返回左心房内（图1-8-1，图1-8-2）。

（5）各瓣膜形态、结构未见明显异常，舒张期二尖瓣口血流受阻，流体周边血流速度增快，收缩期二尖瓣轻度反流。

（6）主动脉窦、升主动脉内径正常，肺动脉内径正常。

（7）心包未见明显异常。

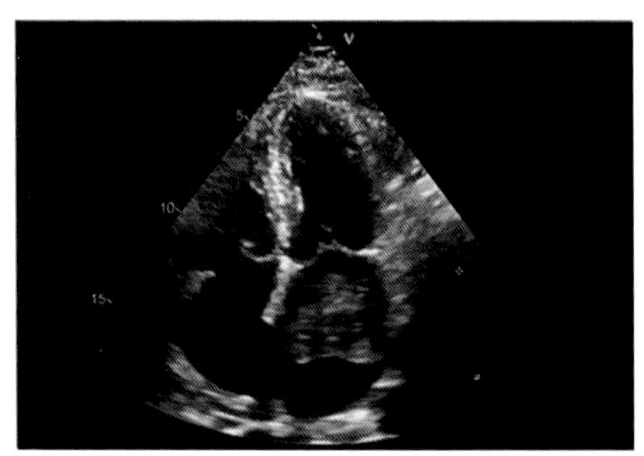

图1-8-1　左心房黏液瘤：左心房内异常团块样回声

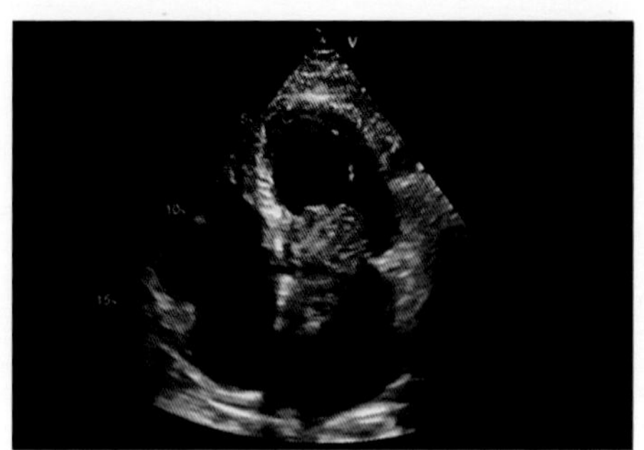

图1-8-2 左心房黏液瘤：舒张期瘤体脱入二尖瓣口

✧超声提示

- 左心房黏液瘤；
- 左心房增大；
- 二尖瓣口血流梗阻；
- 二尖瓣反流（轻度）。

第二章

腹部、腹膜后、胃肠超声报告模板

第一节　上腹部超声报告模板

一、肝超声检查的适应证

（1）肝正常变异：位置变异、肝尾状叶肥大等。

（2）肝弥漫性病变：脂肪肝、肝硬化、淤血肝、各种肝炎所致肝损害。

（3）肝囊性病变：单纯囊肿、多发囊肿、多囊肝、淋巴管囊肿等。

（4）肝实性病变：良、恶性肿瘤。

（5）肝及肝周脓肿：各种肝脓肿、膈下脓肿等。

（6）肝血管病变：门静脉、肝静脉、肝动脉相关疾病等。

（7）肝介入性诊断与治疗：超声引导下肝穿刺活检、肝囊肿硬化治疗等。

（8）其他：肝破裂、术中超声等。

二、肝超声检查的内容要求

（1）肝形态、大小、包膜回声、边缘性。

（2）肝实质回声强度、均匀性，是否有局限性病变，局限性病变的特征，包括数目、位置、范围、形态、边界、内部回声、与周围组织和器官的关系等。

（3）肝内管道结构（胆管、门静脉、静脉、动脉）管壁回声、有无狭窄或扩张、血管内血流方向及频谱是否正常。

（4）与肝相关器官，包括胆囊、脾、膈肌、腹腔淋巴结、有无腹腔积液。

三、肝超声检查的切面和图像要求

（1）正常：剑突下矢状切面肝左叶灰阶图1幅，门脉矢状部横切面灰阶图1幅，右肋间斜切面第一肝门灰阶图1幅，第二肝门横切面灰阶图1幅（图2-1-1～图2-1-3）；胆囊纵切面灰阶图1幅（图2-1-4）；胰腺横切面灰阶图1幅（图2-1-5）；显示脾门且显示脾最大切面灰阶图1幅（图2-1-6，图2-1-7）；双侧肾纵切面最大径灰阶图各1幅，共2幅（图2-1-8）。

（2）若所见异常，在正常的基础上，针对异常部位灰阶纵切面1幅，横切面1幅，特殊征象若干幅，彩色血流图纵切面1幅，横切面1幅。

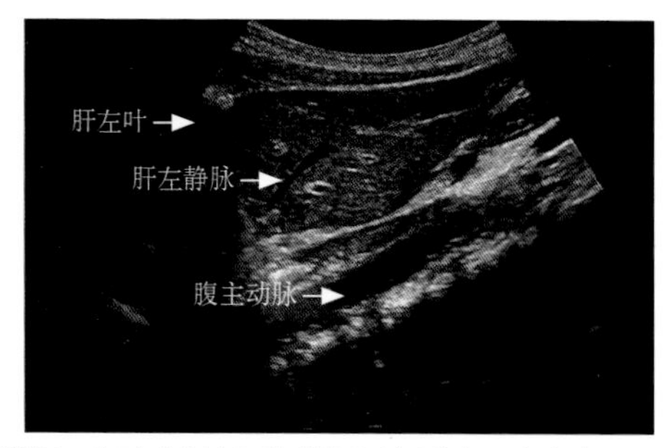

图2-1-1　正常肝：左叶（剑突下矢状切面）形态、大小未及异常，实质回声均匀

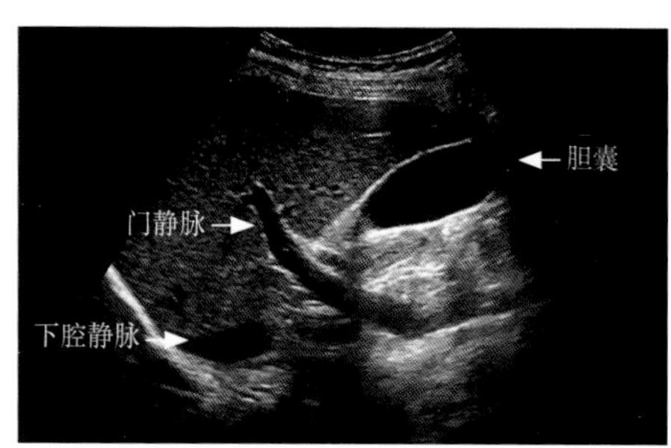

图2-1-2　正常肝：右叶（右肋间斜切面）第一肝门结构显示清晰

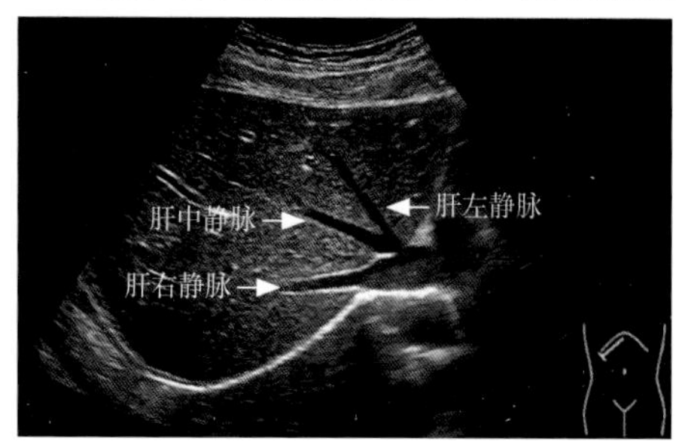

图2-1-3　正常肝：正常肝静脉

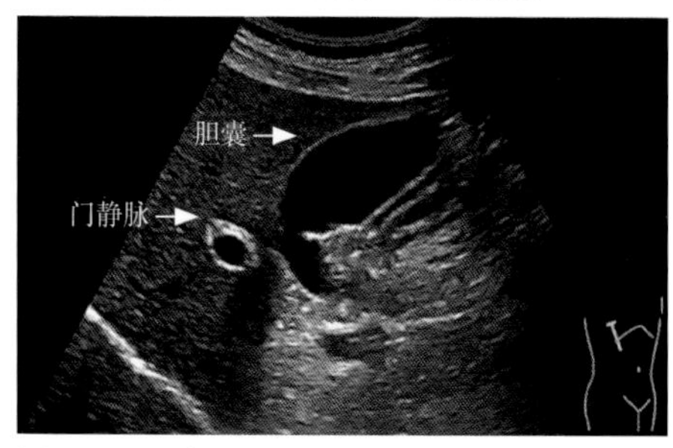

图2-1-4　正常胆囊：壁光滑，囊内未见异常回声

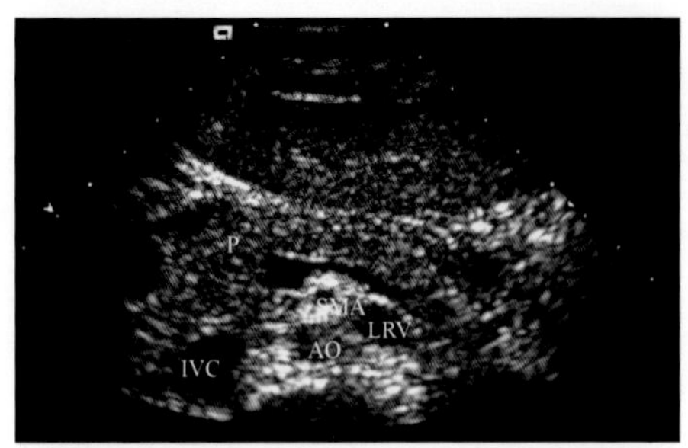

P：胰腺；IVC：下腔静脉；AO：腹主动脉；SMA：肠系膜上动脉；LRV：左肾静脉

图2-1-5 正常胰腺：胰腺轮廓清晰，内回声均匀

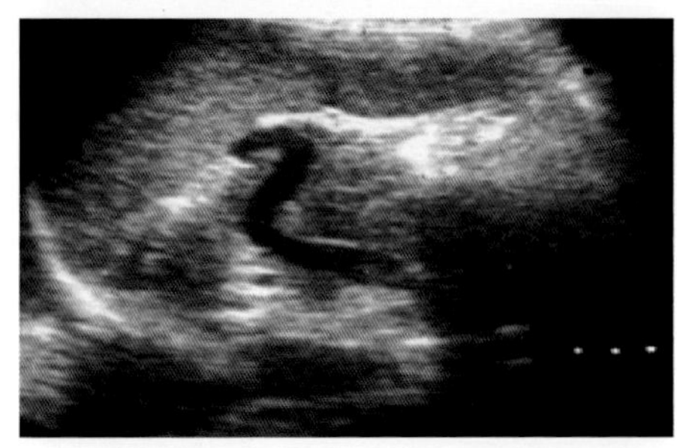

图2-1-6 正常脾：脾门部切面见脾静脉及脾静脉前方的胰尾

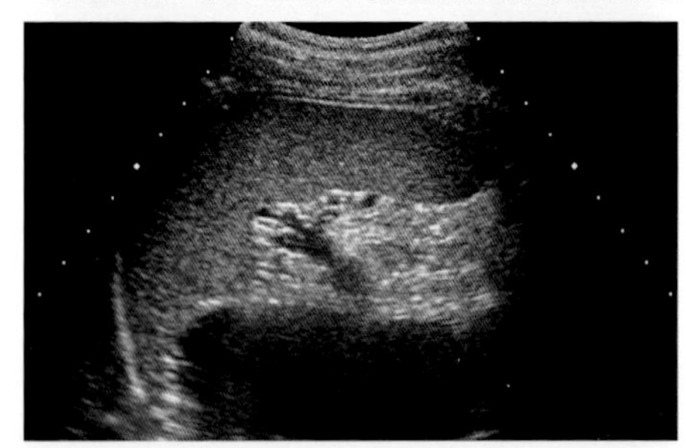

图2-1-7 正常脾：脾形态、大小未及异常，内回声均匀

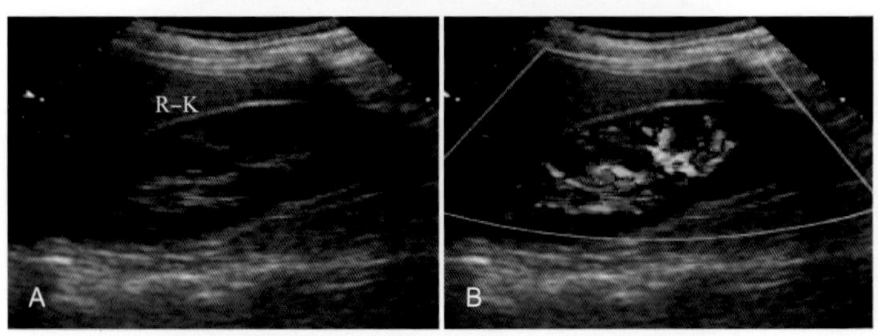

R-K：右肾

图2-1-8 正常肾：A. 右肾大小及形态未及异常；B. 彩色多普勒显示正常肾血流丰富

四、正常上腹部超声报告模板

1. 肝、胆、胰、脾、肾、输尿管

✧检查所见

肝形态、大小未见异常，表面平滑，肝实质回声均匀，未见明确占位性病变，肝内血管走行正常，肝内胆管未见扩张。

门静脉主干内径__cm。

彩色多普勒：为入肝血流。门静脉未见扩张。胆囊形态、大小未见异常，胆囊大小__cm×__cm，壁不厚，光滑，腔内未见异常回声，肝外胆管未见扩张。

胰腺形态、大小未见明显异常，回声均匀，胰管未见明显扩张。

脾不厚，脾厚约__cm，内部实质回声均匀，脾门处脾静脉不扩张。

双肾形态、大小未见异常，结构清晰，肾盂、肾盏、输尿管未见扩张。

✧超声提示

肝、胆、胰、脾、肾、输尿管未见明显异常。

五、肝疾病超声报告模板

（一）肝弥漫性病变

1. 脂肪肝

✧检查所见

肝形态饱满，表面平滑，肝缘略钝，实质回声细密、增强，后方回声衰减，肝肾实质回声反差增大，肝内管道显示模糊（图2-1-9，图2-1-10）。

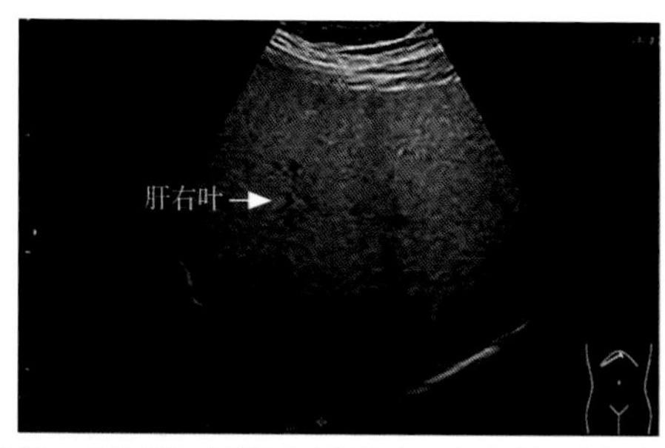

图2-1-9　脂肪肝：右肋缘下斜切面见肝增大，肝实质回声细密、增强，后方回声衰减，肝内管道显示欠清晰

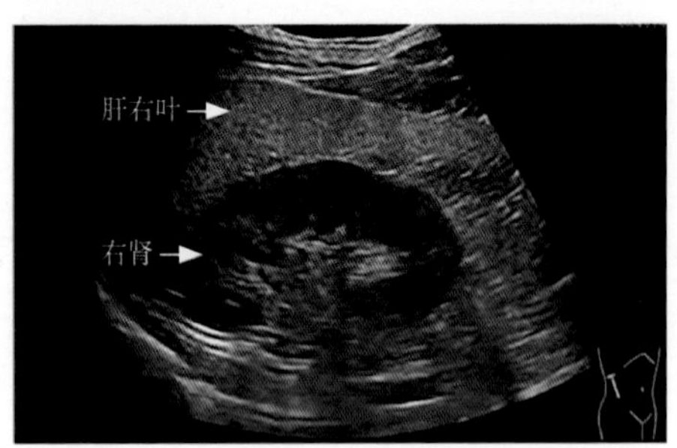

图2-1-10 脂肪肝：肝肾回声对比增强

✧超声提示

脂肪肝。

2. 非均匀性脂肪肝

✧检查所见

肝形态饱满，肝缘稍钝，肝右叶实质回声呈弥漫细密增强，肝左叶实质回声变化不明显，左右肝实质内可见弯曲的分界线，回声增强区未见明显占位效应。肝内、外胆管未见扩张，肝内血管走行正常，肝内胆管及门脉未见扩张（图2-1-11，图2-1-12）。

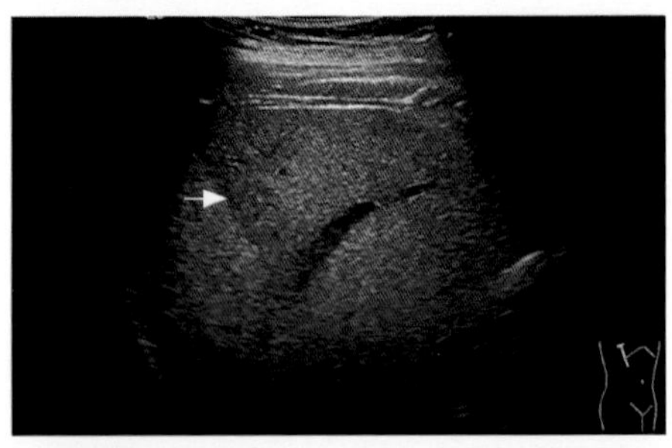

图2-1-11 非均匀性脂肪肝：肝实质回声呈弥漫细密增强，肝实质内可及分界线，该病变区域未见明显占位效应（箭头）

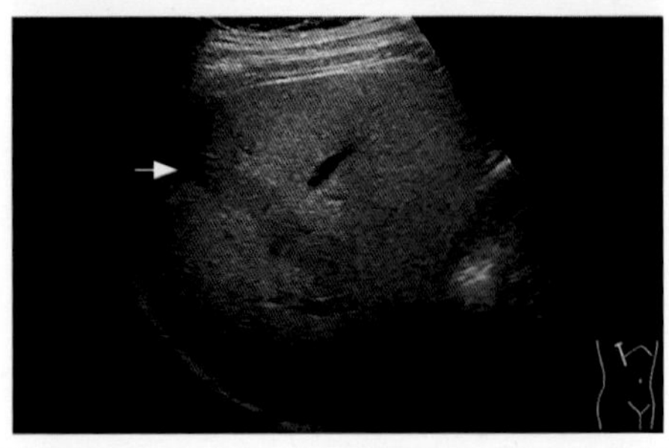

图2-1-12 非均匀性脂肪肝：肝内、外胆管未见扩张，肝内血管走行正常，肝内胆管及门脉未见扩张（箭头）

✧超声提示

肝回声异常，考虑非均匀性脂肪肝可能性大。

3. 肝硬化

✧检查所见

肝形态、大小未及异常（肝体积增大/缩小），左右叶比例失常，肝缘锐利（变钝），表面光滑（不光滑/凹凸不平），位置上移，实质回声增粗、不均，呈结节样改变，肝静脉内径变细，走行扭曲，肝内、外胆管未见明显扩张（图2-1-13，图2-1-14）。

门静脉内径__cm，彩色多普勒：主干内血流通畅，方向正常，为入肝血流。

侧支循环情况（脐静脉开放/胃冠状静脉曲张等）。

脾厚约__cm，长径__cm，实质回声均匀，脾静脉增宽约__cm。

✧超声提示

肝体积增大（萎缩）、肝弥漫性病变、门脉增宽、脾大，符合肝硬化表现。

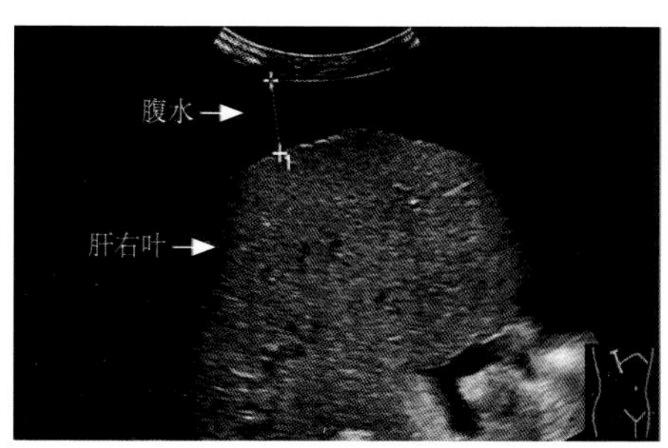

图2-1-13 肝硬化：右叶缩小，表面凹凸不平，实质回声粗糙、不均匀，肝前显示大片状无回声区

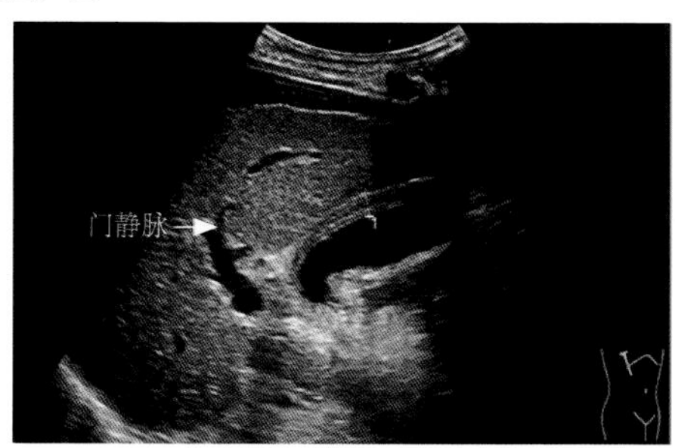

图2-1-14 肝硬化：胆囊壁增厚，呈“双边征”

4. 淤血肝

✧检查所见

肝形态饱满，肝缘变钝，肝实质回声增强，肝静脉扩张，肝左静脉内径__cm，肝中静脉内径__cm，肝右静脉内径__cm，肝内未见明显占位性病变。肝内、外胆管未见扩张，门静脉主干内径正常。下腔静脉肝后段内径增大，宽约__cm（图2-1-15）。

✧超声提示

肝实质弥漫性病变，考虑淤血肝可能性大。

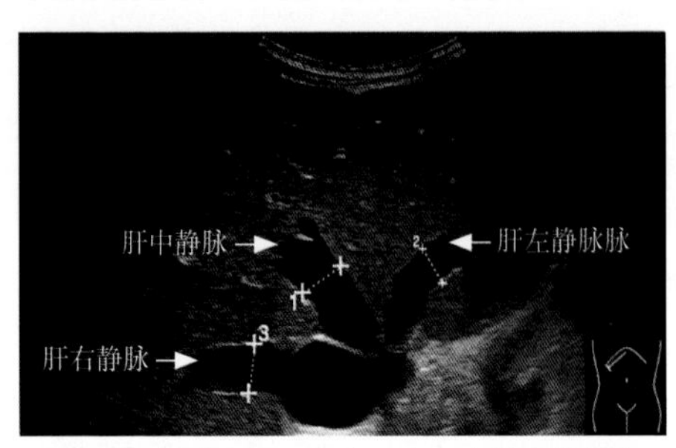

图2-1-15　淤血肝：肝左、中、右静脉均增宽

5. 血吸虫性肝病

✧检查所见

肝形态失常，左、右叶比例失调，表面不平呈“锯齿样”，实质回声粗糙，回声增强、分布不均匀，内见多发中等偏低回声区，其周边围绕线状强回声带，呈“地图样”改变（图2-1-16，图2-1-17），肝内、外胆管未见扩张，肝内未见占位性病变。门脉主干内径__cm，彩色多普勒：门静脉主干内血流通畅，血流方向正常，为入肝血流。脉冲波多普勒显示其流速正常。

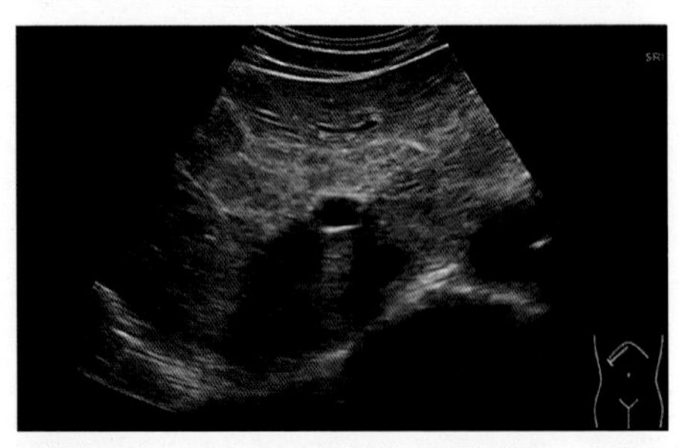

图2-1-16　血吸虫性肝病：肝实质回声粗糙，回声增强、分布不均匀，内见多发中等偏低回声区

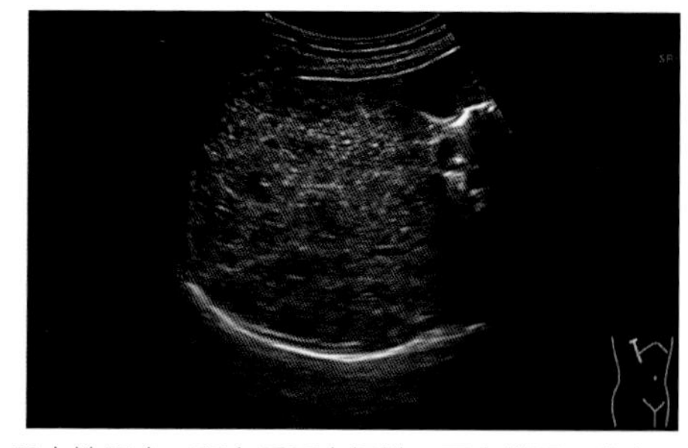

图2-1-17 血吸虫性肝病：肝实质回声粗糙，回声增强、分布不均匀，内见多发中等偏低回声区，其周边围绕线状强回声带，呈“地图样”改变

✧超声提示

肝弥漫性病变，结合病史，考虑血吸虫性肝病可能性大。

（二）肝局限性病变

1. 肝囊肿

✧检查所见

肝左（右）叶内可见一个无回声，大小__cm×__cm，肝左（右）叶内可见多个无回声，较大者__cm×__cm，边界清楚，形态规则，后方回声增强（图2-1-18），彩色多普勒：未见明确血流信号。

✧超声提示

肝囊肿。

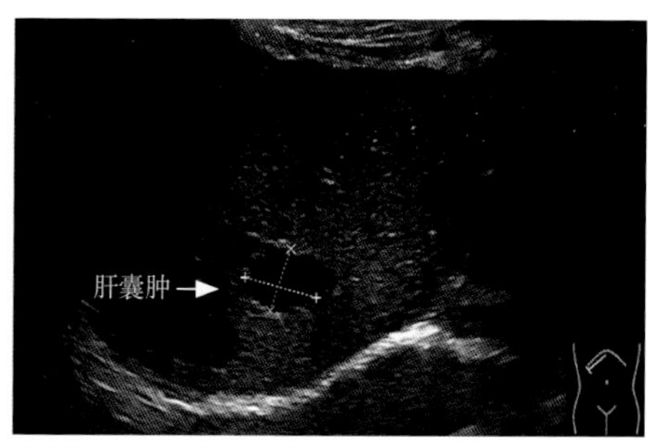

图2-1-18 肝囊肿：肝右叶无回声，边界清楚，形态规则，后方回声增强

2. 肝血管瘤

✧检查所见

肝左（右）叶见中高回声，大小__cm×__cm，肝内可见多发中高回声，较大者位于肝左（右）叶，边界清楚，形态规则，

内部回声不均匀（图2-1-19A）。彩色多普勒：内未见（可见）少许血流信号（图2-1-19B）。

✧超声提示

肝左（右）叶实性结节，血管瘤可能。

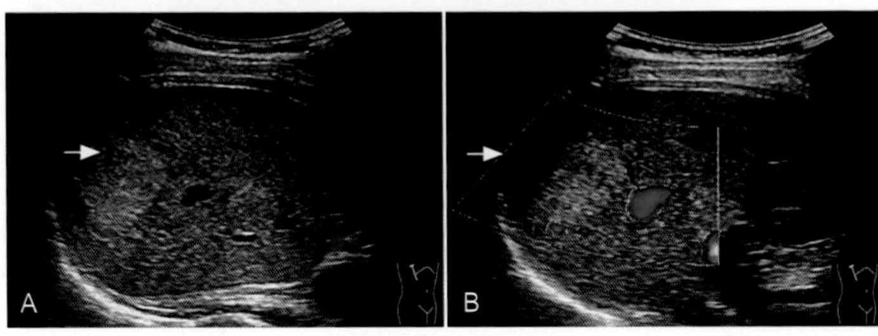

图2-1-19　肝血管瘤：A. 肝血管瘤肝右叶偏高回声结节，形态规则，边界清晰，内部回声不均（箭头）；B. 彩色多普勒显示其内未见血流信号（箭头）

3. 肝细胞肝癌

✧检查所见

肝左（右）叶见低回声，大小__cm×__cm，边界清楚，形态规则（不规则），内部回声不均匀，内见不规则无声区（图2-1-20A），彩色多普勒：其内可见丰富血流信号，可探及动脉频谱，PSV__cm/s，RI__（图2-1-20B）。

✧超声提示

肝左（右）叶实性占位，癌可能。

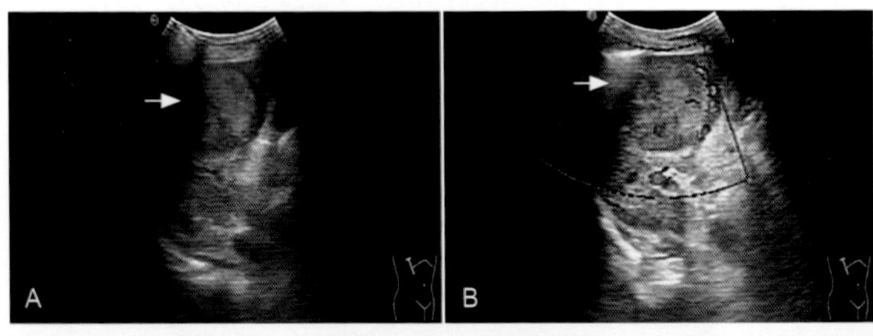

图2-1-20　肝细胞肝癌：A. 肝癌右叶结节，边界清楚，形态规则，内部回声不均匀，周边可见晕征（箭头）；B. 彩色多普勒显示肿块内部及周边可见血流信号（箭头）

4. 肝细胞癌部分切除术后

✧检查所见

肝左（右）叶部分缺如（肝癌切除术后），余肝包膜欠

（不）光滑，实质回声增粗、不均匀，内未见明确实性占位，肝内血管未见扩张，肝内、外胆管未见扩张（图2-1-21）。

✧超声提示

肝部分切除术后，残余肝实质未见复发（转移灶）。

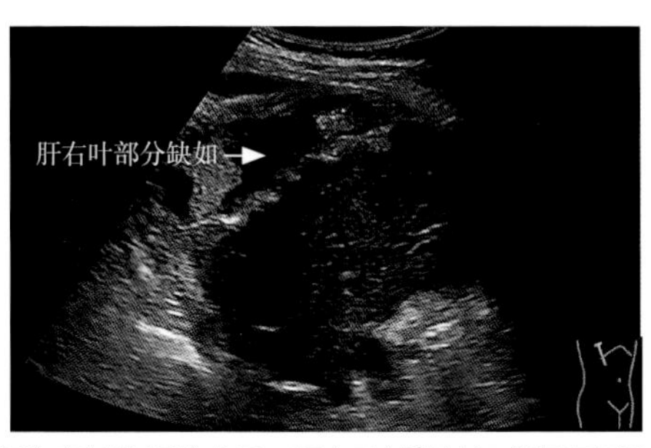

图2-1-21　肝细胞癌部分切除术后：肝右叶部分缺如（肝癌切除术后），余肝包膜不光滑，实质回声粗糙、不均匀

5. 肝细胞肝癌消融治疗后

✧检查所见

肝形态失常，体积增大（缩小），实质回声增粗、不均，于肝左（右）叶见一混合回声，大小__cm × __cm，边界不清楚，内部回声不均匀，可见碘油沉积（针道样强回声）（图2-1-22A），彩色多普勒：内未见明确血流信号（图2-1-22B）。肝内、外胆管未见扩张，门静脉主干内径__cm，彩色多普勒：内血流通畅。

✧超声提示

肝内实性占位病变，符合肝癌治疗后改变，消融效果良好。

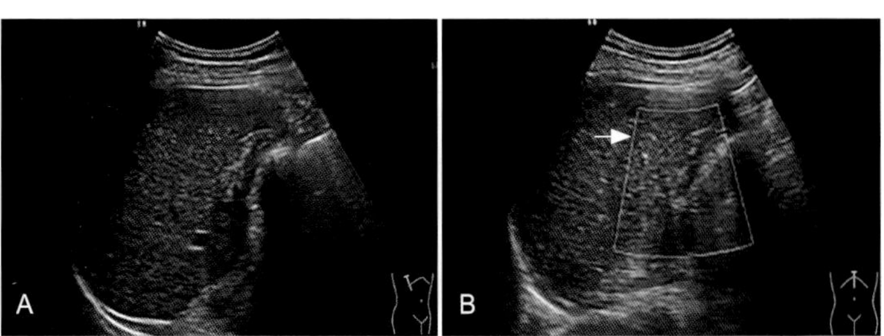

图2-1-22　肝细胞肝癌消融治疗后：A. 肝癌治疗后肝右叶混合回声结节，边界不清楚，内部回声不均，其内可见针道样强回声；B. 彩色多普勒显示肿块内未见血流信号（箭头）

6. 肝内钙化灶

✧检查所见

肝左（右）叶内可见一个或多个强回声，大小（最大者）约__cm × __cm，后方伴声影（图2-1-23）。

✧超声提示

肝左（右）叶内强回声，考虑肝内钙化灶。

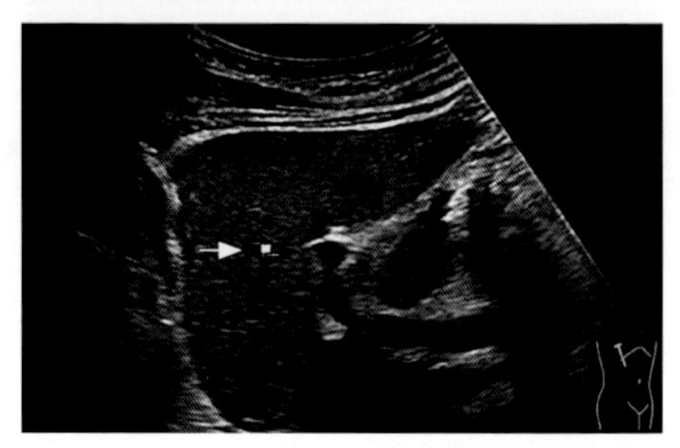

图2-1-23 肝内钙化灶：肝右叶内强回声（箭头）

7. 局灶性脂肪缺失

✧检查所见

肝形态饱满，表面平滑，边缘钝，肝实质回声细密、增强，后方回声衰减，肝左（右）叶见不规则片状低回声区，范围__cm × __cm，未见明确占位效应，边界清晰（图2-1-24），彩色多普勒：内部及周边异常血流信号。肝内、外胆管未见扩张，门静脉主干内径正常。

✧超声提示

肝内低回声区，考虑为局灶性脂肪缺失可能。

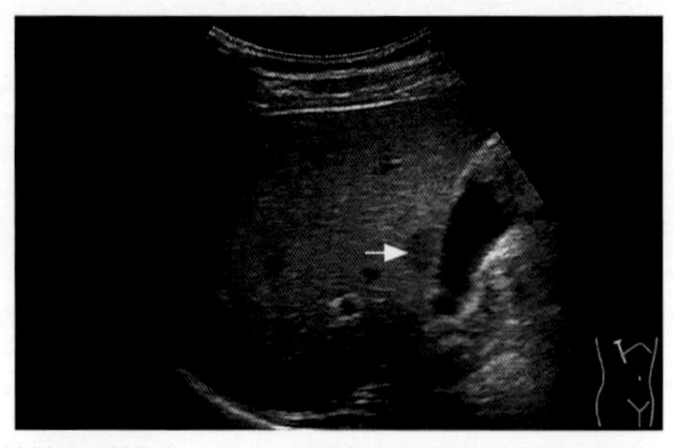

图2-1-24 局灶性脂肪缺失：肝右叶胆囊旁不规则片状低回声区，未见明确占位效应（箭头）

8. 多囊肝

✧检查所见

肝体积显著增大，形态失常，表面不平滑。肝内弥漫分布大小不等无回声，部分囊内可见分隔，较大者位于肝左（右）叶，大小__cm × __cm，肝内血管及肝内、外胆管显示不清，门脉主干显示不清（图2-1-25）。

✧超声提示

多囊肝。

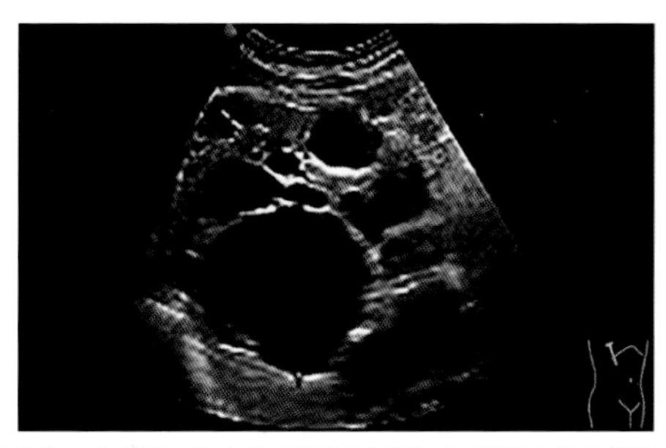

图2-1-25　多囊肝：肝实质内大小不等的无回声，部分可见分隔，门脉及胆管显示不清晰

9. 肝腺瘤

✧检查所见

肝左（右）叶可见一低回声结节，大小__cm × __cm，边界清楚，内部回声均匀（不均匀）（图2-1-26），彩色多普勒：病灶周边及内部见较丰富血流信号。

✧超声提示

肝内实性结节，结合病史，肝腺瘤？

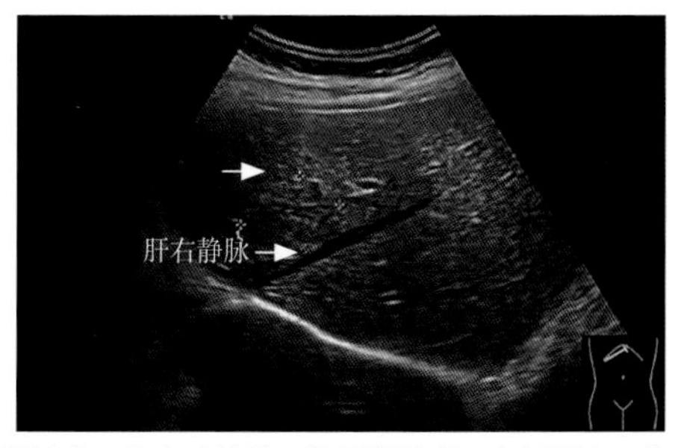

图2-1-26　肝腺瘤：肝右叶结节，边界尚清晰，内部回声不均匀（箭头）

10. 肝结核

✧检查所见

肝内可见多发低(稍强)回声，较大者位于肝左(右)叶，大小__cm×__cm，边界清楚，形态规则，内部见强回声(图2-1-27)。彩色多普勒：未见明确血流信号(周边条状血流信号)。

✧超声提示

肝内实性占位，结合病史，须除外肝内结核灶。

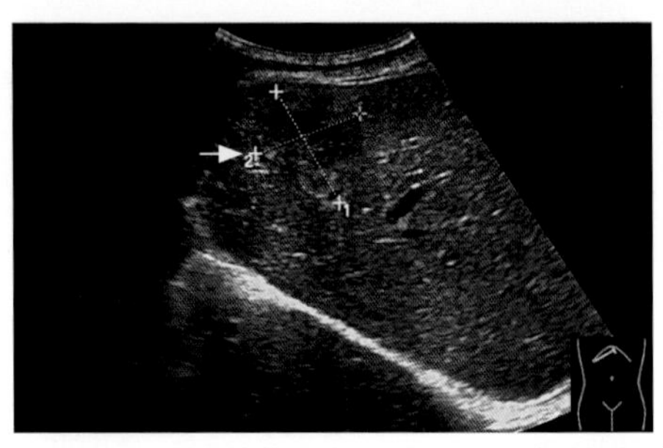

图2-1-27 肝结核：肝内结节，外形不规则，回声不均匀（箭头）

11. 肝炎性假瘤

✧检查所见

肝左（右）叶可见低回声，大小__cm×__cm，边界清楚，外形规整（图2-1-28）。彩色多普勒：周边内部血流信号丰富，可探及动脉血流PSV__cm/s，RI__（图2-1-29）。

✧超声提示

肝内实性占位，结合病史，炎性病变可能性大（建议超声造影及超声引导下穿刺活检）。

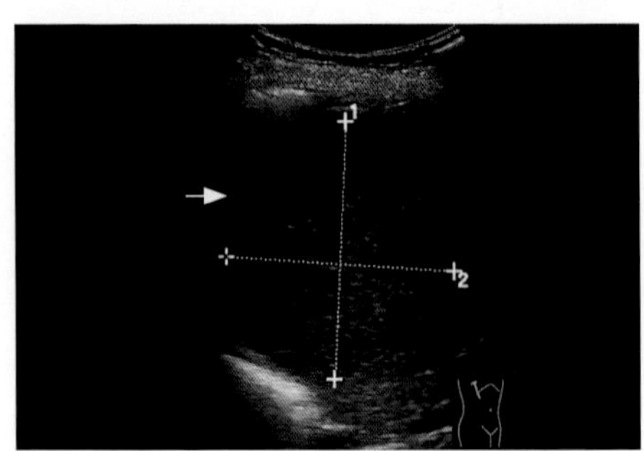

图2-1-28 肝炎性假瘤：肝右叶低回声结节，边界清楚，外形规整（箭头）

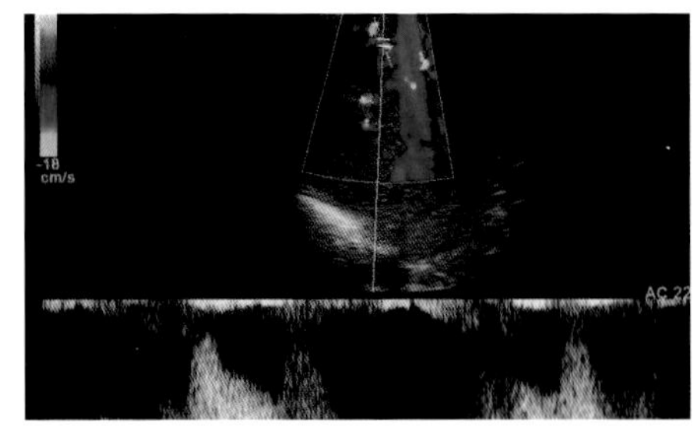

图2-1-29 肝炎性假瘤：彩色多普勒显示其内血流丰富，脉冲波多普勒显示低速低阻动脉血流

12. **肝脓肿**

✧**检查所见**

肝左（右）叶可探及低回声（混合回声），范围约__cm×__cm，形态不规则，边界清晰（模糊不清），内回声均匀（不均匀），其内可见无回声区，范围约__cm×__cm，后方回声增强，壁厚，内透声差，可见稀疏点状回声（图2-1-30），彩色多普勒：周边条状血流信号（图2-1-31）。

✧**超声提示**

肝左（右）叶囊实性占位，结合病史，考虑肝脓肿。

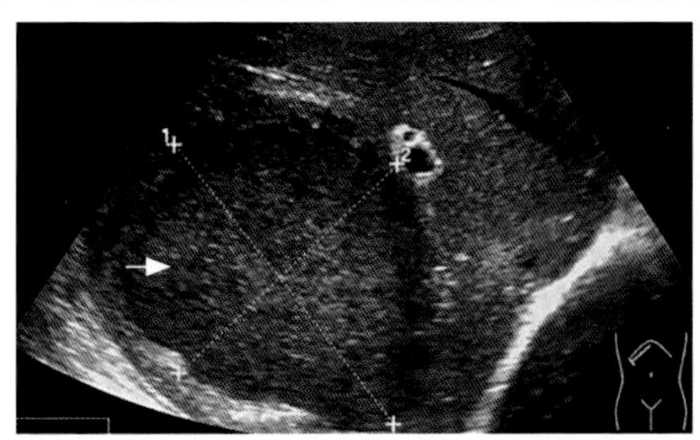

图2-1-30 肝脓肿：右叶囊实混合性病变，边界清晰，其内见大量稀疏点状回声（箭头）

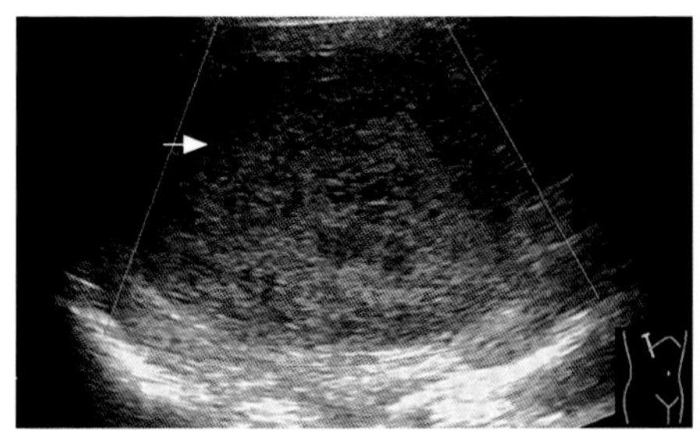

图2-1-31 肝脓肿：彩色多普勒显示其内未见血流信号（箭头）

（三）肝其他病变

1. 肝挫（裂）伤

✧检查所见

肝包膜强回声线连续（中断），包膜下见不规则低回声区，范围__cm×__cm，内回声不均，可见多发不规则低回声区，较大者范围__cm×__cm，边界不清楚。肝周围及腹腔内见大量游离液体，较深处约__cm。

✧超声提示

肝包膜连续性中断并包膜下低回声，结合临床考虑肝挫（裂）伤可能大。

2. 门静脉海绵样变

✧检查所见

门脉主干及分支结构紊乱，管壁不光滑，回声增强，管腔显示不清楚（内径增宽约__cm），其内充满低回声，门脉主干周围见多发纡曲扩张的条状无回声区（图2-1-32），彩色多普勒：门静脉内未探及明确血流信号，无回声内可见丰富血流信号，呈门脉频谱（图2-1-33）。

✧超声提示

门静脉海绵样变。

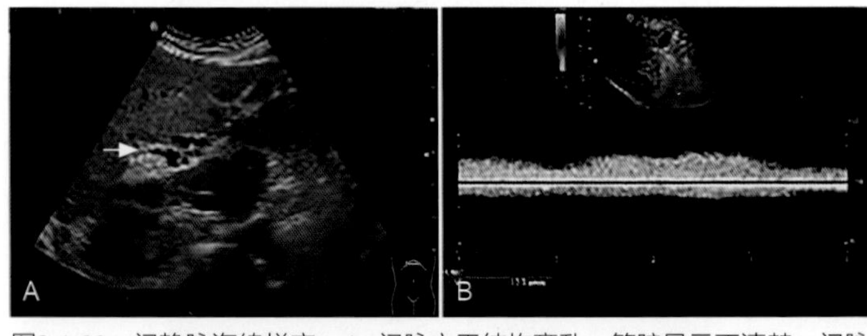

图2-1-32 门静脉海绵样变：A. 门脉主干结构紊乱，管腔显示不清楚，门脉主干周围见多发纡曲扩张的条状无回声区（箭头）；B. 脉冲波多普勒显示其内为门脉样血流信号

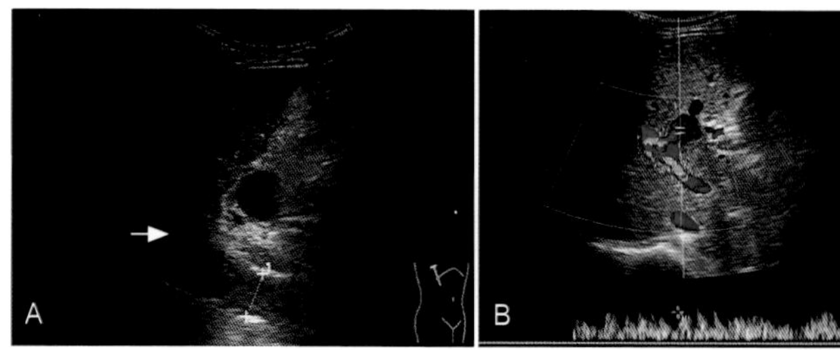

图2-1-33 门静脉海绵样变：A. 门静脉高度扩张达20 cm，主干内被实性低回声充填，其周围可见网格状无回声区（箭头）；B. 彩色多普勒显示门脉主干内未见血流，网格状无回声区可见血流，脉冲波多普勒取样显示门静脉样频谱

3. 布-加综合征

✧检查所见

肝体积增大，回声不均，肝内、外胆管未见扩张，门静脉主干内径正常。下腔静脉近右心房入口处管腔内见隔膜样强回声，与管壁相连，彩色多普勒显示其内血流紊乱（图2-1-34）。肝左、中、右静脉近心端管腔狭窄，肝左、中、右静脉间见交通支静脉，彩色多普勒：肝静脉近心端血流紊乱。肝左、中、右静脉远心端血流方向异常，为离心血流（图2-1-35），肝左、中、右静脉远心端血流经交通支静脉汇入下腔静脉。

✧超声提示

布-加综合征：下腔静脉隔膜型（肝静脉型）。

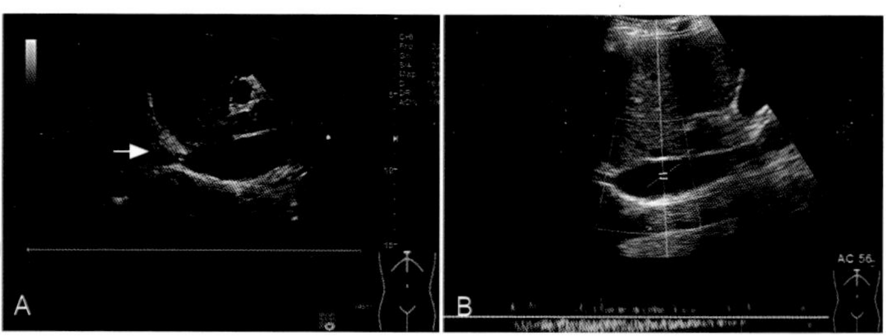

图2-1-34 A. 布-加综合征（下腔静脉隔膜型）：下腔静脉近右心房入口管腔内见隔膜样强回声，与管壁相连（箭头）；B. 彩色多普勒显示其内血流紊乱

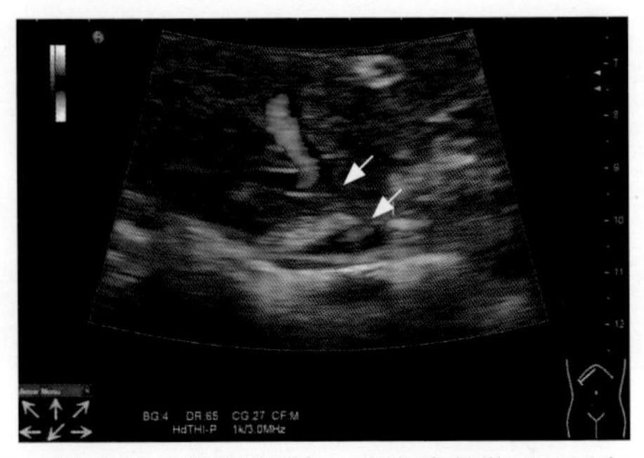

图2-1-35 布-加综合征（肝静脉型）：彩色多普勒显示肝左、中、右静脉近心端管腔狭窄（箭头）

六、胆管系统超声报告模板

（一）胆管系统超声检查的适应证

（1）右上腹疼痛：可疑胆结石或胆囊炎。

（2）寻找黄疸原因。

（3）右上腹部肿块。

（4）胆管系统肿瘤。

（5）反复出现的消化性溃疡症状。

（6）不明原因的发热。

（7）胆管系统先天性异常。

（8）胆囊收缩功能检查。

（二）胆管系统超声检查的内容要求

（1）胆囊大小、胆囊壁厚度、胆囊腔内情况。

（2）肝内外胆管管径、走行、有无狭窄及扩张。

（三）胆管系统超声检查的切面要求

右肋缘下、肋间隙多个部位显示胆囊，肋间隙显示胆管结构。

（四）胆囊炎性病变

1. 急性胆囊炎

✧检查所见

胆囊大小__cm × __cm，形态饱满，壁厚__cm，呈双边征（图2-1-36），腔内可见（未见）强回声。肝外胆管未见扩张，其内未见异常回声。

✧超声提示

胆囊体积增大伴壁增厚，急性胆囊炎（伴胆囊结石）可能。

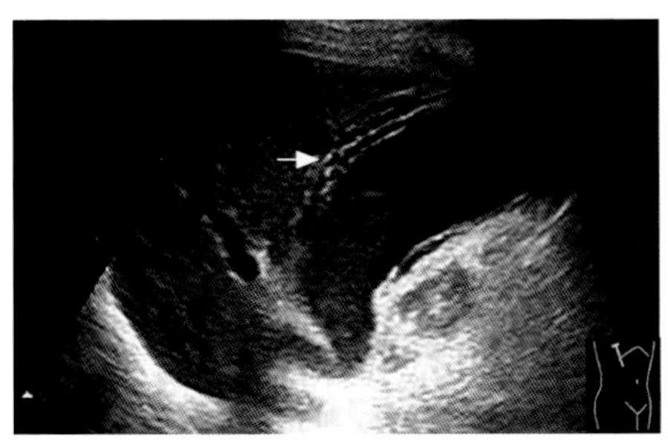

图2-1-36　急性胆囊炎：形态饱满，壁厚呈双边征，内可及密集点状回声（箭头）

2. 慢性胆囊炎

✧检查所见

胆囊体积正常（增大/缩小），大小为__cm×__cm，囊壁增厚、毛糙，厚约__cm（图2-1-37），囊内未见异常回声。肝外胆管未见扩张。

✧超声提示

胆囊体积增大（缩小），结合病史，慢性胆囊炎可能。

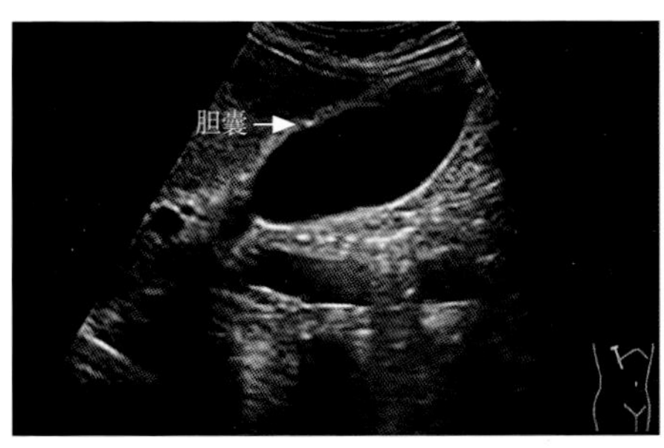

图2-1-37　慢性胆囊炎：大小正常，囊壁增厚，粗糙，囊内未见异常回声

3. 慢性萎缩性胆囊炎

✧检查所见

胆囊大小__cm×__cm，壁毛糙、增厚，厚约__cm，（图2-1-38），腔内透声可。肝外胆管未见扩张。

✧超声提示

胆囊体积缩小伴壁增厚，结合病史，可考虑慢性萎缩性胆囊炎。

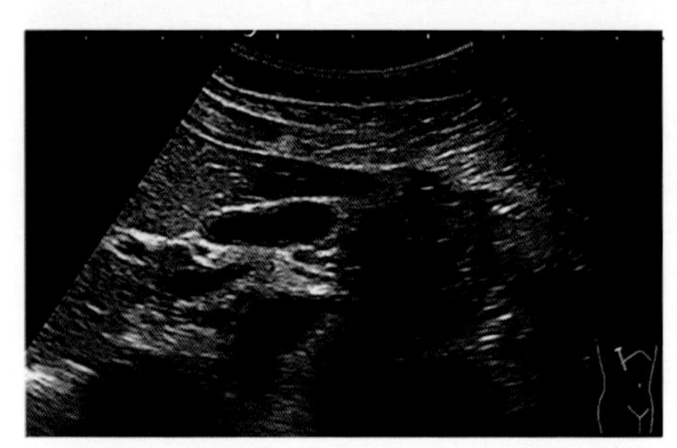

图2-1-38　慢性萎缩性胆囊炎：胆囊体积缩小，壁厚毛糙，腔内透声可

（五）胆囊及胆管结石

1. 胆囊结石

✧检查所见

胆囊体积正常（增大/缩小）大小为__cm × __cm，壁尚光（毛糙）、增厚约__cm，腔内可见一个（多个）强回声，较大者大小__cm × __cm，后伴声影（图2-1-39），可随体位改变移动（不随体位改变移动）。

✧超声提示

胆囊结石（胆囊壁毛糙、增厚，结合病史，慢性胆囊炎可能）。

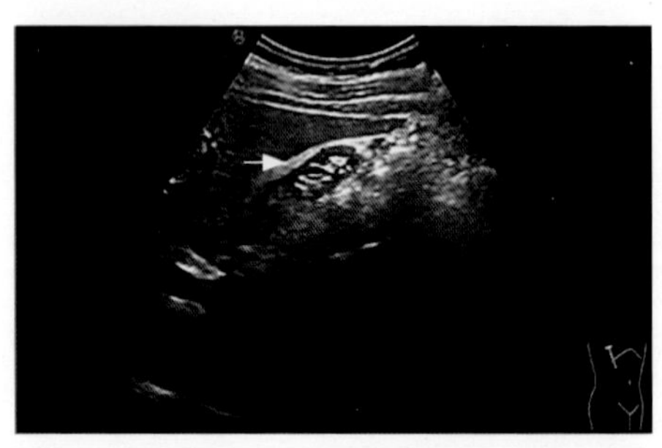

图2-1-39　胆囊结石伴慢性胆囊炎：胆囊囊壁增厚、粗糙，囊内可见多个强回声（箭头）

2. 充满型胆囊结石

✧检查所见

胆囊轮廓模糊，胆囊腔内的无回声区消失，胆囊前壁呈弧形宽带状强回声，范围约__cm，其后伴声影，呈“囊壁–结石–声影（W–E–S）三联征”（图2-1-40）。肝外胆管未见扩张。

✧超声提示

充满型胆囊结石。

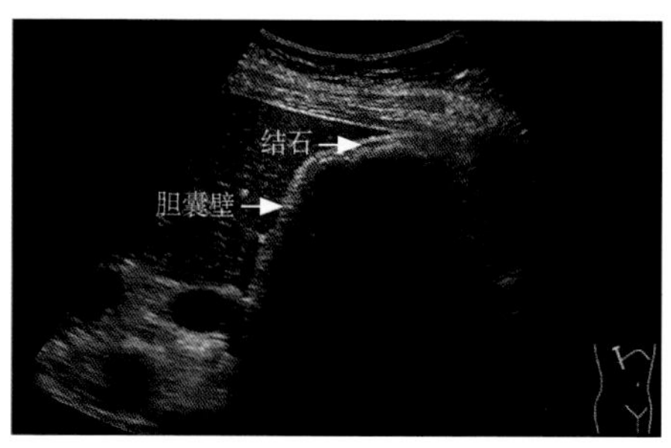

图2-1-40 充满型胆囊结石伴慢性胆囊炎：胆囊腔内的无回声区消失，胆囊前壁呈弧形宽带状强回声，其后伴声影，呈“W-E-S三联征”

（六）胆囊息肉样病变

1. 胆囊息肉

✧检查所见

胆囊大小__cm×__cm，壁厚__cm，壁薄光滑，胆囊壁见一个（多个）稍高回声，大小（最大）__cm×__cm，位置不随体位改变移动（图2-1-41），腔内透声可。肝外胆管未见扩张。

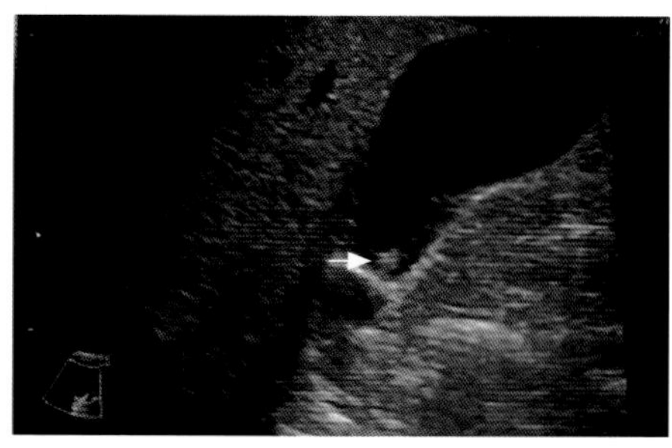

图2-1-41 胆囊息肉样病变：胆囊壁上稍高回声，其后无声影，改变体位不移动（箭头）

✧超声提示

胆囊隆起样病变，息肉可能。

2. 胆囊壁胆固醇沉着症

✧检查所见

胆囊大小__cm×__cm，壁光滑，壁上见一个（多个）点状强回声，后伴彗星尾（图2-1-42）。肝外胆管未见扩张。

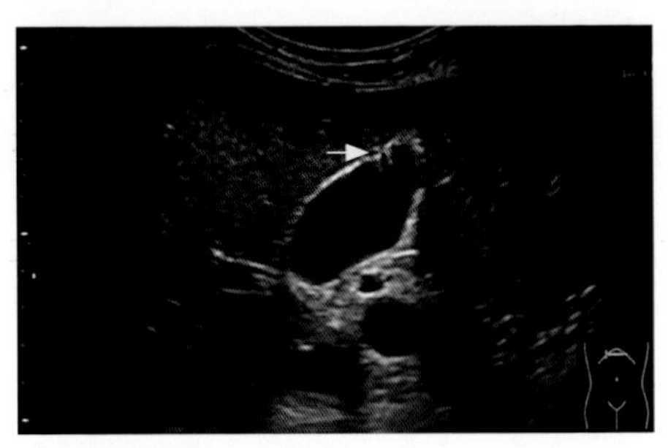

图2-1-42　胆囊壁附壁结晶：胆囊壁薄光滑，壁上见强回声，后伴“彗星尾征”，改变体位不移动（箭头）

✧超声提示

胆囊壁胆固醇结晶。

3. 胆囊腺肌增生症（节段型）

✧检查所见

胆囊大小__cm×__cm，壁局限性（弥漫性）增厚（图2-1-43，图2-1-44），范围约__cm×__cm，壁内见小无回声及强回声，后伴彗星尾。肝外胆管未见扩张。

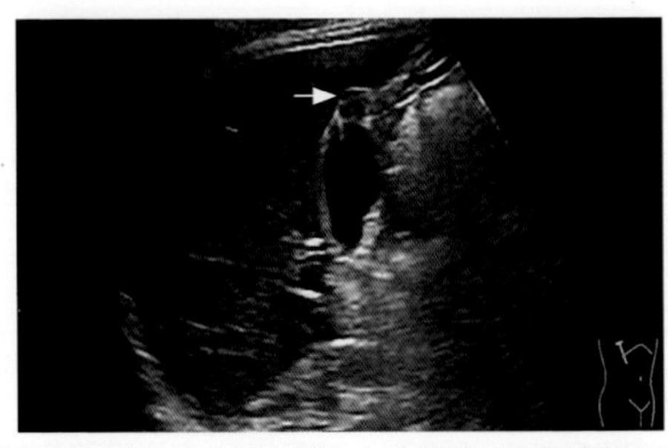

图2-1-43　胆囊腺肌增生症（局限型）：胆囊壁呈局限型增厚，腔内透声可（箭头）

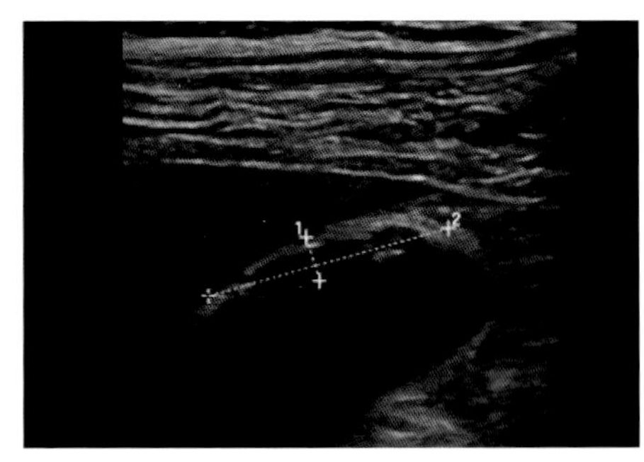

图2-1-44　胆囊腺肌增生症（节段型）：胆囊壁呈节段型增厚，腔内透声可

✧超声提示

胆囊壁局限性（弥漫性）增厚，胆囊腺肌症可能。

（七）胆囊癌

✧检查所见

胆囊大小__cm×__cm，胆囊腔内见低回声，大小__cm×__cm，形态不规则，内部回声不均，该低回声与胆囊壁分界不清，胆囊壁结构中断、消失，彩色多普勒：团块内可见少量血流信号（图2-1-45），V_{max}__cm/s，RI__。肝外胆管未见扩张。

✧超声提示

胆囊腔内实性占位，癌可能。

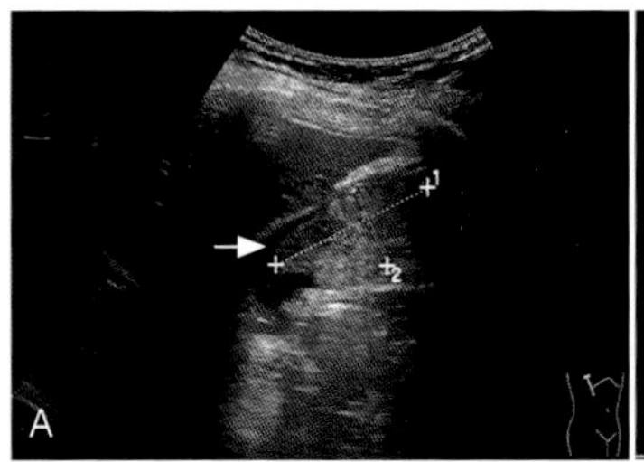

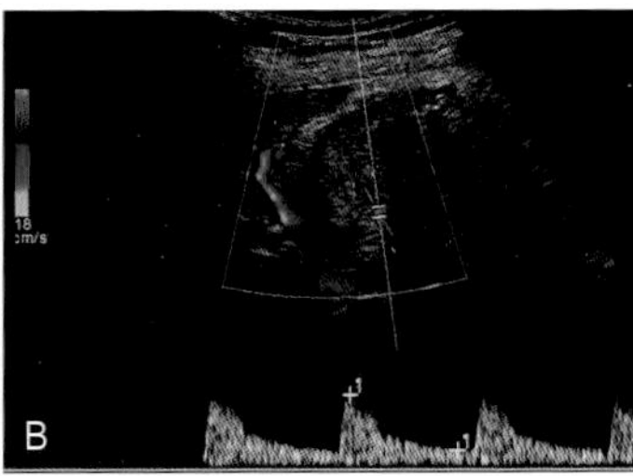

图2-1-45　胆囊癌：A. 胆囊腔内探及实性低回声团块，形态不规则，与囊壁分界模糊，内部回声不均（箭头）；B. 彩色多普勒显示团块内可见少量血流信号，脉冲波多普勒检测V_{max}：31.5 cm/s，RI：0.74

（八）胆囊切除

✧检查所见

胆囊切除术后，胆囊床未见异常回声，胆总管上段内径约__cm，可显示长__cm，其内未见异常回声（图2-1-46），中下段因肠气干扰显示不清。

✧超声提示

胆囊切除术后，肝外胆管未见扩张。

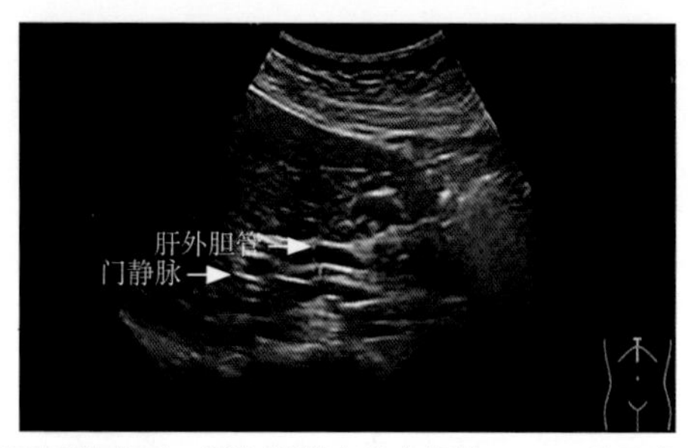

图2-1-46　胆囊切除术后：肝外胆管上段内径约9 cm，显示段内未见结石，中下段因肠气干扰显示不清

（九）胆管疾病

1. 肝外胆管结石

✧检查所见

胆囊大小__cm×__cm，张力较高，其内可见均匀细点状低回声。肝内胆管普遍扩张，呈“树枝状”，左肝管__cm，右肝管__cm（图2-1-47）。肝外胆管上中段__cm，下段可见强回声，大小__cm×__cm。

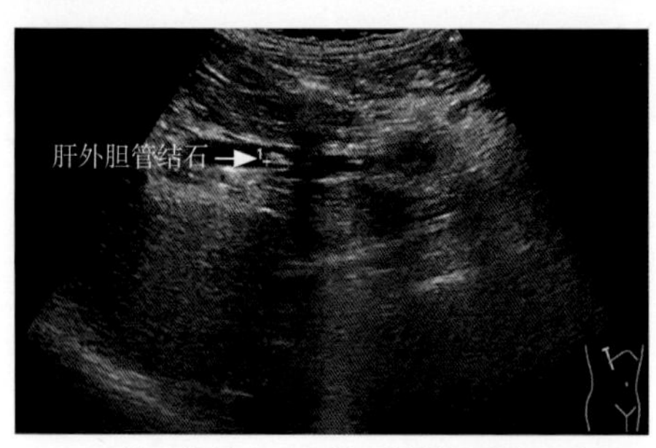

图2-1-47　肝外胆管结石：肝外胆管管腔清晰，内见强回声

✧超声提示

胆囊增大、肝内外胆管扩张，胆总管下段强回声，结石可能性大。

2. 肝内胆管结石

✧检查所见

肝S*段可见多个强回声，沿肝内胆管分布，后伴声影，较大者__cm × __cm，其周可见细窄无回声包绕，近端胆管扩张（图2-1-48），余肝内胆管未见明显扩张。

✧超声提示

肝S*段肝内胆管结石可能。

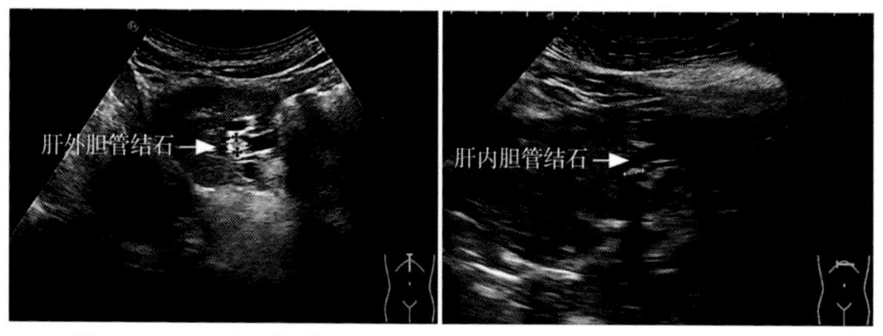

图2-1-48　肝内胆管结石：肝内胆管内强回声，相邻肝内胆管扩张

3. 肝外胆管占位病变

✧检查所见

胆囊大小__cm × __cm，张力较高，其内可见均匀细点状低回声。肝内胆管普遍扩张，呈“树枝状”，左肝管__cm，右肝管__cm。肝外胆管上中段__cm，下段见__cm × __cm低回声，与胆管壁分界不清，胆管壁回声中断（图2-1-49A），彩色多普勒：可见点状血流信号，呈动脉频谱，V_{max}__cm/s，RI__。未见明确血流信号（图2-1-49B）。

✧超声提示

胆囊增大、肝内外胆管扩张，考虑胆管梗阻胆总管下段实性占位，癌不除外。

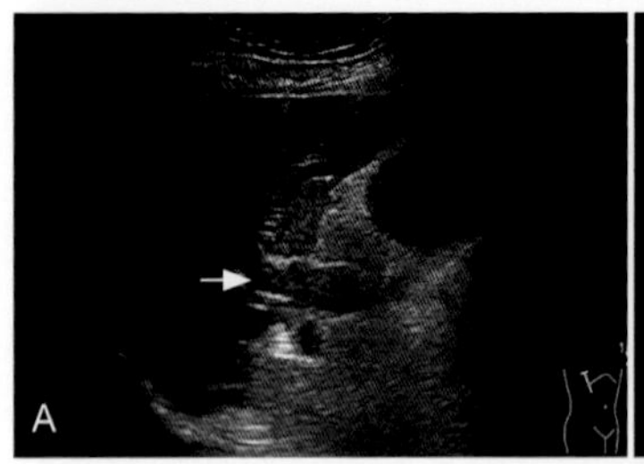

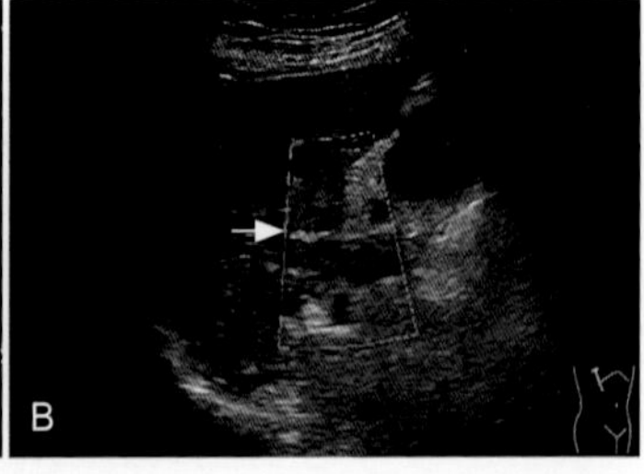

图2-1-49 肝外胆管占位：A. 肝外胆管内见实性低回声（箭头）；B. 彩色多普勒显示肿块内部可见点状血流信号（箭头）

4. 胆管蛔虫

✧检查所见

胆总管扩张，宽约__cm，其内可见弯曲（平行）双线样高回声带，中心为无回声，横切面呈同心圆状，可见蠕动（结构不清），可见强回声（图2-1-50）。

✧超声提示

胆总管内异常回声，考虑胆管蛔虫。

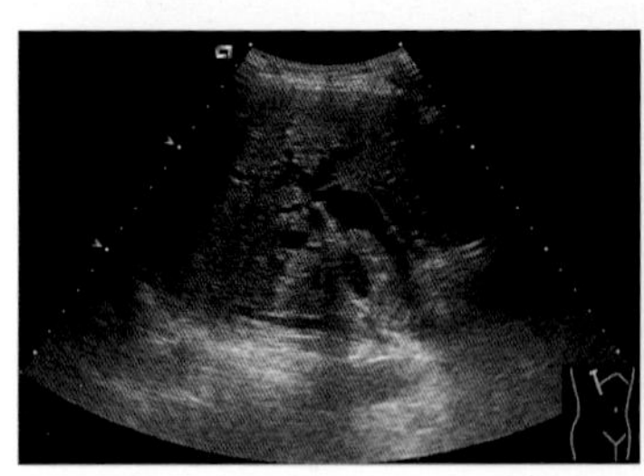

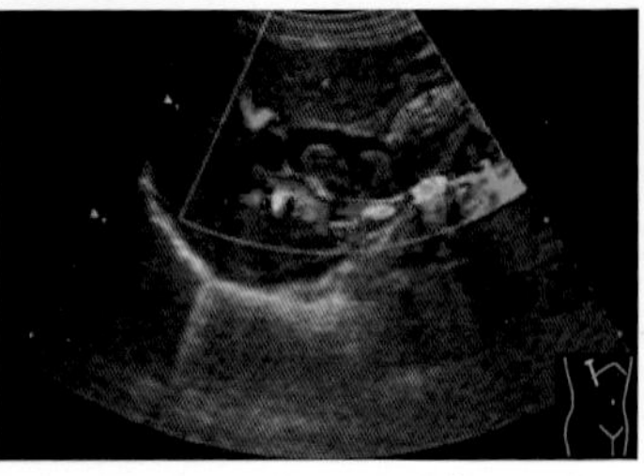

图2-1-50 胆管蛔虫：肝门部胆管扩张，管腔内可见“平行管状”强回声

七、胰腺超声报告模板

（一）胰腺超声检查的适应证

（1）胰腺炎性病变：急、慢性炎症，胰腺脓肿，胰腺结核等。

（2）胰腺囊性病变：真、假性囊肿。

（3）胰腺肿瘤：良、恶性肿瘤。

（4）胰腺先天性异常：右位胰腺、环状胰腺等。

（5）胰腺损伤。

（6）超声引导下胰腺穿刺活检或介入治疗。

（二）胰腺超声检查的内容要求

（1）观察胰腺位置、形态、大小、表面及内部回声、胰管有无扩张、与周围组织关系等。

（2）观察胰腺及其病变与周围血管的关系，胰腺周围有无肿大淋巴结。

（3）对于急性胰腺炎，应仔细观察胆管系统有无结石，胰周有无积液。

（三）胰腺超声检查的切面要求

剑下纵断显示胰头、脾门部显示胰层、上部部探头倾斜显示胰腺长轴。

（四）胰腺炎性病变

1. 急性胰腺炎

✧检查所见

胰腺弥漫性（局限性）肿大，胰头厚约__cm，胰体厚约__cm，胰尾厚约__cm。胰腺实质回声减低、不均，胰腺边界清（不清）；胰腺内见（未见）无回声区，范围约__cm×__cm；胰腺周围可见（未见）无回声区（图2-1-51）。胰腺周边可见少许无回声区，范围约__cm×__cm。

✧超声提示

胰腺弥漫性改变，考虑急性胰腺炎可能大；胰腺周边少量积液。

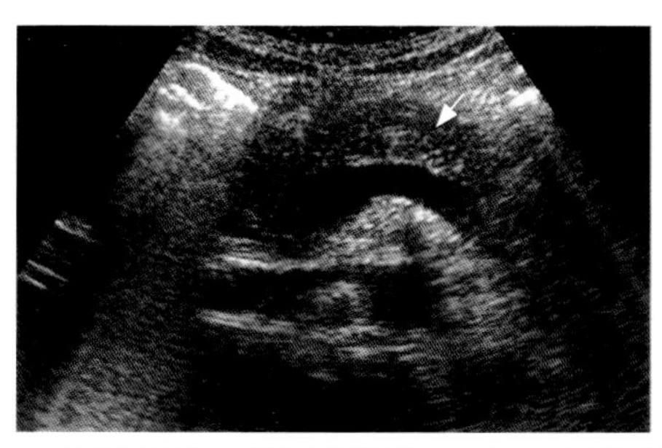

图2-1-51　急性胰腺炎：胰腺弥漫性增大，内回声减低（箭头）

2. 慢性胰腺炎

✧检查所见

胰腺体积缩小，胰头厚约__cm，胰体厚约__cm，胰尾厚约__cm；胰腺实质回声增粗、不均，表面不光滑，实质内可见点状高回声。主胰管扩张，内径约__cm，呈“串珠样”改变（图2-1-52），内见强回声，伴声影。

✧超声提示

胰腺回声不均、胰管扩张伴多发结石，符合慢性胰腺炎表现。

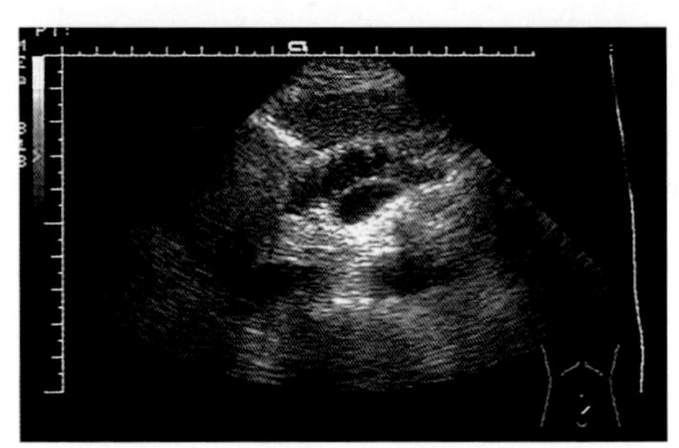

图2-1-52 慢性胰腺炎：主胰管明显增宽

3. 自身免疫性胰腺炎

✧检查所见

胰腺弥漫性肿大，呈“腊肠样”改变，胰头厚约__cm，胰体厚约__cm，胰尾厚约__cm；胰腺实质回声增粗、内见点状高回声；主胰管弥漫性变细（局限性狭窄），远端胰管扩张，宽约__cm。胰头（体/尾）部可见低回声，大小__cm×__cm，形态不规则，边界不清，彩色多普勒：未见明确血流信号。胆总管管壁增厚，约__cm，胆总管上段宽约__cm，肝内胆管内径增宽。胰周可见小片状无回声区。

✧超声提示

胰腺弥漫性改变，自身免疫性胰腺炎可能；胰头（体/尾）部低回声，结合病史，需除外自身免疫性胰腺炎；胆总管壁增厚、肝内外胆管增宽（胰周少量积液）。

（五）胰腺占位性病变

1. 胰腺囊肿

✧检查所见

胰腺形态、大小未见异常。胰头（颈/体/尾）部可见无回声，大小约__cm×__cm，可见多个无回声，较大者约__cm×__cm，边界清晰，壁薄，内透声好，后方回声增强（图2-1-53A），彩色多普勒：其内未见明显血流信号（图2-1-53B）。

✧超声提示

胰腺头（颈/体/尾）部无回声，囊肿可能。

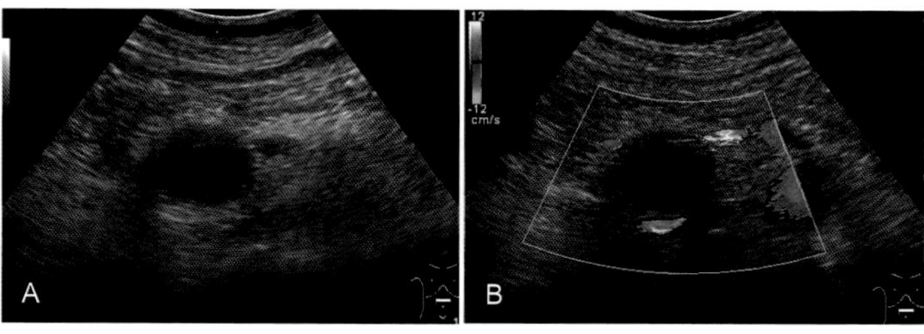

图2-1-53　胰腺囊肿：A. 胰头部可及无回声，壁较厚，后方回声增强；B. 彩色多普勒显示周边可及少量血流信号

2. 胰腺假性囊肿

✧检查所见

胰腺周围或胰腺__部可见无回声，大小约__cm×__cm，形态规则（不规则），壁厚，内壁不光滑，内见分隔，其内透声好（差），内部可见片状中低回声，彩色多普勒：其内未见明确血流信号。

✧超声提示

胰腺周围（胰腺__部）囊性包块，结合病史，假性囊肿可能。

3. 胰腺囊腺瘤（癌）

✧检查所见

胰腺形态失常，胰头（颈/体/尾）部可见混合回声，大小约__cm×__cm，形态欠规则，边界清晰（不清晰），内可见多发纤细回声（较厚分隔及无回声），囊壁厚薄不均，内壁不规整，有结节状高回声团突入囊腔，结节表面不光滑，较大者约__cm×__cm（图2-1-54A），彩色多普勒：结节及囊壁上可见点条状血流信号（图2-1-54B）。

✧超声提示

胰头（颈/体/尾）部囊实性占位，胰腺囊腺性肿物可能性大。

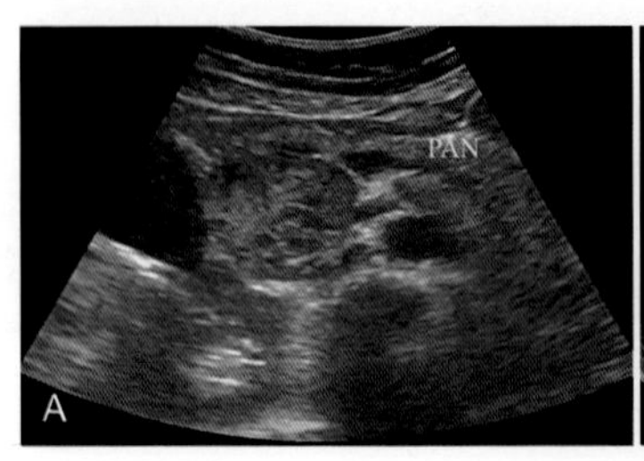

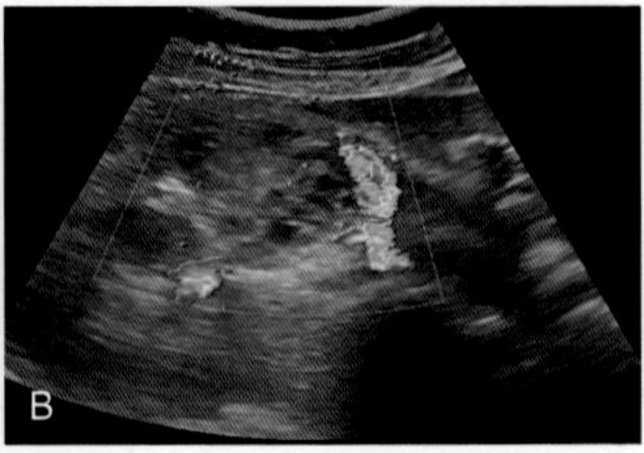

PAN：胰腺

图2-1-54 胰腺囊腺瘤：A. 胰头区混合回声包块，类圆形，边界尚清，内见多个小无回声区；B. 彩色多普勒显示包块内未见明显血流信号

4. 胰腺癌

✧检查所见

胰腺形态失常，胰头（颈/体/尾）部见低回声，大小约__cm×__cm，形态不规则，与周边组织分界不清，内部回声欠均（图2-1-55），远端主胰管扩张，最宽处约__cm，彩色多普勒：未见明显血流信号。

上述低回声包绕脾静脉（肠系膜上动、静脉/腹腔干），彩色多普勒：血管内血流纤细（血流截断）。

胰腺周边可见多发低回声，较大者约__cm×__cm，皮髓质分界不清，彩色多普勒：未见（可见）明确血流信号。

肝内可见多发低回声，大小约__cm×__cm，边界不清，彩色多普勒：内见点状血流信号（未见明确血流信号）。

胰头实性占位，癌不除外胰管扩张胰腺周边低回声，不除外肿大淋巴结。

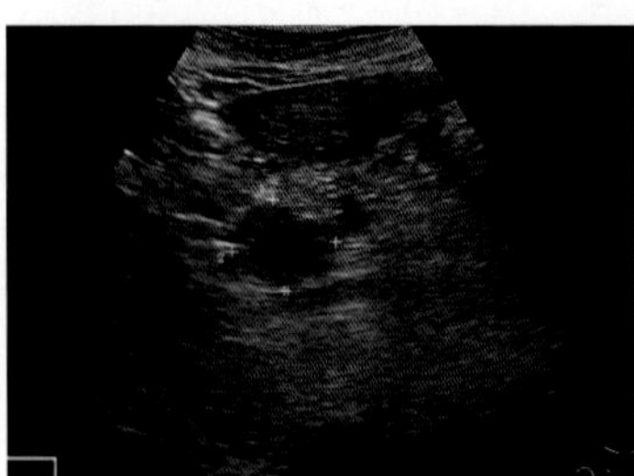

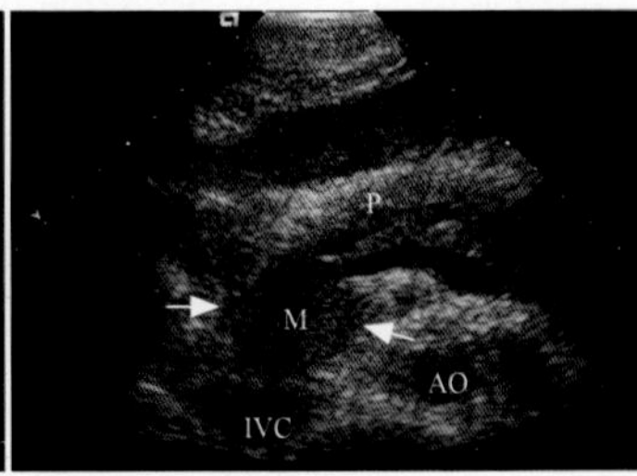

P：胰腺；M：肿块；IVC：下腔静脉；AO：腹主动脉

图2-1-55 胰腺癌：胰头区低回声肿块，边界尚清，形态不规则（箭头）

✧超声提示

胰头（颈/体/尾）部实性占位，癌不除外可能；胰管扩张；胰腺周边低回声，不除外肿大淋巴结；肝内多发实性结节，转移灶可能。

5. 胰腺神经内分泌肿瘤

✧检查所见

胰头（颈/体/尾）部可见低回声（高回声）肿物，大小约__cm × __cm，形态规则（不规则），边界清晰，内见小片状无回声区，范围约__cm × __cm（图2-1-56），彩色多普勒：肿物内见较丰富血流信号。

✧超声提示

胰头（颈/体/尾）部实性占位，神经内分泌肿瘤不除外。

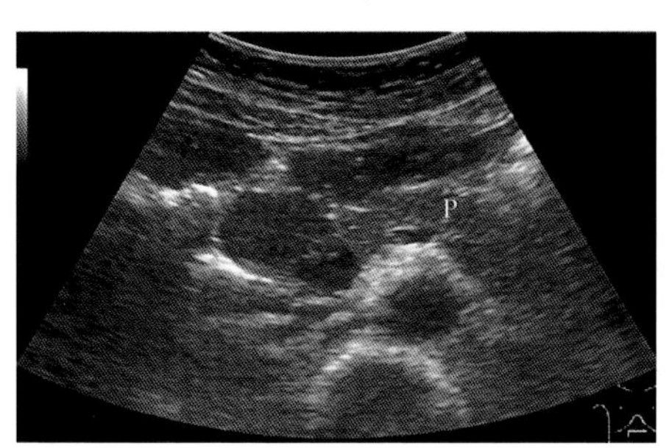

P：胰腺

图2-1-56　胰腺神经内分泌肿瘤：胰头区中低回声包块，边界清晰，边缘光滑

6. 胰腺实性假乳头状瘤

✧检查所见

胰头（颈/体/尾）部可见混合回声，大小约__cm × __cm，以无回声（低回声）为主，圆形（椭圆形），边界清晰（图2-1-57），内可见强回声，彩色多普勒：肿物内见点条状血流（未见明显血流信号）。

✧超声提示

胰头（颈/体/尾）部囊实性占位，实性假乳头状瘤可能。

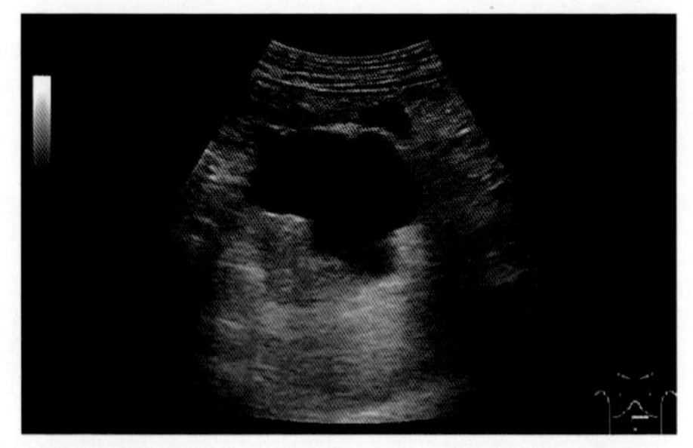

图2-1-57 胰腺实性假乳头状瘤：胰腺体部不规则囊实性肿物，边界清晰，形态不规则，后方回声增强

八、脾超声报告模板

（一）脾超声检查的适应证

（1）脾先天性异常：数目、位置。
（2）脾肿大或萎缩。
（3）脾感染：脾结核、脾脓肿、血吸虫等。
（4）脾肿瘤：良、恶性肿瘤。
（5）脾囊肿：真、假性囊肿。
（6）脾血管病变：脾梗死、脾动脉瘤等。
（7）脾外伤：有无破裂，分型。
（8）脾病变超声引导下介入性诊断与治疗。

（二）脾超声检查的内容要求

（1）脾的位置、形态、大小、包膜、内部回声。

（2）脾内部有无局灶性病变及病变的数目、形态、大小、边缘、回声、内部血流情况，与周围组织的关系。

（3）脾动脉、静脉的血流情况，脾门处脾静脉内径。

（4）脾周围脏器有无病变及对脾的影响。

（三）脾超声检查的切面要求

左肋间显示脾长轴，显示脾门。

（四）脾相关疾病

1. 脾体积增大

✧检查所见

脾厚约__cm，长径__cm，内部回声均匀，未见异常回声，彩色多普勒：内未见异常血流信号。

✧超声提示

脾大。

2. 脾囊肿

✧检查所见

脾内见一个（多个）无回声，大小（最大者）约__cm×__cm，壁薄，边界清晰，内透声好，后方回声增强（图2-1-58），彩色多普勒：其内未见明显血流信号。

✧超声提示

脾囊肿。

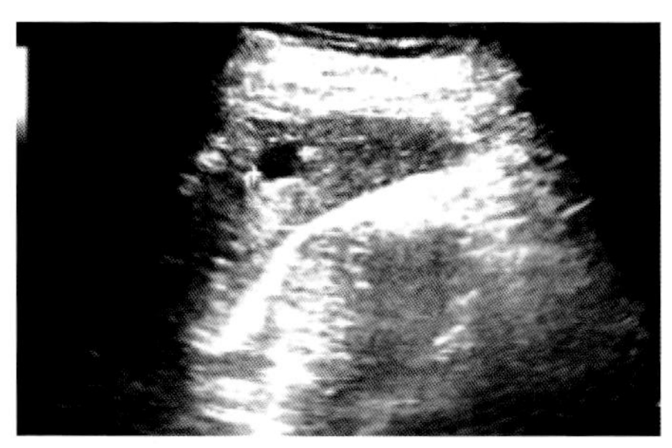

图2-1-58　脾囊肿：脾中下极无回声，边界清晰

3. 脾脓肿

✧检查所见

脾内见一个（多个）无回声（低回声），大小（最大者）约__cm×__cm，壁厚，边界不清，内壁光滑（不光滑），透声不好，彩色多普勒：其内未见明显血流信号（周边探及血流信号）。

✧超声提示

脾内囊性病变（多发囊性病变），结合病史，不除外脾脓肿。

4. 脾血管瘤

✧检查所见

脾内可见高回声，大小约__cm×__cm，边界清晰，内部回声均匀（网格状/蜂窝状）（图2-1-59），彩色多普勒：其内未见明显血流信号（点状血流）。

✧超声提示

脾内实性结节，血管瘤可能。

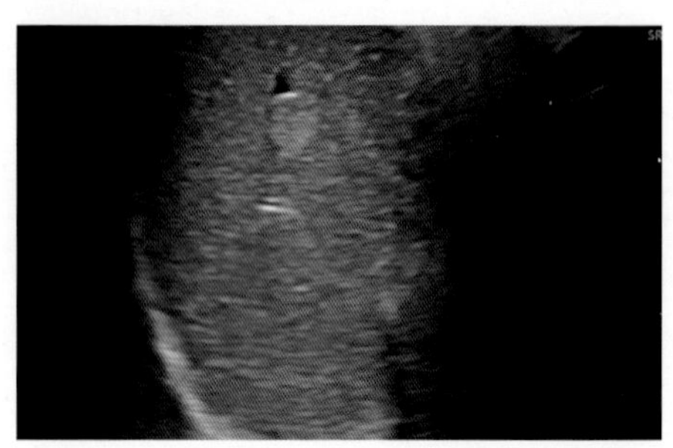

图2-1-59　脾血管瘤：脾中极略高回声，边界清晰

5. 脾淋巴瘤

✧检查所见

脾可见一个（多个）低回声，大小（最大者）约__cm×__cm，边界清晰（模糊），内回声均匀（不均匀）（图2-1-60）。彩色多普勒：病灶内未见明显血流信号（见点状、条状血流信号/丰富血流信号）。

✧超声提示

脾内实性结节，结合病史，淋巴瘤不除外。

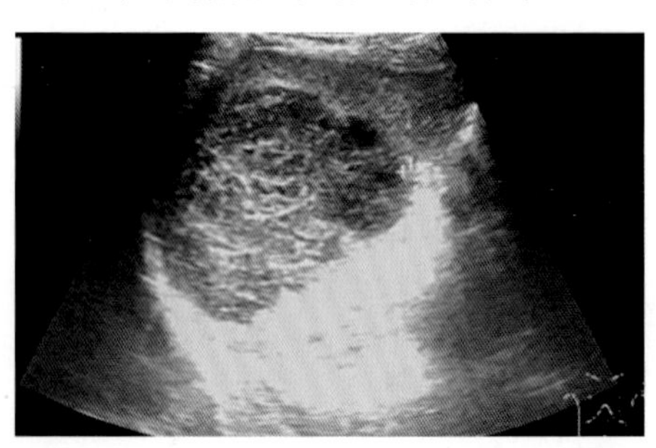

图2-1-60　脾淋巴瘤：脾上极低回声包块，边界尚清，浅分叶状，内部回声不均匀

6. 脾转移瘤

✧检查所见

脾内见一个（多个）低回声，大小（最大者）约__cm×__cm，边界清晰，内回声均匀（不均匀）（图2-1-61）。彩色多普勒：病灶内未见明显血流信号（见点状、条状血流信号）（图2-1-62）。

✧超声提示

脾内实性结节，结合病史，转移瘤可能大。

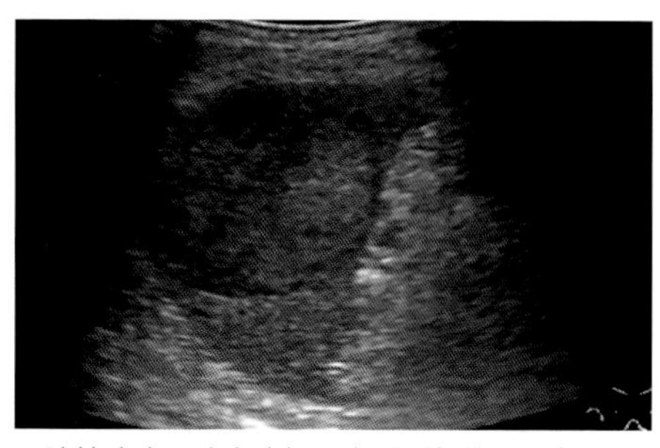

图2-1-61　脾转移瘤：脾内略低回声圆形包块，无包膜，边界尚清

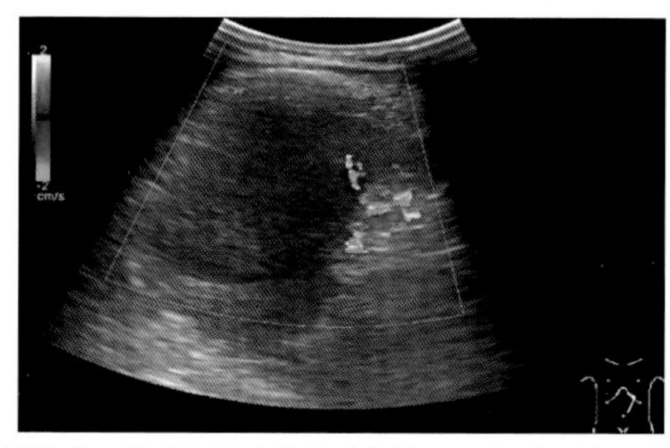

图2-1-62　脾转移瘤：脾内可及中等回声包块，无包膜，边界尚清；彩色多普勒显示包块周边可及少量血流信号

7. 脾梗死

✧检查所见

脾内可见楔形低回声，大小约__cm × __cm，尖端指向脾门，彩色多普勒：其内未见明显血流信号。

✧超声提示

脾内低回声，不除外脾梗死。

8. 脾破裂

✧检查所见

脾内片状低回声，范围约__cm × __cm，形态不规则，边缘不整齐，脾包膜局部模糊，可见（未见）中断，脾周少量无回声区，范围约__cm × __cm（图2-1-63A，图2-1-64）。彩色多普勒：病灶内未见明显血流信号（图2-1-63B）。

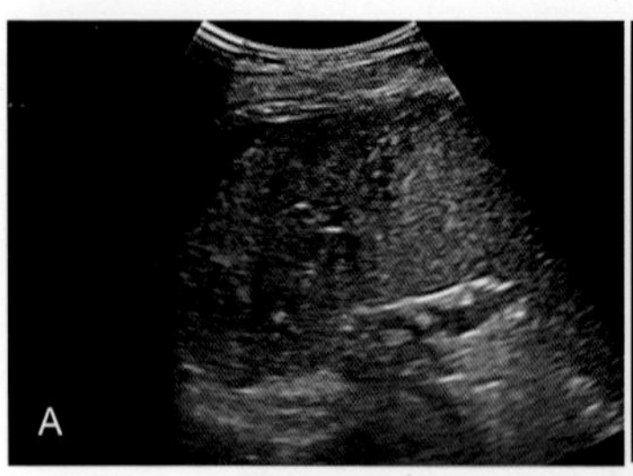

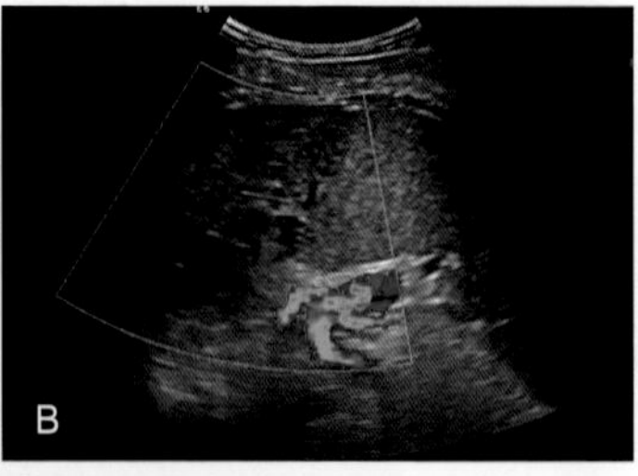

图2-1-63　脾破裂：A. 脾中上极结构紊乱，与正常脾分界欠清，脾与膈肌之间可及无回声；B. 彩色多普勒显示其内部未及血流信号，脾门区可及血流

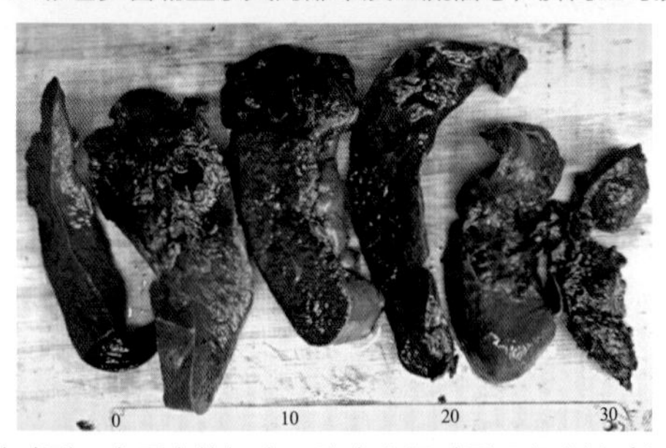

图2-1-64　脾破裂：术后大体标本，脾中上极破裂及凝血块（标尺为厘米）

✧超声提示

脾内片状低回声，脾挫（破）裂伤可能。

第二节　泌尿系统超声报告模板

一、肾超声报告模板

（一）肾超声检查的适应证

（1）腰痛、血尿、高血压。

（2）肾囊肿、多囊肾等囊性病变。

（3）肾、肾盂肿瘤。

（4）肾先天性畸形。

（5）肾炎性病变：肾炎、肾盂炎症、脓肿。

（6）肾结石、肾积水、尿路梗阻等。

（7）移植肾。

（8）肾超声引导下介入性诊断与治疗。

（二）肾超声检查的内容要求

（1）观察肾的形态、大小、位置、实质厚度、肾盂有无增宽。

（2）肾占位性囊性、实性病变，观察其边界、形态、大小、内部回声情况等。

（3）观察肾血流状态。

（三）肾超声检查的切面和图像要求

（1）正常：双肾长径灰阶面长径各1幅，彩色血流图各1幅；膀胱横切面灰阶1幅，纵切面灰阶1幅；前列腺横切面灰阶1幅，纵切面灰阶1幅；精囊腺纵切面各灰阶1幅。

（2）若所见异常，在正常的基础上，针对异常部位灰阶图纵切面至少1幅，横切面至少1幅，特殊征象若干幅，彩色血流图纵切面至少1幅，横切面至少1幅。

（四）正常肾

1. 正常女性肾

✧检查所见

双肾形态、大小正常，结构清晰，肾盂、肾盏未见明显扩张。双侧输尿管未见明显扩张。膀胱充盈好，壁光滑，内未见明显异常回声。

✧超声提示

双肾、输尿管、膀胱未见明显异常。

2. 正常男性肾

✧检查所见

双肾形态、大小正常，结构清晰，肾盂、肾盏未见明显扩张。双侧输尿管未见明显扩张。膀胱充盈好，壁光滑，内未见明显异常回声。膀胱未充盈，结构不清。

前列腺大小__cm×__cm，回声均匀。精囊大小回声未见明显异常。叮嘱患者排尿后探查：膀胱内未见尿液明显充盈回声。

✧超声提示

双肾输尿管膀胱前列腺未见明显异常；膀胱未见残余尿。

（五）肾病变

1. 肾测量

✧检查所见

右肾大小约__cm × __cm，皮质厚约__cm，左肾大小约__cm × __cm，皮质厚约__cm。双肾形态、大小正常，包膜完整，实质回声均匀，肾盂、肾盏未见明显扩张。彩色多普勒：未见明显异常血流信号。

✧超声提示

双肾未见明显异常。

2. 肾弥漫性病变

✧检查所见

左肾大小约__cm × __cm，肾下极皮质厚__cm；右肾大小约__cm × __cm，肾下极皮质厚__cm。双肾皮质回声增强，皮髓质分界不清，肾盂、肾盏未见扩张。彩色多普勒：肾内血流分布未见异常（图2-2-1）。

✧超声提示

双肾弥漫性病变，请结合肾功能检查结果。

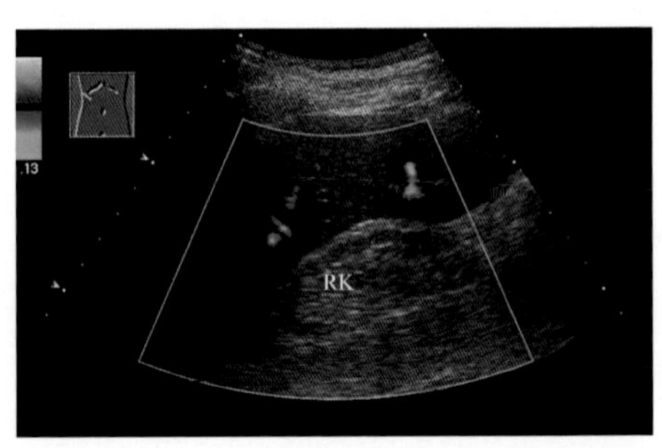

RK：右肾

图2-2-1　肾弥漫性病变：肾明显缩小，实质变薄，彩色多普勒显示肾实质内未及血流信号

3. 肾结石

✧检查所见

左（右）肾集合系统内见团状强回声，大小约__cm × __cm，后方有声影（图2-2-2），彩色多普勒：可见闪烁伪像。

✧超声提示

左（右）肾结石。

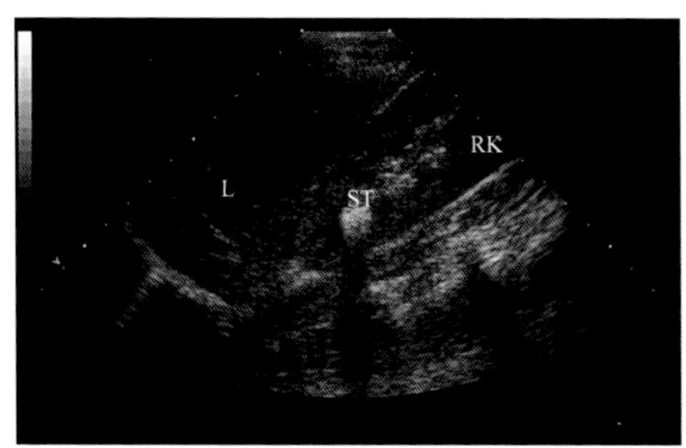

L：肝；RK：右肾；ST：结石

图2-2-2　肾结石：肾上极强回声，后方伴声影

4. 肾积水

✧检查所见

右肾集合系统扩张，肾盂宽约__cm（图2-2-3），右侧输尿管上段宽约__cm，中、下段受肠气遮挡显示不清。

✧超声提示

右肾积水伴右输尿管上段扩张，尿路梗阻可能。

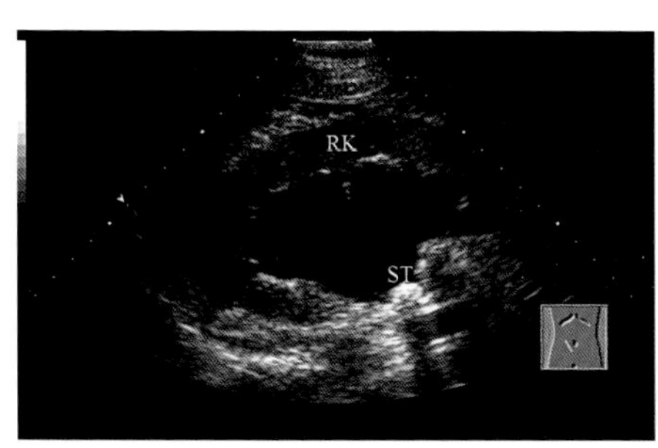

RK：右肾；ST：结石

图2-2-3　肾积水：肾盂明显扩张，肾门部可及强回声，后方伴声影

5. 肾囊肿

✧检查所见

左（右）肾上极（中/下极/肾盂旁）可见一个（多个）无回声，大小（最大者）约__cm×__cm，壁薄、界清，后方回声增强（图2-2-4），彩色多普勒：未见明确血流信号。

✧超声提示

左（右）肾囊肿（多发囊肿，肾盂旁囊肿）。

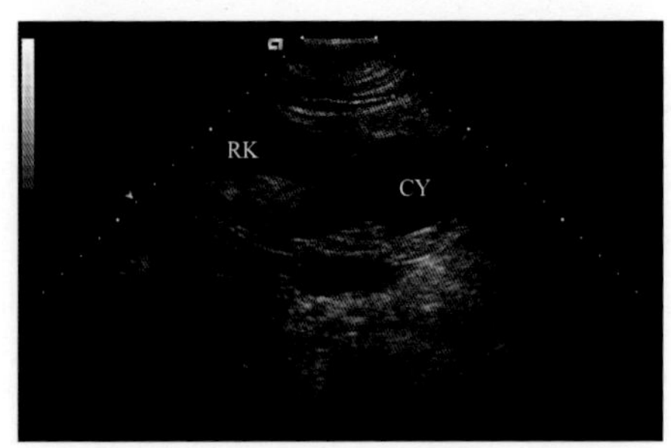

RK：右肾；CY：囊肿

图2-2-4　肾囊肿：肾下极无回声，向肾外突出，边界清晰

6. 血管平滑肌脂肪瘤

✧检查所见

右肾下极实质内见中高回声，大小约__cm×__cm，边界清晰，内部回声尚均（图2-2-5A），彩色多普勒：高回声内部见少许动、静脉血流信号（未见明显血流信号）（图2-2-5B）。

✧超声提示

右肾下极实性结节，错构瘤可能（肾血管平滑肌脂肪瘤可能）。

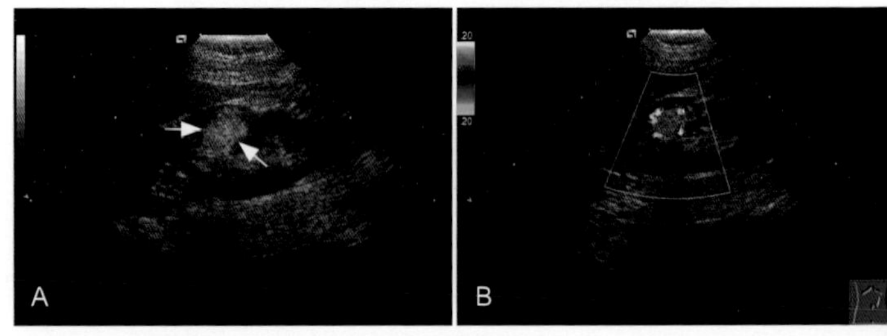

图2-2-5　血管平滑肌脂肪瘤：A. 肾中极略强回声，边界清（箭头）；B. 彩色多普勒显示略强回声周边及内部有血流信号

7. 肾细胞癌

✧检查所见

右肾中部可见低回声，大小约__cm×__cm，形态不规则，边界不清，内部回声不均，其内可见片状无回声区，范围__cm，（图2-2-6）。彩色多普勒：低回声可探及动脉频谱，PSV__cm/s，RI__。

✧超声提示

右肾实性占位，癌不除外。

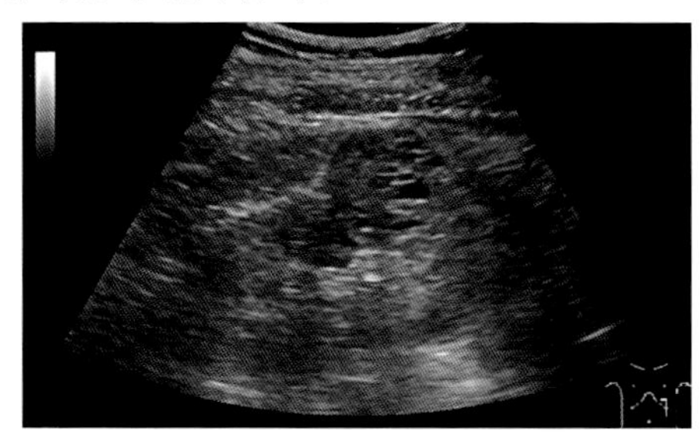

图2-2-6　肾细胞癌：肾下极中等回声，边界不清晰

8. 囊性肾癌（复杂囊肿）

✧检查所见

右肾中部实质内见无回声，大小约__cm×__cm，形态不规则，边界清晰（不清晰），囊壁厚薄不均，内可多发分隔，薄厚不均（图2-2-7A），彩色多普勒：可见（未见）血流信号（图2-2-7B）。

✧超声提示

右肾囊实性包块，囊性肾癌（复杂囊肿不除外）。

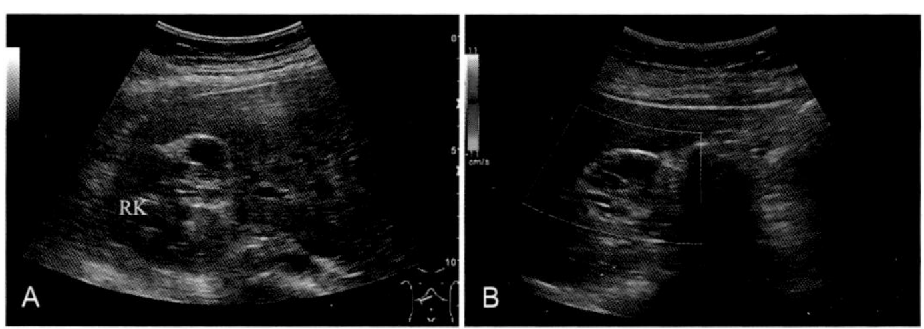

RK：右肾

图2-2-7　囊性肾癌（复杂囊肿）：A. 右肾上极混合回声包块，边界不清晰；B. 彩色多普勒未见明显血流信号

9. 肾盂癌

✧检查所见

右肾肾窦内见低回声，大小约__cm×__cm，形态不规则，边界不清，内部回声不均，彩色多普勒：内可探及少许动、静脉血流信号。

✧超声提示

右肾肾窦内实性占位，肾盂癌可能性大。

10. 多囊肾

✧检查所见

双肾明显增大，外形失常，左肾大小约__cm×__cm；右肾大小约__cm×__cm。双肾结构不清，未见正常的肾实质回声，双肾表面凹凸不平，弥漫分布多发无回声，右肾较大者约__cm×__cm，左肾较大者约__cm×__cm，后方回声增强（图2-2-8），彩色多普勒：肾内动、静脉血流分布纡曲。

✧超声提示

多囊肾。

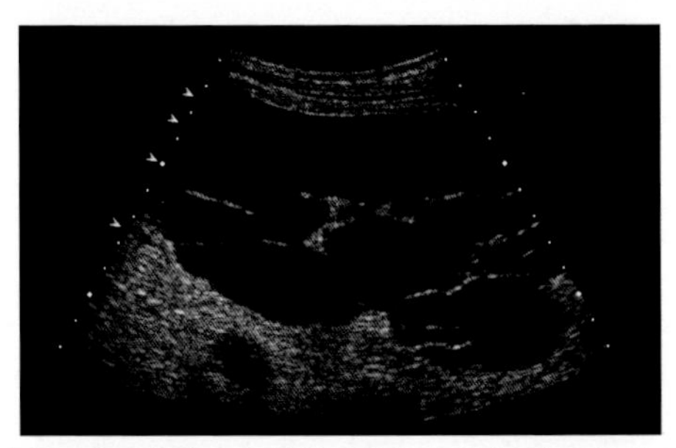

图2-2-8　多囊肾：肾内部大小不等的无回声，形态不规则，未见明显肾实质

11. 肾髓质钙质沉着症

✧检查所见

双肾锥体边缘回声增强呈强回声环，肾锥体中心区为正常低回声，彩色多普勒：肾内血流分布未见明显异常。

✧超声提示

肾髓质异常改变，肾髓质钙质沉着症可能。

12. 海绵肾

✧检查所见

双肾结构尚可，双肾锥体回声增强，呈团块状强回声，围绕肾窦呈放射状排列，后方伴弱声影，彩色多普勒：肾内血流分布正常。

✧超声提示

肾髓质异常改变，海绵肾可能。

13. 正常移植肾

✧检查所见

移植肾位于右（左）髂窝，大小约__cm×__cm，形态未见异常，肾包膜完整，肾皮、髓质分界清晰，结构好（图2-2-9）。

移植肾上极叶间动脉PSV__cm/s，加速时间__秒，RI__。

移植肾中部叶间动脉PSV__cm/s，加速时间__秒，RI__。

移植肾下极叶间动脉PSV__cm/s，加速时间__秒，RI__。

✧超声提示

移植肾未及明显异常。

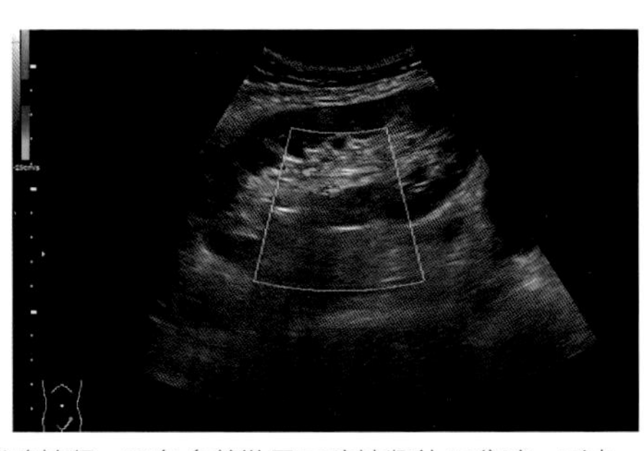

图2-2-9 正常移植肾：彩色多普勒显示移植肾位于盆腔，形态、大小未见异常

14. 肾移植急性排异

✧检查所见

移植肾位于左（右）侧髂窝，体积明显增大，大小约__cm×__cm，形态失常，肾包膜完整，肾皮、髓质分界欠清晰。

移植肾上极叶间动脉PSV__cm/s，加速时间__秒，RI__。

移植肾中部叶间动脉PSV__cm/s，加速时间__秒，RI__。

移植肾下极叶间动脉PSV__cm/s，加速时间__秒，RI__。

✧超声提示

移植肾明显增大，肾动脉阻力指数增强，考虑为急性肾排异。

15. 肾穿后复查

✧检查所见

肾穿刺术后，肾未见异常回声。肾周可见低回声，范围__cm×__cm，边界清晰，彩色多普勒：未见血流信号。

✧超声提示

肾穿刺术后，肾未见明确血肿；肾周低回声，考虑局部血肿。

（六）肾先天性发育异常

1. **孤立肾**

✧检查所见

右肾大小约__cm × __cm，右肾大小正常，结构清晰，肾盂、肾盏未见明显扩张。左肾区、腹部及盆腔多部位均未探及肾回声。

✧超声提示

右侧孤立肾，左肾缺如？建议进一步检查。

2. **马蹄肾**

✧检查所见

左肾大小约__cm × __cm，右肾大小约__cm × __cm，双肾结构清晰，双肾下极于腹主动脉、下腔静脉前相互融合。彩色多普勒：未见异常血流信号。

✧超声提示

肾畸形，符合马蹄肾。

3. **异位肾**

✧检查所见

右肾大小约__cm × __cm（右肾大小正常），结构清晰，肾盂、肾盏未见明显扩张。

左肾窝未及正常肾回声。于左下腹部、盆腔内可及肾回声，大小约__cm × __cm，形态不规则，肾门位置异常，皮、髓质分界清晰。彩色多普勒：肾内血流分布未见异常。

✧超声提示

左肾位置异常，符合异位肾。

4. **重复肾**

✧检查所见

右肾大小约__cm × __cm，外形增大，包膜完整，表面平滑，肾实质回声未见异常，其内可及两个肾窦回声，呈上、下排列，上部肾窦可及轻度扩张，约__cm，输尿管上段增宽，约__cm，中下段显示不清。下部肾窦未及扩张。彩色多普勒：肾内血流分布正常。

✧超声提示

右肾结构异常，符合重复肾。

二、输尿管超声报告模板

（一）输尿管超声检查的适应证

（1）输尿管结石、输尿管肿瘤。
（2）输尿管积水。
（3）输尿管先天性异常：输尿管囊肿、狭窄等。
（4）血尿。

（二）输尿管超声检查的内容要求

（1）观察输尿管有无扩张、狭窄、梗阻，输尿管管腔内及周围有无肿物、结石等。
（2）发现占位性病变时，用彩色多普勒观察血流情况。

（三）输尿管病变

1. 输尿管结石

✧检查所见

左（右）侧肾集合系统分离，肾盂宽约__cm，左（右）侧输尿管上段扩张，宽约__cm，内可见强回声，大小约__cm × __cm，后伴声影（图2-2-10），彩色多普勒：可见闪烁伪像。余段受肠气遮挡显示不清。

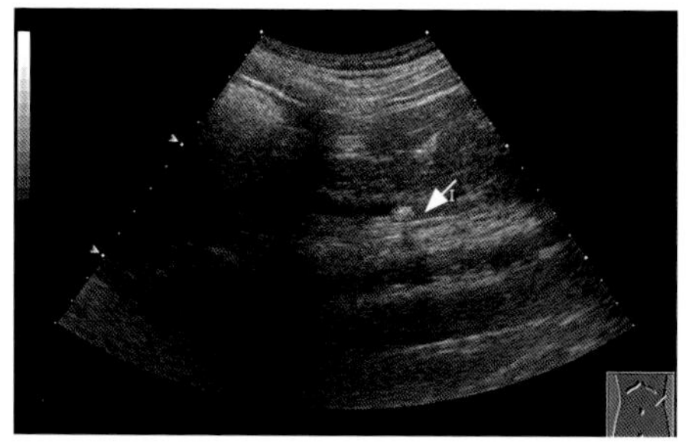

图2-2-10　输尿管结石：输尿管上段强回声，后方伴弱声影（箭头）

✧超声提示

左（右）侧输尿管结石伴左（右）肾积水、输尿管扩张。

2. 输尿管囊肿

✧检查所见

膀胱右后壁输尿管开口处可见无回声，大小约__cm × __cm，向膀胱内突入，壁薄、边界清晰、形态规则，其大小可随着输尿管蠕动有节律变化，输尿管下段扩张，最宽处约__cm。

✧超声提示

右侧输尿管囊肿。

3. 输尿管肿瘤

✧检查所见

左（右）集合系统扩张，肾盂宽约__cm，输尿管上段扩张，宽约__cm，沿扩张的输尿管向下探查，输尿管下段突然截断，可见低回声，大小约__cm × __cm，形态不规则，与输尿管壁分界不清，彩色多普勒：可探及较丰富点条状血流信号，呈动脉频谱，PSV__cm/s。

✧超声提示

右肾积水、右输尿管中上段扩张、右侧输尿管下段实性占位性病变，癌可能。

三、膀胱超声报告模板

（一）膀胱超声检查的适应证

（1）膀胱结石、膀胱肿瘤、凝血块。
（2）膀胱憩室。
（3）膀胱容量、残余尿。

（二）膀胱超声检查的内容要求

（1）观察膀胱充盈情况，膀胱壁上有无异常回声，有无局限性增厚。

（2）利用彩色多普勒观察双侧输尿管口喷尿状况。观察膀胱占位性病变的血供情况。

（三）膀胱病变

1. 膀胱结石

✧检查所见

膀胱内可见强回声，大小__cm × __cm，后方伴声影，随着体位改变可移动。

✧超声提示

膀胱结石。

2. 膀胱肿瘤

✧检查所见

膀胱右后壁7～8点钟处可见低回声，大小__cm × __cm，基底部较宽，宽约__cm，该处膀胱壁黏膜线中断，肌层显示不清，膀胱浆膜层连续性尚可，低回声内回声不均，可见散在点状强回声，表面凹凸不平，呈"菜花样"（图2-2-11），不随体位改变而移动，彩色多普勒：可探及动脉血流，PSV__cm/s。

✧超声提示

膀胱实性占位，癌可能。

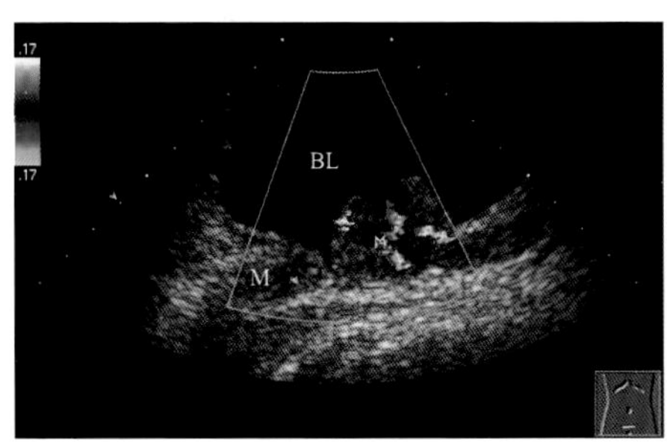

BL：膀胱；M：肿瘤

图2-2-11　膀胱肿瘤：膀胱后壁实性肿块，向膀胱内突出，彩色多普勒显示内部较丰富血流信号

3. 膀胱憩室

✧检查所见

膀胱左后壁可见无回声，大小约__cm × __cm，向外膨出，并与膀胱相通，边界清晰，挤压膀胱，彩色多普勒可见流动的红蓝色流体在两者之间流通。排尿后该无回声明显缩小，大小

约__cm × __cm。

✧超声提示

膀胱囊性病变，膀胱憩室可能。

4. 膀胱凝血块

✧检查所见

膀胱内可见低回声，大小约__cm × __cm，形态不规则，边界尚清，随体位改变而移动（图2-2-12），膀胱轮廓清晰，膀胱壁无增厚，无中断征象，内膜光滑。彩色多普勒：其内无血流信号。

✧超声提示

膀胱内低回声团块，结合病史，凝血块可能。

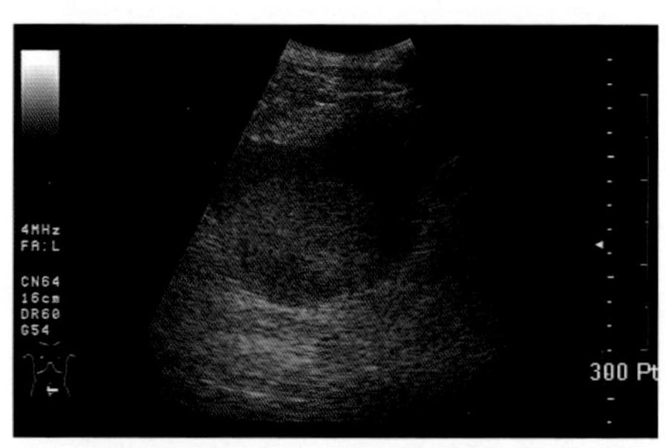

图2-2-12 膀胱凝血块：膀胱内中等回声，可移动

四、前列腺超声报告模板

（一）前列腺超声检查的适应证

（1）前列腺增生。

（2）前列腺癌。

（3）前列腺炎。

（4）前列腺囊肿。

（5）前列腺钙化。

（6）前列腺穿刺活检。

（二）前列腺超声检查的内容要求

观察前列腺大小，并进行测量，形态，腺体内部回声是否均匀，两侧叶是否对称，有无占位性病变，前列腺包膜是否光滑、完整，对周围组织有无浸润等。

（三）前列腺病变

1. 前列腺囊肿

✧检查所见

左叶腺体内可见无回声，大小约__cm×__cm，壁薄、边界清，后方回声增强，彩色多普勒：未见明确血流信号。

✧超声提示

前列腺囊肿。

2. 前列腺增生伴钙化

✧检查所见

前列腺大小约__cm×__cm，局部向膀胱内突入（图2-2-13），突入部分约__cm×__cm，回声欠均匀，可见多发条状强回声，长约__cm。

✧超声提示

前列腺增大伴钙化，请结合临床前列腺特异性抗原（prostate specific antigen，PSA）。

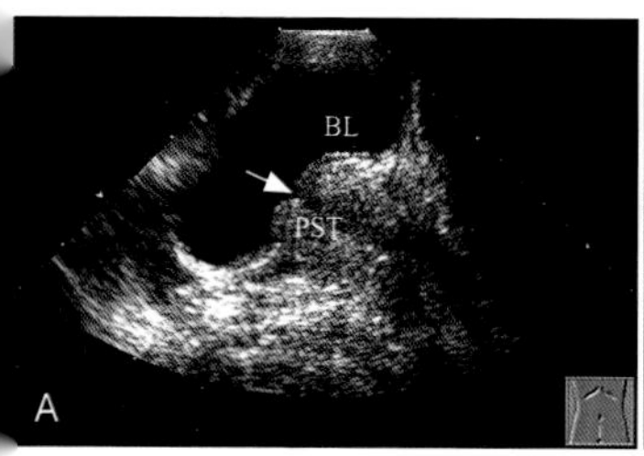

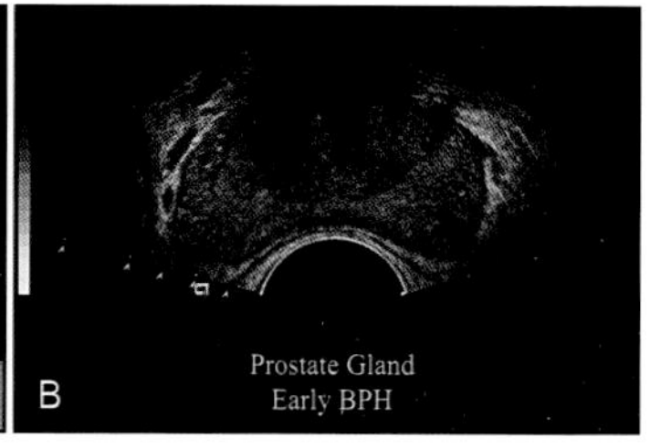

BL：膀胱；PST：前列腺；Prostate Gland Early BPH：前列腺早期前列腺增生

图2-2-13　前列腺增生伴钙化：A. 经腹超声显示前列腺增大，突向膀胱（箭头）；B. 经直肠超声显示前列腺增大，外形尚规则

3. 前列腺增生伴钙化

✧检查所见

前列腺大小约__cm×__cm，外形不规则，右侧外腺区内可及低回声区，范围约__cm×__cm，形态不规则，边缘不清，内部回声不均（图2-2-14A）。彩色多普勒：其内可见丰富血流信号（图2-2-14B），动脉血流速度__cm/s，阻力指数__。

✧超声提示

前列腺内异常回声，不除外前列腺癌。

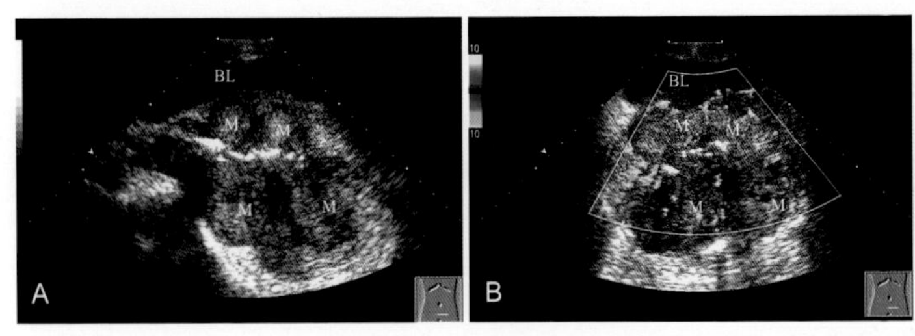

BL：膀胱；PST：前列腺；M：肿瘤

图2-2-14　前列腺增生伴钙化：A. 前列腺明显增大，外形不规则，内可及多个低回声，边界不清；B. 彩色多普勒显示增大的前列腺内血流丰富

五、精囊腺超声报告模板

（一）精囊腺超声检查的适应证

（1）不育。
（2）精囊腺炎。
（3）精囊腺囊肿。
（4）精囊腺肿瘤。
（5）精囊腺结石。
（6）精囊腺结核。

（二）精囊腺超声检查的内容要求

观察精囊腺的形态、边界、内部结构和血供情况，对大小进行测量。

（三）正常精囊腺

✧检查所见

经直肠超声检查正常精囊腺，右侧精囊腺大小约__cm × __cm，左侧精囊腺大小约__cm × __cm，双侧精囊腺呈低回声，内可及少许短小分隔，包膜光滑完整，左右对称，未见占位性病变。彩色多普勒：其内血流未见异常。

✧超声提示

双侧精囊腺未见明显异常。

（四）精囊腺病变

1. 先天性精囊腺缺如

✧检查所见

经腹（直肠）超声检查，于前列腺后上方精囊腺区探查，未探及明确精囊腺样回声。

✧超声提示

双侧精囊腺缺如可能性大。

2. 精囊腺炎

✧检查所见

右侧精囊腺大小约__cm×__cm，左侧精囊腺大小约__cm×__cm，双侧腺体增大，内回声不均，其内未见明显囊实性占位。彩色多普勒：双侧精囊腺内血流信号增多。

✧超声提示

双侧精囊腺增大，不除外急性精囊腺炎。

3. 精囊腺囊肿

✧检查所见

左（右）侧精囊腺内可见无回声，大小约__cm×__cm，壁光滑，边界清晰，内透声好。彩色多普勒：未见明确血流信号。

✧超声提示

左侧精囊腺内无回声，考虑为精囊腺囊肿。

4. 精囊腺肿瘤

✧检查所见

左（右）侧精囊腺增大，形态失常，大小约__cm×__cm，内可及低回声区，范围约__cm×__cm，形态不规则，边缘不清，内部回声不均。彩色多普勒：低回声内可见丰富的动静脉血流信号。

✧超声提示

右侧精囊腺内异常回声，不除外精囊腺肿瘤。

第三节　腹膜后间隙超声报告模板

一、腹膜后间隙超声检查的适应证

（1）隐匿性占位性病变，如小肿瘤、淋巴结、较小的血肿、积液等。

（2）判断占位性病变与相邻脏器或腹部大血管之间的关系，定位诊断。

（3）判断占位性病变的性质（囊/实性）。

（4）腹膜后原发性肿瘤（良/恶性），转移肿瘤。

（5）对占位性病变进行超声引导下穿刺。

二、腹膜后间隙超声检查的内容要求

（1）病变的具体部位、边界、形态及活动度。

（2）病变内部的回声特点。

（3）病变与周围组织器官及大血管的关系。

（4）利用彩色多普勒超声观察病变内部、周边血供情况。

三、腹膜后间隙超声检查的切面和图像要求

（1）正常：腹膜后灰阶纵切面1幅，横切面1幅，彩色血流图1幅。

（2）若所见异常，在正常的基础上，针对异常部位灰阶图纵切面至少1幅，横切面至少1幅，特殊征象若干幅，彩色血流图纵切面至少1幅，横切面至少1幅。

四、正常腹膜后间隙超声报告模板

✧检查所见

下腔静脉、腹主动脉周围未见异常回声和明确肿大淋巴结，腹膜后未见其他囊实性占位性病变。

✧超声提示

腹膜后未见明显异常。

五、腹膜后间隙占位性病变超声报告模板

1. 腹膜后囊肿

✧检查所见

肾动脉水平腹主动脉左前方可见无回声，大小约__cm × __cm，包膜完整，边界清晰，肿物不随体位的变换或呼吸而移动，彩色多普勒：内部未见明显血流信号。

✧超声提示

腹膜后囊肿。

2. 腹膜后转移性淋巴结肿大

✧检查所见

腹主动脉周围可见多发低回声淋巴结，较大者约__cm × __cm，边界清晰（图2-3-1），部分相互融合，彩色多普勒：其内可见多发条状血流信号，分布不规则。

✧超声提示

腹膜后多发淋巴结肿大，转移可能。

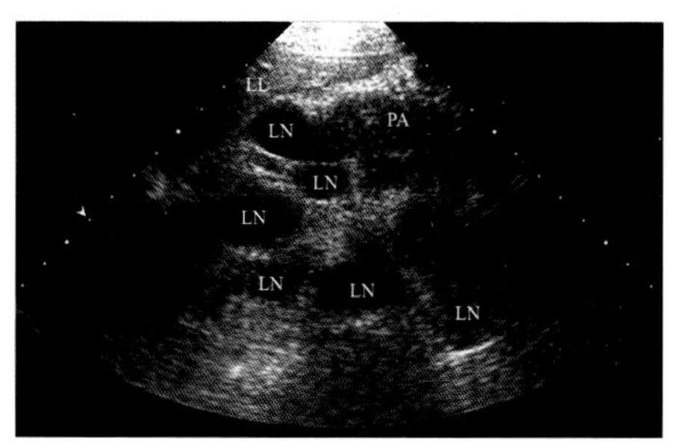

LL：肝左叶；PA：胰腺；LN：淋巴结

图2-3-1 腹膜后转移性淋巴结肿大：腹膜后多发低回声结节，形态尚规则

3. 腹膜后畸胎瘤

✧检查所见

脐水平下方、腹主动脉左侧可见无回声，大小约__cm × __cm，囊壁较厚，边界清晰，内部可见“脂液分层征”和多发强回声，后方伴声影，肿物后方回声增强，彩色多普勒：内未见明显血流信号。

✧超声提示

腹膜后囊实性包块，畸胎瘤可能。

4. 腹膜后纤维化

✧检查所见

腹膜后可见广泛的中低回声，部分包裹腹主动脉及下腔静脉，位置固定，不随呼吸而移动，边界欠清，回声均匀，彩色多普勒：内部未见明确滋养血管，可见肠系膜上动脉在病灶内穿行。

✧超声提示

腹膜后实性病变，腹膜后纤维化可能性大。

5. 腹膜后间隙感染

✧检查所见

左肾旁后间隙至髂窝探及无回声区，范围约__cm×__cm，边界清晰，壁较厚，内充满均匀中等点状回声，该包块挤压左肾向前外侧移位，彩色多普勒：未见明确血流信号。

✧超声提示

左腹膜后囊性包块，脓肿可能性大。

六、肾上腺超声报告模板

（一）肾上腺超声检查的适应证

（1）肾上腺增生性疾病：皮质醇增多症、醛固酮增多症等。

（2）肾上腺原发性肿瘤：皮质腺瘤、腺癌、嗜铬细胞瘤、神经母细胞瘤等。

（3）肾上腺转移瘤。

（4）肾上腺囊肿。

（5）肾上腺髓样脂肪瘤。

（二）肾上腺超声检查的内容要求

（1）二维超声观察两侧肾上腺区有无增大的肾上腺，发现异常回声时，观察其形态、大小、内部回声，与周围组织结构的关系。

（2）彩色多普勒超声发现异常回声时，观察其血流供应情况，周围血管有无受压、血栓。

（三）肾上腺超声检查的切面和图像要求

（1）正常：双侧肾上腺区灰阶面各1幅，彩色血流图各1幅。

（2）若所见异常，在正常的基础上，针对异常部位灰阶图纵切面至少1幅，横切面至少1幅，特殊征象若干幅，彩色血流图纵切面至少1幅，横切面至少1幅。

（四）正常肾上腺

✧检查所见

双侧肾上腺区未见明确异常回声。

✧超声提示

双侧肾上腺区未见明显异常。

（五）肾上腺病变

1. 肾上腺增生

✧检查所见

左（右）侧肾上腺区可见低回声，大小约__cm × __cm，边界尚清，形态不规则，彩色多普勒：未见明确血流信号。

✧超声提示

左（右）侧肾上腺增大，肾上腺增生不除外。

2. 肾上腺皮质肿瘤

✧检查所见

左（右）侧肾上腺区低回声，大小约__cm × __cm，边界清晰，内部回声均匀（图2-3-2A），彩色多普勒：其内见少量血流信号（图2-3-2B）。

✧超声提示

左（右）侧肾上腺区实性占位，肾上腺腺瘤不除外。

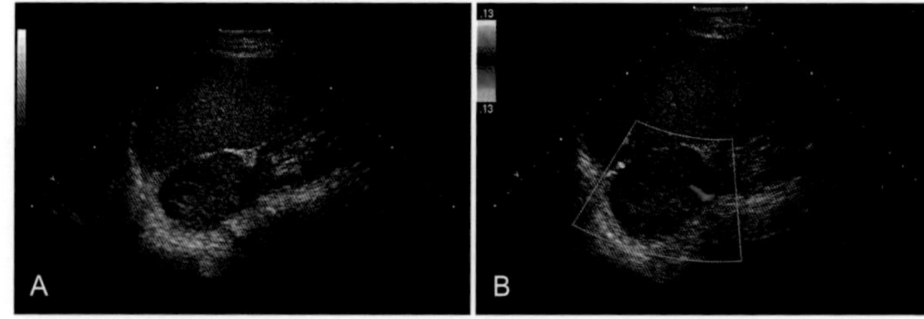

图2-3-2　肾上腺皮质肿瘤：A. 肾上腺区低回声肿块，边界清晰；B. 彩色多普勒显示低回声肿块周边可及少量血流信号

3. 嗜铬细胞瘤

✧检查所见

左（右）侧肾上腺区可见低回声，大小约__cm×__cm，边界尚清，周边可探及高回声包膜，内部回声均匀（图2-3-3A），彩色多普勒：其内见少量血流信号（图2-3-3B）。

✧超声提示

左（右）侧肾上腺区实性占位，结合临床，考虑嗜铬细胞瘤。

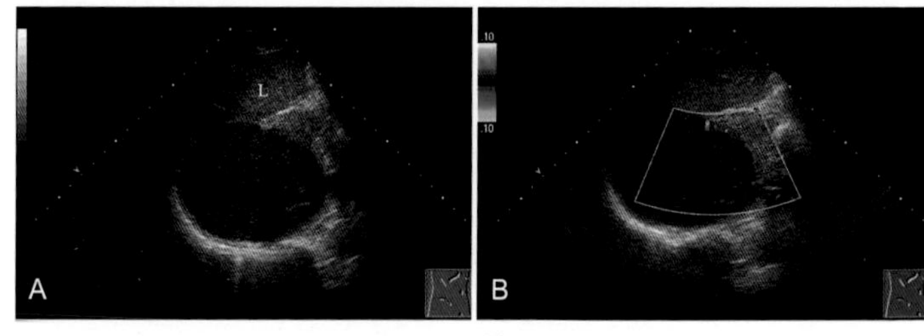

L：肝

图2-3-3　嗜铬细胞瘤：A. 右肾上腺区低回声肿块，边界清晰；B. 彩色多普勒显示低回声肿块周边少量血流信号

4. 肾上腺囊肿

✧检查所见

左（右）侧肾上腺区可见无回声，大小约__cm×__cm（图2-3-4），边界尚清，后方回声增强，彩色多普勒：未见明确血流信号。

✧超声提示

左（右）侧肾上腺区囊性占位，肾上腺囊肿可能性大。

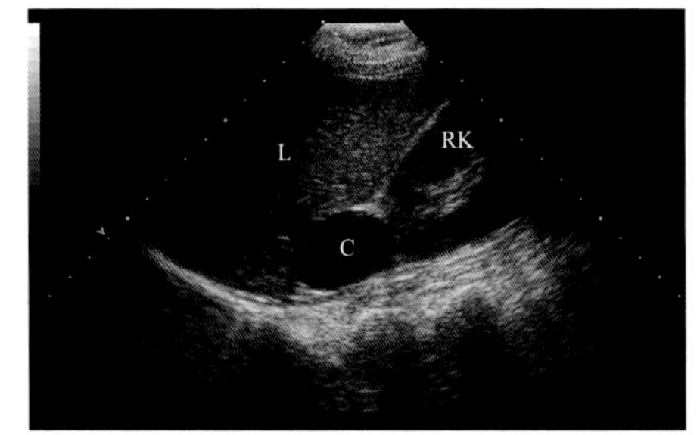

L：肝；RK：右肾；C：囊肿

图2-3-4 肾上腺囊肿：右肾上腺区无回声，边界清晰

5. 肾上腺神经母细胞瘤

✧检查所见

左（右）侧肾上腺区可见低回声，大小约__cm×__cm，边界清晰，形态欠规则，内部回声不均匀。彩色多普勒：其内见少量血流信号。

✧超声提示

左（右）侧肾上腺区实性占位，须除外神经母细胞瘤。

6. 肾上腺转移癌

✧检查所见

双肾上腺区可见低回声，左侧大小约__cm×__cm，右侧大小约__cm×__cm，边界均尚清，内部回声欠均匀。彩色多普勒：其内见少量血流信号。

✧超声提示

双侧肾上腺区实性占位，结合病史，考虑转移可能。

7. 肾上腺髓样脂肪瘤

✧检查所见

左（右）侧肾上腺区可见中强回声，大小约__cm×__cm，边界尚清，形态欠规则，内部回声不均匀，边缘区可见部分不规则低至无回声。彩色多普勒：其内未见明确血流信号。

✧超声提示

左（右）侧肾上腺区实性占位，肾上腺髓样脂肪瘤可能。

七、腹膜后大血管超声报告模板

（一）腹主动脉及其主要分支超声检查的适应证

（1）腹主动脉瘤（真性/假性/夹层）。

（2）腹主动脉粥样硬化。

（3）多发性大动脉炎。

（4）肾动脉狭窄。

（5）肠系膜缺血综合征。

（6）肠系膜上动脉压迫综合征。

（二）腹主动脉及其主要分支超声检查的内容要求

（1）腹主动脉：观察其走行、有无局限性膨大、狭窄、内-中膜厚度、有无斑块、管腔内血流充盈情况。

（2）肾动脉：观察肾动脉走行、管腔内血流充盈情况。测量肾动脉峰值流速、肾动脉与腹主动脉峰值流速比值、肾动脉与间叶动脉峰值流速比值、叶间动脉加速时间与阻力指数。

（3）腹腔动脉及肠系膜动脉：观察其走行，管腔内血流充盈情况，测量管腔内径、峰值流速与阻力指数。

（三）腹主动脉及其主要分支超声检查的切面和图像要求

（1）正常：腹部动脉纵切面灰阶面长径1幅，彩色血流图1幅，测量频谱流速图1幅；

（2）若所见异常，在正常的基础上，针对异常部位灰阶图纵切面至少1幅，横切面至少1幅，特殊征象若干幅，彩色血流图纵切面至少1幅，横切面至少1幅。

（四）正常腹主动脉

✧检查所见

腹主动脉管腔未见明显狭窄及扩张，血流通畅，充盈满意，频谱形态未见明显异常，峰值流速__cm/s。腹腔动脉水平腹主动脉内径为__cm，腹主动脉末端内径为__cm，腹主动脉内壁平整（图2-3-5A），彩色多普勒：内血流通畅，充盈好（图2-3-5B），频谱形态啊未见明显异常，峰值流速__cm/s。

✧超声提示

腹主动脉未见明显异常。

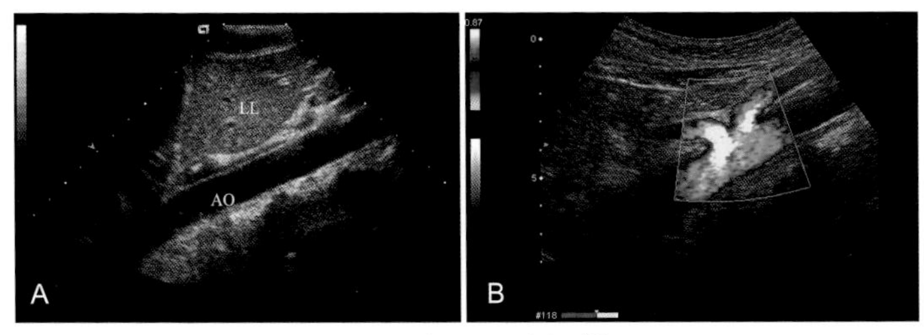

LL：肝左叶；AO：腹主动脉

图2-3-5　腹主动脉正常：A. 腹主动脉管腔清晰；B. 彩色多普勒显示腹主动脉血流充盈好，清晰显示腹腔干及肠系膜上动脉分支处

（五）腹主动脉及其分支病变

1. 腹主动脉粥样硬化

✧检查所见

腹主动脉内膜毛糙、增厚，壁上可见多多发强回声，较大者长约__cm，厚约__cm。彩色多普勒：管腔内血流通畅，可见充盈缺损，血流频谱形态未见异常，峰值流速为__cm/s.

✧超声提示

腹主动脉粥样硬化伴多发斑块形成。

2. 腹主动脉瘤

✧检查所见

肾动脉水平上（下）方腹主动脉内径增宽，约__cm，累及范围约__cm，附壁可见低回声，范围约__cm × __cm，彩色多普勒：内可探及花色血流信号（图2-3-6）。

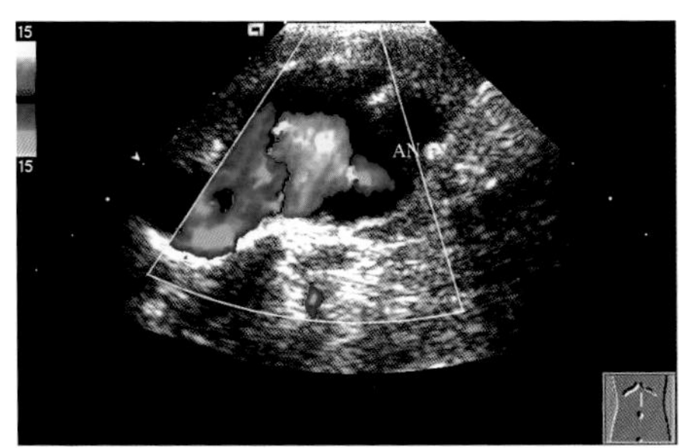

AN：腹主动脉瘤

图2-3-6　腹主动脉瘤：腹主动脉局限性增宽，内血流呈“涡流状”

✧超声提示

腹主动脉瘤伴附壁血栓形成。

3. 腹主动脉假性动脉瘤

✧检查所见

脐水平下方腹主动脉旁可见无回声，范围长约__cm，前后径__cm，左右径__cm，与腹主动脉相通，开口处宽约__cm，内壁可见中低回声，范围约__cm×__cm。彩色多普勒：其内可见血流信号（图2-3-7），开口处可探及双期双向血流频谱。

✧超声提示

腹主动脉旁假性动脉瘤伴附壁血栓形成。

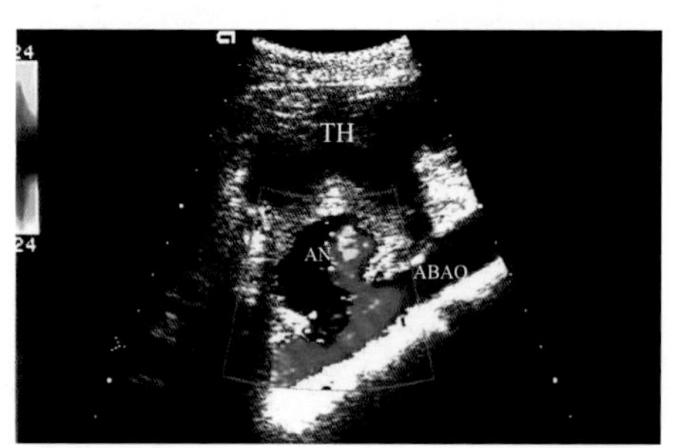

TH：血栓；AN：假性动脉瘤；ABAO：腹主动脉

图2-3-7 腹主动脉假性动脉瘤：彩色多普勒显示腹主动脉旁无回声，与腹主动脉相通，内可及五彩血流

4. 腹主动脉夹层

✧检查所见

腹主动脉内可见纤细带状中等回声将腹主动脉分为两腔，带状中等回声起始于__水平（起始）处未探及，长__cm，真腔宽约__cm，彩色多普勒：其内可见高速血流信号，PSV__cm/s；假腔宽约__cm，内见中低回声，彩色多普勒：可见（未见）明确血流信号。

✧超声提示

腹主动脉夹层可能。

5. 多发大动脉炎

✧检查所见

腹主动脉管壁弥漫性增厚，最厚处为__cm，管腔明显变窄、最窄处残余管腔内径为__cm，彩色多普勒：管腔内血流束明显变细，呈花色血流信号，该处PSV__cm/s，反向波消失。

✧超声提示

腹主动脉壁弥漫性增厚伴管腔狭窄，符合多发性大动脉炎表现。

6. 肾动脉狭窄

✧检查所见

肾动脉水平腹主动脉峰值流速__cm/s。双侧肾动脉肾外段显示清晰，血流通常，充盈良好，右侧PSV__cm/s，左侧PSV__cm/s（图2-3-8）。左（右）肾动脉中段（起始处）见五彩血流信号，该处峰值流速__cm/s，双肾内段血流信号分布未见明显异常（图2-3-9）。

右肾叶间动脉PSV__cm/s，加速时间__秒，RI__。

左肾叶间动脉PSV__cm/s，加速时间__秒，RI__。

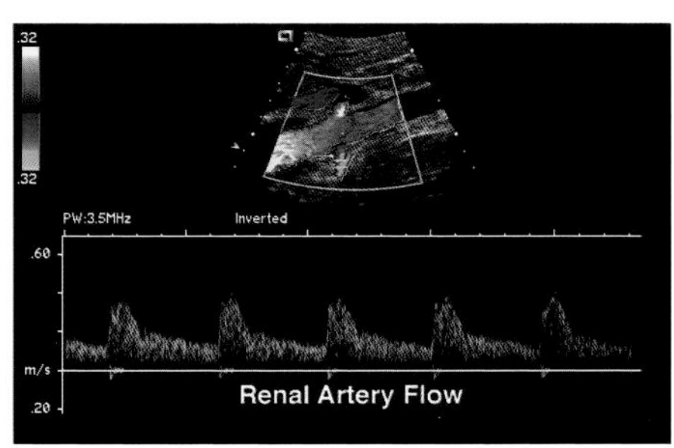

Renal Artery Flow：肾动脉流速

图2-3-8　右肾动脉狭窄：彩色多普勒检测正常肾动脉开口处血流速度

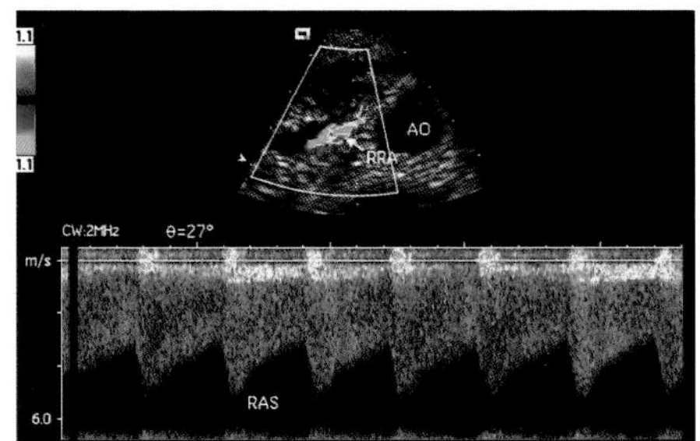

AO：腹主动脉；RRA：右肾动脉，RAS：右肾动脉流速

图2-3-9　右肾动脉狭窄：频谱多普勒检测血流速度近6 m/s

✧超声提示

右肾动脉中段重度狭窄，狭窄程度>80%。

7. 肠系膜缺血综合征

✧检查所见

肠系膜上静脉管腔明显增宽，内径为__cm，内充满低回声，探头加压不能压瘪，彩色多普勒：内部未探及血流信号。

✧超声提示

肠系膜上静脉血栓形成。

✧检查所见

肠系膜上动脉起始部管腔内径为__cm。彩色多普勒：该处血流束明显变细，血流信号紊乱，流速增高，PSV__cm/s，RI__，远心端流速减低，呈小慢波改变。

✧超声提示

肠系膜上动脉起始部狭窄，内径狭窄>70%。

8. 肠系膜上动脉压迫综合征

✧检查所见

饮水前，腹主动脉与肠系膜上动脉之间夹角为10°，两者间十二指肠前后径__cm，近端十二指肠前后径__cm。大量饮水后（800 mL），腹主动脉与肠系膜上动脉之间夹角仍为10°，两者间十二指肠前后径未见明显变化，前后径为__cm，其近心端管腔明显扩张，最宽处前后径为__cm。

✧超声提示

腹主动脉前方十二指肠受压，肠系膜上动脉压迫综合征可能性大。

八、下腔静脉及其主要属支的超声报告模板

（一）下腔静脉及其主要属支超声检查的适应证

（1）布-加综合征。
（2）下腔静脉综合征。
（3）肾静脉血栓形成。
（4）胡桃夹现象。

（二）下腔静脉及其主要属支超声检查的内容要求

（1）二维超声观察下腔静脉走行、管径变化、有无狭窄或局部受压、其属支的管径及腔内情况，观察下腔静脉管径与呼吸、心动周期之间的关系。

（2）彩色多普勒超声观察彩色血流充盈情况、血流特点，属支血流频谱与呼吸、心动周期之间的关系。

（三）下腔静脉超声检查的切面和图像要求

（1）正常：下腔静脉纵切面灰阶面长径1幅，彩色血流图1幅，测量频谱流速图1幅；

（2）若所见异常，在正常的基础上，针对异常部位灰阶图纵切面至少1幅，横切面至少1幅，特殊征象若干幅，彩色血流图纵切面至少1幅，横切面至少1幅。

（四）正常下腔静脉

✧检查所见

下腔静脉内径未见明显增宽，管腔内未见异常回声，彩色多普勒：管腔内血流通畅，血流频谱明显受心房压和呼吸的影响。肝后段内径为__cm，肾静脉水平为__cm，远心端为__cm，其内壁平整，管腔内为无回声，内径受呼吸影响明显（图2-3-10）。彩色多普勒：管腔内血流充盈满意，无紊乱血流信号，血流频谱明显受心房压和呼吸的影响。

✧超声提示

下腔静脉未见明显异常。

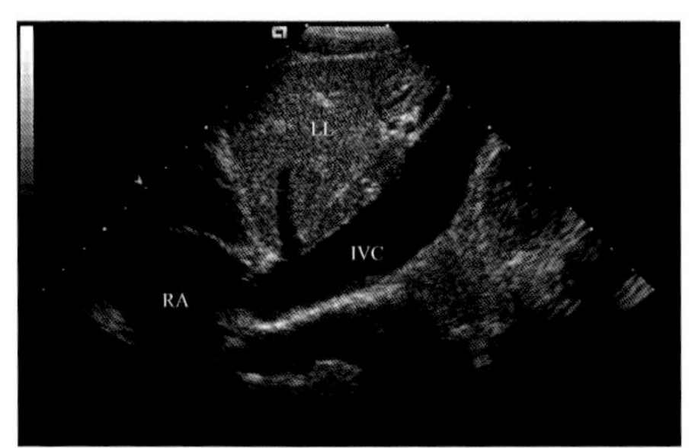

RA：右心房；IVC：下腔静脉；LL：肝左叶

图2-3-10　正常下腔静脉：下腔静脉管腔清晰

（五）下腔静脉及其主要属支病变

1. 下腔静脉综合征

✧检查所见

下腔静脉肝后段（肾静脉水平下方）管腔内可见中强回声，大小约__cm × __cm，形态规则，边界清晰，内部回声均匀，彩色多普勒：该回声与下腔静脉之间可见纤细花色血流信号，流速增高__cm/s，肿物内可探及条状动脉血流信号，PSV__cm/s。其远心端下腔静脉血流受心房压力和呼吸影响减弱。

✧超声提示

下腔静脉肝后段内实性占位，考虑瘤栓可能性大。

2. 肾静脉血栓形成

✧检查所见

右肾大小约__cm × __cm，皮质回声减低，未见明确占位，右肾静脉宽__cm，其内充满低（中强）回声，彩色多普勒：管腔内无明显血流信号（可见充盈缺损）。右肾内血流信号减少（消失），右肾动脉PSV__cm/s，RI__。左肾及左肾动静脉未见明显异常。

✧超声提示

右肾静脉内异常回声，血栓形成不除外。

3. 胡桃夹现象

✧检查所见

腹主动脉与肠系膜上动脉之间的左肾静脉受压变窄，最窄处内径为__cm，其远心端管腔明显扩张，内径为__cm（图2-3-11），彩色多普勒：狭窄处血流信号变细、紊乱，流速__cm/s。

✧超声提示

腹主动脉前方左肾静脉受压变窄，胡桃夹现象可能性大。

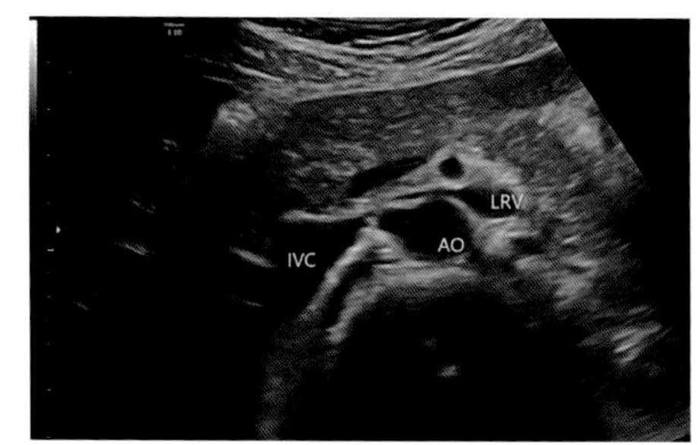

LRV：左肾静脉；AO：腹主动脉；IVC：下腔静脉

图2-3-11　胡桃夹现象：左肾静脉主干增宽，腹主动脉与肠系膜上动脉之间左肾静脉明显变窄

4. 腹部动静脉瘘（肾动静脉瘘为例）

✧检查所见

右肾动脉近端内径__cm，血流频谱呈高速低阻型，PSV__cm/s，RI__，右肾动脉中远端呈瘤样扩张，内径为__cm，管腔内血流紊乱，PSV__cm/s，RI__。右肾静脉内径明显增宽约__cm，其内静脉频谱动脉化。

✧超声提示

右肾动静脉瘘可能。

第四节　胃肠超声报告模板

胃肠的灰阶超声检查研究文章最早见于1976年2月，我国最早的论文报道则是在1982年之后。

灰阶超声以声学反射的物理理论为基础，反映的是超声扫查中显示的二维灰阶图。两种密度有一定差距的物质在可以发生超声反射的范围内将形成声学界面，出现明显的反射信号，是为中等或以上的回声。而在单一物质或密度极其相近的两种物质的情况下，声学界面则变得不明显，反射的信号极弱甚至没有。而二维图像处理时，在可分辨的空间形成较弱回声。

以正常成年人胃为例，在胃腔常规扩张后，壁厚度为3～5 mm。经腹壁的常规超声扫查所显示的胃壁厚度和实体组织结构物统计学上的差异。由于是声学界面基础上的声学反射形成的二维超声图像，所以自1983年第一篇文章发表至今，公认的胃壁层次结构是5层，使用高于20 MHz的内窥镜超声有提出7层甚至9层的观点，但是由于缺乏理论性支持和在实践中的总结。实用性不高而不能得到公认。

对于胃壁的研究最有权威的、得到公认的是有日本工学人员协助超声医师完成于80年代末。这篇文章及国内的研究是从声学界面反射角度，探讨出来的结果，尤其指出，强回声的三层结构不代表任何一个单一组织。国内近十几年来，又分析出强回声范围比和实际组织结构比的不符，也吻合了声学界面的形成及声学反射图像特点的理论。

一、胃肠超声检查的特点和适应证

1. 以断面解剖为基础的二维超声图像可以显示胃肠信息包括以下4个方面

（1）胃壁：厚度、层次结构、蠕动等；

（2）胃腔：充盈状态、动态观察下的内容物灌注、通过、充盈和排空情况；

（3）与胃肠相邻界的脏器和组织；

（4）围绕疾病，尤其是肿瘤，利用超声检查灵活的特点，了解恶性肿瘤转移和浸润等。

2. 胃肠超声检查的适应证

（1）胃壁增厚性病变：如肿瘤、先天性发育结构异常、急性炎症等；

（2）恶性肿瘤的结构特点、周围浸润及转移；

（3）管腔充盈异常疾病：各种梗阻、狭窄性疾病；

（4）溃疡性疾病和严重并发症（如穿孔）。

二、胃肠超声检查记录模板

（1）基本原则：胃肠超声分为①常规空腹检查，与腹部其他部位同时完成；②充盈过程中和充盈后的观察。

（2）超声记录的内容：应包括上述空腹喝充盈灌注时的观察及充盈后的详查。

（3）正常胃肠超声记录模板参考：空腹胃肠区常规扫查未见异常回声、未见异常管壁增厚和管腔充盈、未见腹水。坐位下，嘱受检者饮水（有回声充盈剂）500 mL，自食管末端入胃腔情况顺利，贲门口部位无阻断现象，充盈后，胃呈“牛角”（“鱼钩”“瀑布”“无力”）型，胃角切迹位于体表（脐上/下）__cm，胃壁不厚、层次结构尚清晰，蠕动可，幽门管开放规律，无反流，十二指肠球部充盈良好。

✧超声提示

胃肠未见明显器质性病变。

三、胃肠疾病模板的记录基本格式要求参考

胃肿瘤

（1）病变的解剖部位和延及范围：空腹发现的区域（剑突下、左右肋弓下）及胃腔充盈后解剖胃各个部分。

（2）形态特点：壁厚型，均匀或不均匀性增厚；肿块型，立体形态和生长方式（腔内隆起、腔外凸出或同时向腔内外生长），病变处是否有黏膜覆盖。

（3）病变回声（水平和均匀程度）。

（4）测量：肿块型，立体3径线测量；壁增厚型，长度范围和厚度。

（5）彩色血流信号情况。

（6）溃疡情况（有无、部位、大小、深度等）。

（7）管壁蠕动变化（尚可/浅缓变弱/消失）。

（8）病变部位的管腔狭窄情况、通过减缓（受阻），排空延迟（胃腔容物滞留）。

（9）恶性肿瘤的转移：靶器官、病变周围和腹膜后淋巴结。

（10）有无腹水（范围）。

（11）超声提示顺序：①部位诊断（贲门部/全胃/胃底/胃体/胃体窦）；②形态诊断（壁增厚病变/肿瘤形状）；③结构诊断（溃疡形成/瘤体内部液化等）；④恶性肿瘤转移。

（12）周围和淋巴结引流区淋巴结肿大：[数量（单发/数个/多发）]应重点描述三站淋巴结的肿大情况（大小弯、腹腔动脉旁、腹主动脉周围）。

（13）肝等靶器官转移有无诊断。

（14）提示有无腹水。

四、胃肿瘤超声检查的模板参考

空腹剑突下（左/右肋弓下）腹腔内（低/中等）（立体形态：分叶状/类圆球状）回声，实质回声均匀（不均匀/欠均匀），大小范围__cm×__cm。嘱患者饮水（有回声充盈剂）500 mL，贲门部通过顺利，病变位于贲门（胃底/胃体/胃幽门窦）部的前壁（后壁/小弯/大弯/全周），范围长__cm，厚度__cm，内膜面平滑（欠平滑/中央区有明显溃疡凹陷/范围__cm，深度__cm，基底厚度__cm）。

肠道肿瘤：一般以空腹检查记录为主，记录病变部位形态、回声、血流灌注、大小测量及近端肠管有无梗阻、肠管腔气体积存是否明显、周围及靶器官的转移有无、有无腹水等。

1. 胃肠管壁增厚病变的描述基本原则

（1）基本可以参考胃肠肿瘤的内容围绕病变的部位、范围（解剖范围的测量）、形态、回声、彩色多普勒胃肠检查及其伴随的病理生理学（梗阻和腔内容物）改变记录，描写中可以从疾病角度附带些有鉴别的描述。

（2）此类病变主要有胃肠急性炎症，先天性肥厚性幽门狭窄的肥厚幽门肌。

2. 管腔充盈异常病变

（1）管腔充盈异常病变主要包括幽门梗阻、肠梗阻、贲门失迟缓症、先天性肥厚性幽门狭窄、肠道闭锁。

（2）超声记录描述要点：①观察发现的异常分布范围（如脐周、上下腹等解剖方位）；②程度：轻度，恒定充盈，流动过缓、受阻等；明显，内容物增多、管腔直径增宽（扩张）。

（3）管壁蠕动有无、活跃程度。

（4）随活跃的管壁蠕动，局部管腔常有反流（逆流），若有须记录。

（5）受阻部位的记录：①完全性梗阻，局部腔明显狭窄，内容物通过受阻，远端腔内无内容物充盈；②不完全性梗阻，腔狭窄，但有内容物缓慢不规则通过，远端管腔无扩张，可有少量内容物及气体；③病因描述，肿物（按照肿瘤处理）；异物（结石、蛔虫团、绞窄等；描述形态特点和生理功能变化）。

五、胃超声报告模板

（一）正常胃

✧检查所见

空腹胃肠区未见异常回声、未见管壁增厚和管腔异常充盈、未见腹水（图2-4-1）。

坐位嘱受检者饮水（有回声充盈剂）500 mL，自食管末端入胃腔情况顺利，贲门口部位无阻断现象。

胃充盈后：胃呈“牛角”（“鱼钩”“瀑布”“无力”）型，胃角切迹位于体表（脐上/下）__cm，胃壁不厚、层次结构尚清晰，蠕动可，幽门管开放规律，无反流，十二指肠球部充盈良好（图2-4-2）。

腹腔和腹膜后未见肿大淋巴结。

✧超声提示

胃未见明显器质性病变。

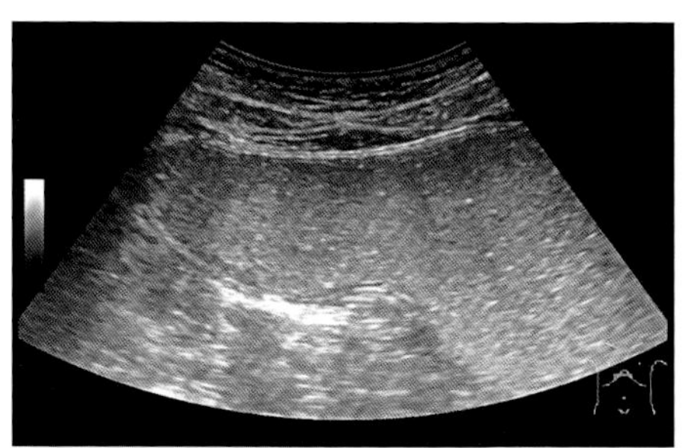

图2-4-1 正常胃：胃体幽门水平正常结构灰阶图

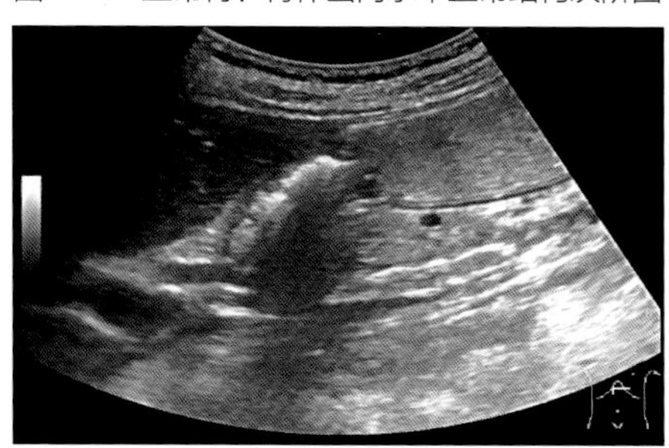

图2-4-2 正常胃：幽门水平清晰的五层胃壁结构

（二）胃超声检查的切面和图像要求

1. 正常胃

（1）食管下段贲门部切面：长轴切面及短轴切面。

（2）胃底部切面。

（3）胃体部切面：第一组胃大小弯长轴切面，第二组胃体前后壁长轴切面，第三组胃体部短轴切面。

（4）胃角横切面

（5）胃窦部长轴切面及短轴切面

2. 异常胃

若所见异常，在正常的基础上，针对异常部位灰阶图纵切面至少1幅，横切面至少1幅，特殊征象若干幅，彩色多普勒图纵切面至少1幅，横切面至少1幅。

（三）胃病变

1. 贲门失弛缓症

✧检查所见

空腹食管和胃体部连接显示良好（未显示），可见食管扩张，内可见漂浮的斑点状强回声。坐（立）位下，嘱受检者饮30 ℃以下的水或充盈剂200 mL，可见食管末端管腔直径增宽，宽约__cm（贲门局部管腔增厚，长约__cm，厚约__cm，呈对称性狭窄），扩张下端的贲门部管腔逐渐向心性变细（图2-4-3），呈“鸟嘴征”，食管蠕动明显减慢，充盈剂通过缓慢（图2-4-4）。

✧超声提示

管贲门异常所见——考虑贲门失弛缓症。

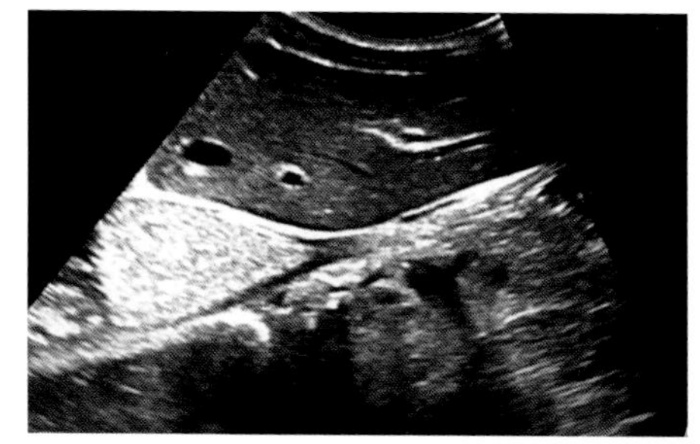

图2-4-3 贲门失弛缓症：服用充盈剂食管下端扩张

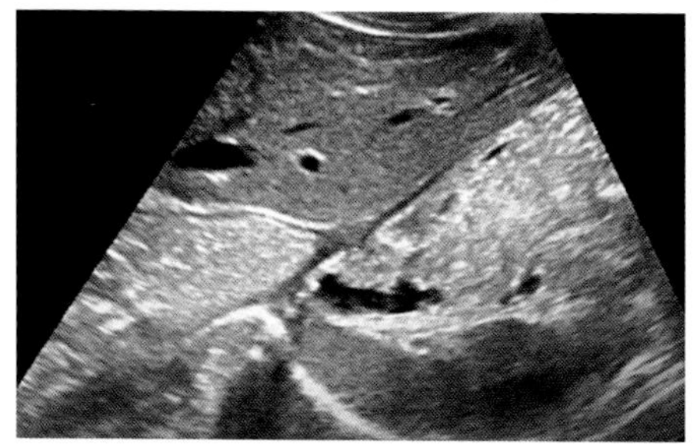

图2-4-4 贲门失弛缓症：动态时充盈剂通过缓慢

2. 先天性肥厚性幽门狭窄

✧检查所见

空腹胃肠区可见胃内容物，范围约__cm×__cm，未见腹水。

胃充盈后：幽门部局部管壁增厚，长约__cm，厚约__cm，幽门管狭小，肥厚的幽门环行肌向胃窦部突出，（完全性梗阻时）可见内容物反流，通过受阻，排空延迟，远端腔内无内容物充盈（图2-4-5）。（不完全性梗阻时）狭窄肠腔有内容物缓慢不规则通过，远端管腔未见明显扩张，可有少量内容物及气体存在（图2-4-6）。

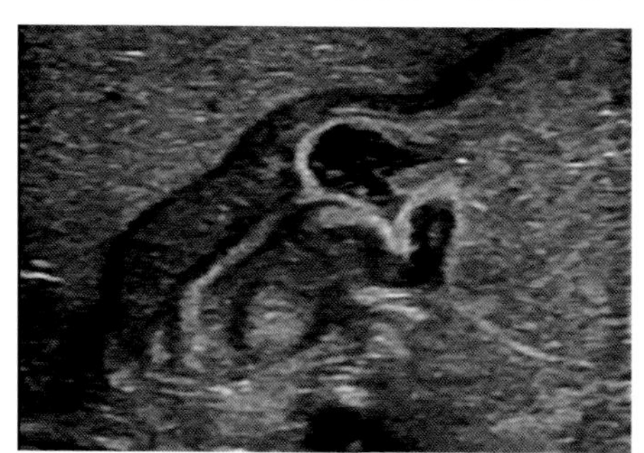

图2-4-5 先天性肥厚性幽门狭窄：呈“宫颈征”改变

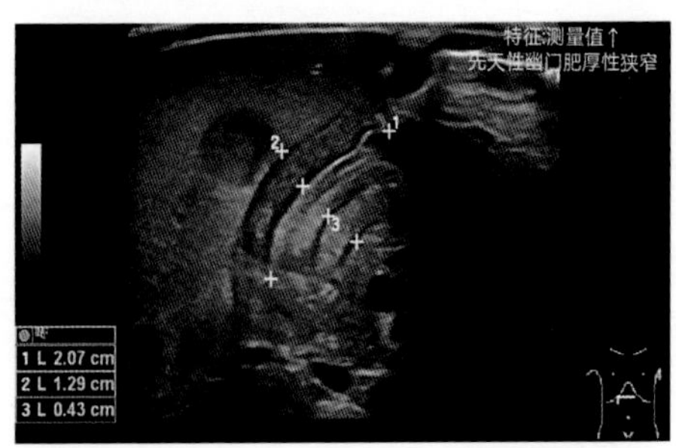

图2-4-6 先天性肥厚性幽门狭窄：男，32天幽门狭窄肥厚处测量

✧超声提示

幽门部异常所见——考虑先天性肥厚性幽门狭窄可能。

3. 急性胃肠炎

✧检查所见

贲门、胃底、胃体、胃幽门窦部的（前壁/后壁/小弯/大弯/全周）幽门管壁小弯侧增厚约__cm，范围约__cm × __cm，两面不平，浆膜清晰，短轴切面下可见黏膜皱襞肥大（图2-4-7，图2-4-8）。

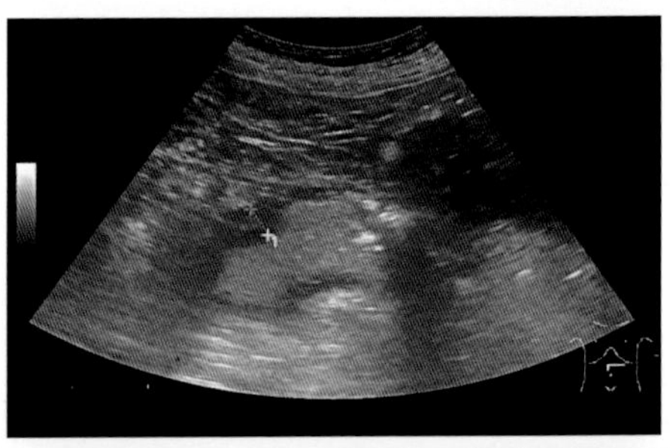

图2-4-7 急性胃肠炎：平卧位胃幽门小弯侧胃壁局限性增厚

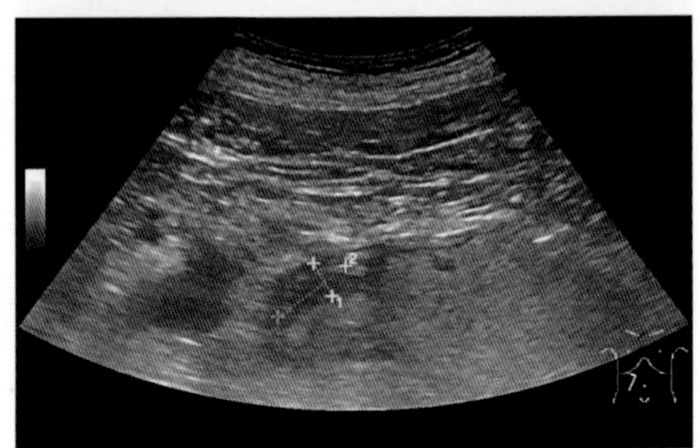

图2-4-8 急性胃肠炎：侧卧位胃幽门小弯侧胃壁局限性增厚

✧超声提示

胃（部位？）幽门小弯侧局限增厚；胃蠕动增强；考虑胃肠炎性改变可能，建议必要时胃镜进一步检查。

4. 胃和十二指肠球部消化性溃疡

✧检查所见

胃充盈后：胃角切迹（小弯/幽门管）处，可见单发（多个）不规则溃疡凹陷，较大者范围约__cm×__cm，厚__cm，溃疡环堤处有（无）黏膜覆盖、第三层强回声存在（消失），基底部回声尚均匀（不均匀），基底厚约__cm，彩色多普勒：溃疡处周边血流信号增多（可见血流信号）（图2-4-9）。

十二指肠球部充盈欠佳、形态明显异常，球部壁轻度增厚，可见溃疡凹陷，大小约__cm，壁厚__cm，回声均匀（不均匀）（图2-4-10）。

✧超声提示

胃（部位？）及十二指肠球部异常所见——考虑溃疡形成可能。

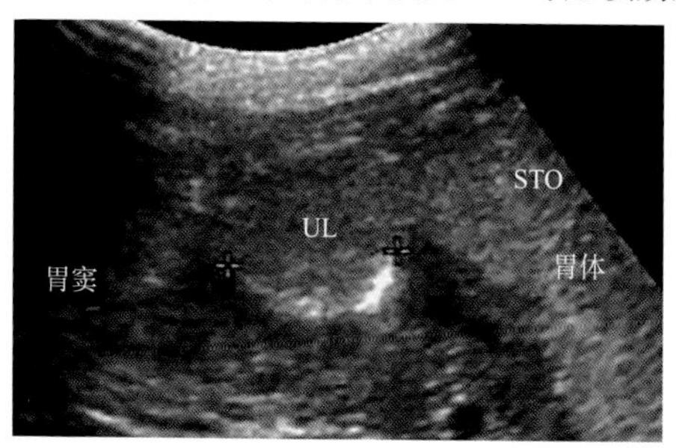

STO：胃；UL：胃溃疡灶

图2-4-9　胃溃疡：胃角巨大型溃疡灶

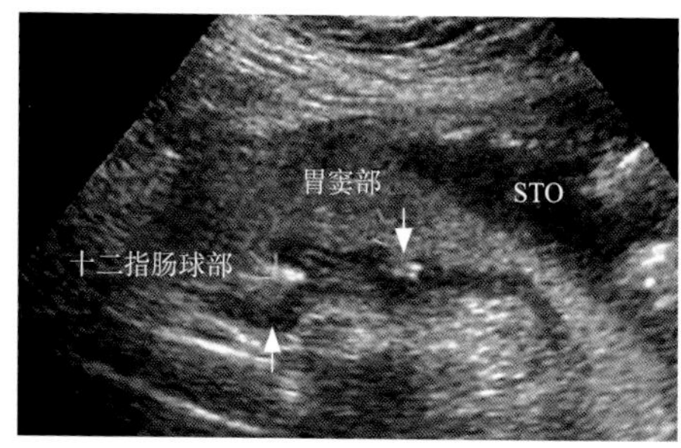

STO：胃

图2-4-10　胃溃疡伴十二指肠球部溃疡：十二指肠球部充盈欠佳、形态明显异常，球部壁轻度增厚，可见溃疡凹陷（本图由陆文明提供）

5. 胃息肉样病变

✧检查所见

胃充盈后：显影剂通过幽门管时前壁可见充盈缺损，大小约__cm×__cm（胃角切迹近胃窦水平大弯侧可见充盈缺损，大小约__cm×__cm）（图2-4-11，图2-4-12）。

✧超声提示

胃幽门水平（胃角切迹近胃窦水平大弯侧）异常所见——考虑息肉样病变可能，建议必要时胃镜进一步检查。

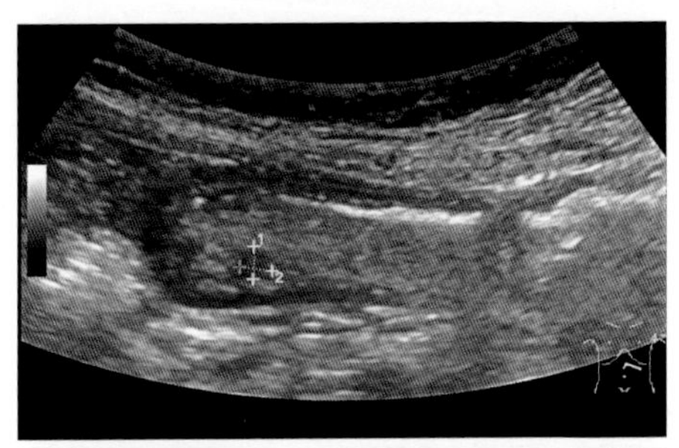

图2-4-11 胃息肉样病变：平卧位胃窦水平大弯侧息肉样病变

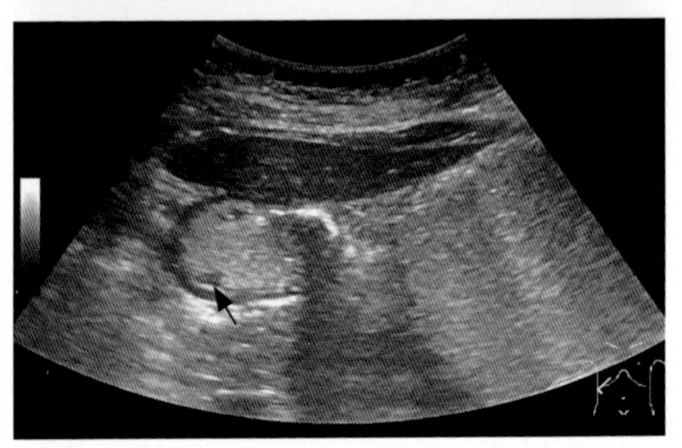

图2-4-12 胃息肉样病变：侧卧位胃窦水平大弯侧息肉样病变（箭头）

6. 胃结石

✧检查所见

空腹剑突下（左/右肋弓）下可见不规则偏强回声团块，大小约__cm×__cm，边界清晰（不清晰），后方伴声影。

胃充盈后：病变位于贲门（胃底/胃体/胃幽门窦）部的前壁（后壁/小弯/大弯），可见该团块随体位缓慢移动（图2-4-13，图2-4-14）。

✧超声提示

胃（部位？）不规则团块——考虑胃石症可能。

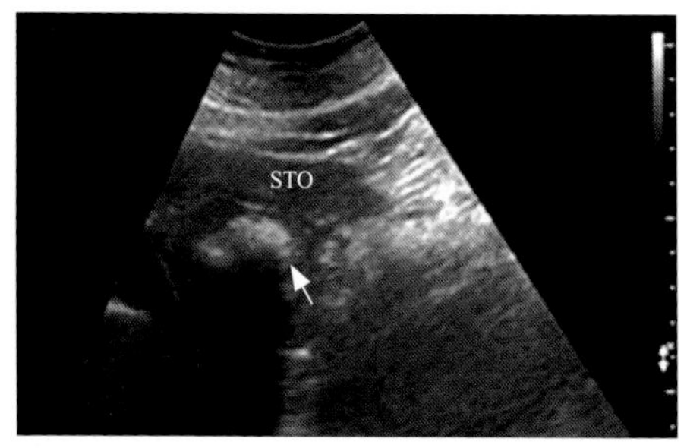

STO：胃

图2-4-13　胃窦部结石：可见不规则偏强回声团块（箭头）

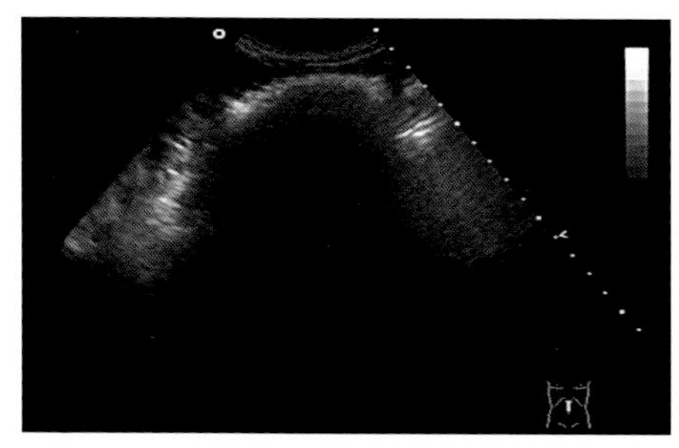

图2-4-14　胃结石：可见团块随体位缓慢移动

7. 胃下垂

✧检查所见

胃充盈后：胃呈“牛角”（“鱼钩”“瀑布”“无力”）型，胃角切迹位于体表（脐上/下）__cm，胃下极位于髂棘连线下方（胃大弯最低位于耻骨联合水平上方一指/胃下极位于髂棘连线下方），胃最低位于耻骨联合水平（图2-4-15）。

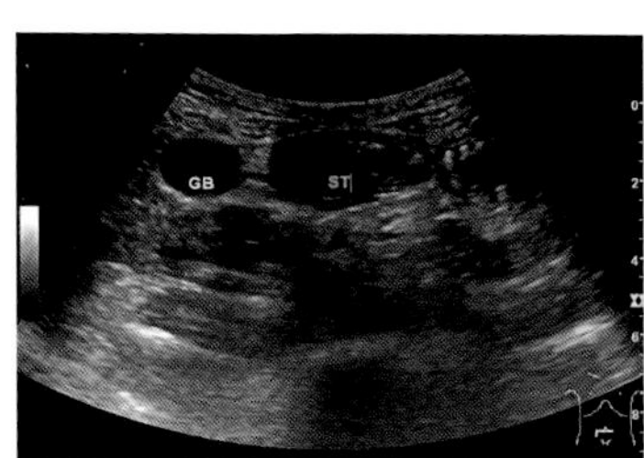

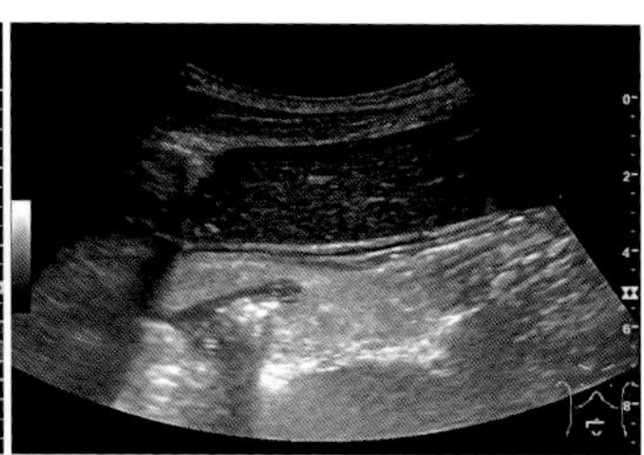

GB：胆囊；ST：胃

图2-4-15　胃下垂：胃充盈后二维灰阶超声图

✧超声提示

胃下垂轻度（中度/重度），建议必要时胃镜进一步检查。

8. 肠系膜上动脉综合征

✧检查所见

空腹胃肠区可见少量滞留液，未见腹水。

左肾静脉主干约__cm，肠系膜上动脉与腹主动脉夹角约__°（图2-4-16），受压处左肾静脉内径约__cm，受压处远端静脉扩张，左肾静脉受压处流速减低。

坐位下，嘱受检者饮水（回声充盈剂）500 mL，自食管末端入胃腔情况顺利，贲门口部位无阻断现象。

胃充盈后：胃呈“牛角”（“鱼钩”“瀑布”“无力”）型，胃小弯位于脐上1指，胃大弯位于脐下2指，胃壁不厚、层次结构尚清晰，蠕动可，幽门管开放规律，可见（无）反流。十二指肠第三部（水平部近端，即肠系膜上动脉右侧）可见管腔受压明显（图2-4-17）。

腹腔和腹膜后未见肿大淋巴结。

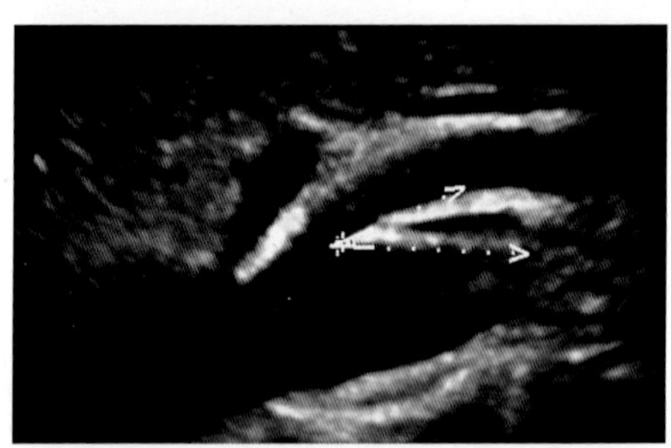

图2-4-16　肠系膜上动脉综合征：肠系膜下动脉与腹主动脉间夹角测量

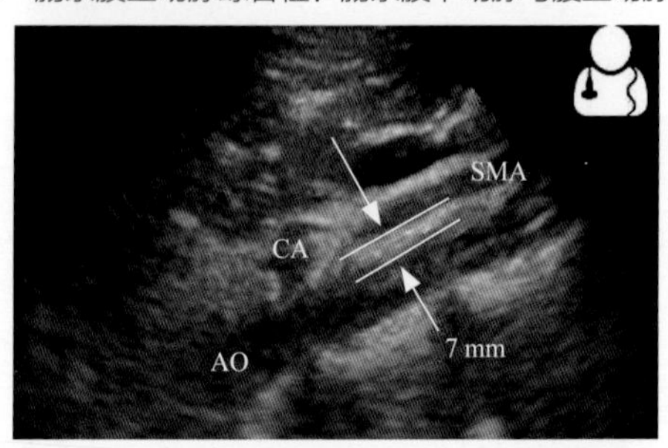

AO：腹主动脉；CA：腹腔动脉；SMA：肠系膜下动脉

图2-4-17　肠系膜上动脉综合征：该宽度为十二指肠水平（本图来自*Ultrasound of the week*；作者：*Sally Graglia*）

✧超声提示

无力型胃（位置低）；左肾静脉及十二指肠水平部异常所见；综上所述考虑肠系膜上动脉综合征可能。

9. 胃肿瘤

✧检查所见

空腹剑突下左（右肋弓下）腹腔内可见低（中等）回声，呈分叶状、类圆球状，实质回声均匀（不均匀/欠均匀）大小范围约__cm × __cm。

嘱患者饮水（回声充盈剂）500 mL，贲门部通过顺利，病变位于贲门（胃底/胃体/胃幽门窦）部的前壁（后壁/小弯/大弯/全周），范围长__cm，厚__cm，向腔内隆起（腔外凸起/同时向腔内外隆起），内膜面平滑（欠平滑），中央区有（无）明显溃疡凹陷，范围__cm，深度__cm，基底厚度__cm。黏膜面呈多峰征与多凹征，胃壁蠕动尚可（浅缓/变弱/消失）。彩色多普勒：上述低（等）回声显示多条细条状血流信号。

腹腔和腹膜后未见明显肿大淋巴结。

胃大小弯（腹主动脉旁/腹主动脉周围）可见单个（数个/多发）低回声（淋巴结回声），大者约__cm，内皮质增厚，皮髓质分界不清（内可见多发点状强回声/内见无回声/皮质内可见小片状中高回声__cm），纵横比<2，彩色多普勒：内见丰富杂乱血流信号。

肝形态、大小未见异常，表面光滑，实质回声欠均，血管走行自然，显示清晰，肝内可见数个不规则低回声，大者位于肝右（左）叶，边界清（不清），部分呈“牛眼征”（图2-4-18），彩色多普勒：周边及内部可见血流信号。肝内胆管未见扩张，门静脉不宽，内未见异常回声。或者肝、胆、胰、脾、肾未见明显异常。腹盆腔未见明显积液（腹盆腔可见大量液性暗区，较深约__cm）（图2-4-19）。

✧超声提示

◆ 剑突下（左/右肋弓下）腹腔内（胃部位？）实性占位——考虑恶性肿瘤可能性大。

◆ 胃（部位？）溃疡形成；请结合临床，建议胃镜进一步检查。肝内多发实性占位——考虑转移来源可能；胃大小弯（腹主动脉旁/腹主动脉周围）淋巴结肿大；腹水。

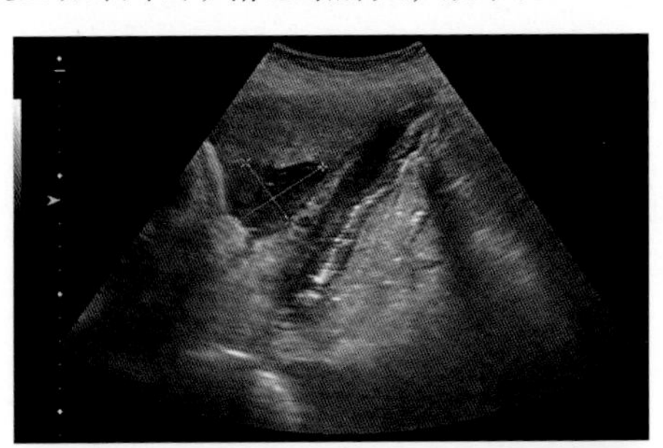

图2-4-18　胃肿瘤：肝左叶不规则低回声肿块

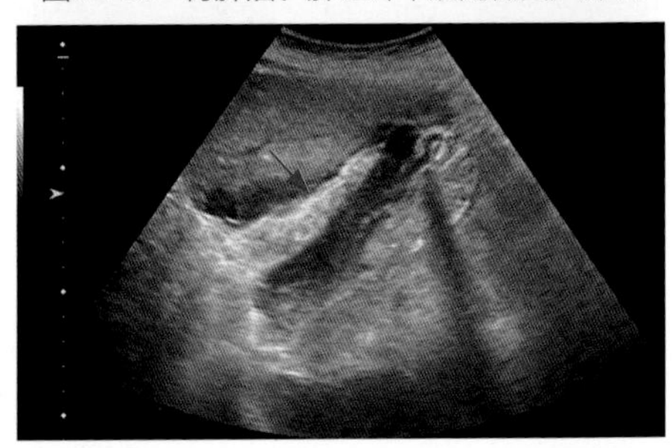

图2-4-19　胃肿瘤：肝胃韧带增厚（箭头）（本图由李志勇提供）

六、肠道疾病超声报告模板

1. 结肠肿瘤

✧检查所见

空腹剑突下（左、右肋弓下）腹腔内可见升（降）结肠全周性肠壁增厚，较长约__cm，较厚约__cm，内可见类圆形低（高）回声，大小约__cm×__cm，边界欠清，形态不规则，内部回声不均，呈靶环样（假肾征），向腔内隆起（腔外凸起/有时向腔内外隆起），肠腔狭窄，蠕动变弱（消失）（图2-4-20A），彩色多普勒：内部血流信号丰富紊乱（图2-4-20B）。

周围未见肿大淋巴结。

✧超声提示

剑突下（左/右肋弓下）腹腔内升结肠实性占位——考虑恶性可能性大。

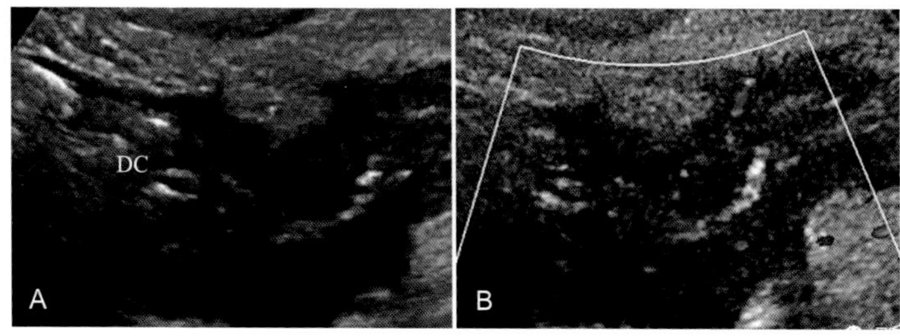

DC：降结肠

图2-4-20 结肠肿瘤：A. 降结肠肠壁不规则增厚伴狭窄；B. 彩色多普勒显示不规则增厚内血流信号

2. 机械性肠梗阻（肿瘤）

✧检查所见

下腹部探查：可见小肠广泛性扩张，最大直径约__cm，内见液性肠内容物，蠕动（–），其肠壁黏膜水肿、增厚，呈鱼背骨刺排列，于右侧腹部扩张肠管内见低回声（不均质回声）包块，大小约__cm×__cm，动态观察沿包块短轴扫查似有旋转感，周围环绕无回声区，无回声区内可见分隔及絮状低回声（图2-4-21A），彩色多普勒：包块内未见明显血流信号（图2-4-21B）。肠间隙可见无回声区，较深约__cm，透声可（内可见细密点状回声）。

✧超声提示

腹部肠管扩张——考虑肠梗阻可能；右侧腹部肠管内低回声（不均质回声）包块；腹腔积液。

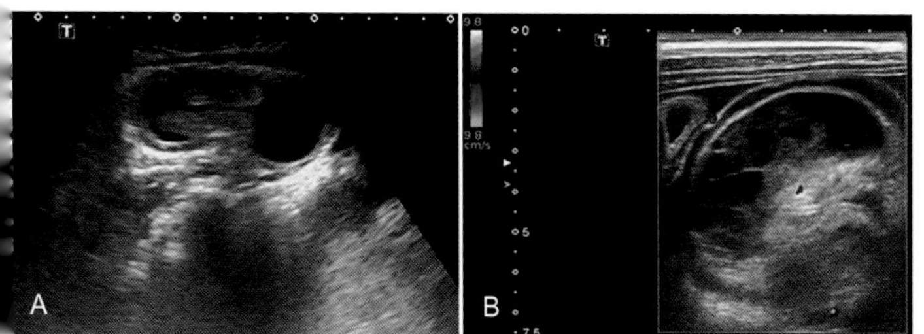

图2-4-21 机械性肠梗阻：A. 扩张肠管内包块及包块内彩色多普勒血流情况；B. 彩色多普勒显示包块内未见明显血流信号

3. 急性阑尾炎

（1）单纯性阑尾炎

✧检查所见

右下腹可见管状低回声，长约__cm，宽约__cm，单侧壁约厚__cm，管壁连续性好，回声欠（不均匀）（图2-4-22A），彩色多普勒：可见（未见）血流信号（图2-4-22B）。周边脂肪回声增强，反跳痛阳性。周围未见肿大淋巴结。

✧超声提示

右下腹单纯性阑尾炎可能。

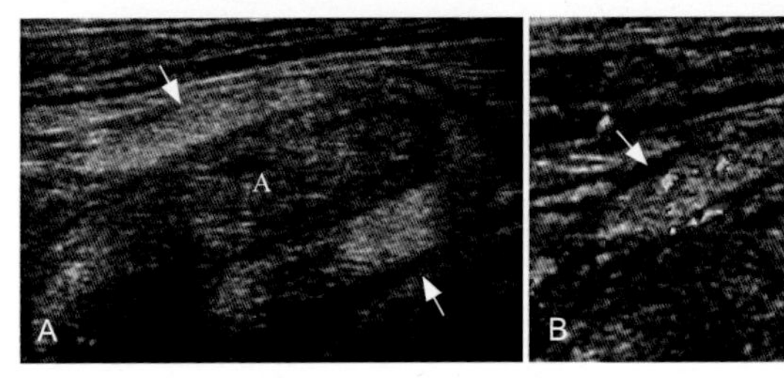

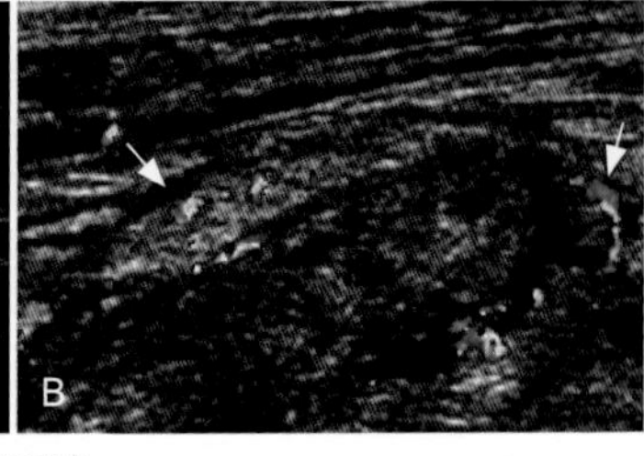

A：阑尾炎

图2-4-22　单纯性阑尾炎：A. 阑尾肿胀及周边组织回声增强（箭头）；B. 彩色多普勒显示周边血流信号（箭头）

（2）化脓性阑尾炎

✧检查所见

右下腹阑尾旁（阑尾）可见不均质回声包块，范围约__cm×__cm，边界清晰（欠清晰），形态欠规则，内回声不均，内可见强回声，大小约__cm×__cm，后方伴声影，可见少量无回声区，周边组织回声增强，彩色多普勒：包块周边显示血流信号增多。反跳痛阳性（图2-4-23，图2-4-24）。

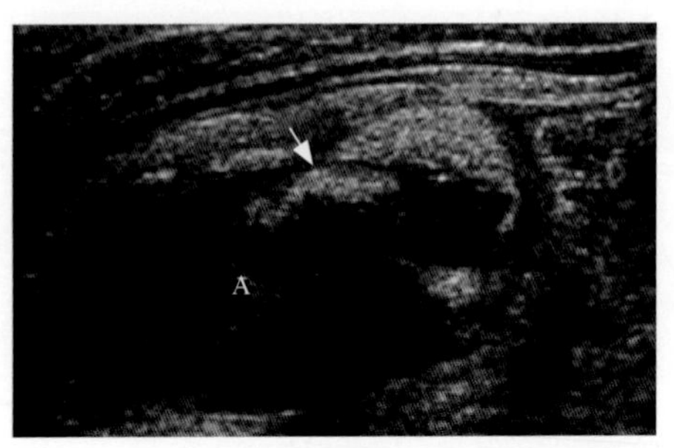

A：阑尾炎

图2-4-23　化脓性阑尾炎：低回声为阑尾周围脓肿（箭头）

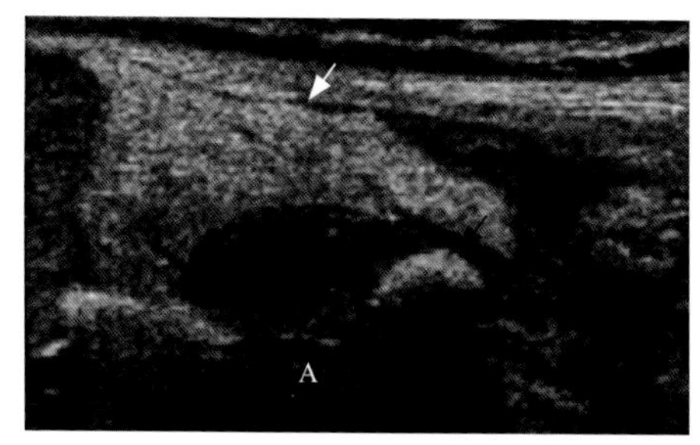

A：阑尾炎

图2-4-24　化脓性阑尾炎：粪石在脓肿腔内（箭头）

✧超声提示

右下腹不均质回声包块——考虑阑尾周围脓肿伴粪石形成可能。

第五节　腹部超声造影报告模板

一、肝超声造影模板

（一）肝超声检查的适应证

（1）常规超声偶然发现的病灶。

（2）慢性肝病患者定期超声检测发现结节后的定性诊断。

（3）肝硬化肝内结节定性和肝细胞肝癌的诊断。

（4）需要增强影像检查但增强CT和MRI检查有禁忌的患者。

（5）MRI（CT）未能给出明确诊断的患者，特别是不合适穿刺活检的结节。

（6）细胞学（组织学）未能给出明确诊断的患者。

（7）当结节为多发或者具有不同的增强模式时，可用于筛选需穿刺活检的结节。

（8）对未诊断为肝细胞肝癌但需要随访检测的结节，造影可监测其大小和增强模式的变化。

（9）可在图像融合技术定位的条件下对肝内常规超声不能发现的病灶进行超声造影检查。

（10）肝移植术后并发症的评估。

（二）肝超声检查的内容要求

在肝病灶或感兴趣区，描述增强开始时间及消退时间、增强程度、增强形态及不同时相的动态变化模式。

（1）增强开始时间及消退时间：分别指病灶和周围肝组织增强开始的时间，而消退时间通常指病灶开始消退时间。

（2）增强程度：是指相对于周围肝实质的回声强度，可分为等增强、高增强或低增强，完全未见造影剂填入则描述为“无增强”。

（3）增强时相：增强模式应按时相分别描述，肝包括动脉期、门脉期、延迟期。在某些造影剂时，还有血管后期，但这些时相之间通常没有一个明显的时间分隔点。

（4）增强形态：分为均匀增强、不均匀增强、周边结节状增强、轮辐状增强、周边厚环状增强、周边不规则环状增强、多房样或蜂窝状增强

（5）增强类型：至病变在动脉期表现出某种增强水平和增强形态，在进入门脉期和延迟期的过程中，其增强水平和增强形态所发生的动态变化，分为持续增强型、增强廓清型、低增强型、无增强型、向心性进展型。

（三）肝超声检查的切面和图像要求

（1）常规超声检查：了解肝形态、大小、肝内是否有局灶性病灶及病灶数目、分布、大小、边界、内部回声及血供情况，周围脏器及结构情况。

（2）造影条件设置：进入造影检查模式，调节成像条件。

（3）造影实施：探头切面置入感兴趣区，能清晰显示肝及目标病灶全貌。经肘前静脉团注超声造影剂，推荐剂量2.4 mL，同时启动计时器。观察病灶和周围肝组织的增强情况及其动态变化过程，观察时间需大于5分钟。造影中存储动态图像供后期分析。如果门脉期或在延迟期（血管后期）扫查到病灶，需要观察病灶动脉期情况，如为多发局灶性病变的病例，可重复注射造影剂。重复注射造影剂应该在大部分微泡消失后进行，通常在微泡注射5分钟后以重复注射。

（四）肝病变

1. 肝囊肿

✧检查所见

肝内S*段可见无回声，大小约__cm × __cm，壁薄，透声可，彩色多普勒：未见明确血流信号。经患者左（右）侧肘正中静脉（或其他部位）团注六氟化硫微泡混悬液声诺维__mL/次，共__次，生理盐水冲管10 mL/次。

该结节动脉期、门脉期及延迟期结节内均未见造影剂充填。

造影后患者留观30分钟，患者无明显不适主诉，安返。

✧超声提示

肝内无回声，超声造影提示肝囊肿。

2. 肝血管瘤

✧检查所见

肝内S*段见低回声，大小约__cm × __cm，形态规则，边界清晰，内呈网状结构，彩色多普勒：其内未探及明确血流信号，边缘可见动脉血流信号。

经患者左（右）侧肘正中静脉（或其他部位）团注六氟化硫微泡混悬液声诺维__mL/次，共__次，生理盐水冲管10 mL/次。

肝内结节动脉期呈周边结节样环状高增强表现，门脉期逐渐向心性充填，可见造影剂完全灌注或部分灌注；延迟期消退缓慢，可高于或等于周围肝实质。

造影后患者留观30分钟，患者无明显不适主诉，安返。

✧超声提示

左肝内实性占位，超声造影肝提示血管瘤。

3. 肝局灶性结节性增生

✧检查所见

肝内S*段见低回声，大小约__cm × __cm，形态规则，边界清晰，彩色多普勒：其内见条状血流信号。

经患者左（右）侧肘正中静脉（或其他部位）团注六氟化硫微泡混悬液声诺维__mL/次，共__次，生理盐水冲管10 mL/次。

肝内结节动脉期由中心向周边呈“轮辐状”高增强（病灶中

央可见扭曲供血动脉）；门脉期呈高至等增强，延迟期呈等增强表现（可见消退期呈低增强）。

造影后患者留观30分钟，患者无明显不适主诉，安返。

✧超声提示

肝内实性占位，超声造影提示符合良性改变，考虑局灶性结节增生可能性大。

4. 肝脓肿

✧检查所见

肝内S*段可见混合回声（低回声），大小约__cm × __cm，范围约__cm × __cm，形态不规则，边界不清，内回声不均匀，其内可见无回声区，范围约__cm × __cm，后方回声增强，壁厚，内透声差，可见稀疏点状回声，彩色多普勒：周边条状血流信号。

经患者左（右）侧肘正中静脉（或其他部位）团注六氟化硫微泡混悬液声诺维__mL/次，共__次，生理盐水冲管10 mL/次。

肝内病灶动脉期呈快速高增强，分布不均匀，呈网状增强，周边环状高增强，中央可见无增强区；门脉期呈高或等增强，延迟期呈等或低增强。

造影后患者留观30分钟，患者无明显不适主诉，安返。

✧超声提示

肝内囊实性占位，超声造影提示肝脓肿可能。

5. 局灶性脂肪缺失

✧检查所见

肝内可见低回声，大小约__cm × __cm，形态规则，边界清晰，彩色多普勒：未见明确血流信号。

经患者左（右）侧肘正中静脉（或其他部位）团注六氟化硫微泡混悬液声诺维__mL/次，共__次，生理盐水冲管10 mL/次。

肝内低回声动脉期、门脉期及延迟期均与周围肝实质同步增强，同步消退。

造影后患者留观30分钟，患者无明显不适主诉，安返。

✧超声提示

肝内实性结节（片状低回声），超声造影提示肝局灶性脂肪缺失可能。

6. 肝硬化结节

✧检查所见

肝内可见低回声，大小__cm × __cm，形态规则，边界清晰，彩色多普勒：未见明确血流信号。

经患者左（右）侧肘正中静脉（或其他部位）团注六氟化硫微泡混悬液声诺维__mL/次，共__次，生理盐水冲管10 mL/次。

超声造影后该结节三期均与周围肝组织同步，分布均匀，未见异常血流灌注区。

造影后患者留观30分钟，患者无明显不适主诉，安返。

✧超声提示

超声造影提示考虑肝硬化结节。

7. 原发性肝癌

✧检查所见

肝左（右）叶见低回声，大小约__cm × __cm，边界清楚，形态规则（不规则），内部回声不均匀，内见不规则无声区，彩色多普勒：其内可见丰富血流信号，可探及动脉频谱，PSV__cm/s，RI__。

经患者左（右）侧肘正中静脉（或其他部位）团注六氟化硫微泡混悬液声诺维__mL/次，共__次，生理盐水冲管10 mL/次。

超声造影后该结节动脉期呈快速高增强表现，分布均匀（不均匀），（可见不规则血管结构）门脉期快速减退，呈低增强，延迟期呈低至无增强（图2-5-1）。

造影后患者留观30分钟，患者无明显不适主诉，安返。

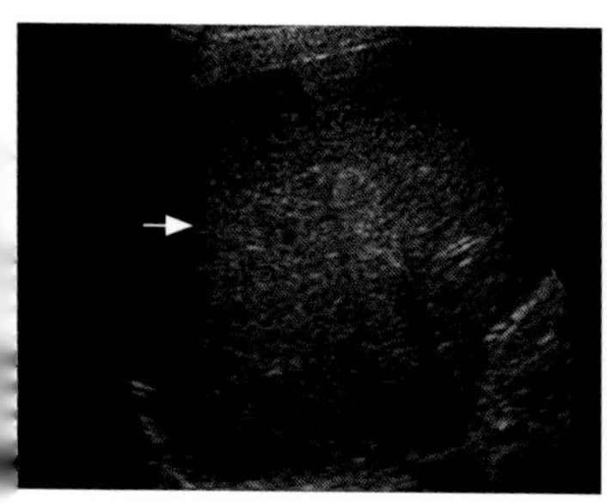

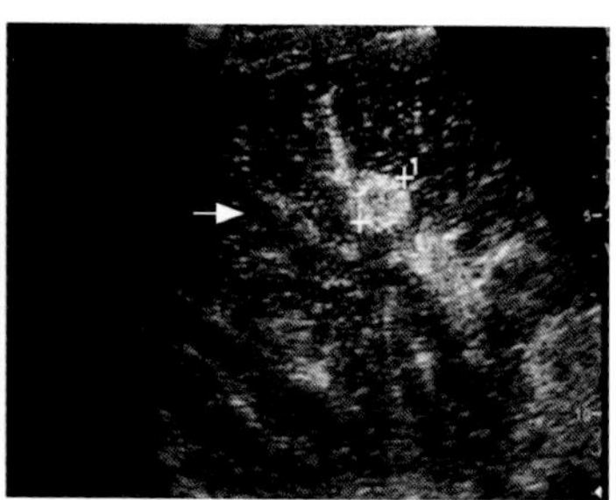

图2-5-1　原发性肝癌：动脉期高增强（箭头）

✧超声提示

肝内实性结节，超声造影提示，癌可能。

8. 肝转移癌

✧检查所见

肝左（右）叶见低回声，大小约__cm×__cm，边界清楚，形态规则（不规则），周边可见低回声晕，彩色多普勒：其内可见丰富血流信号，可探及动脉频谱，PSV__cm/s，RI__。

经患者左（右）侧肘正中静脉（或其他部位）团注六氟化硫微泡混悬液声诺维__mL/次，共__次，生理盐水冲管10 mL/次。

超声造影后该结节动脉期呈快速高增强表现，分布均匀，（并可见不规则血管结构）动脉晚期（门脉早期）快速减退，延迟期可见廓清。

超声造影后该结节动脉期呈快速环状强化高（等）增强，分布不均匀，中心呈无增强，动脉晚期（门脉早期）开始减退呈低增强，延迟期可见廓清。

造影后患者留观30分钟，患者无明显不适主诉，安返。

✧超声提示

肝内实性结节，超声造影提示转移灶可能。

9. 孤立性坏死性结节

✧检查所见

肝左（右）叶见低回声，大小约__cm×__cm，边界清楚，形态规则（不规则），彩色多普勒：未见明确血流信号。

经患者左（右）侧肘正中静脉（或其他部位）团注六氟化硫微泡混悬液声诺维__mL/次，共__次，生理盐水冲管10 mL/次。

造影后，该结节动脉期、门脉期、延迟期三个时相未见造影剂充填。

造影后患者留观30分钟，患者无明显不适主诉，安返。

✧超声提示

肝内实性结节，超声造影提示肝内孤立性坏死结节可能。

10. 肝消融术后

✧检查所见

肝左（右）叶见低（中高）回声，大小约__cm×__cm，边界清楚，形态规则（不规则），彩色多普勒：未见明确血流信号。

经患者左（右）侧肘正中静脉（或其他部位）团注六氟化硫微泡混悬液声诺维__mL/次，共__次，生理盐水冲管10 mL/次。

造影后，该结节动脉期、门脉期、延迟期均未见造影剂充填，范围约__cm×__cm。

✧超声提示

肝实性结节消融术后，超声造影提示无增强（消融完全）。

11. 肝腺瘤

✧检查所见

肝左（右）叶见低（中高）回声，大小约__cm×__cm，边界清楚，形态规则（不规则），彩色多普勒：未见明确血流信号。

经患者左（右）侧肘正中静脉（或其他部位）团注六氟化硫微泡混悬液声诺维__mL/次，共__次，生理盐水冲管10 mL/次。

该结节动脉期呈快速均匀高增强，内可见无增强区，门脉期及延迟期呈持续高（等）增强，部分延迟期呈低增强。

✧超声提示

肝内实性结节，超声造影提示腺瘤可能。

二、胆囊超声造影模板

（一）胆囊超声检查的适应证

（1）胆囊墙内异常回声的鉴别诊断：胆囊腔内不移动的沉积物或声影不明显的结石与隆起性病变或实质性占位病变（息肉/腺瘤/癌等）的鉴别。

（2）胆囊息肉样病变的良、恶性鉴别。

（3）胆囊癌浸润范围及肝转移情况的判断。

（4）胆囊炎急性发作怀疑穿孔时，帮助明确诊断。

（5）急性胆囊炎时，了解胆囊床周围或腹腔内积液或脓肿形成情况。

（二）胆囊超声检查的内容要求

（1）时相及分期：增强早期（动脉期）是开始注入造影剂至第30秒，第30秒至不少于180秒定义为增强晚期（静脉期）。

（2）参照对象：胆囊病变增强水平可以参考正常胆囊，也可以参考肝组织。

（3）增强强度：与病变周围胆囊壁或同一深度周围肝实质增强强度对比，可分为无增强、低增强、等增强及高增强。

（4）增强形态及分布增强形态：一般分为均匀或不均匀增强，判断形态一般以增强早期为准。病变内血管定义：在增强早期造影剂刚进入时，部分胆囊占位性病变内部可以观察到血管形态，分为点状、单支状、分支样及不规则状等。

（5）囊壁完整性：超声造影检查时还需重点观察胆囊病变基底部附着处胆囊壁的完整性。

（6）增强方式：主要有病变周围向中心增强、病变整体增强、病变周边部增强、病变分支或分叶状增强。

（三）胆囊超声检查的切面和图像要求

（1）体位：一般采取平卧位，必要时采用左侧卧位或者右侧卧位。

（2）扫查方向：多角度、多切面显示胆囊及病灶的最大切面，以获得最佳二维观察图像，对胆囊内隆起性或息肉样病变，应注意显示病变的基底部。

（3）仪器的调节剂基本操作

1）仪器的调节剂常规超声检查：常规超声观察并记录胆囊形态、大小、胆囊壁厚度及完整性、胆囊内病变的部位、数量、形态、大小、基底部及血流等情况。还应记录胆囊周围肝、邻近胆管及相应区域淋巴结情况。若胆囊病变较小，可使用局部放大功能，观察病灶内部或基底部的细微特征。另外在扫查过程中，也要注意患者呼吸的配合，尽量确保观察部位位于屏幕的中央区域。

2）给药途径和方式同肝造影检查，剂量建议在1.0 mL或以上或0.02 mL/kg。

3）计时及图像存储：注入造影剂同时启动计时器，对胆囊连续观察不少于2分钟，延迟期行全肝扫查，了解有无周围肝浸润或肝内转移，整个造影过程连续观察至造影剂廓清，并将所有静态及动态图像存储于仪器硬盘中。

（四）胆囊病变

1. 胆囊胆固醇性息肉

✧检查所见

胆囊壁上可见低回声，大小约__cm×__cm，形态规则，基底宽（窄），壁连续性好（中断），彩色多普勒：未见条状血流信号。

经患者左（右）侧肘正中静脉（或其他部位）团注六氟化硫微泡混悬液声诺维__mL/次，共__次，生理盐水冲管10 mL/次。

超声造影后该结节动脉期早于肝实质与胆囊壁呈同步等增强，分布尚均匀；可见点状（单支状）血管结构；动脉期病变基底部宽约__cm，结节处胆囊壁厚约__cm；壁结构完整，连续性好，呈线状。静脉期早于胆囊壁呈均匀低增强。

造影后患者留观30分钟，患者无明显不适主诉，安返。

✧超声提示

胆囊壁实性结节，超声造影提示胆固醇性息肉可能，建议随诊。

2. 胆囊腺瘤

✧检查所见

胆囊壁上可见低回声，大小约__cm×__cm，形态规则，基底宽（窄），壁连续性好（中断），彩色多普勒：未见条状血流信号。

经患者左（右）侧肘正中静脉（或其他部位）团注六氟化硫微泡混悬液声诺维__mL/次，共__次，生理盐水冲管10 mL/次。

超声造影后该结节动脉期早于肝实质与胆囊壁呈同步高增强，分布尚均匀；可见单支状或分支血管结构；动脉期病变基底部宽约__cm，结节处胆囊壁厚约__cm；结构完整，连续性好，呈线状。静脉期与胆囊壁呈同步消退。

造影后患者留观30分钟，患者无明显不适主诉，安返。

✧超声提示

胆囊壁实性结节，超声造影提示腺瘤可能。

3. 胆泥

✧检查所见

胆囊内可见团状低回声，大小约__cm×__cm，形态规则，边界清，彩色多普勒：未见条状血流信号。

经患者左（右）侧肘正中静脉（或其他部位）团注六氟化硫微泡混悬液声诺维__mL/次，共__次，生理盐水冲管10 mL/次。

超声造影后该病动脉期、静脉期、延迟期均呈无增强，未见微泡填入。

造影后患者留观30分钟，患者无明显不适主诉，安返。

✧超声提示

胆囊内团状低回声，超声造影提示胆泥可能。

4. 胆囊腺肌症

✧检查所见

胆囊壁局限性（弥漫性）增厚，范围约__cm × __cm，壁内见小无回声及强回声，后伴彗星尾。

经患者左（右）侧肘正中静脉（或其他部位）团注六氟化硫微泡混悬液声诺维__mL/次，共__次，生理盐水冲管10 mL/次。

超声造影后增厚处动脉期快速环状高增强，早于肝组织（与胆囊壁同步），分布欠均匀，黏膜层及浆膜层连续完整，中间层呈偏低增强，并可见多发的点状无增强区，静脉期略早于或同步消退，呈低增强。

造影后患者留观30分钟，患者无明显不适主诉，安返。

✧超声提示

胆囊壁局限性增厚，腺肌症可能。

5. 胆囊癌

✧检查所见

胆囊腔内见低回声，大小约__cm × __cm，形态不规则，内部回声不均，该低回声与胆囊壁分界不清，胆囊壁结构中断、消失，彩色多普勒：团块内可见少量血流信号。

经患者左（右）侧肘正中静脉（或其他部位）团注六氟化硫微泡混悬液声诺维__mL/次，共__次，生理盐水冲管10 mL/次。

超声造影后该结节动脉期呈快速高增强，分布不均匀，内可见不规则血管结构，动脉期病变基底部宽约__cm，该处胆囊壁增厚，厚约__cm，结构不完整，连续性中段，黏膜与浆膜分界不清，静脉期早于胆囊壁开始消退，呈低增强。

造影后患者留观30分钟，患者无明显不适主诉，安返。

✧超声提示

胆囊内实性占位，超声造影提示癌可能。

三、胰腺超声造影模板

（一）胰腺超声检查的适应证

（1）胰腺局灶性病变的定性诊断。

（2）急慢性胰腺炎的诊断。

（3）常规超声上显示不清的胰腺病变，或其他影像检查发现病变但常规超声未能显示，超声造影可提高检测病变的敏感性，并进一步做出定性诊断，或在超声造影引导下组织活检、介入治疗。或常规超声检查疑似存在胰腺病变，可用超声造影予以确认或排除。

（4）临床疑似胰腺肿瘤或实验室相关肿瘤标记物升高，影像检查未能明确诊断的病例。

（5）不明原因的胰管扩张。

（6）闭合性腹部外伤，疑存在胰腺损伤者。

（7）胰腺移植，全面评估供体血管通畅性和灌注情况，以及随访中出现的异常病变。

（8）胰腺癌局部动脉灌注化疗、局部放疗、消融治疗、注药治疗后等评价疗效。

（二）胰腺超声检查的内容要求

（1）增强时相：增强早期（动脉期）：从注射造影剂开始至其后30秒；增强晚期（静脉期），造影剂注射31~120秒。

（2）增强水平：以邻近胰腺组织的增强水平作为参照定义病灶的增强水平，可定为无、低、等和高增强。

（3）增强速度：病灶与正常胰腺实质开始增强时间的比较，分为快、等、慢。

（4）造影剂分布特征：分为均匀增强、不均匀增强、特殊增强征象（如包膜增强、病灶内肿瘤血管结构、病灶内分隔增强）。

（5）增强模式：最常见的增强模式有①早期低增强，晚期持续低增强；②早期高增强，晚期增强消退；③早期和晚期均为等增强。

（三）胰腺超声检查的切面和图像要求

（1）常规超声检查：了解整个胰腺的情况和病变的大小、数目、边界回声特点、血供情况及与胰管、血管、邻近器官的关系。选择能同时显示胰腺组织和病变的超声造影最佳切面。

（2）造影条件设置：进入造影检查模式，调节成像条件，用二维和造影双幅显示模式进行观察。

（3）实施造影：将探头切面置于感兴趣区，目标病灶尽量位于图像中部。经肘前静脉团注造影剂，超声造影剂常规推荐用量为2.4 mL。造影开始时打开计时器并启动存储功能。观察病灶和周围胰腺组织的增强情况及其动态变化过程，持续约2分钟。之后全面扫查肝，寻找肝内有无转移灶。造影中，根据检查的目的，按照预定方案存储动态图像。

（四）胰腺病变

1. 胰腺实性占位

✧检查所见

胰腺内见低回声，大小约__cm × __cm，边界不清，形态不规则，彩色多普勒：团块内未见明确血流信号。

经患者左（右）侧肘正中静脉（或其他部位）团注六氟化硫微泡混悬液声诺维__mL/次，__次，生理盐水冲管10 mL/次。

上述病灶动脉期可见向心性轻度增强，静脉期快速减退，呈边界欠清晰的低增强，范围约__cm × __cm。

✧超声提示

胰腺实性占位，超声造影提示癌可能性大。

2. 胰腺囊性占位

✧检查所见

胰腺内见无回声，大小约__cm × __cm，边界尚清，内见分隔，彩色多普勒：隔上未见明确血流信号。

经患者左（右）侧肘正中静脉（或其他部位）团注六氟化硫微泡混悬液声诺维__mL/次，共__次，生理盐水冲管10 mL/次。

超声造影上述病灶动脉期可见囊壁增强，囊壁及分隔清晰、光滑，静脉期快速减退，范围约__cm × __cm。

✧超声提示

胰腺囊性占位，超声造影提示囊腺性病变可能。

3. 胰腺神经内分泌瘤

✧检查所见

胰头（颈/体/尾）部可见低回声/高回声肿物，大小约__cm×__cm，形态规则（不规则），边界清晰，彩色多普勒：肿物内见较丰富血流信号。

经患者左（右）侧肘正中静脉（或其他部位）团注六氟化硫微泡混悬液声诺维__mL/次，共__次，生理盐水冲管10 mL/次。

病灶动脉期呈快速高增强，分布均匀，边界清晰，静脉期逐步减退，呈均匀高（等）增强。

✧超声提示

胰腺内实性占位，超声造影提示pNET可能。

四、肾超声造影模板

（一）肾超声检查的适应证

1. 肾局灶性病变的定性诊断

（1）先天性肾结构异常（如肾柱肥大、亚肾连接不良等）与实性肾肿瘤的鉴别诊断。

（2）肾实质囊实性占位性病变的鉴别诊断。

（3）肾集合系统内占位性病变的检出与鉴别诊断。

2. 肾外伤

（1）术前了解肿瘤血流灌注特点，以引导穿刺活检。

（2）肾肿瘤消融治疗的术中引导、术后即刻评估及远期随访。

（3）肾血管性病变的评估：包括肾动脉狭窄、动脉瘤、动静脉瘘、肾梗死及血管内栓子的鉴别。

（4）移植肾：主要指肾移植术后并发症的发现、评估及随访。

（5）肾肿瘤介入诊疗中的应用。

（6）CT或MRI造影剂有禁忌的肾占位性病变。

（7）慢性弥漫性肾病的血流灌注定量分析。

（8）肾肿瘤化疗疗效评估。
（9）鉴别肿瘤来源，观察肿瘤与肾的关系。
（10）指导复杂性肾囊肿的硬化治疗。

（二）肾超声检查的内容要求

肾超声造影的时相特征有别于肝超声造影的时相划分，也有别于增强CT造影时相的划分。根据肾血管特性及目前应用研究结果，建议将肾超声造影的观察内容主要分灌注相、消退相；除观察肿瘤的造影特征外，一定要认真观察肿瘤周围肾实质的灌注特征，并进行对比分析；对肾囊性病变最好能进行超声造影下的Bosniak分级。

（三）肾超声检查的切面和图像要求

（1）常规超声检查：了解整个肾病变的位置、大小、数目、边界回声特点、血供情况及与血管、邻近器官的关系。选择能同时显示肾和病变的超声造影观察最佳切面。

（2）造影条件设置：进入造影检查模式，调节成像条件，用二维和造影双幅显示进行观察。

（3）实施造影：将探头切面置于感兴趣区，目标病灶尽可能位于图像中央。经肘前静脉团注造影剂，超声造影剂常规推荐用量为2.4 mL。造影开始时打开计时器并启动存储功能，观察病灶和肾组织的增强情况及其动态变化过程，为时约2分钟；造影中，根据检查目的，按照预定方案存储动态图像。

（四）肾病变

1. 肾良性结节

✧检查所见

左（右）侧肾可见低回声，大小约__cm×__cm，形态规则，边界清晰，彩色多普勒：未见（可见）条状血流信号。

经患者左（右）侧肘正中静脉（或其他部位）团注六氟化硫微泡混悬液声诺维__mL/次，共__次，生理盐水冲管10 mL/次。

超声造影后该结节动脉期呈等（高）增强，无环状高增强，静脉期与肾实质同步消退，呈等增强。

造影后患者留观30分钟，患者无明显不适主诉，安返。

✧超声提示

肾内实性结节，超声造影提示良性可能。

2. 肾癌

✧检查所见

左（右）肾可见低回声，大小约__cm×__cm，形态不规则，边界不清晰，彩色多普勒：内部可见较丰富条状血流信号。

经患者左（右）侧肘正中静脉（或其他部位）团注六氟化硫微泡混悬液声诺维__mL/次，共__次，生理盐水冲管10 mL/次。

动脉期呈快速高增强，分布均匀（不均匀），结节周边可见环状高增强，其内呈细网状分布，静脉期快速减退（逐步减退），呈低（等）增强（图2-5-2，图2-5-3）。

造影后患者留观30分钟，患者无明显不适主诉，安返。

✧超声提示

肾内实性占位，超声造影提示癌可能。

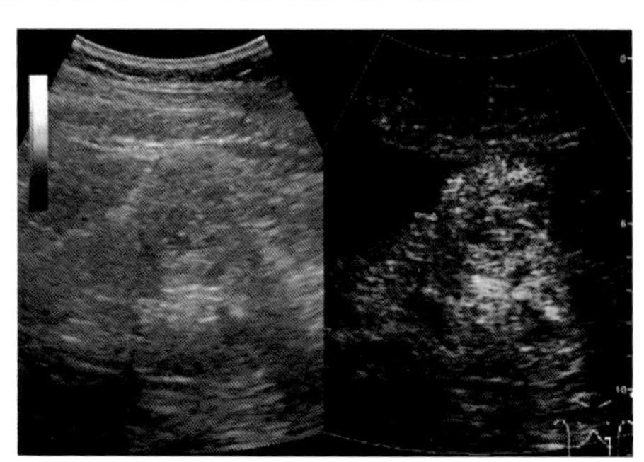

图2-5-2 肾癌：超声造影显示注射造影剂19秒时，肿物较肾实质强化明显，为高增强

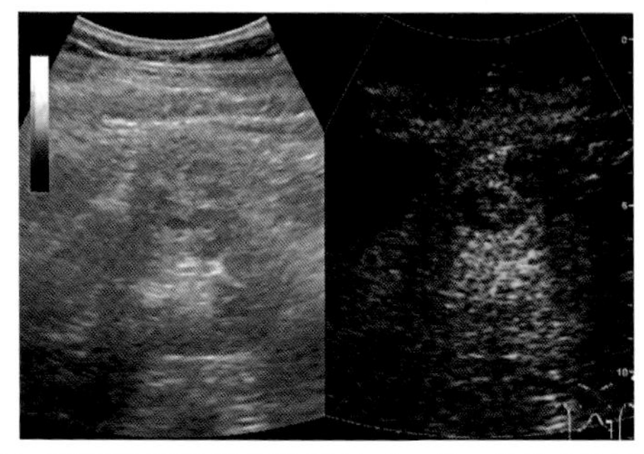

图2-5-3 肾癌：超声造影显示注射造影剂1分11秒，肿物内造影剂廓清较周围肾实质快，呈低增强

3. 囊性肾癌

✧检查所见

左（右）侧肾可见无回声，大小约__cm × __cm，形态不规则，边界不清晰，内见多发分隔，薄厚不均，彩色多普勒：可见较丰富条状血流信号。

经患者左（右）侧肘正中静脉（或其他部位）团注六氟化硫微泡混悬液声诺维__mL/次，共__次，生理盐水冲管10 mL/次。

超声造影该病灶可见快速高增强，囊壁及内部分隔可见造影剂进入，达峰时高于正常肾组织，静脉期快速减退，早于周边肾实质。

✧超声提示

肾内囊实性结节，超声造影提示复杂囊肿（囊性肾癌不除外）。

第三章

产科超声检查技术规范与报告模板

第一节　产科超声检查技术规范

为了规范产科超声检查技术，提高产科超声检查质量，参照国际妇产科超声学会（ISUOG）标准制定，结合卫健委《产前诊断技术管理办法》《北京市产前诊断技术管理办法实施细则》，以及北京市朝阳区现状及实际情况，特拟定北京朝阳区产科超声检查技术规范，敬请大家提供宝贵意见。

一、产科超声检查的常规临床应用范围

（1）产科超声广泛应用于产前评估胎儿生长发育、解剖结构和多胎妊娠的管理。

（2）胎儿在10周左右基本完成器官的形成，之后再进一步发育的主要是胎儿的生长和器官成熟，因此在孕10周之前称为“胚胎”，10周之后称为“胎儿”，胎儿解剖结构的评价对早期筛查严重致死性胎儿畸形至关重要。孕早期超声软指标颈项透明层（NT）厚度的测量对预测染色体异常有非常重要的意义。

（3）中孕期常规超声筛查主要是核对孕周（越早越准确）与检出重大先天畸形，所有孕妇均应接受超声检查以检测胎儿畸形及妊娠并发症，进行常规胎儿超声筛查的医师应该接受专门的产前超声诊断培训。

（4）晚孕期：主要是胎儿的生长发育评估，通过胎儿双顶径、头围、股骨长度、肱骨长度及腹围的测量完成，并可通过上述参数估算胎儿体重，同时注意观察脐血流胎盘及羊水情况。

二、产科超声检查的内容要求

1. 早孕期超声检查

（1）早孕期：指胎儿有生机（即子宫内出现妊娠囊并可见胚胎心脏搏动？原始心管搏动？心脏活动）到妊娠的13^{+6}周。

（2）早孕期超声检查的内容：可采用腹部超声及阴道超声完成，首先检查子宫形态是否正常，有无畸形及肌瘤等，确定胎囊位置，除外异位妊娠，有无胎心搏动，确定胚胎个数。扫查孕妇双侧附件，以除外附件区占位。

（3）早孕期胎龄的评估：

5周（有孕囊伴卵黄囊，无胎芽）；

6周~6^{+6}周：CRL<1 cm；

7周~7^{+6}周：1.0 cm<CRL<1.5 cm；

8周~8^{+6}周：1.5 cm<CRL<2.5 cm；

9周~9^{+6}周：2.5 cm<CRL<3.0 cm。

（4）辅助生殖技术受孕：使用ART衍生的孕龄来计算预产期。

（5）自然受孕：月经正常的按末次月经推算预产期，月经不正常的按超声确定孕龄。

2. 孕11周~13^{+6}周胎儿NT评估

对于早期胎儿畸形筛查的NT测量只能由经过培训和认证的操作人员进行（建议孕12周~13^{+6}周进行检查胎儿颅骨、颅内结构及四肢长骨），检查前向孕妇及家属告知此次检查的重要性及局限性。

3. 中孕期超声检查（建议第一次筛查时间在20周~24^{+6}周）

（1）头部：颅骨完整、透明隔腔、大脑镰、丘脑、侧脑室、小脑，延髓池。

（2）面部：双眼眶、面部轮廓（鼻骨和下颌）、口唇、上唇线完整。

（3）颈部：有无包块（如颈部水囊瘤）。

（4）胸腔及心脏：胸腔及肺大小形态、胎心搏动、四腔心位置、主–肺动脉流出道、无膈疝 。

（5）腹部：观察胃泡、膀胱充盈，肾、肝、肠管回声及宽度，脐带血管数目及与腹壁连接情况、有无腹水。

（6）骨骼：观察脊柱连续性、弯曲度、骨化程度，有无脊柱畸形或肿物（脊柱矢状切面/脊柱横切面）、观察双上肢（肱骨/尺/桡骨）和手的姿势形态及连接关系是否正常。观察双下肢（股/胫/腓骨）和足的姿势形态及连接关系是否正常。双上肢和手可见，关系正常、双下肢和足可见，关系正常。

（7）胎盘：位置、厚度、有无肿物、副胎盘和分叶胎盘。

（8）脐带：三根脐血管、脐带胎盘插入点、除外前置血管、帆状胎盘等。

（9）羊水：在羊水宽度>1 cm处探头垂直于水平面测量羊水深度。

（10）宫颈：观察宫颈管长度及形态。正常宫颈长度≥25 mm。

4. 晚孕期超声检查

（1）胎儿的生长发育评估：通过胎儿双顶径、头围、股骨长度、肱骨长度及腹围的测量完成，并可通过上述参数估算胎儿体重，同时注意观察胎盘及羊水情况。

（2）迟发型胎儿畸形监测（建议孕27周~29周进行第二次胎儿畸形筛查，标准完全同中孕期超声筛查）。

三、产科超声诊断报告单的格式和内容

（1）患者资料：姓名、性别、年龄、门诊号（住院号/病案号）、超声号。

（2）仪器及记录方式：使用仪器的品牌及机型，记录方式包括黑白打印、彩色打印、机器内存图、工作站等方式。

（3）常规的检测和测量：标准切面超声留图，胎儿大小测量、胎心测量、羊水最大厚径及AFI指数测量。

（4）特殊检查和测量：有转诊指征的患者，需无保留地告知孕妇及家属胎儿情况并开具转诊单，附需转诊医院及转会诊详细流程。

（5）描述主要超声所见。

（6）结论。

（7）医生签名和日期。

四、产科超声常用切面及观察内容

1. 早孕期（11周~13^{+6}周）

（1）头臀长：头臀长（crown-rump length，CRL）测量可以经腹或经阴道进行，应该获得整个胚胎或胎儿的中线矢状切面，理想情况下应使胚胎或胎儿在屏幕上水平定向（图3-1-1）。图像应被充分地放大以填充大部分超声屏幕的宽度，在孕6周~9周时，实际测量值代表颈–臀长度，但仍称为CRL。在非常早的妊娠期，通常无法区分头端和尾端，而是采用最大长度测量。

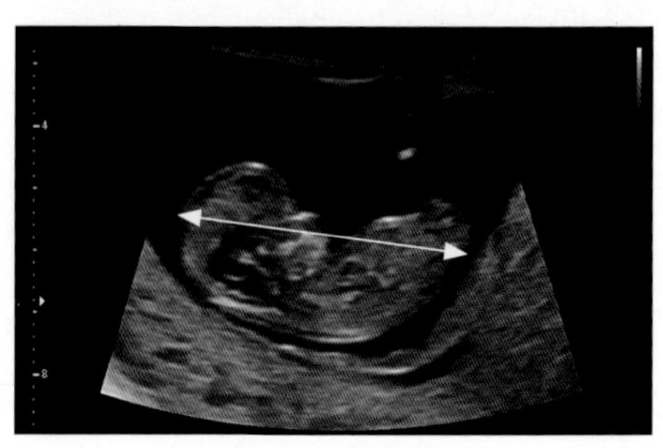

图3-1-1 头臀长

（2）双顶径及头围：双顶径和头围在胎儿头的最大真实对称轴向视图上测量（图3-1-2）。

孕10周时，需要看到中线第三脑室、半球间裂、脉络丛。

孕13周时，需要看到丘脑、第三脑室、小脑。

孕13周前测量头臀长决定胎龄，13周后测量增加胎儿双顶径。

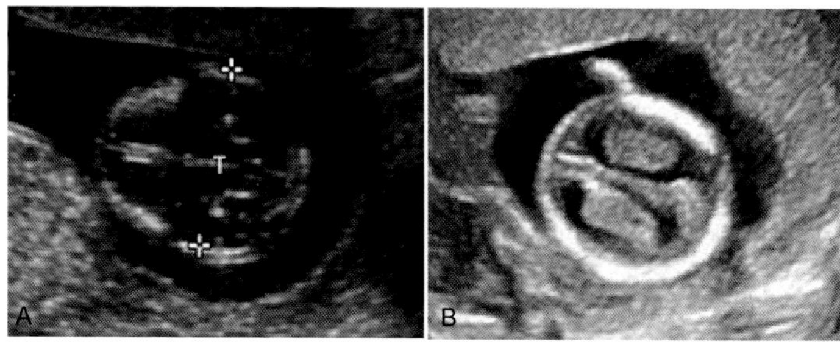

图3-1-2 双顶径及头围：A. 双顶径测量（卡尺），注意通过头部和第三脑室和中线结构中心位置的真实轴向视图（T表示第三脑室和丘脑），头围也将在该平面上测量；B. 正常脉络丛（注意：脉络丛从后角的内侧延伸到外侧边界）

（3）头（颅骨完整）（图3-1-3）。

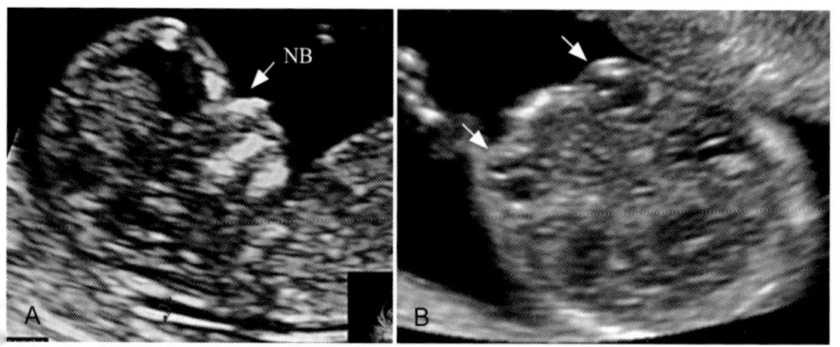

NB：鼻骨

图3-1-3 胎儿面部：A. 正常轮廓显示鼻骨，注意上颌骨和下颌骨的正常长度；B. 正常眼睛内可见眼球和晶状体（箭头）

（4）脊柱：应当获得纵向和轴向视图以显示正常的椎骨排列和完整性，并应显示完整的皮肤（图3-1-4）。

（5）胸部：通常在超声上显示为均等回声的肺，没有胸腔积液或囊性或实性肿块。应评估横断面的连续性，注意腹部和肝的正常位置。

（6）心脏：记录心脏在胸部左侧的正常位置（左侧胸腔），心脏解剖更详细的超声评估已被证明是可行的，但是在11周~13^{+6}周不是常规评估的，出于安全原因，在常规扫描期间未规定必须使用彩色多普勒超声（图3-1-5）。

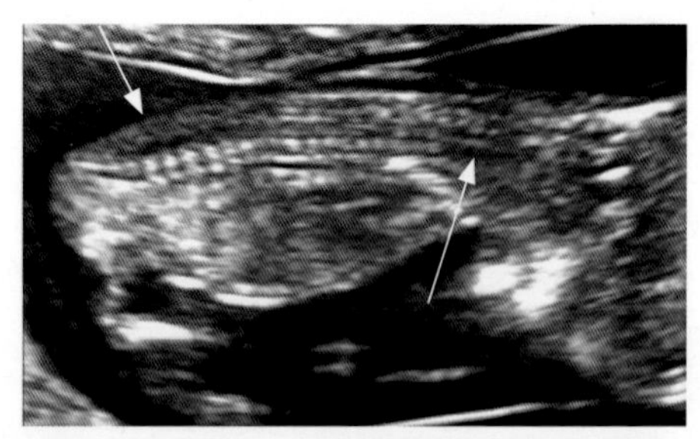

图3-1-4　胎儿脊柱：正中视图从颈部到椎骨后部可以看到完整的皮肤（箭头），注意椎体骨化呈高回声，但神经呈等回声或低回声，在颈椎区域（长箭头），椎体尚未骨化，正常软骨呈低回声

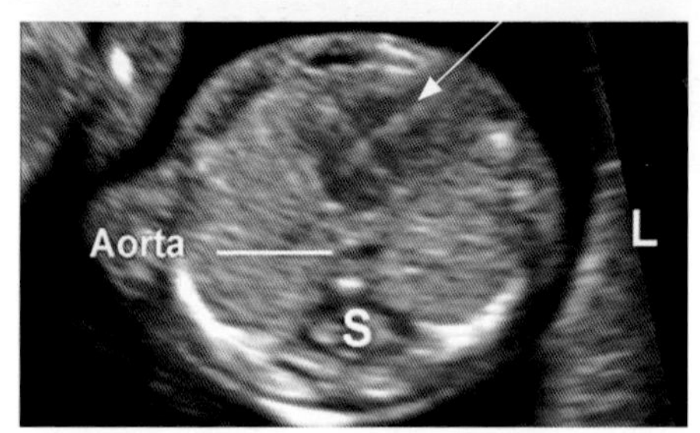

S：脊柱；Aorta：主动脉；L：左侧

图3-1-5　心脏四腔心切面：心脏顶点指向左侧，注意心房和心室在隔膜的两侧对称（箭头），肺野具有均匀的回声特点和双侧对称性，主动脉正好位于脊柱的左侧

（7）腹部：在11周~13周，胃和膀胱是腹部唯一无回声囊性结构。腹部左侧的胃位置与左心位置可以有助于确认内脏的正常位置。胎儿肾应在椎体两侧，如豆形，中央为典型的低回声肾盂结构。妊娠12周时，小腹中部应可见无回声圆形结构的胎儿膀胱（图3-1-6）。

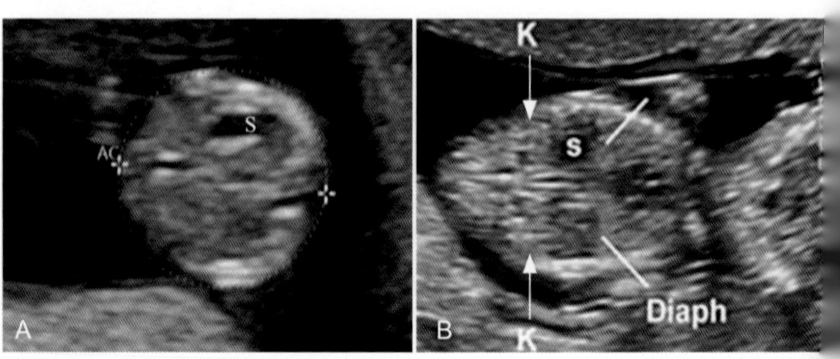

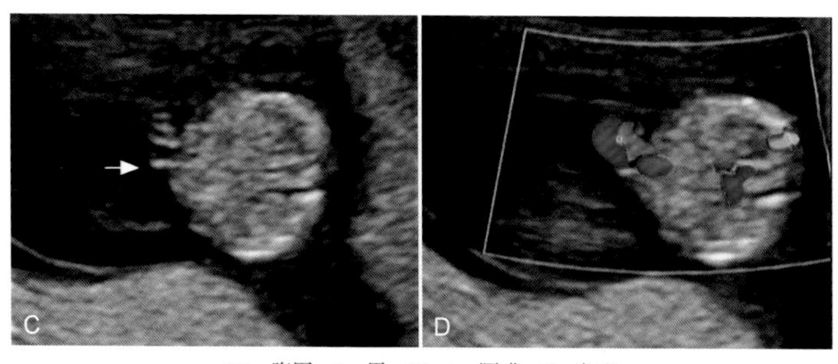

AC：腹围；S：胃；Diaph：隔膜；K：肾盂

图3-1-6 胎儿腹部：A. 在测量腹围水平处的腹部轴向视图（虚线），显示胃和脐静脉；B. 腹部的冠状视图显示肾具有中央低回声肾盂（箭头）；C、D. 胃、脐带插入（箭头）（注意：两个脐带动脉是可见的）

（8）腹壁：12周后应记录脐带的正常插入，生理脐疝存在长达11周，应当与脐膨出和腹裂区分。

（9）四肢：在11周~13周的超声扫描中，应注意上肢和下肢每个骨节的存在及两只手和脚的存在和正常方向（图3-1-7）。

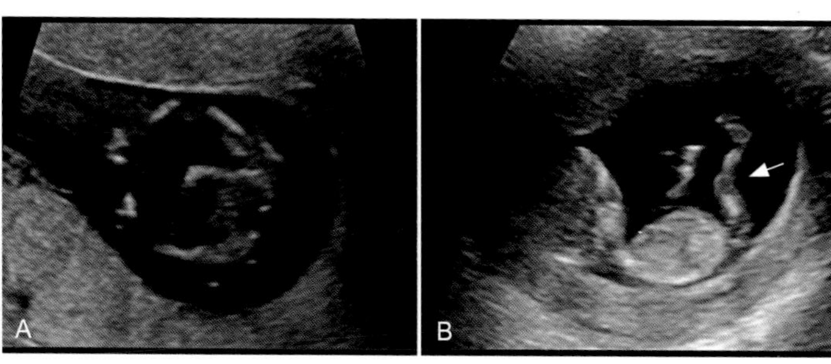

图3-1-7 胎儿四肢：A. 正常上肢显示手和腕部正常对齐；B. 正常下肢显示脚相对于小腿的正常方向（箭头）

（10）脐带：应注意脐带血管的数量、脐带的插入，以及脐带囊肿的存在。用彩色多普勒或频谱多普勒超声对膀胱旁区域进行简要评估有助于确定两条脐动脉的存在，但这不是常规评估的一部分。

（11）如何测量NT：胎儿应处于正中位置，获得矢状切面并放大图像，包括胎儿头部和上胸腔，并有可见的羊膜回声。胎儿面部的正中视图显示鼻骨尖。NT的可靠和可重复测量需要适当的培训，1毫米卡尺应正确放置以测量NT，以作为颈膜与覆盖颈椎软组织边缘之间的最大距离。多胎妊娠需要特别注意，同时考虑绒毛膜性（图3-1-8）。

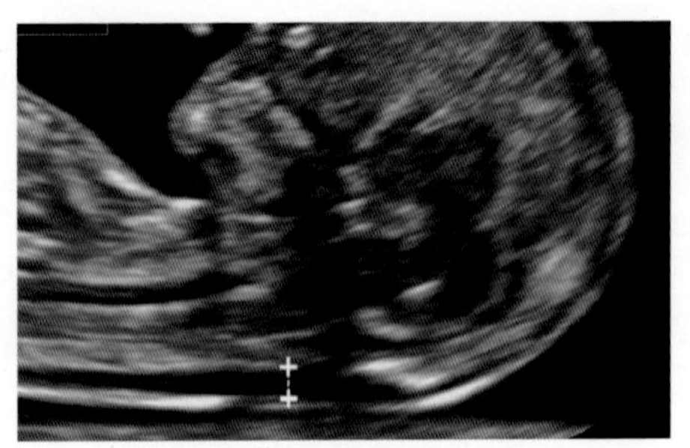

图3-1-8 NT测量标准切面

（12）其他宫内和宫外结构：在早孕期的超声检查时，应描述子宫形状异常，如子宫纵隔和双角子宫，应检查附件的异常和盆腔肿块。

应评估胎盘的回声特征。

应特别注意曾经有剖宫产史的患者，警惕瘢痕妊娠或胎盘植入，并伴有严重并发症。疑似病例，应考虑及时转诊给专科医师进行进一步的评估和管理。

2. 中孕期筛查（20周～24^{+6}周）

（1）胎儿生物测量及图示：超声参数包括双顶径、头围、腹围、股骨干长度（图3-1-9）。

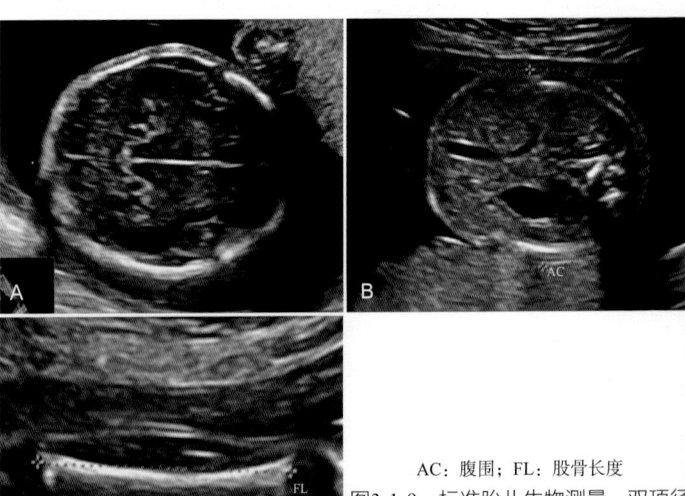

AC：腹围；FL：股骨长度

图3-1-9 标准胎儿生物测量：双顶径和头围（A），腹围（B）和股骨干骺端长度（C）的超声测量；将卡尺放在头骨的外部和内部边缘上以进行双顶径测量

1）双顶径：丘脑水平、两个半球的外观对称、中线回声连续、显示透明隔腔和丘脑、不显示小脑。

卡尺放置：应根据特定的方法进行放置（如从外边缘到内边缘）。当单独使用双顶径时，可能导致对胎儿年龄的估计不准确；在这种情况下，头围测量更可靠。

2）头围：在双顶径切面，确保圆周放置标记与参考表上描述的相对应。

卡尺放置：如果超声设备具有椭圆测量功能，则可以通过将椭圆放置在颅骨回波的外部来直接测量头围。

3）腹围：胎儿腹部的横切面（尽可能圆）；显示门静脉水平的脐静脉、胃泡，肾不可见。

卡尺放置：腹围是在皮肤线的外表面测量的，可以直接用椭圆卡尺测量。

4）股骨干长度：清晰显示干骺端的两端，测量骨化骨干的最长轴。

（股骨和超声束之间的角度最好在45°～90°）

卡尺放置：每个卡尺都放置在骨化骨干的末端，不包括股骨远端骨干。

（2）羊水：中孕期使用超声测量最大深度来估计。

（3）胎动：正常胎儿通常具有放松的姿势并表现出规律的运动。

（4）多普勒超声：当前不建议妊娠中期将多普勒技术作为常规超声检查的一部分。

（5）多胎妊娠：应包括脐带胎盘插入位置，对绒毛膜性的评估在14~15周之前，有剖宫产史的评估剖宫产瘢痕连续性。

（6）中孕期胎儿畸形筛选标准及图示

1）头骨：定期评估胎儿头骨的4个区域（形状、大小、完整性和骨密度）。

2）大脑结构：侧脑室（包括脉络丛）、透明隔腔、脑中线、颅骨环、小脑、小脑延髓池面。胎儿面部的最低评估应包括上唇是否连续性完整（图3-1-10）。

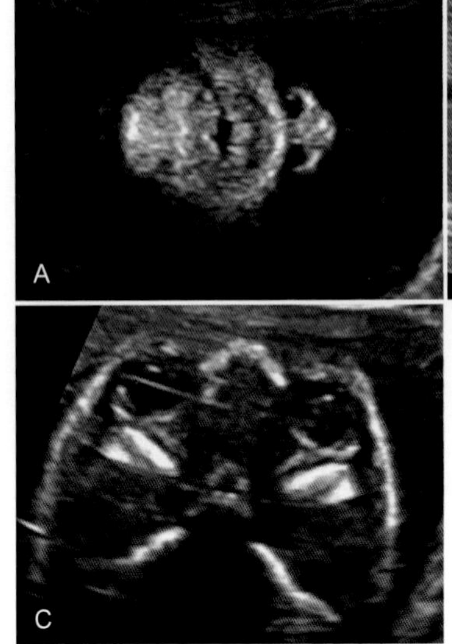

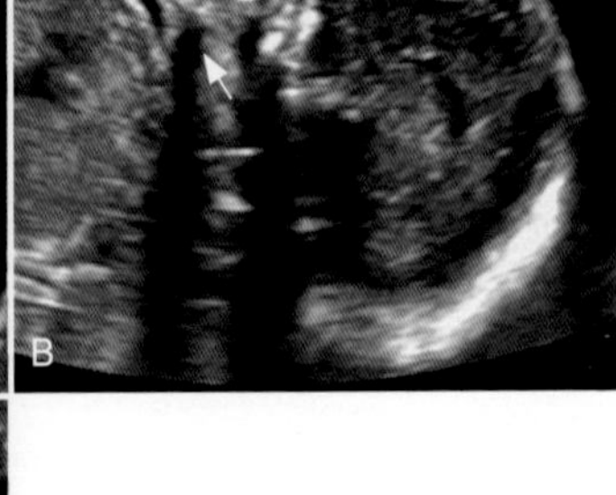

图3-1-10　胎儿面部：A. 口、嘴唇和鼻子通常在冠状视图中评估；B. 正中矢状面部轮廓（箭头）；C. 眼眶及晶状体

3）颈部：通常表现为圆柱形、无凸起、无肿物或积液。应检出的颈部肿物，如颈部水囊瘤或畸胎瘤。

4）胸部：胎儿胸部形态规则，肋骨自然弯曲无畸形。双侧肺回声均匀，无纵隔移位或肿物。膈肌呈线样无回声分隔胸、腹部脏器。

5）心脏筛查：一般认为心脏检查在孕中期采用基本切面即四腔心切面及扩张切面——主、肺动脉流出道切面以最大限度的检出先天性心脏畸形，应当放大图像至显示屏的1/3～1/2（图3-1-11～图3-1-16）。

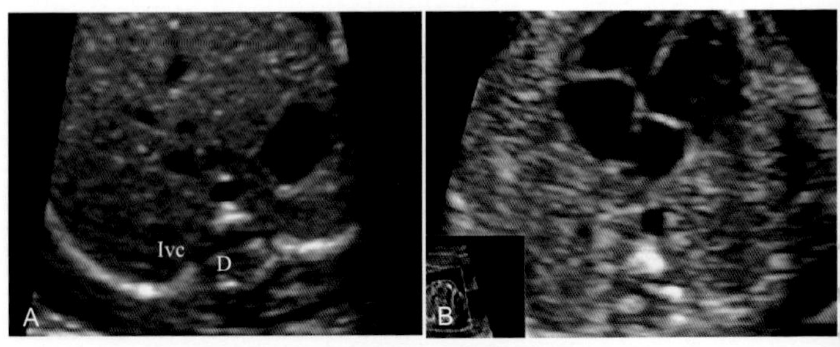

IVC：下腔静脉；D：降主动脉

图3-1-11　胎儿腹腔横切面：A. 胃泡位于胎儿左侧，降主动脉（D.Aorta）和下腔静脉分别位于脊柱的左侧和右侧。可见一小段脐静脉；B. 心脏位置和轴：心脏主要位于左侧。心脏顶点相对于胸部前后轴向左指向45°±20°

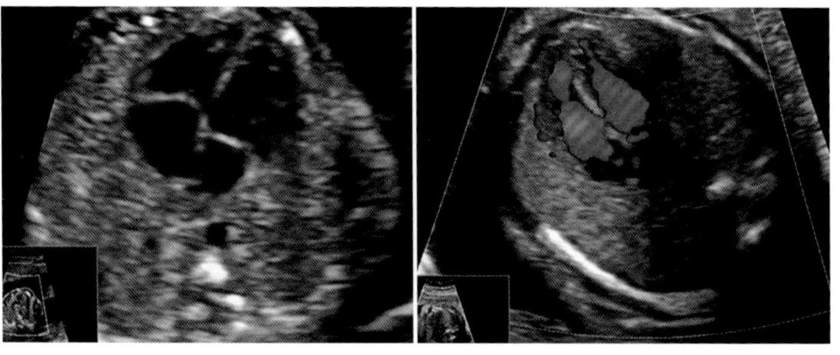

图3-1-12　四腔心切面：正常的妊娠中期心脏面积不超过胸部面积的1/3，左右心结构大致相等（腔室大小和室壁厚度），卵圆瓣漂浮在左心房内，两个房室瓣位置正常及运动启闭正常

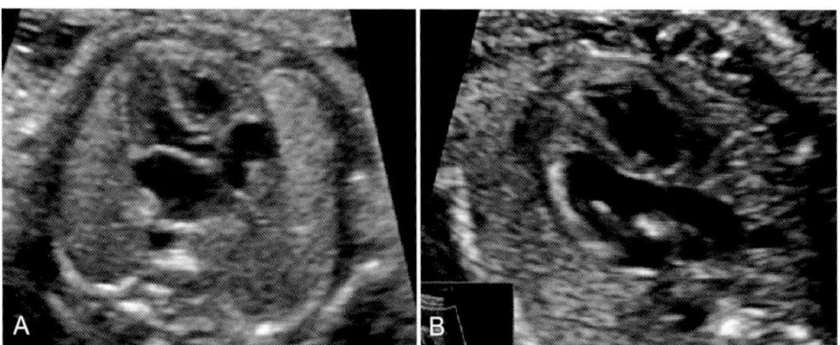

图3-1-13　左心室流出道切面：A. 连接左心室的血管，室间隔和该血管的前壁之间的连续性，在正常心脏中该前壁对应于主动脉；B. 主动脉瓣不厚且启闭正常；主动脉瓣在A中关闭，在B中打开

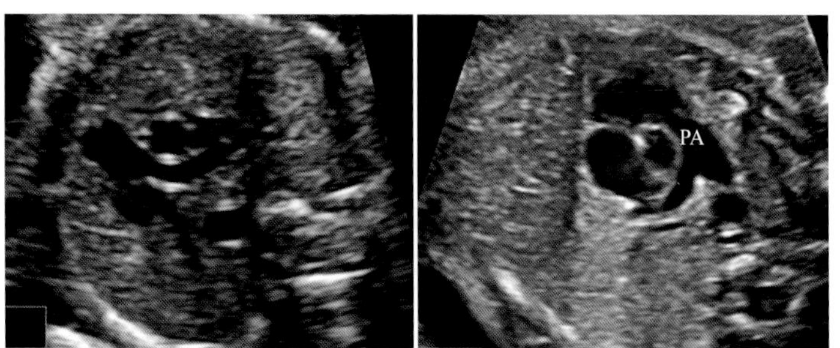

PA：主肺动脉

图3-1-14　右心室流出道切面：连接右心室的血管，该血管穿过主动脉，这有助于将其识别为主肺动脉。肺动脉瓣不厚且启闭正常。主肺动脉分叉到两个肺分支中。超声束稍微头侧倾斜就可以看到主肺动脉、右肺动脉和动脉导管

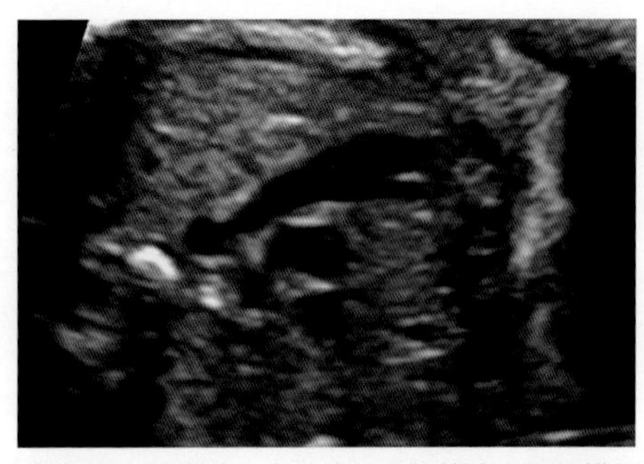

图3-1-15　三血管切面：肺动脉、主动脉和上腔静脉之间的排列关系、位置及它们的相对大小。左侧的肺动脉最宽，位于最前面，而上腔静脉最小，位于最后面

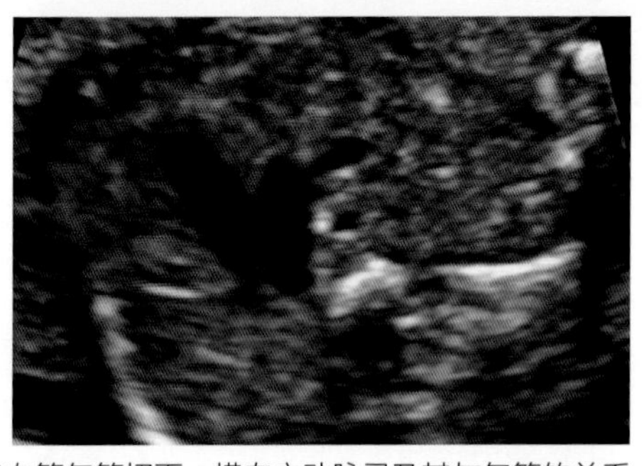

图3-1-16　三血管气管切面：横向主动脉弓及其与气管的关系。在正常心脏中，主动脉弓和导管弓都位于气管的左侧，呈“V”形

6）彩色多普勒：彩色血流图是进行胎儿超声心动图检查必不可少的部分，其作用不可低估。尽管在指南中不认为必须使用彩色多普勒，但应鼓励将其添加到常规筛查中。

7）腹部：确定腹部器官的位置，胃应在左侧，肠管应在腹部，脐带应插入完整的腹壁（图3-1-17）。胎儿胆囊位于右上象限的肝附近。

8）肾和膀胱：胎儿膀胱和两个肾应该被识别并且记录异常测量结果。

9）脊柱：对胎儿脊柱的检查会受胎儿体位影响，通常多采取矢状切面及横切面。最常见的脊柱严重畸形为开放性脊柱裂，通常与颅内畸形同时存在，如小脑香蕉型及延髓池增宽。胎儿脊柱的其他切面可检出其他脊柱畸形，包括椎骨异常及骶椎发育不全。

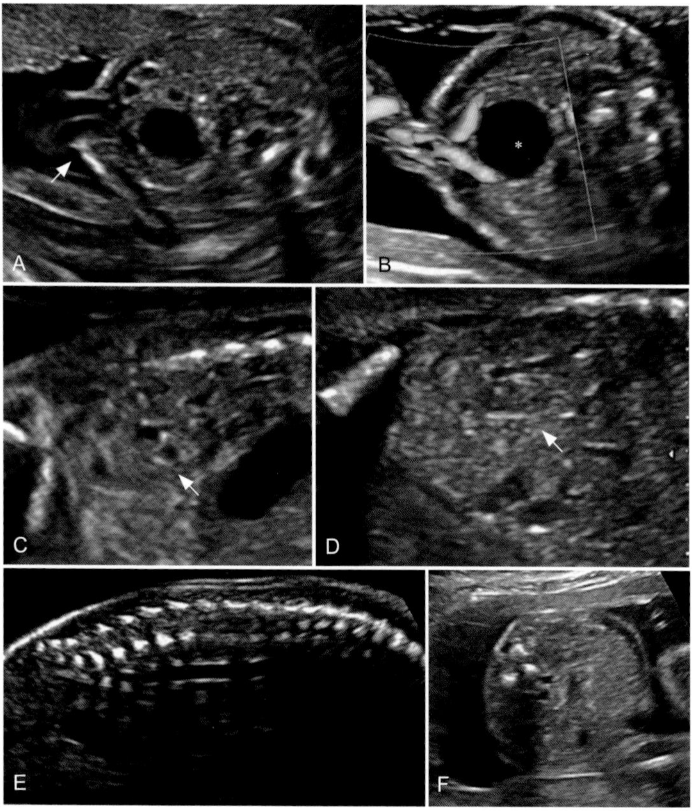

图3-1-17　胎儿脐带插入部位、膀胱、肾和脊柱的超声检查：A. 脐带插入胎儿腹部的位置（箭头）；B. 胎儿膀胱（*）；C、D. 两个肾（箭头）；E、F. 脊柱的轴向和纵向视图

10）肢体和四肢：四肢长骨、双手及双脚。常规筛查时不需计数手指和脚趾（图3-1-18）。

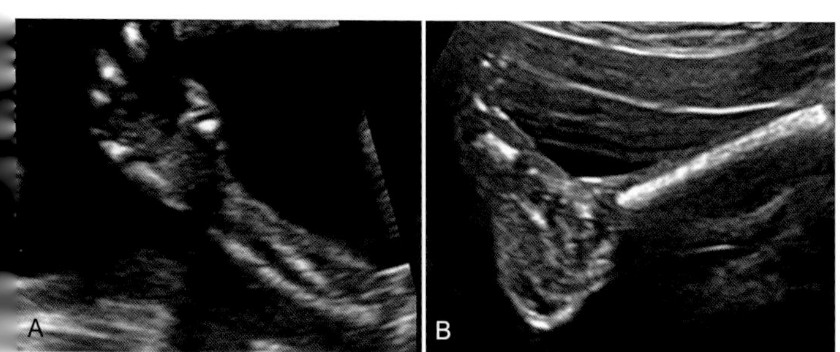

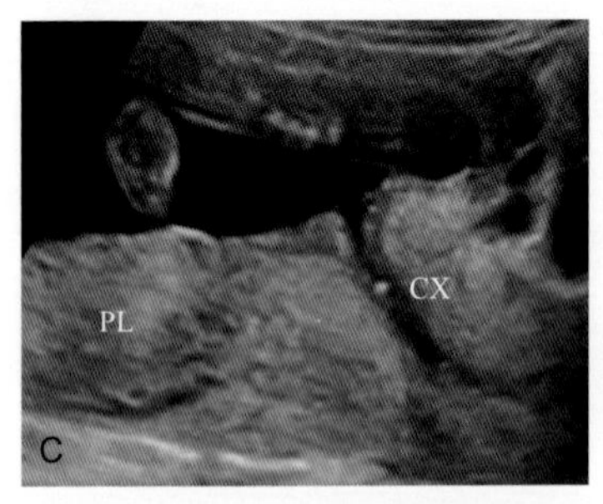

PL：胎盘；CX：宫颈

图3-1-18 胎儿四肢、胎盘的超声检查：A、B. 上肢和下肢的存在与否应常规记录；C. 胎盘位置应相对于宫颈确定

11）胎盘：描述胎盘位置，胎盘外观，以及与宫颈内口的关系。

注意：有子宫手术史和前置胎盘的妇女有发生胎盘附着障碍的风险。

12）宫颈、子宫形态及附件：目前无足够的依据建议普通人群孕中期常规行宫颈长度测量。子宫肌瘤及附件包块如果影响产程分娩则应该记录。

3.晚孕期筛查（27周～29^{+6}周）

（1）重点检查脑室、心脏、颜面等器官，并注意中孕期胎儿不典型或不易发现的脊柱裂、脐膨出、胸腹裂、消化系统、泌尿系统等畸形，建议增加彩色多普勒脐动脉血流频谱图像。

（2）彩色多普勒脐动脉血流频谱：选取脐带游离段与声束夹角＜30° 的节段进行频谱取样及测量（收缩期峰值流速PSV、舒张末期流速EDV、平均峰值流速、搏动指数PI、阻力指数RI、S/D比值等）。

第二节 产科正常超声报告模板

1. 早孕期

✧检查所见

子宫前（后/中）位，宫体大小__cm×__cm×__cm，肌层回声均匀，宫腔内见胎囊，大小__cm×__cm×__cm，囊内见卵黄囊、胎芽长约__cm，可见胎心管搏动。

双侧附件区未见明显异常回声。

盆腔未探及游离液体。

✧超声提示

宫内早孕约__周__天。

2. NT

✧检查所见

子宫增大，宫腔内见小胎儿，胎儿头臀长约__cm，双顶径__cm，胎动可见，胎心率__次/分，胎盘位于__壁，成熟度0级，羊水厚约__cm。

NT__mm。

双侧附件区未见明显异常回声。

✧超声提示

宫内早孕，单活胎，约__周__天。

3. **中孕期胎儿畸形**

✧检查所见

胎儿双顶径__cm，头围__cm，腹围__cm，股骨长__cm，心率规整，胎心率__次/分，胎盘位于__壁，成熟度0级。羊水厚约__cm。

胎儿脐动脉血流S/D__；PI__；RI__。

胎儿颅骨可见，脑中线居中，双侧脑室对称，小脑可见，小脑延髓池不宽，脊柱可见，四腔心可见，胃泡可见，肾、膀胱可见，胎儿上唇可见，四肢长骨可见。胎儿脐动脉两条。

✧超声提示

宫内中孕，单活胎，约__周__天。建议胎儿超声心动检查。

4. **中孕期胎儿超声心动图**

✧检查所见

胎儿心脏位于胸腔内，心尖指向左前方，心轴及心胸比值正常。

胎儿各心腔内径基本对称，室壁厚度及运动未见异常。

卵圆瓣漂浮于左心房内，彩色多普勒：房水平呈右向左分流。

房室瓣形态未见明显异常，彩色多普勒：房室瓣未探及明显反流。

三血管征排列可见，两侧心室各发出一条大动脉，主动脉、肺动脉内径及比值正常。

胎儿心律规整，心率正常范围。

✧超声提示

胎儿心脏结构目前未见明显重大畸形。

5. 晚孕期超声报告模板

✧检查所见

胎儿头（臀/横）位，双顶径__cm，头围__cm，腹围__cm，股骨长__cm，胎动可见，心率规整，胎心率__次/分，胎盘位于__壁，成熟度：0（Ⅰ/Ⅱ /Ⅲ）级，羊水指数__cm，羊水最大深度__cm。

胎儿脐动脉血流S/D__；PI__；RI__。

胎儿颈部未探及（可探及）脐带血流信号。

✧超声提示

宫内晚孕，单活胎头（臀/横）位；胎儿颈部见U（W）型压迹。

第三节　胎儿附属物及宫颈超声报告模板

1. 羊水超声检测

测量时探头应垂直于水平面，测量范围内应无胎体、脐带等结构存在，对可疑异常者应多次测量取平均值。正常情况下8 cm≤AFI≤20 cm。羊水过少：最大羊水深度≤2 cm或AFI≤5 cm。5 cm＜AFI＜8 cm为羊水可疑偏少。羊水过多：最大羊水深度≥8 cm，AFI≥24 cm；20 cm＜AFI＜24 cm为羊水可疑偏多。

2. 胎盘超声检测

（1）前置胎盘：孕28周前，若胎盘下缘距离宫颈内口＜2 cm、部分或完全覆盖宫颈内口，提示胎盘低置状态，孕28周及以后则诊断前置胎盘，目前规范推荐使用经阴道或经会阴超声检查。

（2）植入性胎盘：典型超声表现为胎盘增厚、陷窝，胎盘附着处子宫肌层变薄或消失，肌层内弓状动脉血流中断，不规则，当胎盘穿透子宫浆膜层时，膀胱浆膜层强回声中断，有时可见胎盘组织突向膀胱。

胎盘植入分级

Ⅰ级（胎盘粘连）：绒毛穿透蜕膜，未达肌层；Ⅱ级（胎盘植入）：绒毛侵犯肌层，未达浆膜层；Ⅲ级（胎盘穿透）：绒毛穿透浆膜层甚至侵及邻近器官。

（3）胎盘早剥：指孕 20 周后或分娩期出现的胎盘显性、隐性和混合性剥离。胎盘早剥急性期声像图上通常看不到与胎盘分解清晰的血肿回声，主要表现是胎盘区胎盘明显增厚，内部回声杂乱，严重时可占据大部分宫腔，病变区内部无血流信号。慢性期血肿逐渐液化并缩小，与胎盘的界限逐渐清晰。

3. 脐带检查

超声检查包括脐带胎盘端、胎儿端和游离端，脐带内三根血管呈“品”字形排列。观察脐带有无过长、过短、打结、绕颈及占位等，孕28周以后进行多普勒测量。

4. 宫颈评估

宫颈检查的“金标准”为经阴道超声检查。宫颈长度超声测量标准切面应显示宫颈管全长、宫颈内口和外口。宫颈管曲度较大时，以基本符合实际形状的折线长度作为宫颈长度。宫颈漏斗形成时，宫颈长度为宫颈管闭合部分的长度，需测量漏斗宽度和长度。

5. 血管前置

指部分脐血管位于胎儿先露部和宫颈之间，主要见于帆状胎盘和副胎盘，脐血管走行于胎膜内，无胎盘组织保护。

第四节　产科超声异常妊娠报告模板

（一）常见早孕期胎儿异常

1.露脑畸形

✧检查所见

子宫增大，宫腔内见小胎儿，顶臀长__cm，腹围__cm，胎心规律，胎心率__次/分，胎盘位于__壁，成熟度0级，羊水厚度__cm（图3-4-1）。

胎儿眼眶上方未见颅骨环回声，部分脑组织可见，形态不规则。

✧超声提示

宫内早孕，单活胎，约__周__天；露脑畸形。

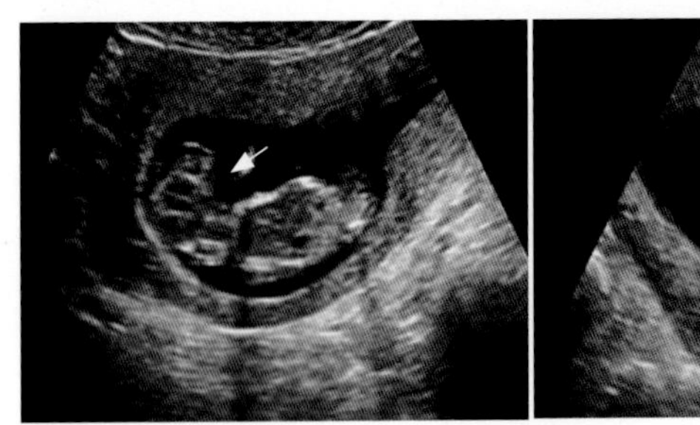
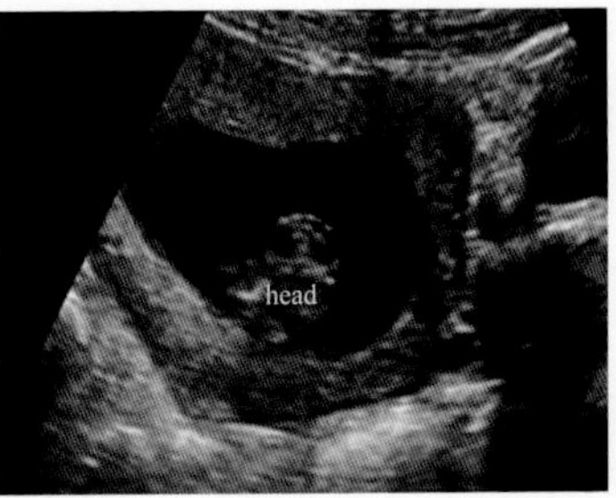

head：脑组织

图3-4-1 露脑畸形：胎儿眼眶上方未见颅骨环回声，可见部分脑组织（箭头）

2. 前脑无裂畸形

✧检查所见

子宫增大，宫腔内见小胎儿，顶臀长__cm，腹围__cm，胎心规律，胎心率__次/分，胎盘位于__壁，成熟度0级，羊水厚度__cm（图3-4-2）。

胎儿脑前部可见单一巨大无回声，脑中线及透明隔腔未见显示，双侧脑室融合。

✧超声提示

宫内早孕，单活胎，约__周__天；胎儿前脑无裂畸形。

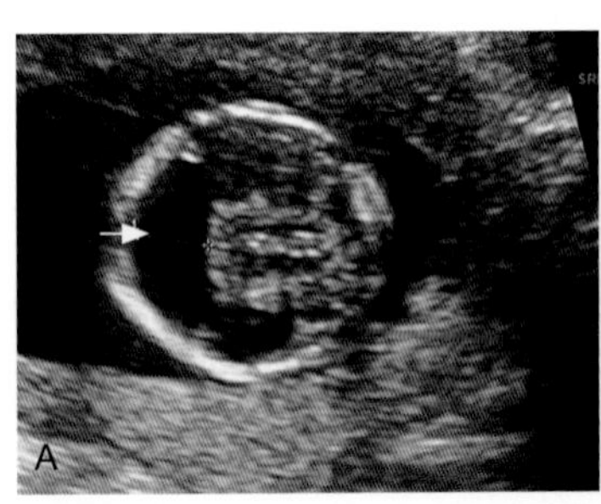

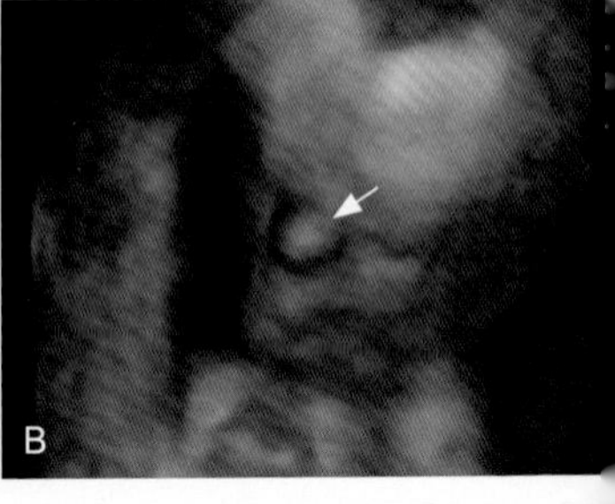

图3-4-2 前脑无裂畸形：A. 胎儿脑前部见单一无回声，脑中线及透明隔均未见显示（箭头）；B. 三维超声显示前脑无裂畸形合并喙鼻（箭头）

3. 脐膨出

✧检查所见

子宫增大，宫腔内见小胎儿，胎儿头臀长__cm，双顶径__cm，胎心规律，胎心率__次/分，胎盘位于__壁，成熟度0级，羊水厚度__cm。

胎儿脐部可见膨出物大小__cm × __cm × __cm，周围有包膜覆盖，内可见肠管样回声（图3-4-3）。

✧超声提示

宫内早孕，单活胎，约__周__天；脐膨出可能性大，建议染色体检查。

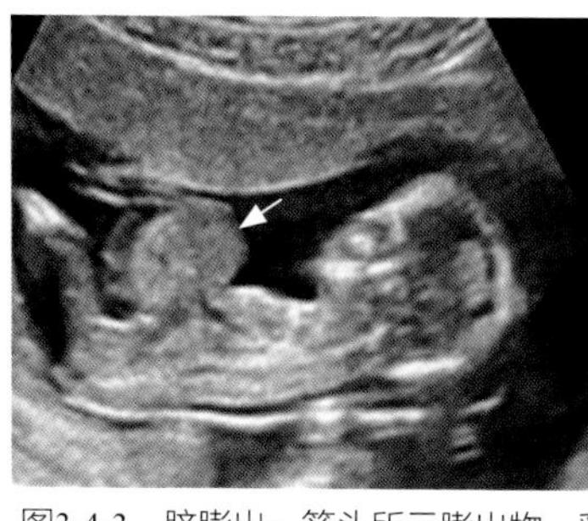

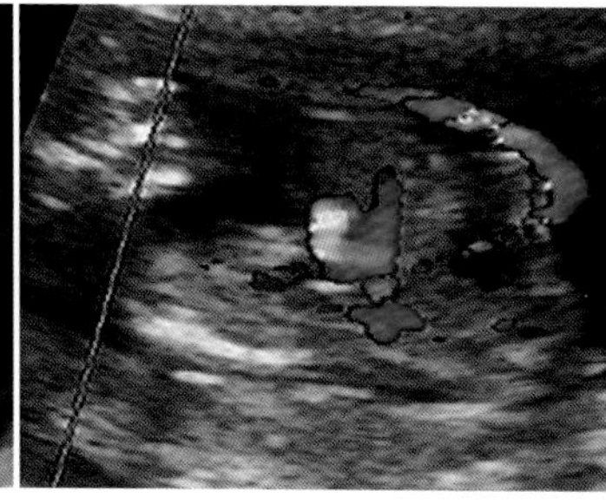

图3-4-3　脐膨出：箭头所示膨出物，彩色多普勒显示膨出物周围有包膜覆盖

4. 体蒂异常

✧检查所见

子宫增大，宫腔内见小胎儿，胎儿头臀长__cm，双顶径__cm，四肢可见，胎心规律，胎心率__次/分，胎盘位于__壁，成熟度0级，羊水厚度__cm（图3-4-4）。

胎儿前腹壁或胸腹壁缺损，合并脏器疝出，如肝、肠管等，胚外体腔存在，胎儿常合并脊柱裂、成角畸形、肢体变性等多种异常。

✧超声提示

宫内早孕，单活胎，约__周__天；体蒂异常。

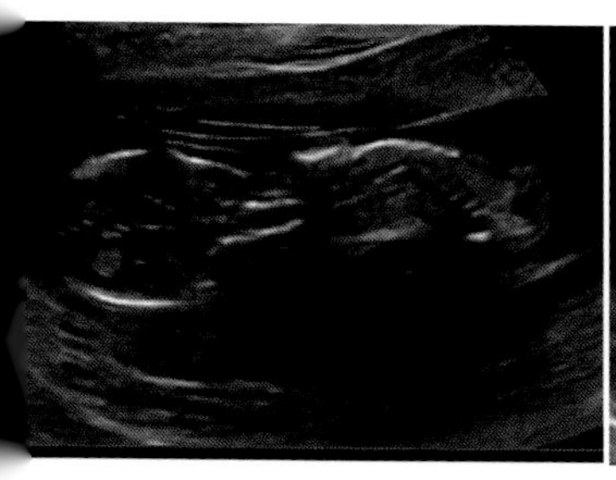

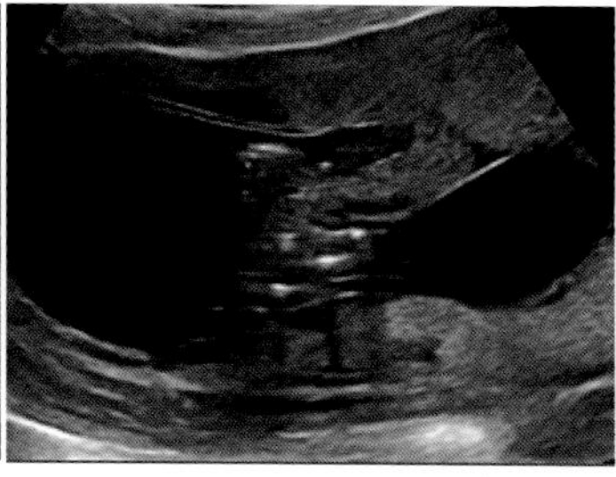

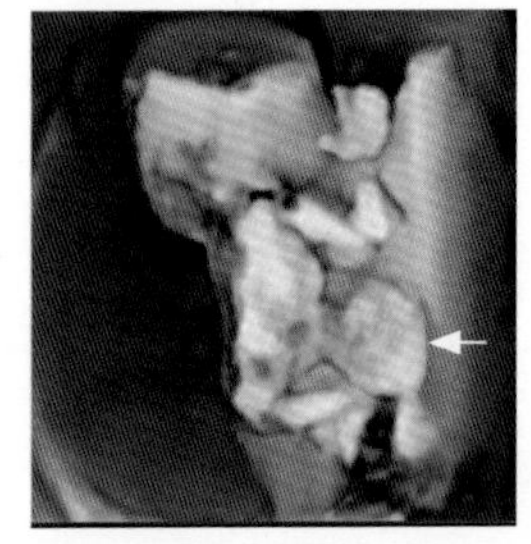

图3-4-4 体蒂异常：胎儿前腹壁脐带入腹部处严重缺损（箭头），单脐动脉，脐带极短

5. 胎儿颈部淋巴水囊瘤

✧检查所见

胎儿头臀长__cm，双顶径__cm，胎心规律，胎心率__次/分，胎盘位于__壁，成熟度0级，羊水厚度__cm（图3-4-5）。

胎儿颈侧后部周围见环形囊性回声，范围约__cm×__cm，最宽__cm，内见多个分隔。

✧超声提示

宫内早孕，单活胎，约__周__天；胎儿颈部囊性淋巴管瘤。

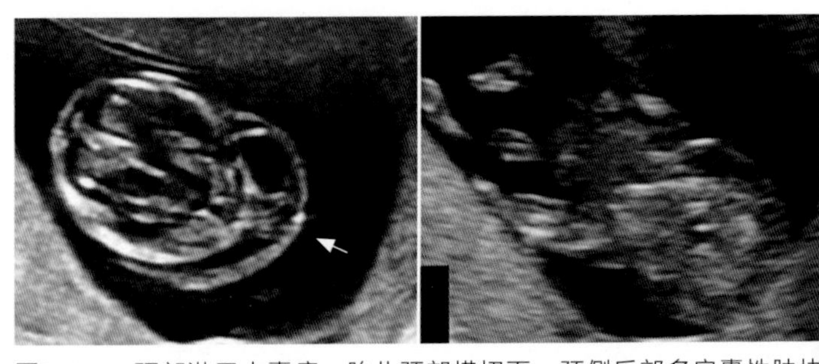

图3-4-5 颈部淋巴水囊瘤：胎儿颈部横切面，颈侧后部多房囊性肿块（箭头）

6. 连体双胎

✧检查所见

宫内见两个胎儿，双胎儿顶臀长分别约__cm、__cm，见两个胎头，躯体部分相连，腹部相连（心脏共用），双胎四肢可见（显示不满意）；可见一个胎盘，一个绒毛膜，一个羊膜（图3-4-6）。

✧超声提示

宫内早孕，双活胎，约__周__天；连体双胎。

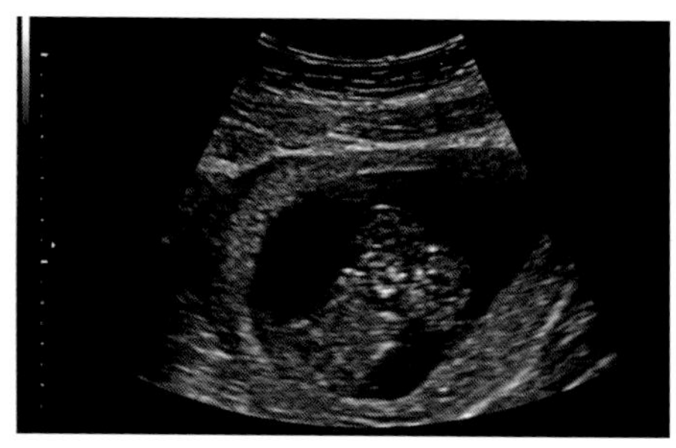

图3-4-6　连体双胎

（二）常见中晚孕期胎儿异常

1. 无脑儿

✧检查所见

胎儿双顶径__cm，头围__cm，腹围__cm，股骨长__cm，心率规整，胎心率__次/分，胎盘位于__壁，成熟度0级。羊水厚约__cm（图3-4-7）。

胎儿脐动脉血流S/D__；PI__；RI__。

胎儿眼眶上方未见颅骨环回声，部分脑组织可见，形态不规则。

✧超声提示

宫内中孕，单活胎，约__周__天；无脑儿，露脑畸形。

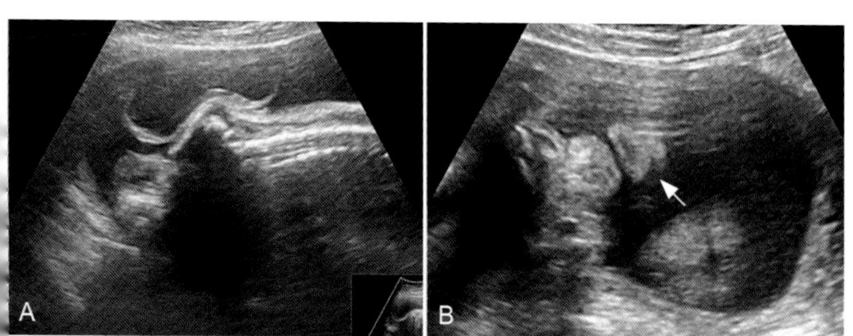

图3-4-7　无脑儿：孕19⁺周，A. 胎儿未见颅骨环，可见脑组织；B. 同一胎儿颜面部可见（箭头）

2. 脑膜脑膨出

✧检查所见

胎儿双顶径__cm，头围__cm，腹围__cm，股骨长__cm，心率规整，胎心率__次/分，胎盘位于__壁，成熟度0级。羊水厚约__cm。胎儿脐动脉血流S/D__；PI__；RI__。头颅环呈不规则形，颅骨枕部骨质缺损，可见高回声包块，范围__cm×__cm，包块内部回声部分与脑组织回声相似，该包块与胎头紧密相连，脊柱连续完整（图3-4-8）。

✧超声提示

宫内中孕，单活胎，约__周__天；脑膜脑膨出。

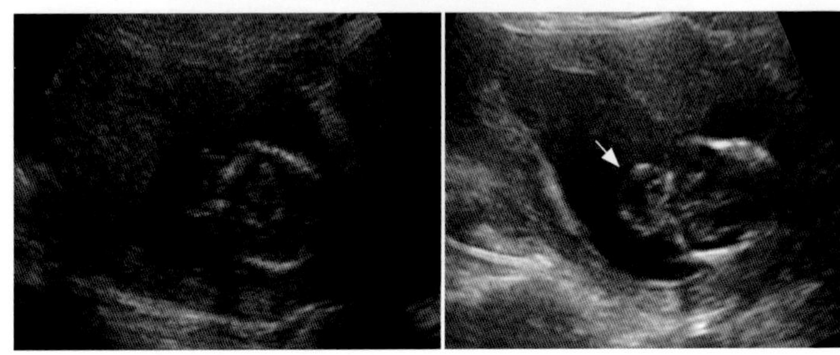

图3-4-8　脑膜脑膨出：孕14^{+}周，胎儿颅骨枕部骨质缺损，可见不均回声包块，内可见部分脑组织（箭头）

3. 严重开放性脊柱裂伴脊髓脊膜膨出

✧检查所见

胎儿双顶径__cm，头围__cm，腹围__cm，股骨长__cm，胎心规律，胎心率__次/分，胎盘位于__壁，成熟度0级，羊水厚度__cm。胎儿脐动脉血流S/D__；PI__；RI__。矢状面胎儿脊柱骶尾段异常弯曲隆起，横断面椎板呈“U”形；矢状切面及横切面可显示脊柱连续性中断处膨出一囊性包块，大小__cm×__cm，内回声不均；胎儿小脑前后径减小，形态弯曲，呈“香蕉征”，后颅窝池消失，侧脑室宽约__cm（图3-4-9，图3-4-10）。

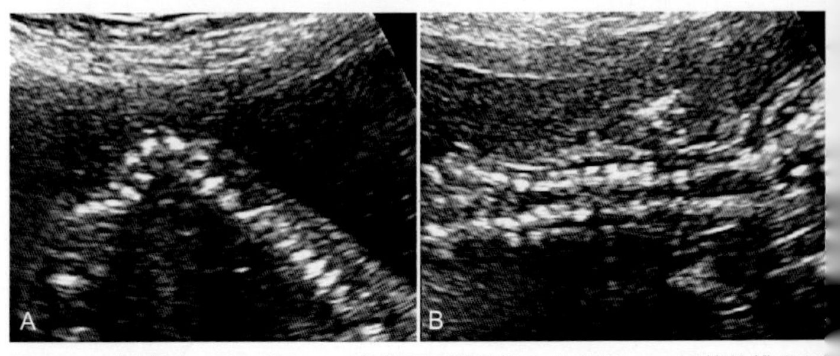

图3-4-9　脊柱裂：孕17^{+}周，A. 脊柱骶尾端异常弯曲隆起；B. 冠状位椎骨两侧椎板距离增宽

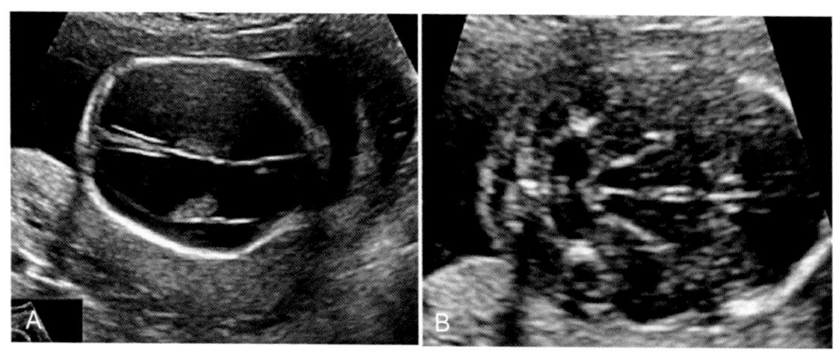

图3-4-10　脊柱裂，ChiariⅡ综合征：A. 同一病例ChiariⅡ综合征：侧脑室宽1.3 cm；B. 小脑呈“香蕉征”，后颅窝池消失

✧超声提示

宫内中孕，单活胎，约__周__天；胎儿脊柱骶尾段异常弯曲合并ChiariⅡ综合征，脊柱裂可能大。

4. 单心室

✧检查所见

胎儿双顶径__cm，头围__cm，腹围__cm，股骨长__cm，心率规整，胎心率__次/分，胎盘位于__壁，成熟度0级。羊水厚约__cm（图3-4-11）。

胎儿脐动脉血流S/D__；PI__；RI__。

胎儿四腔心结构消失，仅可见一个心室，可见左右（共同）房室瓣，两条大动脉均起自单一心室，大动脉相互关系正常（转位），可有（无）残余心腔。

✧超声提示

宫内中孕，单活胎，约__周__天；胎儿心脏结构异常，单心室可能性大。

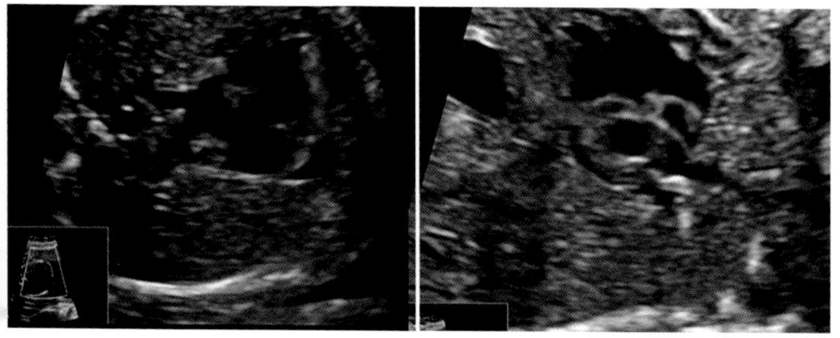

图3-4-11　单心室：孕21^{+}周，胎儿四腔心结构消失，仅一个心室，两条大动脉均自一个心室发出

5.单一大动脉

✧检查所见

胎儿双顶径__cm，头围__cm，腹围__cm，股骨长__cm，心率规整，胎心率__次/分，胎盘位于__壁，成熟度0级。羊水厚约__cm。胎儿脐动脉血流S/D__；PI__；RI__。胎儿室间隔缺损宽约__cm，仅见单一大动脉起自心室宽约__cm，可见其上发出头颈动脉分支；动脉干后壁发出左、右肺动脉（图3-4-12）。

✧超声提示

宫内中孕，单活胎，约__周__天；胎儿心脏发育异常，永存动脉干可能性大。

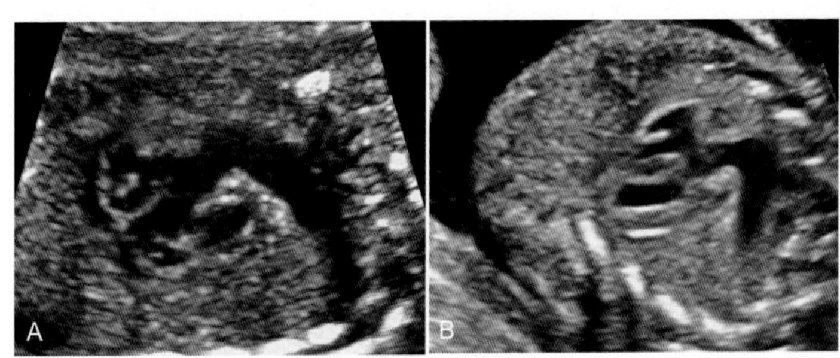

图3-4-12 永存动脉干：A. 孕21⁺周，心底五腔心切面，见室间隔缺损，一条大动脉骑跨于缺损的室间隔上；B. 同一病例，单一动脉干同时接受来自左右心室血液

6. 双肾缺如

✧检查所见

胎儿双顶径__cm，头围__cm，腹围__cm，股骨长__cm，心率规整，胎心率__次/分，胎盘位于__壁，成熟度0级。羊水厚约__cm（图3-4-13）。

胎儿脐动脉血流S/D__；PI__；RI__。

胎儿双侧肾位置未探及肾结构，可显示同侧肾上腺呈“平卧征”，彩色多普勒：双侧肾动脉未见显示（图3-4-14）。

✧超声提示

宫内中孕，单活胎，约__周__天；胎儿双侧肾未探及，双肾缺如可能大。

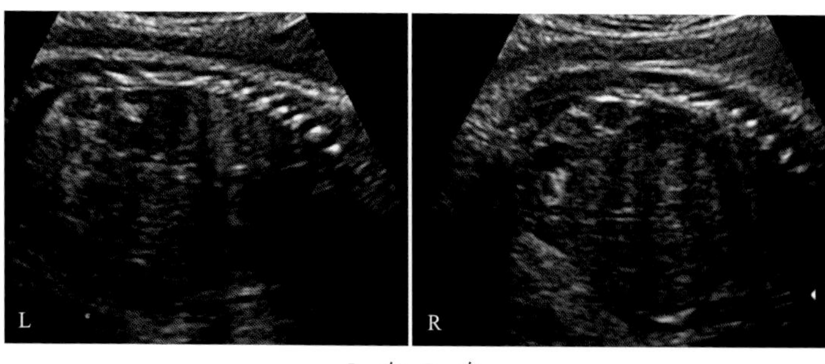

L：左；R：右

图3-4-13 双侧肾缺如：孕30⁺周，双侧肾位置均未探及肾结构，羊水极少

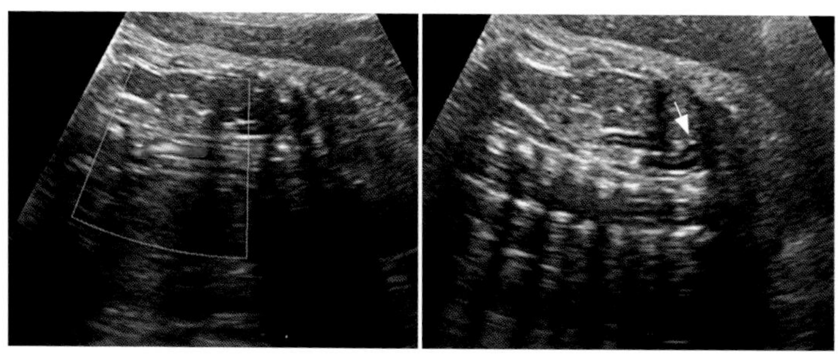

图3-4-14 双侧肾缺如：与图3-4-31为同一病例，彩色多普勒显示冠状切面未见双侧肾动脉彩色血流，双侧肾上腺呈“平卧征”（箭头）

7. 严重胸腹壁缺损并内脏外翻

✧检查所见

胎儿双顶径__cm，头围__cm，腹围__cm，股骨长__cm，心率规整，胎心率__次/分，胎盘位于__壁，成熟度0级。羊水厚约__cm。

胎儿脐动脉血流S/D__；PI__；RI__。

胎儿胸壁缺损，可见心脏外翻，整个心脏位于胸壁外羊水中，胎心率__次/分（图3-4-15）。

胎儿腹壁缺损，腹腔内未见正常脏器回声，腹腔外见杂乱回声团，大小约__cm×__cm，漂浮于羊水中，可见肝（脾/肠管）回声（图3-4-16）。

✧超声提示

宫内中孕，单活胎，约__周__天；胎儿胸壁（腹壁）缺损并内脏外翻。

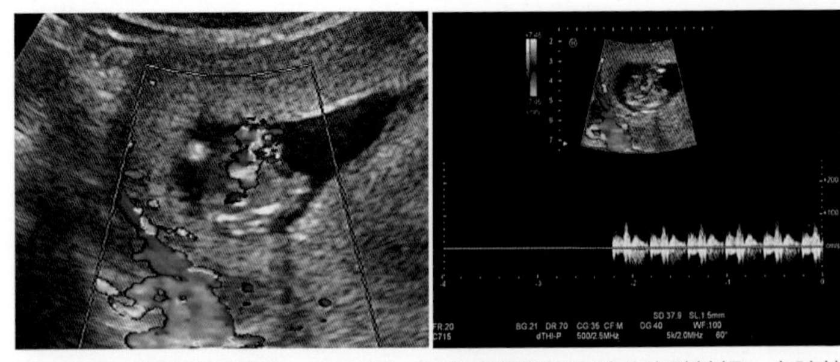

图3-4-15 胸腔脏器外翻：孕12⁺周，彩色多普勒显示胎儿胸壁缺损，心脏外翻，频谱多普勒可探及胎心率

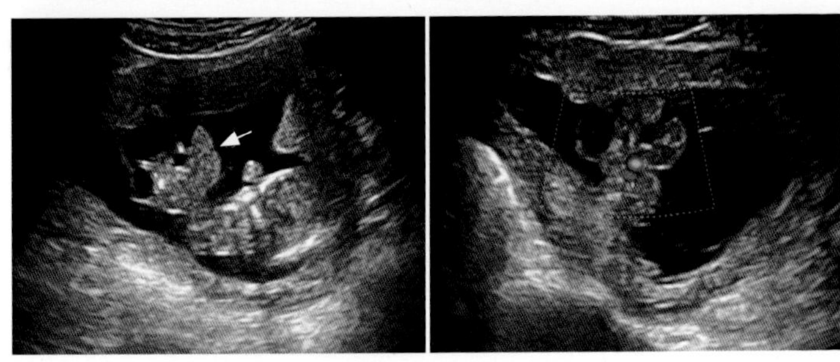

图3-4-16 腹腔脏器外翻：孕16⁺周，胎儿腹壁缺损，腹腔小，彩色多普勒可见腹部脏器漂浮于羊水中，箭头所示胎儿肝

8. 四肢严重短小骨发育不良

✧检查所见

胎儿双顶径__cm，头围__cm，腹围__cm，股骨长__cm，胎心规律，胎心率__次/分，胎盘位于__壁，成熟度0级，羊水厚度__cm（图3-4-17）。

胎儿脐动脉血流S/D__；PI__；RI__。

胎儿颅骨呈“三叶草征”，各长骨长度明显缩短、弯曲；胸廓小；肋骨短；腹部膨隆（图3-4-18）。

✧超声提示

宫内中孕，单活胎，约__周__天；胎儿四肢长骨明显缩短，致死性侏儒可能性大；羊水过多。

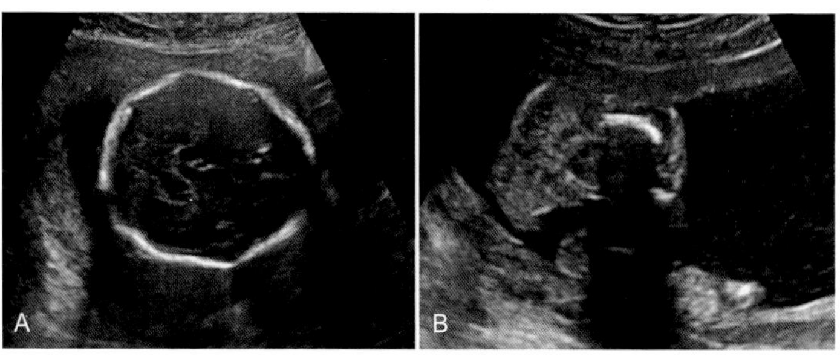

图3-4-17　致死性侏儒：孕20$^+$周，A. 颅骨形态异常；B. 四肢长骨极其短小，羊水多

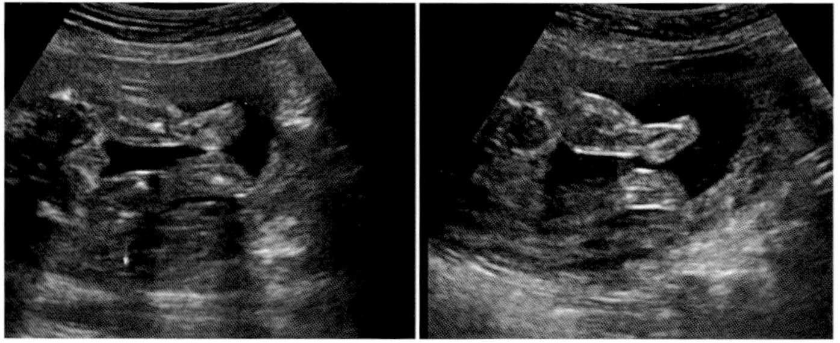

图3-4-18　致死性侏儒：与图3-4-17为同一病例，胎儿下肢明显缩短

第四章

妇科超声检查技术规范与报告模板

第一节　妇科超声检查技术规范

一、妇科超声检查的内容要求

（1）子宫：子宫体、宫颈等大小回声，子宫肌层是否均匀、内膜厚度及回声是否均匀，宫腔是否有占位性病变等，如果宫内有节育器，要了解其位置、形状及回声情况。

（2）卵巢：观察卵巢大小、回声及血流情况，以及与子宫、输卵管的相对位置关系，是否有异常占位等。

（3）输卵管：观察输卵管形态及是否有输卵管积液、占位等。

（4）盆腔情况：观察盆腔内是否有积液及占位，明确占位性病变与卵巢和子宫的关系，观察大小、声像图特征并观察其血供特点。必要时对盆底肌肉功能及脏器位置进行评估。

二、妇科超声检查方法

（1）探头的选择：经腹部超声扫查探头频率为1～5 MHz；经直肠或经阴道超声探头频率为5～9 MHz。

（2）经腹部超声扫查：患者取仰卧位并暴露下腹，适度充盈膀胱，将探头置于被检查者下腹部，对子宫、卵巢及附件区进行矢状面、横切面、斜切面等多切面扫查。

（3）经阴道超声扫查：铺巾置于被检查者臀部下方，患者排空膀胱、取截石位并暴露外阴部，将探头隔离套套于腔内探头上，轻轻地将探头置于被检查者阴道内进行检查。对子宫、宫颈、卵巢及附件区进行矢状切面、横切面及斜切面等多切面连续扫查。

（4）经直肠超声扫查：患者取侧卧位屈膝或截石位，暴露肛周部，探头准备同“经阴道扫查”，轻轻将探头置于直肠内，对子宫、宫颈、卵巢及附件区进行矢状切面、横切面及斜切面等多切面连续扫查。

（5）经会阴超声扫查：可选用腔内探头、经腹探头或高频线阵探头，套上探头保护套后，探头置于会阴处，行左右、上下扫查。

三、妇科超声检查技术

（1）灰阶超声：是所有超声扫查的基础，适用于所有妇科超声检查。

（2）多普勒超声：包括彩色多普勒血流显像及频谱多普勒超声，用于观察盆腔脏器和病灶的血流动力学特征，辅助鉴别良、恶性病变。

（3）三维超声：为评估病变提供三维成像信息，包括评估宫腔形态、肿块与宫腔的关系、鉴别先天性生殖道畸形、宫内节育器的形状和位置，以及观察盆底结构等。

（4）实时三维超声：目前指子宫输卵管超声造影技术，可用于评估子宫形态、双侧输卵管通畅程度。

（5）经周围静脉超声造影：在有条件的医疗机构可以采用经周围静脉超声造影对女性盆腔疑难疾病进行辅助诊断，如盆腔肿块来源、子宫恶性病变浸润程度评估等，但需严格掌握适应证及禁忌证。

（6）妇科疾病超声介入性诊治：如瘢痕妊娠的介入治疗、巧克力囊肿的穿刺治疗等。

四、妇科超声检查注意事项

（1）采用经阴道超声检查应注意定期消毒探头，探头上使用一次性消毒隔离套，并涂抹消毒耦合剂，防止交叉感染。

（2）注意保护患者隐私：检查空间相对隐蔽，检查室应安静、整洁、安全，并配有窗帘，注意保护患者隐私。

（3）经阴道扫查不适用于无性生活史及阴道出血较多的患者。

（4）妇科介入诊治时室内应配备急救药物和相关抢救措施。

五、妇科超声检查的图像要求

建议有条件的医院应永久保存超声检查图像及报告，留存与超声检查描述相对应的、能够代表病灶回声特征和反映病灶与正常脏器关系的图像，超声图像中应显示仪器设备信息、检查时间等，解剖位置空间关系应根据病情要求进行标识。

六、妇科超声检查报告书写内容要求

（1）患者资料：如姓名、性别、年龄、门诊号（住院号/病案号）、超声号。

（2）仪器及记录方式：使用仪器的品牌及机型，记录方式包括黑白打印、彩色打印、VCR 记录或光盘记录，工作站等。

（3）常规的检测和测量：明确记录检查方式（经腹、经阴道、经直肠、经会阴）灰阶超声、彩色多普勒及频谱多普勒超声、三维超声、经腔道或经周围静脉超声造影。描述子宫位置、大小、轮廓；肌层回声是否均匀，子宫内膜厚度、回声是否均匀，宫腔、宫颈管有无占位；双侧卵巢回声是否正常，有无占位；双侧附件区有无占位；盆腔有无积液；阴道有无异常。

（4）特殊检查和测量：对异常的声像应描述并记录其部位、形态、大小、内部回声特征及其周边、内部彩色多普勒及频谱多普勒特征。

（5）描述主要超声所见。

（6）超声提示：先做出明确的物理声像图诊断，包括病灶的位置、可能的来源及声像图特征（囊性、实性或囊实性）等，结合临床资料和检查者的临床经验尽可能给予较准确的超声提示，不能明确诊断意见时，建议转诊随访复查或其他进一步检查。

（7）医生签名和日期。

七、妇科超声检查常用切面及观察内容要求

1.子宫及肌层

（1）检查途径：经腹、经阴道、经直肠超声检查。

（2）常用切面：子宫矢状切面、子宫横向（轴向）切面、宫颈。

（3）观察内容：子宫位置、大小、轮廓、形态，肌层回声是否均匀；宫腔、宫颈有无占位。

（4）子宫大小的测量：适当放大图像，清楚显示宫腔线和宫颈线相连为标准矢状切面，长径为宫底到宫颈内口的距离，育龄期正常参考值为5.0~7.5 cm，前后径为与宫体长径相垂直的最大前后距离，育龄期正常参考值为3.0~4.5 cm；横径测量取近子宫底部的横切面，显示宫腔线最宽处，沿两侧宫角处稍下方测量宫体两侧的最大横径，生育年龄正常参考值为4.5~6.0 cm，一般子宫体三条测量径线之和小于15.0 cm（图4-1-1）。

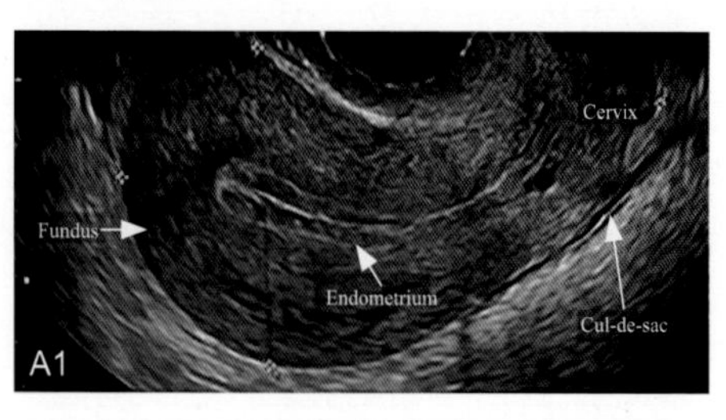

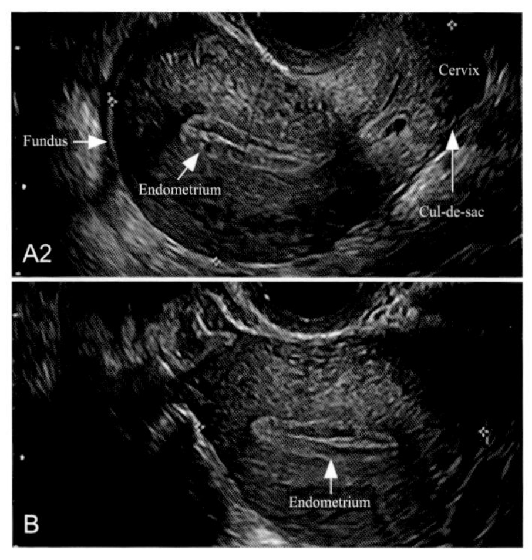

Fundus：子宫基底膜；Endometrium：子宫内膜；Cervix：子宫颈；Cul-de-sac：结膜穹窿

图4-1-1 子宫大小的测量：A1、A2. 子宫正中矢状面用于测量子宫的长径和前后径；B. 子宫测量横切面最宽尺寸显示

2. 子宫内膜厚度测量

（1）常用切面：子宫矢状切面测量子宫内膜厚度。

（2）观察内容：内膜厚度测量，内膜回声是否均匀。

（3）子宫内膜厚度测量：子宫体长径、前后径测量的同一平面测量子宫内膜厚度，为前后两侧的双层内膜的厚度。若有宫腔积液，应分别测量前、后壁内膜厚度。育龄期内膜厚度一般不超过12 mm。随月经周期有所变化：月经期内膜厚度2～3 mm，增生早期（第5至7天）内膜厚度5～6 mm，增生中期（第8至10天）内膜厚度7～8 mm，增生晚期（第11至14天）内膜厚度9～10 mm，分泌期（第15至28天）内膜厚度可达12 mm，偶可达15 mm（图4-1-2）。

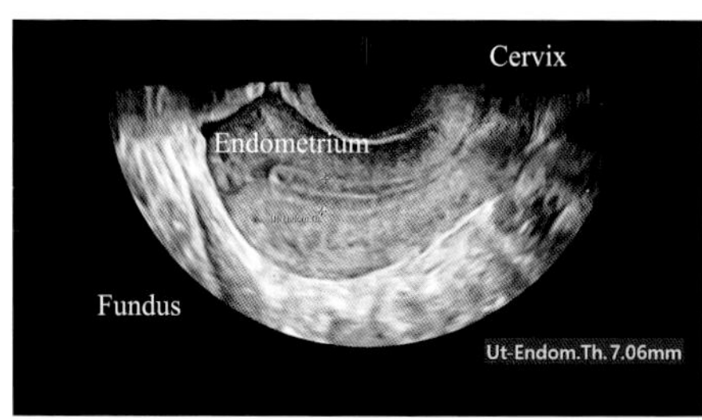

Fundus：子宫基底膜；Endometrium：子宫内膜；Cervix：子宫颈

图4-1-2 子宫内膜厚度测量：从宫颈管到子宫内膜底全部可见中线子宫内膜回声，子宫内膜厚度的测量是通过将卡尺放置在前后方向，垂直于子宫长轴的位置并使用外-外技术获得子宫颈正中矢状面，子宫颈长度是从宫颈内口到宫颈外口测量

（4）子宫颈测量：在子宫体长径、前后径测量的同一平面测量宫颈长径，宫颈长径为宫颈内口至外口的距离，前后径为垂直宫颈管纵轴的最大前后距离，横径取宫颈横切面最大宽径，非孕期一般在20 mm左右，宫颈无明显病变时测量意义不大（图4-1-3）。

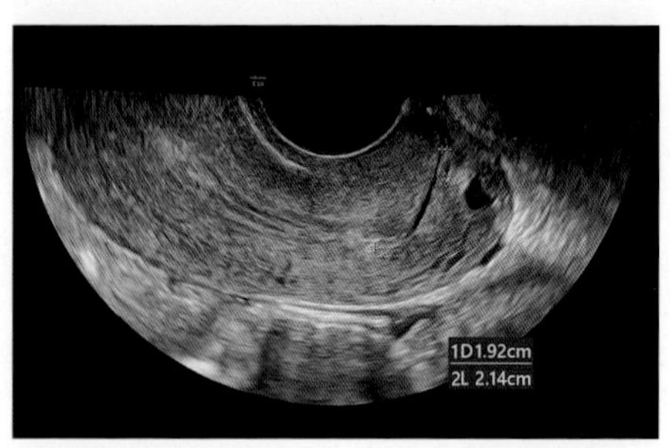

图4-1-3　经阴道超声：子宫颈正中矢状面，子宫颈长度是从宫颈内口到宫颈外口测量

3. 卵巢

（1）常用切面：卵巢位置不固定，需连续动态扫查。

（2）观察内容：卵巢形态、大小、卵泡发育、有无占位。

（3）测量方法：卵巢最大切面测量长径、宽径，其垂直切面测量厚径（测量不作常规要求）（图4-1-4，图4-1-5）。

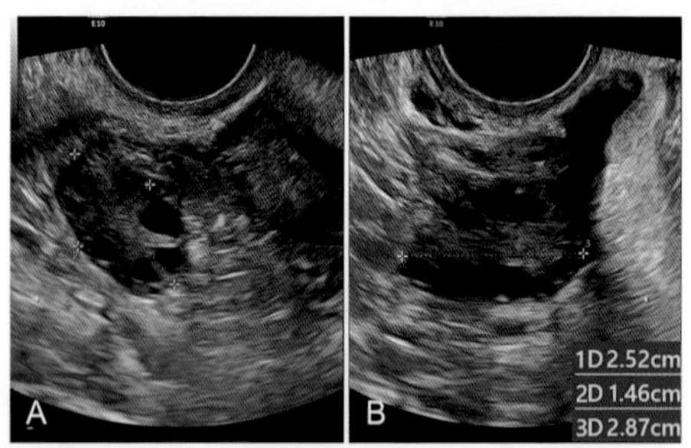

图4-1-4　卵巢大小的测量：A. 卵巢的纵向平面显示卵巢长径和前后径的测量值，前后径的测量垂直于长径测量；B. 垂直于纵向平面的轴平面显示卵巢宽度

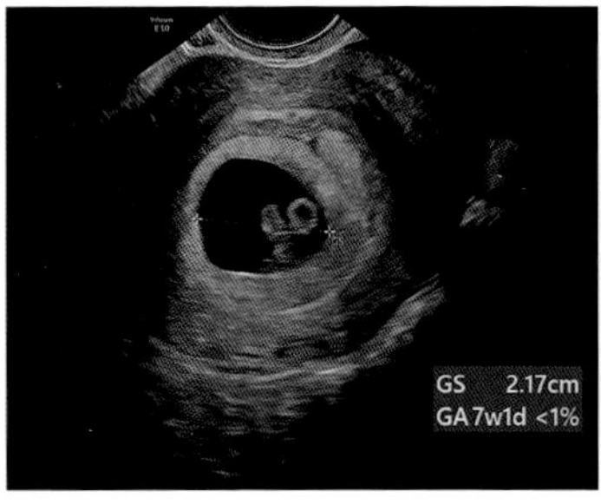

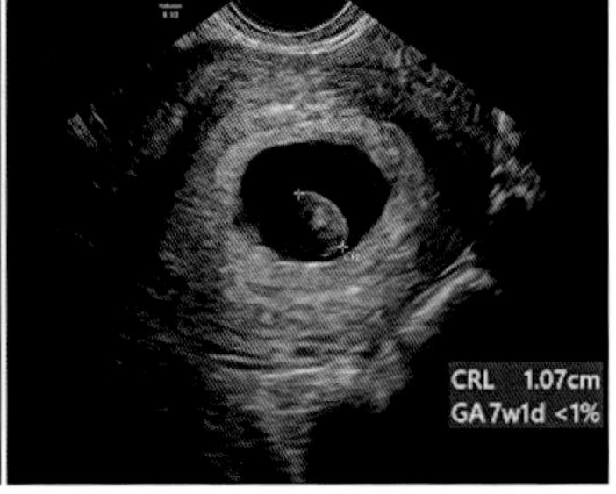

图4-1-5 妊娠囊的估计测量：孕周的估计测量妊娠囊的三个径线，长、宽、高，测量方法从一侧内侧缘到另一侧内侧缘，胎芽的测量测矢状面最大长径

4. 注意事项

（1）经阴道超声扫查时，若子宫过大或卵巢位置过高，应联合经腹超声扫查，以免漏诊较大盆腔包块。

（2）测量子宫体长度和子宫颈长度时，若宫腔内膜线或宫颈管线弯曲，应沿弯曲线分节段测量并累加。

（3）卵巢随生理周期不同超声声像图可发生较大改变，故卵巢生理性囊肿、出血性黄体应注意与其他病理性卵巢病变相鉴别。

（4）无性生活者可采用经腹部或经直肠超声检查。

（5）绝经后子宫和卵巢萎缩，建议采用经阴道超声检查。

（6）绝经后内膜应注意测量厚度及描述回声特征。

八、妇科急重症超声检查

1. 异位妊娠

异位妊娠包括输卵管妊娠、卵巢妊娠、腹腔妊娠、剖宫产切口瘢痕妊娠、宫颈妊娠、残角子宫妊娠等。

（1）输卵管妊娠：最常见，多发生在输卵管壶腹部，表现为附件区大小不等的不均质包块，有血流或无血流。

（2）宫颈妊娠：宫内未见妊娠囊；扩张的宫颈管；宫颈管内有妊娠囊及高回声绒毛附着于宫颈管壁；宫颈内口闭合状态（区别于流产胎囊掉入宫颈管内）。

（3）剖宫产瘢痕妊娠：胚胎着床于子宫前壁下段的瘢痕处，存活胚胎见胎心搏动，膀胱后方子宫前壁肌层不完整、肌层回声不均匀，彩色多普勒显示前壁妊娠囊或混合回声处有丰富血流信号，脉冲波多普勒测低阻力血流频谱。

2. 卵巢及卵巢肿瘤蒂扭转

（1）卵巢扭转：多发生在青少年，无卵巢囊肿或肿瘤病史。

（2）卵巢肿瘤蒂扭转：常见的超声征象是卵巢间质水肿增大，呈“漩涡征象”，伴或不伴有周围移位的“窦卵泡”，以及盆腔的游离液。有文献报道，多普勒彩色血流信号缺失并不是常见的超声征象。

3. 黄体破裂

临床表现类似急腹症，声像图与异位妊娠或与急性盆腔炎相似，必须借助病史和人绒毛膜促性腺激素（human chorionic gonadotropin，HCG）水平进行鉴别。

4. 子宫穿孔

（1）采用经阴道超声扫查，有腹腔出血时应结合经腹超声扫查整个宫腔，包括峡部及宫角处。

（2）子宫探针穿孔肌层时，可见肌层细条状稍高回声，穿透浆膜层时可见浆膜层局部回声不连续。

（3）吸管穿孔时损伤形成的孔道较宽，穿孔处肌层呈管道状不均质高回声，近端与宫腔相通，远端穿透浆膜层，因气体进入腹腔显示局部气体强回声。当穿孔较大，腹腔内容物可经孔道进入肌层甚至宫内，病灶处可见高回声的肠管或脂肪。

九、子宫输卵管超声造影检查

1. 子宫输卵管超声检查的适应证

（1）女性不孕的原因评估。

（2）子宫、输卵管、卵巢器质性病变的评估。

（3）盆腔粘连的评估。

（4）输卵管修复成形术、复通术、输卵管妊娠治疗后等的疗效评估。

2. 子宫输卵管超声检查的禁忌证

（1）生殖道急性、亚急性炎症及结核活动期。

（2）月经期、阴道出血及尚未排除妊娠者。

（3）盆腔术后8周内、流产或宫腔操作术后6周内。

（4）生殖道恶性肿瘤。

（5）体温超过37.5 ℃。

（6）有严重的全身疾病不能耐受检查。

（7）超声微泡造影剂过敏者。

3. 子宫输卵管造影前准备

实验室检查项目：血常规、凝血功能、传染病学检查、阴道分泌物检查。

须排除妊娠，并嘱患者月经干净后至检查前期间禁性生活。

一般选择在月经干净后3~7天内进行检查较为理想。

造影管置入宫腔的位置及水囊大小：在宫腔水造影环节，宜向水囊内注入液体1~3 mL，以水囊上下径占宫腔长度的1/3~1/2为宜，形态呈圆形或椭圆形，轻拉造影管不会滑脱为宜。

4. 检查方法

（1）宫腔水造影成像：建议边注水边检查宫腔情况，一般注入生理盐水15~20 mL。

（2）输卵管超声造影的成像模式与操作步骤：实时三维超声造影（低机械指数模式）观察造影剂从造影管注入到宫腔，然后运行到输卵管，从输卵管伞端溢出，最后在盆腔弥散的全过程；采集静态双侧输卵管三维超声造影图像，获取高分辨力容积图像；二维超声造影观察造影剂在输卵管的运行轨迹及卵巢周围包绕和盆腔弥散情况；二次谐波技术是观察造影剂在输卵管的运行轨迹与周边解剖结构的关系，以及造影剂在盆腔内的弥散（图4-1-6）。

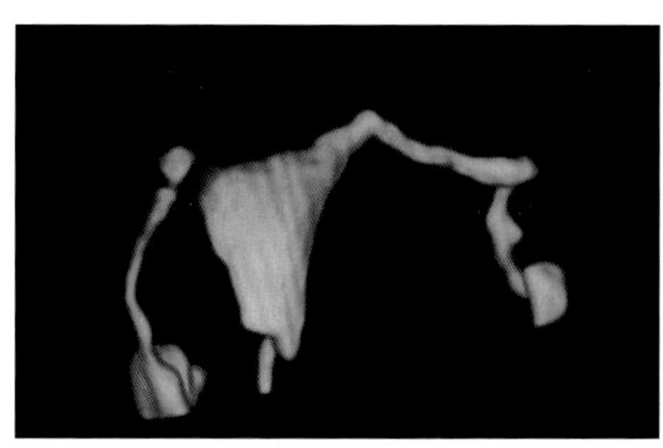

图4-1-6 子宫及输卵管：四维超声造影（TVS 4D-HyCoSy）显示双侧输卵管通畅

5. 注意事项

（1）造影前解痉镇痛方案：建议检查前半小时肌内注射阿托品或间苯三酚等平滑肌解痉药物或异丁芬酸类非甾体消炎药（酮咯酸氨丁三醇）。

（2）当患者出现下腹痛、阴道出血、发热、感染、轻度造影剂过敏，人流综合征等情况时，可通过对症治疗进行缓解；特殊情况及重症造影剂过敏患者治疗后需留院观察。

（3）建议造影后常规口服抗生素2~3天，并禁止性生活1~2周。

第二节　子宫超声报告模板

（一）正常子宫

✧经阴道（腹部/直肠）超声检查

子宫前（中/后）位，居中，形态未见异常，宫体大小__cm×__cm×__cm，内膜厚度__cm，回声均匀（图4-2-1）。子宫肌层回声均匀。彩色多普勒：子宫肌层内未见异常血流信号。

右侧卵巢大小__cm×__cm×__cm，左侧卵巢大小__cm×__cm×__cm，双侧附件区未见明显异常占位。

盆腔未探及明显游离液体。

✧超声提示

子宫及双附件未见明显异常。

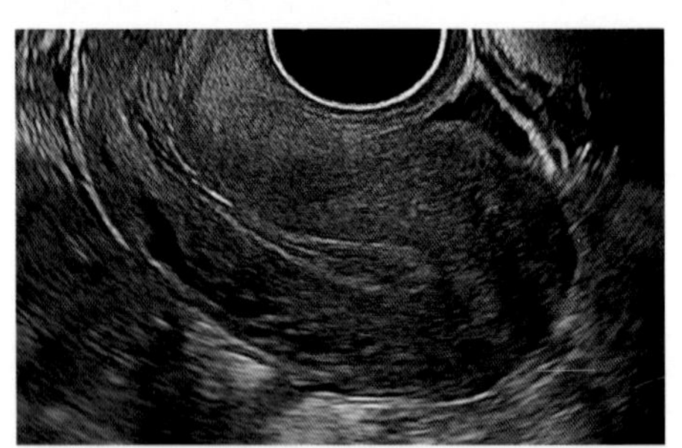

图4-2-1　正常子宫

（二）子宫先天性发育异常

女性生殖器官在胚胎发育过程中，两侧副中肾管在不同阶段停止发育，形成各种子宫发育异常。

副中肾管发育不全所致异常：先天性无子宫、始基子宫、子宫发育不良、幼稚子宫、单角子宫、残角子宫等。

副中肾管融合障碍所致异常：双子宫、双角子宫。

副中肾管融合后中隔吸收受阻所致异常：纵隔子宫。

1. 双角子宫

✧经阴道（腹部/直肠）超声检查

子宫前（中/后）位，宫体大小__cm × __cm × __cm，子宫横径增大，宫底部凹陷，宫底部横切面显示两侧宫角处内膜不连续，左侧宫角处内膜厚__cm，右侧宫角处内膜厚__cm，内膜回声均匀。子宫肌层回声均匀，可见一个宫颈回声。彩色多普勒：子宫肌层内未见异常血流信号（图4-2-2）。

右侧卵巢大小__cm × __cm × __cm，左侧卵巢大小__cm × __cm × __cm，双侧附件区未见明显异常占位。

盆腔未探及明显游离液体。

✧三维超声所见

子宫冠状切面显示宫底部凹陷，见两个分开的宫角，子宫外形呈“Y”形，内膜形态呈“Y”形（图4-2-3）。

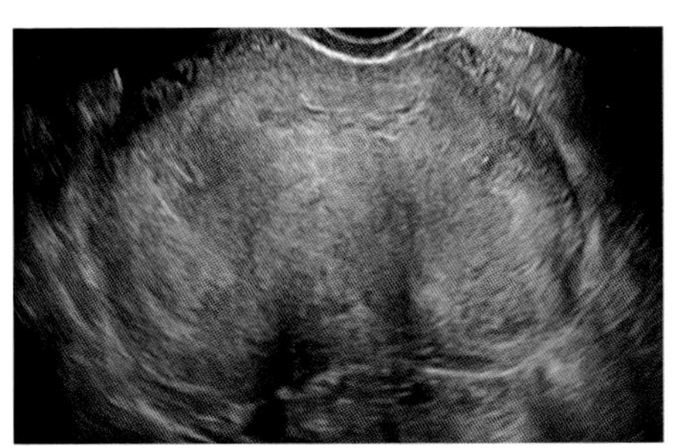

图4-2-2　双角子宫：子宫横切面宫底部增宽，中间凹陷

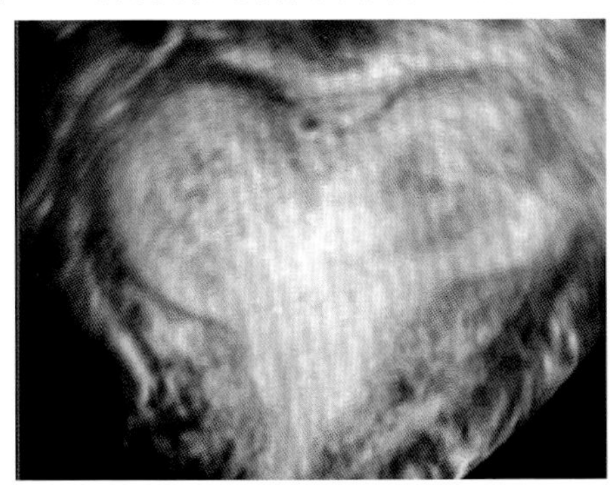

图4-2-3　双角子宫：三维超声显示冠状切面宫底部凹陷，整个子宫外形呈“Y”形

✧超声提示

子宫发育异常，符合双角子宫表现。

2. 单角子宫

✧经阴道（腹部/直肠）超声检查

子宫前（中/后）位，宫体大小__cm×__cm×__cm，宫底横切面仅可见一侧宫角，内膜偏向一侧厚__cm，内膜回声均匀，子宫肌层回声均匀。彩色多普勒：肌层内未见异常血流信号。

右侧卵巢大小__cm×__cm×__cm，左侧卵巢大小__cm×__cm×__cm，双侧附件区未见明显异常占位。

盆腔未探及明显游离液体。

✧三维超声所见

子宫冠状切面仅可见一个宫角并向一侧略弯曲（图4-2-4）。

✧超声提示

子宫发育异常，符合单角子宫。

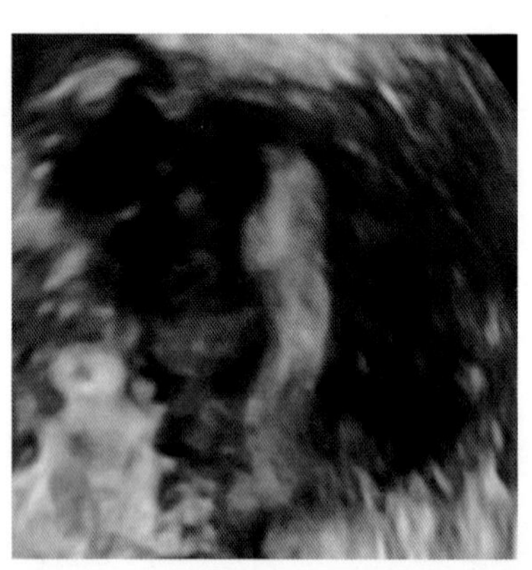

图4-2-4 单角子宫：三维超声显示左侧宫角缺如，仅见右侧宫角

3. 纵隔子宫

✧经阴道（腹部/直肠）超声检查

子宫前（中/后）位，居中，宫体大小__cm×__cm×__cm，子宫横径稍增宽，宫底部形态正常，连续横切面扫查见自宫腔下段（中段）至宫底处的低回声带将内膜分开，子宫内膜呈“V（Y）”形，左侧内膜厚__cm，右侧内膜厚__cm，内膜回声均匀。子宫肌层回声均匀，见一个宫颈回声（图4-2-5）。彩色多

普勒：子宫肌层内未见异常血流信号。

右侧卵巢大小__cm×__cm×__cm，左侧卵巢大小__cm×__cm×__cm，双侧附件区未见明显异常占位。

盆腔未探及明显游离液体。

✧三维超声所见

子宫冠状切面显示宫底部形态正常，自宫腔下段（中段）至宫底见一低回声带，厚约__cm，将内膜分开呈“V（Y）”形（图4-2-6）。

✧超声提示

子宫发育异常，符合完全性（不完全性）纵隔子宫。

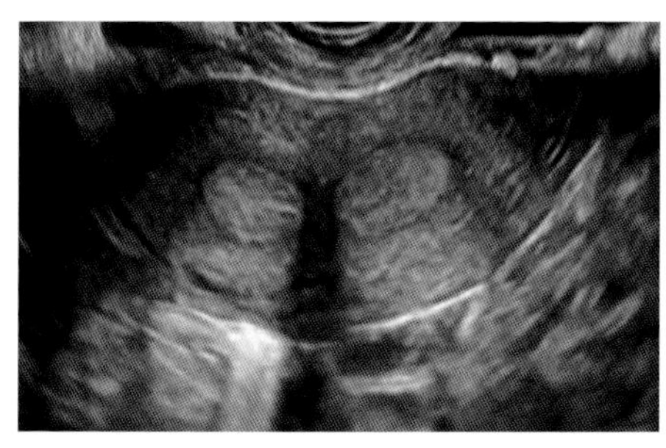

图4-2-5　纵隔子宫：子宫底部横径稍增宽，宫腔中部低回声带将子宫内膜分开

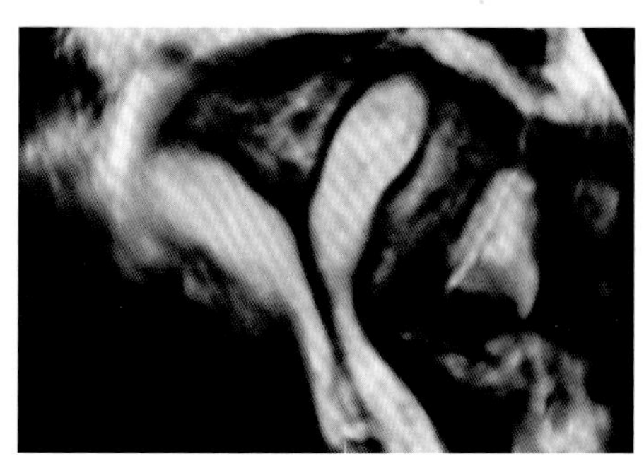

图4-2-6　纵隔子宫：三维超声显示完全性纵隔子宫

（三）子宫腺肌症

✧经阴道（腹部/直肠）超声检查

子宫前（中/后）位，形态饱满，宫体大小__cm×__cm×__cm，子宫前壁肌层厚度__cm，后壁肌层厚度__cm，后壁肌层较前壁肌层增厚，呈不均匀粗颗粒状回声伴“栅栏状”回声衰减，宫腔线居中（前移/后移），内膜厚度__cm，回声均

匀（图4-2-7）。彩色多普勒：子宫肌层内点条状血流信号，散在分布。

右侧卵巢大小__cm×__cm×__cm，左侧卵巢大小__cm×__cm×__cm，双侧附件区未见明显异常占位。

盆腔未探及明显游离液体。

✧超声提示

子宫增大，子宫腺肌症（后壁为主）。

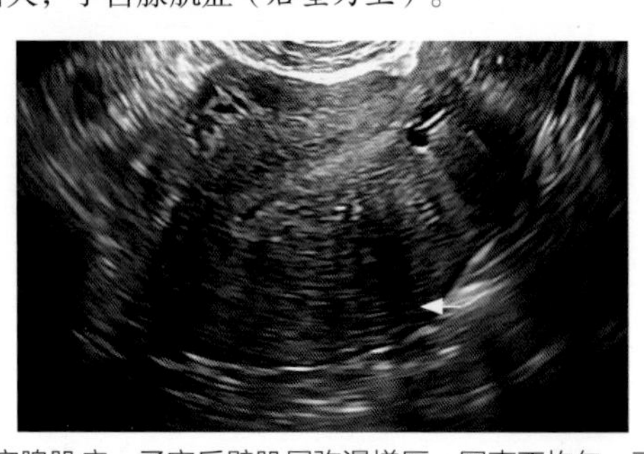

图4-2-7　子宫腺肌症：子宫后壁肌层弥漫增厚，回声不均匀，可见条索状强回声，间以“蜂窝状”小低回声区，箭头所示“栅栏状”细线样声影

（四）子宫肌瘤

✧经（阴道/直肠）超声检查

子宫前（中/后）位，宫体大小__cm×__cm×__cm，形态正常（失常），子宫肌层回声明显不均，可见单个（多个）低回声区，较大者为__cm×__cm×__cm，位于__壁，边界清晰，内部回声不均匀减低（增强），后方伴（不伴）回声衰减。宫腔线居中（前移/后移）、连续（不连续）。内膜厚__cm，回声均匀（图4-2-8）。彩色多普勒：病灶周边区域可见环状（半环状）血流信号（图4-2-8）。

右侧卵巢大小__cm×__cm×__cm，左侧卵巢大小__cm×__cm×__cm，双侧附件区未见明显异常占位。

盆腔未探及明显游离液体。

✧超声提示

子宫单发（多发）肌瘤黏膜下（肌壁间/浆膜下）。

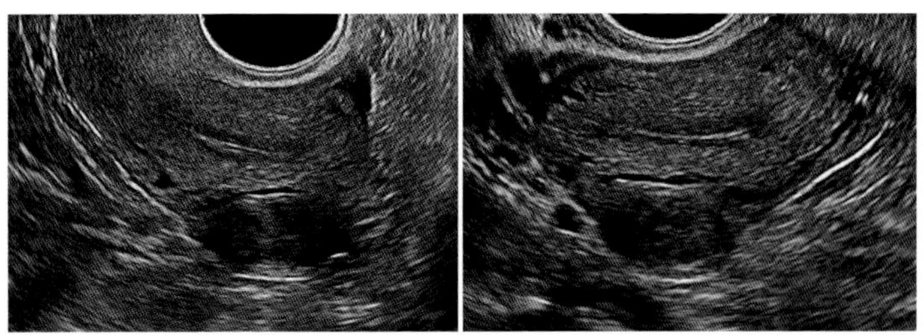

图4-2-8 子宫肌瘤：子宫前壁见低回声结节，大小约2.3 cm×1.5 cm，边界清晰，形态规则

（五）子宫内膜增生

✧经阴道（直肠）超声检查

子宫前（中/后）位，居中，形态未见异常，宫体大小__cm×__cm×__cm，子宫肌层回声均匀。内膜厚度__cm，回声不均匀，内部可见散在小囊状无回声区（图4-2-9）。彩色多普勒：内膜血流信号无明显异常。

右侧卵巢大小__cm×__cm×__cm，左侧卵巢大小__cm×__cm×__cm，双侧附件区未见明显异常占位。

盆腔未探及明显游离液体。

✧超声提示

子宫内膜增厚。

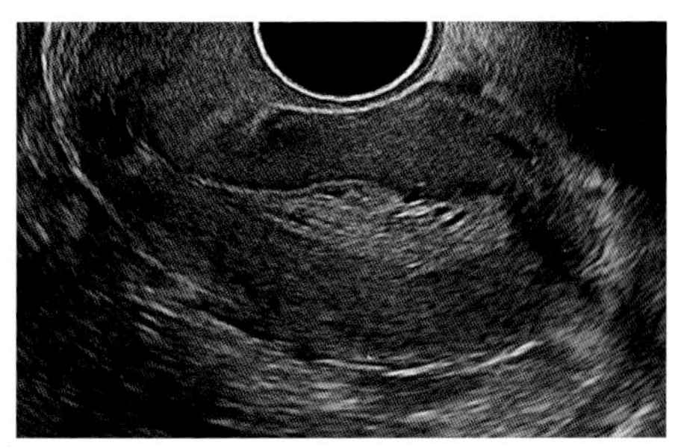

图4-2-9 子宫内膜增生：子宫内膜增厚，与子宫肌层分界清晰，其内部可见多个小囊状无回声区

（六）子宫内膜息肉

✧经阴道（直肠）超声检查

子宫前（中/后）位，形态未见异常，宫体大小__cm×__cm×__cm，子宫肌层回声均匀。

内膜厚度__cm，回声不均匀。宫腔内见单个（多个）中高回声区，较大__cm×__cm，形态规则，边界清晰（图4-2-10），彩色多普勒：可见一条状血流自蒂部伸入其内。

右侧卵巢大小__cm×__cm×__cm，左侧卵巢大小__cm×__cm×__cm，双侧附件区未见明显异常占位。

盆腔未探及明显游离液体。

✧超声提示

宫腔内中高回声，子宫内膜息肉可能性大。

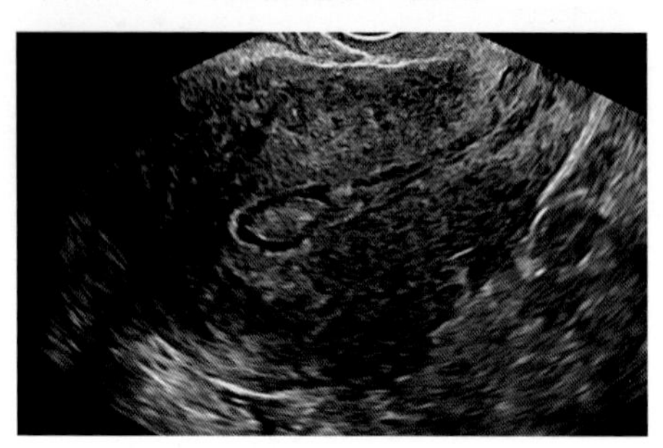

图4-2-10　子宫内膜息肉：宫腔内可见一中强回声，边界清晰，形态规则

（七）子宫内膜癌

✧经阴道（直肠）超声检查

子宫前（中/后）位，形态未见异常，宫体大小__cm×__cm×__cm，宫腔内见不均的中等回声区，范围__cm×__cm×__cm，与肌层分界不清，前壁肌层厚度__cm，后壁肌层厚度__cm（图4-2-11A）。彩色多普勒：病灶周边及内部可见丰富的血流信号（图4-2-11B），呈低阻型动脉频谱，RI__。右侧卵巢大小__cm×__cm×__cm，左侧卵巢大小__cm×__cm×__cm，双侧附件区未见明显异常占位（图4-2-11C）。

盆腔未探及明显游离液体。

✧超声提示

宫腔内实性占位，累及深肌层，考虑子宫内膜癌伴肌层浸润可能。

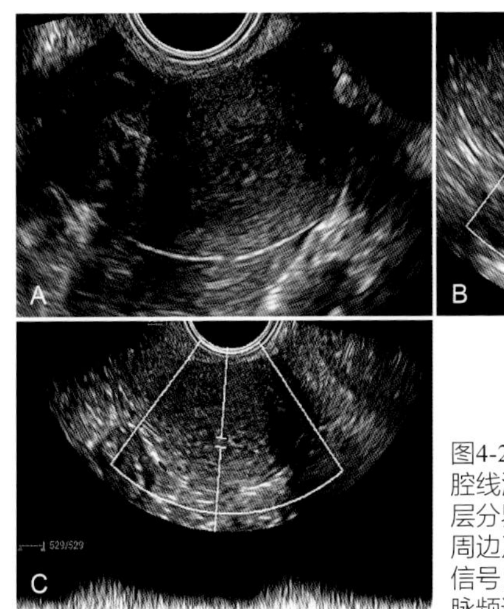

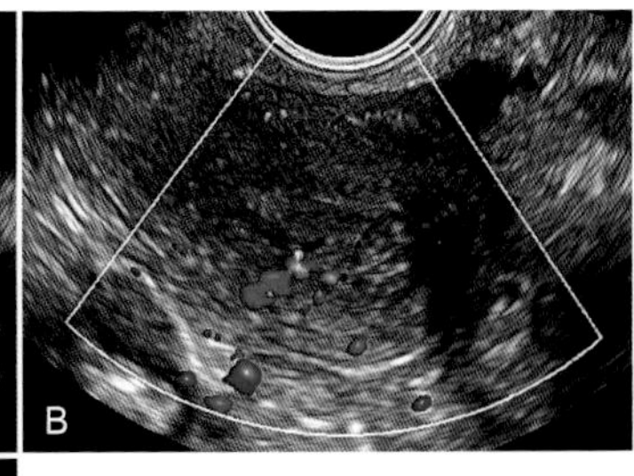

图4-2-11　子宫内膜癌：A. 宫腔内宫腔线消失，充满中等回声，与子宫肌层分界不清；B. 彩色多普勒显示病灶周边及内部较多的纡曲条状彩色血流信号；C. 彩色多普勒显示呈低阻型动脉频谱

（八）子宫颈癌

✧经阴道（直肠）超声检查

子宫前（中/后）位，形态未见异常，宫体大小__cm×__cm×__cm，肌层回声均匀。内膜厚度__cm，回声均匀。宫颈形态饱满，大小为__cm×__cm×__cm，宫颈前唇（后唇）见低回声区，范围__cm×__cm×__cm，边界清晰（不清晰），内部回声均匀（不均匀）。宫旁（未）探及明确异常回声（图4-2-12A）。彩色多普勒：低回声区域内探及丰富的血流信号，来源于宫颈前唇（后唇）（图4-2-12B）。

右侧卵巢大小__cm×__cm×__cm，左侧卵巢大小__cm×__cm×__cm，双侧附件区未见明显异常占位。

盆腔未探及明显游离液体。

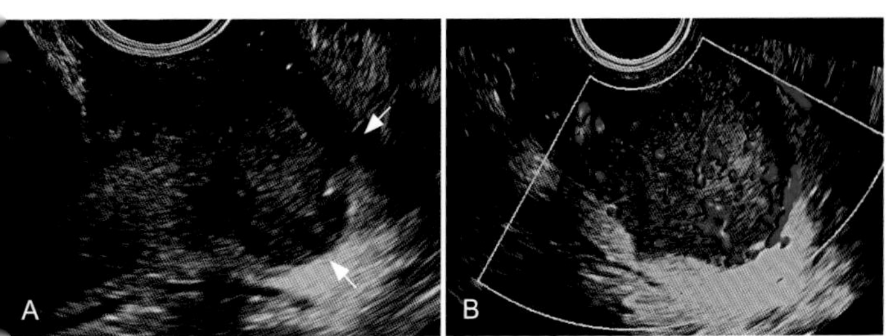

图4-2-12　宫颈癌：A. 宫颈后唇低回声区，边界不清（箭头）；B. 彩色多普勒显示病灶内部丰富血流信号

◇超声提示

子宫颈前唇（后唇）实性占位，考虑子宫颈癌可能。

（九）宫颈妊娠

◇经阴道（腹部/直肠）超声检查

子宫前（中/后）位，宫体大小__cm×__cm×__cm，肌层回声均匀，内膜厚约__cm，回声尚均匀。宫腔内未见明确胎囊。

宫颈管增大，其内可见妊娠囊（混合回声）附着于宫颈管壁，大小__cm×__cm×__cm，内见（未见）卵黄囊，胎芽长__cm，可见（未见）胎心搏动，宫颈内口呈闭合状态（图4-2-13）。

右侧卵巢大小__cm×__cm×__cm，左侧卵巢大小__cm×__cm×__cm，双侧附件区未见明显异常占位（图4-2-14）。

盆腔未探及明显游离液体。

◇超声提示

宫颈管内妊娠囊，考虑宫颈妊娠。

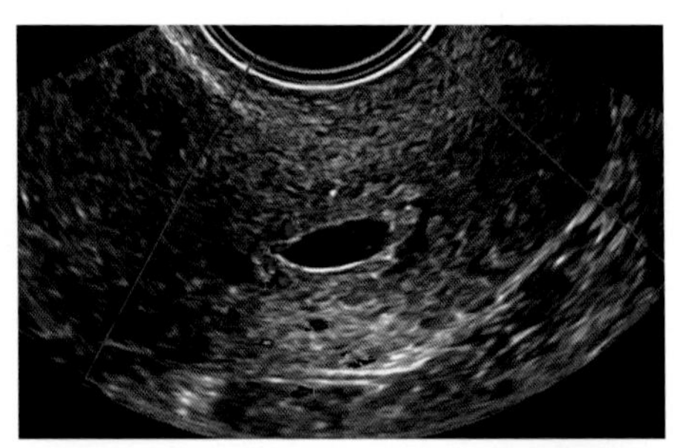

图4-2-13　宫颈妊娠：彩色多普勒显示宫颈内见妊娠囊，囊内见卵黄囊结构，宫颈内口呈闭合状态

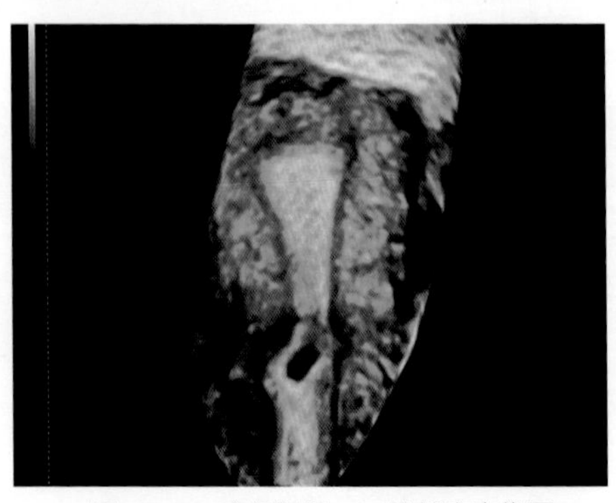

图4-2-14　宫颈妊娠：三维超声声像图

（十）子宫肉瘤

✧经阴道（腹部/直肠）超声检查

子宫前（中/后）位，宫体大小__cm×__cm×__cm，宫腔内充满低回声，范围约__cm×__cm×__cm，形态不规则，与肌层分界不清，子宫肌层普遍变薄。彩色多普勒：低回声区内部可见丰富的条状血流信号。

右侧卵巢大小__cm×__cm×__cm，左侧卵巢大小__cm×__cm×__cm，双侧附件区未见明显异常占位。

盆腔未探及明显游离液体。

✧超声提示

宫腔内实性占位，肌层受累，癌可能性大。

（十一）宫腔妊娠物残留

✧经阴道超声检查

子宫前（中/后）位，形态未见异常，宫体大小__cm×__cm×__cm，于宫腔内见团块状中高回声，范围约__cm×__cm×__cm，以宫腔近左侧（右侧）宫角处多见，形态不规则，内部回声不均匀，与子宫肌层分界尚清，子宫肌层回声均匀（图4-2-15A）。彩色多普勒：中高回声内部及其附着处肌层探及较丰富血流信号（图4-2-15B）；脉冲波多普勒显示为低阻力动脉血流，RI__。

右侧卵巢大小__cm×__cm×__cm，左侧卵巢大小__cm×__cm×__cm，双侧附件区未见明显异常占位。

盆腔未探及明显游离液体。

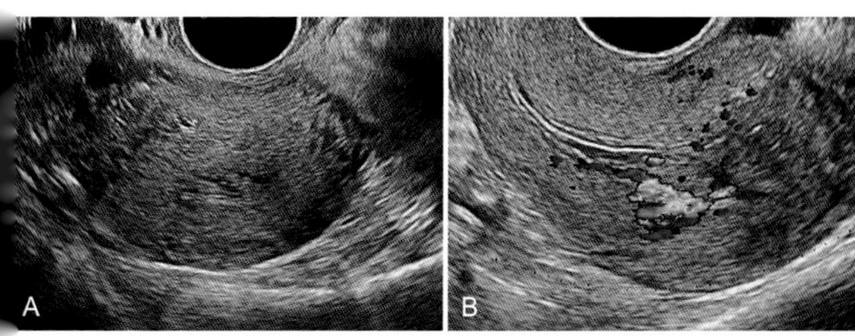

图4-2-15 宫腔妊娠物残留：A. 宫腔左侧宫角处中等回声，大小约2.4 cm×1.1 cm，边界欠清晰，形态不规则，内回声不均；B. 彩色多普勒显示中等回声内部较丰富血流信号

✧超声提示

宫腔内中高回声，结合病史考虑宫腔妊娠物残留。

（十二）宫腔粘连

✧经阴道超声检查

子宫前（中/后）位，宫体大小__cm × __cm × __cm，子宫内膜厚薄不均，局部内膜线中断（缺损），范围__cm × __cm（图4-2-16），彩色多普勒：子宫内膜血流信号未见异常。

右侧卵巢大小__cm × __cm × __cm，左侧卵巢大小__cm × __cm × __cm，双侧附件区未见明显异常占位。

盆腔未探及明显游离液体。

✧三维超声所见

内膜回声不均匀，宫腔左侧（右侧/宫底）可见低回声分隔带或斑片状回声减低区，范围约__cm × __cm。

✧超声提示

子宫内膜连续性中断，考虑宫腔粘连。

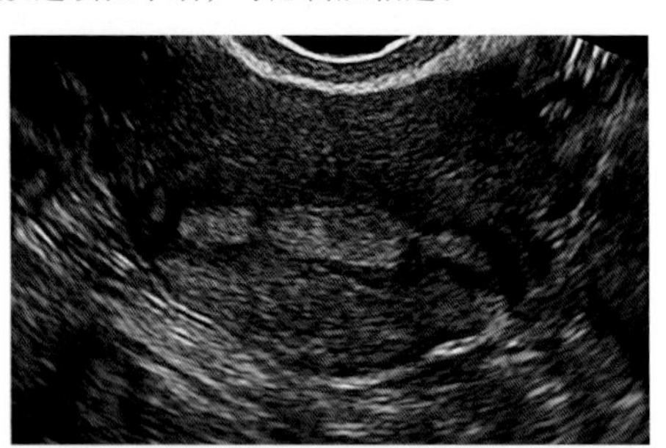

图4-2-16　宫腔粘连：子宫内膜连续性中断

（十三）宫角妊娠

✧经阴道超声检查

子宫前（中/后）位，宫体大小__cm × __cm × __cm，宫腔内左侧（右侧）宫角增大，形态饱满，可探及妊娠囊，大小__cm × __cm × __cm，边界清晰，形态规则，内部见（未见）卵黄囊结构（图4-2-17）。局部肌层向外膨隆不明显，局部肌层厚度__cm，彩色多普勒：周边探及丰富血流信号。

右侧卵巢大小__cm × __cm × __cm，左侧卵巢大小__cm × __cm × __cm，双侧附件区未见明显异常占位。

盆腔未探及明显游离液体。

✧超声提示

宫腔内偏左侧（右侧）宫角妊娠可能，建议复查。

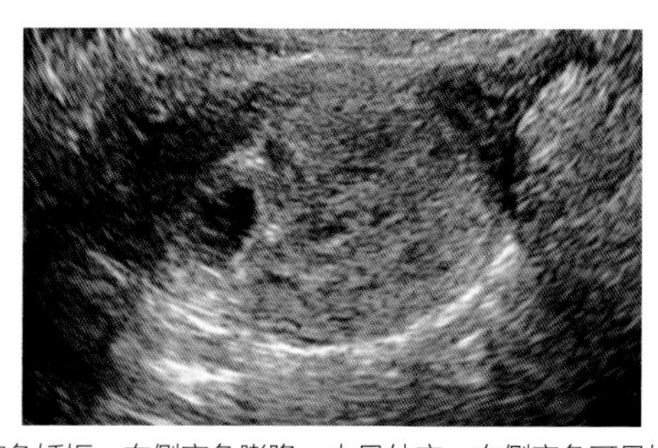

图4-2-17 宫角妊娠：右侧宫角膨隆，未见外突，右侧宫角可见妊娠囊，内见卵黄囊结构

（十四）瘢痕妊娠

✧经阴道（腹部）超声检查

子宫前（中/后）位，宫体大小__cm × __cm × __cm，内膜厚度__cm，宫腔下段瘢痕处见胎囊样回声，大小约__cm × __cm × __cm，边界清晰，内部可见（未见）胎芽局部肌层变薄，子宫前壁下段瘢痕处肌层厚度__cm（图4-2-18A），彩色多普勒：周边探及丰富血流信号，或前壁肌层瘢痕处探及混合回声包块，大小约__cm × __cm × __cm，边界清晰（不清晰），内部回声不均，内部探及较丰富血流信号（图4-2-18B）。

右侧卵巢大小__cm × __cm × __cm，左侧卵巢大小__cm × __cm × __cm，双侧附件区未见明显异常占位。

盆腔未探及明显游离液体。

✧超声提示

宫腔下段瘢痕处早期妊娠或子宫前壁下段混合回声包块，结合病史考虑瘢痕妊娠。

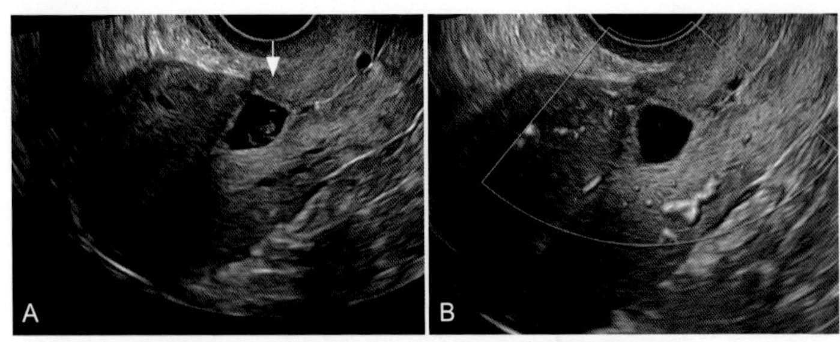

图4-2-18　瘢痕妊娠：A. 子宫前壁下段瘢痕处肌层内见妊娠囊，边界清晰，局部肌层明显变薄（箭头）；B. 彩色多普勒显示包块周边探及血流信号

（十五）葡萄胎

✧经阴道（腹部）超声检查

子宫前（中/后）位，宫体大小__cm × __cm × __cm，子宫肌层变薄，回声均匀。宫腔内探及混合回声区，范围__cm × __cm × __cm，与子宫肌层分界尚清，其内部见多个小囊状无回声区（图4-2-19A）。彩色多普勒：混合回声内部未探及明显血流信号（图4-2-19B）。

右侧卵巢大小__cm × __cm × __cm，左侧卵巢大小__cm × __cm × __cm，双侧附件区未见明显异常占位（图4-2-20）。

盆腔未探及明显游离液体。

✧超声提示

宫腔内混合回声，结合临床考虑葡萄胎。

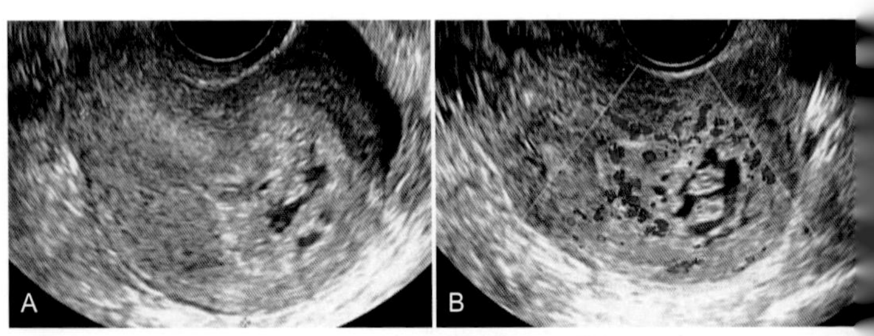

图4-2-19　葡萄胎：A. 子宫增大，宫腔内未见明确胎囊，充满混合回声，弥漫分布大小不等的小囊状无回声，与子宫肌层分界尚清；B. 彩色多普勒显示混合回声内部未见血流信号

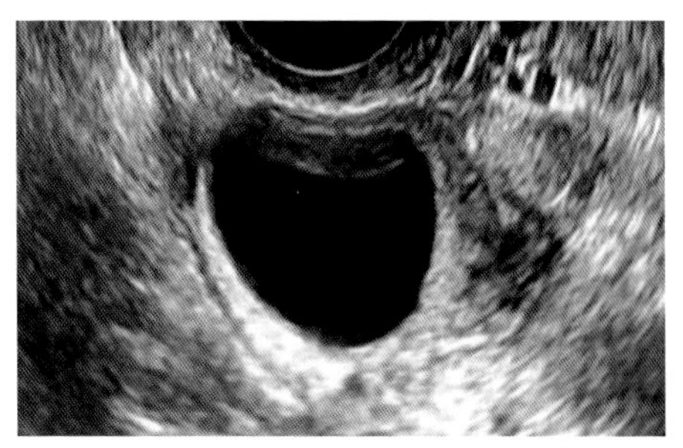

图4-2-20　卵巢黄素化囊肿：葡萄胎，右侧卵巢内见无回声区，大小3.7 cm × 3.4 cm，边界清晰，形态规则

（十六）绒毛膜癌

✧经阴道超声检查

子宫前（中/后）位，宫体大小__cm × __cm × __cm，内膜厚度__cm，子宫__壁肌层回声不均，可见中等回声区，范围约__cm × __cm × __cm，边界不清，形态欠规则，内部回声不均匀，可见不规则无回声区（图4-2-21A），彩色多普勒：周边探及丰富血流信号，血流形态及走行不规则，可探及低阻力动脉频谱，RI__（图4-2-21B）。

双侧宫旁血管增粗，左侧子宫动脉PSV__cm/s，RI__；右侧子宫动脉PSV__cm/s，RI__。

右侧卵巢大小__cm × __cm × __cm，左侧卵巢大小__cm × __cm × __cm，双侧附件区未见明显异常占位。

盆腔未探及明显游离液体。

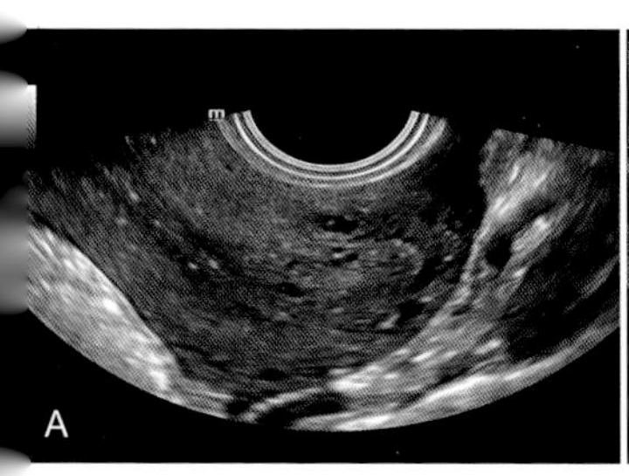

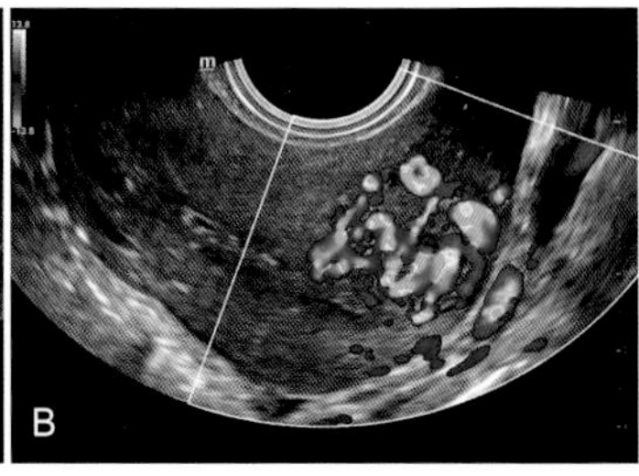

图4-2-21　绒毛膜癌：A. 子宫宫底及后壁肌层见中等回声及低回声区，范围约4.1 cm × 2.9 cm，边界不清晰，形态不规则，内部回声不均匀，可见小的不规则无回声区；B. 彩色多普勒显示病灶周围探及丰富血流信号，血流形态及走行不规则

✧超声提示

子宫__壁囊实性占位，周边血流异常丰富紊乱，结合临床考虑绒毛膜癌可能。

（十七）宫内节育器

✧经阴道（腹部）超声检查

子宫前（中/后）位，居中，宫体大小__cm×__cm×__cm，内膜厚度__cm。子宫肌层回声均匀。宫腔下段及宫颈管上段内见节育器强回声，其上缘距离宫腔底部约__cm，其下缘超过宫颈内口约__cm（图4-2-22）。

右侧卵巢大小__cm×__cm×__cm，左侧卵巢大小__cm×__cm×__cm，双侧附件区未见明显异常占位。

盆腔未探及明显游离液体。

✧超声提示

宫内节育器位置下移。

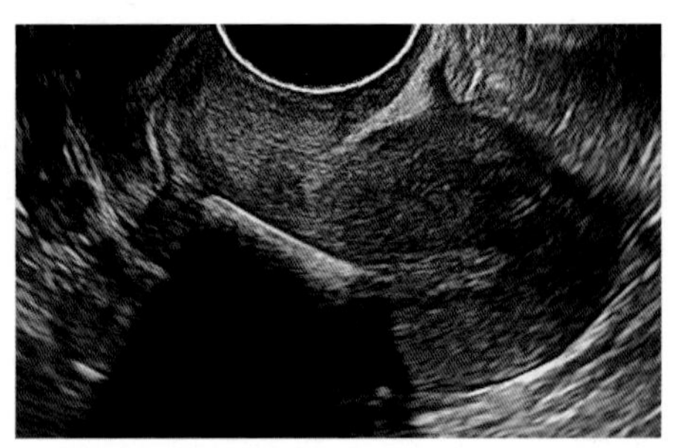

图4-2-22 宫内环位置下移：宫内节育器位于宫腔下段至宫颈管内，环上缘距离宫底部约3.7 cm

（十八）剖宫产术后子宫瘢痕憩室

✧阴道（腹部）超声检查

子宫前（中/后）位，居中，宫体大小__cm×__cm×__cm，内膜厚度__cm。子宫前壁下段剖宫产瘢痕处见“楔形”向外凸起的囊状结构，大小约__cm×__cm，内无回声（图4-2-23A），与宫腔、宫颈管相延续（图4-2-23B）。

右侧卵巢大小__cm×__cm×__cm，左侧卵巢大小__cm×__cm×__cm，双侧附件区未见明显异常占位。

盆腔未探及明显游离液体。

✧超声提示

子宫前壁下段剖宫产瘢痕处无回声区，考虑剖宫产瘢痕憩室。

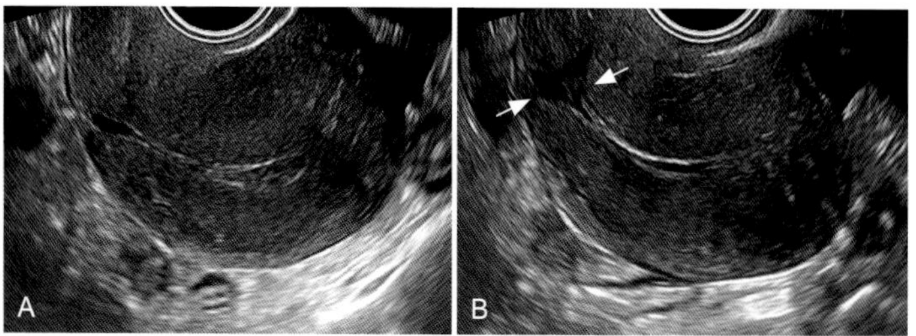

图4-2-23　瘢痕憩室：A. 子宫前壁下段剖宫产瘢痕处见无回声区，大小1.3 cm×0.7 cm，边界清晰；B. 无回声区与宫腔相延续（箭头）

第三节　卵巢超声报告模板

1. 滤泡囊肿

✧经阴道（直肠）超声检查

子宫前（中/后）位，宫体大小__cm×__cm×__cm，内膜厚度__cm，回声均匀。子宫肌层回声均匀。左（右）侧卵巢内见一无回声区，大小约__cm×__cm×__cm，壁薄、光滑，内透声好，后方回声增强（图4-3-1A）。彩色多普勒：周边未探及血流信号（图4-3-1B）。

盆腔未探及明显游离液体。

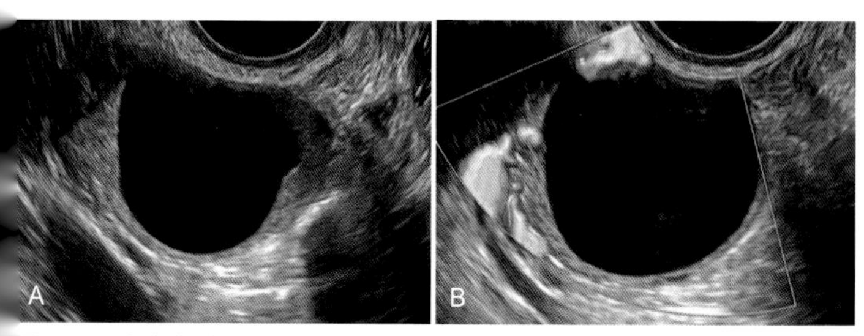

图4-3-1　滤泡囊肿：A. 右侧卵巢内无回声，壁薄、光滑，内部透声好；B. 彩色多普勒显示周边及内部均未探及血流信号

✧超声提示

左（右）侧卵巢囊肿，生理性囊肿不除外，建议复查。

2. 黄体囊肿

✧阴道（直肠）超声检查

子宫前（中/后）位，宫体大小__cm×__cm×__cm，内膜厚度__cm，回声均匀。子宫肌层回声均匀。

左（右）侧卵巢内见一混合回声，大小约__cm×__cm×__cm，边界清晰，内见网格状中等回声。彩色多普勒：壁上可见环状血流信号，内部未探及血流信号（图4-3-2）。

盆腔未探及明显游离液体。

✧超声提示

左（右）侧卵巢囊肿，黄体囊肿可能大，建议6周后复查。

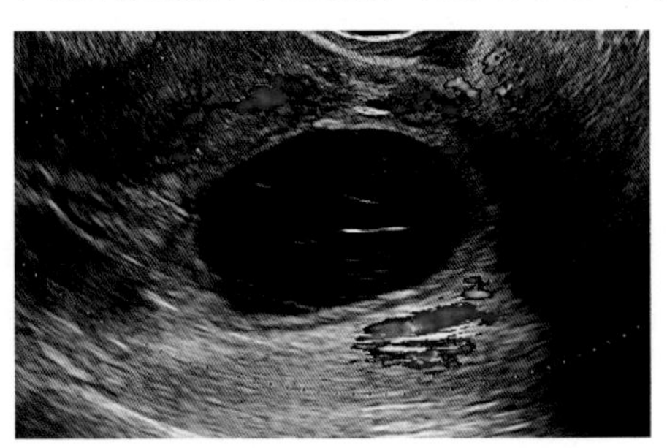

图4-3-2　黄体囊肿：左侧卵巢内见一混合回声，边界清晰，内见网格状中等回声；彩色多普勒显示壁上探及血流信号，内部未见血流信号

3. 卵巢过度刺激综合征

✧经阴道（腹部）超声检查

子宫前（中/后）位，宫体大小__cm×__cm×__cm，内膜厚度__cm，回声均匀。子宫肌层回声均匀。

左侧卵巢大小__cm×__cm×__cm，右侧卵巢大小__cm×__cm×__cm，内均见多个无回声，壁薄，透声好，较大者约__cm×__cm（图4-3-3）。

盆腔可探及游离性无回声区，深度__cm。

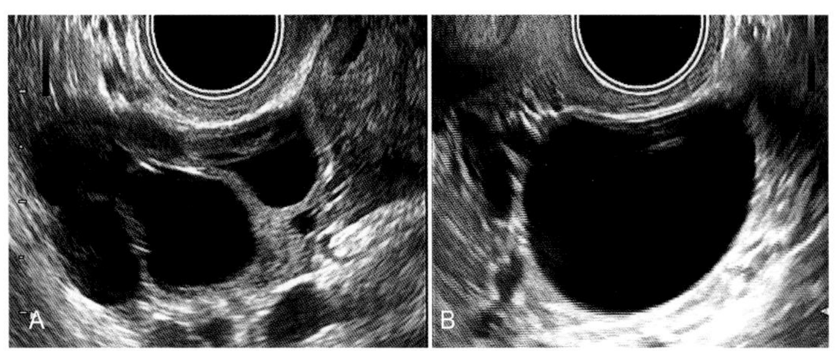

图4-3-3 卵巢过度刺激综合征：A. 双侧卵巢增大，内见多个薄壁的无回声，透声好；B. 右侧卵巢明显增大，大小6.9 cm × 3.7 cm

✧超声提示

双侧卵巢增大伴多发卵泡样回声，结合病史符合卵巢过度刺激综合征表现；盆腔积液（图4-3-4）。

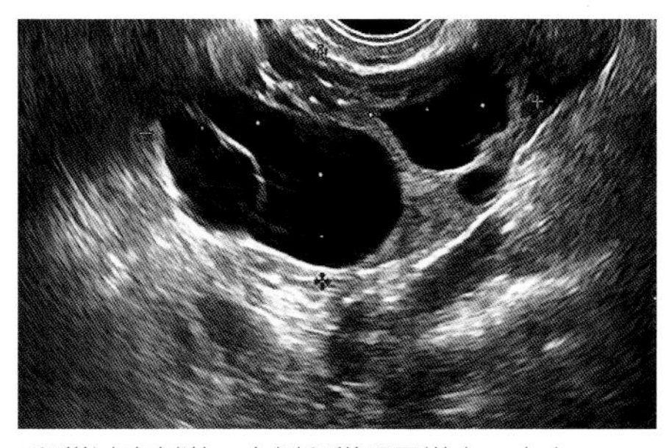

图4-3-4 卵巢过度刺激：右侧卵巢明显增大，大小6.9 cm × 3.7 cm

4. 多囊卵巢综合征

✧经阴道（直肠）超声检查

子宫前（中/后）位，宫体大小__cm × __cm × __cm，内膜厚度__cm，回声均匀。子宫肌层回声均匀。

左侧卵巢大小__cm × __cm × __cm，右侧卵巢大小__cm × __cm × __cm，双侧卵巢内可见多枚小卵泡，直径0.5 ~ 0.9 cm，沿卵巢周边分布，双侧卵巢最大切面卵泡数目均≥12枚（图4-3-5）。

盆腔未探及明显游离液体。

✧超声提示

双侧卵巢多囊样改变。

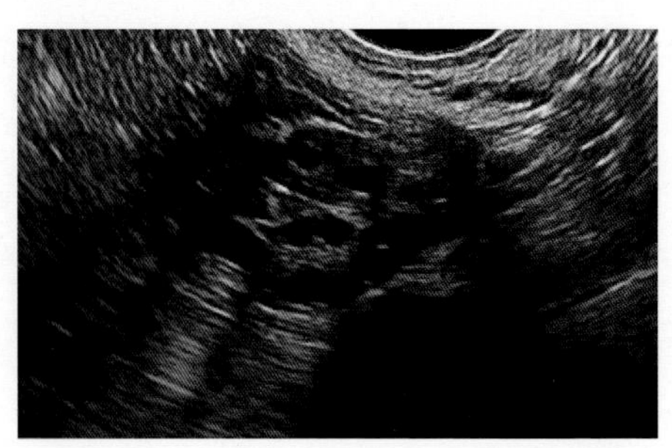

图4-3-5 多囊卵巢综合征：卵巢内见多枚卵泡，沿卵巢周边分布（最大切面卵泡数目≥12枚）

5. 排卵监测

✧经阴道超声检查

子宫前（中/后）位，宫体大小__cm×__cm×__cm，内膜厚度__cm，回声均匀。子宫肌层回声均匀。

右侧卵巢大小__cm×__cm×__cm，可见__枚卵泡，>1.0 cm卵泡约__枚，最大卵泡__cm×__cm×__cm，壁薄（厚），张力高（低）（图4-3-6）。

左侧卵巢大小__cm×__cm×__cm，可见__枚卵泡，>1.0 cm卵泡约__枚，最大卵泡__cm×__cm×__cm，壁薄（厚），张力高（低）。

盆腔未探及明显游离液体。

✧超声提示

左（右）侧卵巢内优势卵泡。

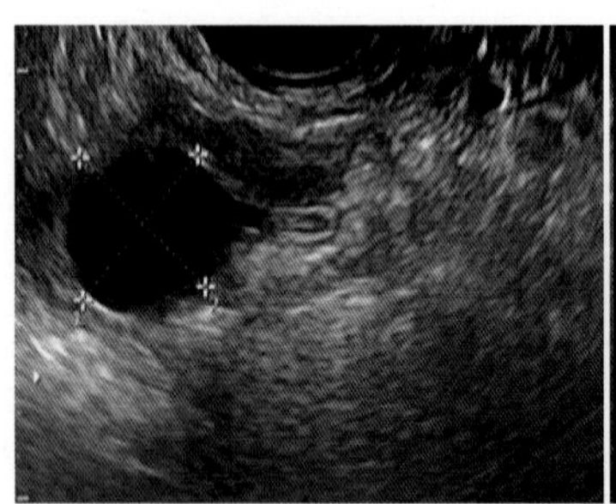
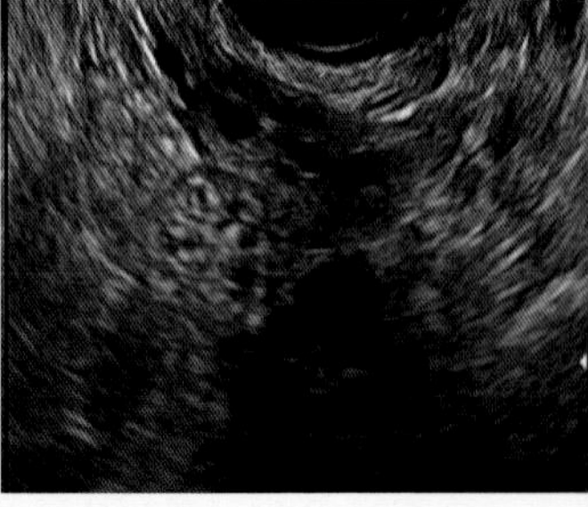

图4-3-6 排卵监测：右侧卵巢内可见一枚优势卵泡，大小2.0 cm×1.9 cm×1.9 cm，壁薄，张力好

6. 卵巢子宫内膜异位症

✧经阴道（直肠）超声检查

子宫前（中/后）位，宫体大小__cm×__cm×__cm，内膜厚度__cm，回声均匀。子宫肌层回声均匀。

左（右）侧附件区见一囊性回声，大小约__cm×__cm×__cm，壁厚，形态规则，边界清晰，内充满细密点状低回声，或见点状强回声（图4-3-7），彩色多普勒：隔上可探及少许血流信号。

盆腔未探及明显游离液体。

✧超声提示

左（右）侧卵巢囊肿，巧克力囊肿可能性大。

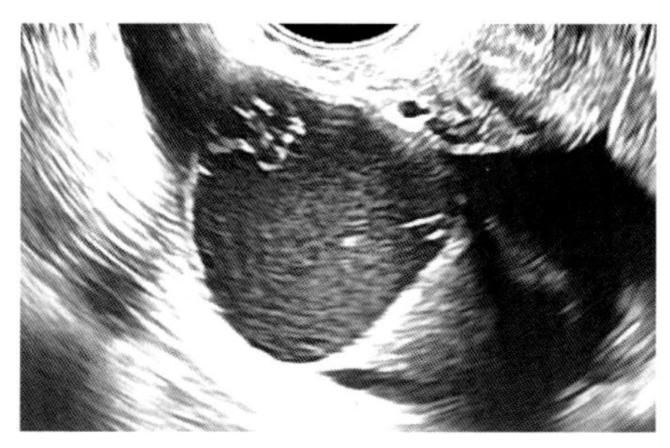

图4-3-7 巧克力囊肿：囊肿边界清晰，形态规则，内部充满细密点状低回声，并可见少许不规则网格状中等回声（出血机化表现）

7. 卵巢囊腺瘤

✧经阴道（直肠）超声检查

子宫前（中/后）位，宫体大小__cm×__cm×__cm，内膜厚度__cm，回声均匀。子宫肌层回声均匀。

左（右）侧附件区见单房（多房）无回声，大小约__cm×__cm×__cm，边界清晰，形态尚规则，内见（未见）分隔，内壁见（未见）多个乳头状高回声凸起，较大__cm×__cm，边界尚清。彩色多普勒：乳头内部可见（未见）少许血流信号（图4-3-8）。

盆腔未探及明显游离液体。

✧超声提示

左（右）侧卵巢（囊或囊实性）肿物，考虑乳头状囊腺瘤可能。

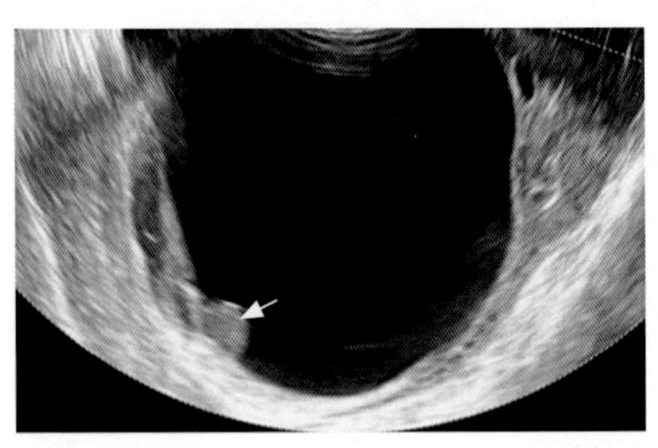

图4-3-8 浆液性乳头状囊腺瘤：卵巢内见一单房类圆形无回声，内壁见乳头状中高回声凸起（箭头），彩色多普勒显示乳头内可探及血流信号

8. 卵巢癌

✧经阴道（直肠）超声检查

子宫前（中/后）位，宫体大小__cm×__cm×__cm，内膜厚度__cm，回声均匀。子宫肌层回声均匀。

左（右）侧卵巢未见显示，附件区可见混合回声区，大小__cm×__cm×__cm，边界清晰（不清晰），形态规则（不规则），内部以中等回声为主，间以不规则无回声区，彩色多普勒：中等回声区内可见丰富的条状血流信号。周边可见部分卵巢组织（图4-3-9），RI__。

腹腔可见（未见）游离无回声区，最深处__cm，透声好（差）（图4-3-10）。

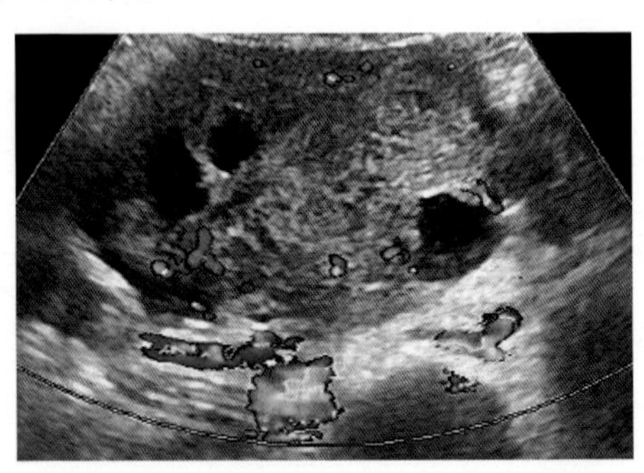

图4-3-9 卵巢癌：附件区巨大混合回声肿物，形态不规则，内部回声不均匀，以中等回声为主，彩色多普勒显示肿物内部探及较丰富条状血流信号

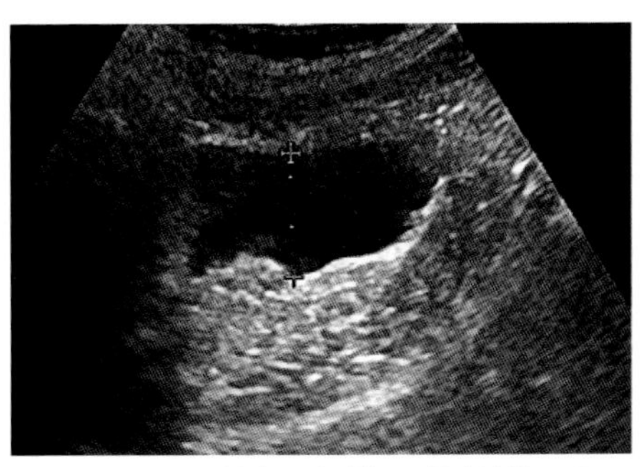

图4-3-10 卵巢癌腹水：卵巢癌，腹腔探及游离液性回声区，厚2.4 cm

✧超声提示

左（右）侧卵巢内实性肿物，考虑恶性肿瘤；腹水。

9. 成熟畸胎瘤（皮样囊肿）

✧经阴道（直肠）超声检查

子宫前（中/后）位，宫体大小__cm×__cm×__cm，内膜厚度__cm，回声均匀。子宫肌层回声均匀。

左（右）侧附件区可见一混合回声团块，大小约__cm×__cm×__cm，边界清晰，形态规则，内部回声杂乱（图4-3-11），实性回声大小__cm×__cm，不规则，后方回声伴（不伴）衰减，周边可见部分卵巢组织。彩色多普勒：周边可见短条状血流信号，内部未见血流信号。

盆腔未探及明显游离液体。

✧超声提示

左（右）侧卵巢内囊实性肿物，畸胎瘤可能大。

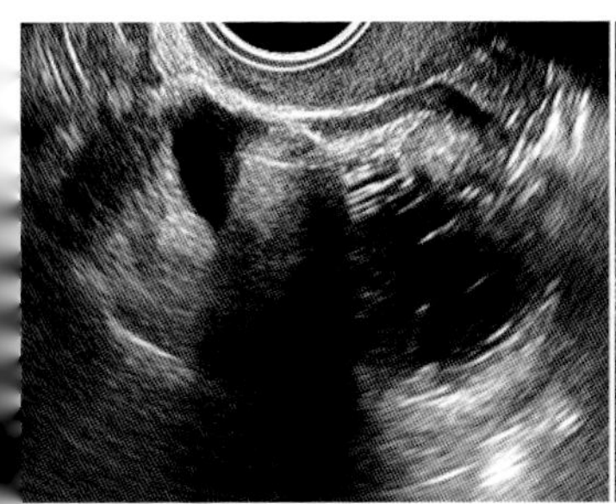

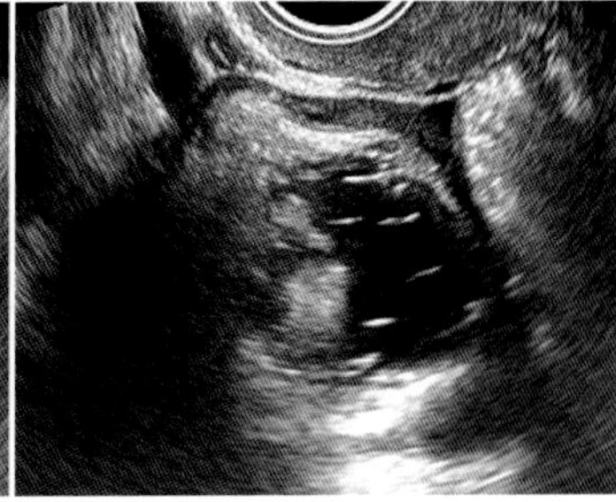

图4-3-11 卵巢成熟畸胎瘤：附件区混合回声，边界清晰，形态尚规则，内部回声杂乱

10. 卵巢转移癌

✧经阴道（直肠）超声检查

子宫前（中/后）位，宫体大小__cm×__cm×__cm，内膜厚度__cm，回声均匀。子宫肌层回声均匀。

双侧卵巢正常结构消失，右侧附件区见混合回声，大小__cm×__cm×__cm，左侧附件区见混合回声，大小__cm×__cm×__cm，均呈类圆形，内可见中等回声及多个大小不等的类圆形无回声（图4-3-12A）。彩色多普勒：中等回声内部见丰富分支状血流信号，PSV__cm/s，RI__（图4-3-12B）。

盆腔可探及游离液性无回声区，最深处__cm，内透声好（差）。

✧超声提示

双侧附件区囊实性肿物，结合病史考虑卵巢转移癌；盆腔积液。

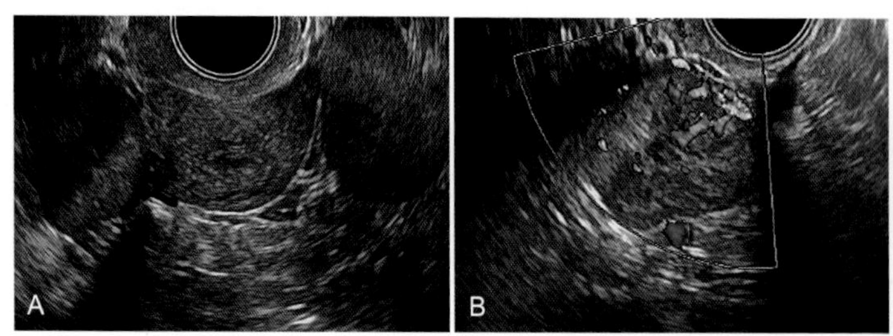

图4-3-12　卵巢转移癌：A. 双侧附件区见实性混合回声，边界清晰，均呈类圆形，以中等回声为主；B. 彩色多普勒显示瘤体内部可探及丰富血流信号

11. 一侧卵巢及卵巢肿瘤蒂扭转

✧经阴道（直肠）超声检查

子宫前（中/后）位，宫体大小__cm×__cm×__cm，内膜厚度__cm，回声均匀。子宫肌层回声均匀。

一侧卵巢增大，左侧卵巢大小__cm×__cm×__cm，右侧卵巢大小__cm×__cm×__cm，左（右）侧卵巢边界清或模糊，实质回声不均或减低（图4-3-13A）。彩色多普勒：内见（未见）明确血流信号（图4-3-13B）。

直肠窝可见（未见）游离积液，深度__cm。

✧超声提示

左（右）侧卵巢增大伴血流信号异常，可疑蒂扭转；腹腔积液。

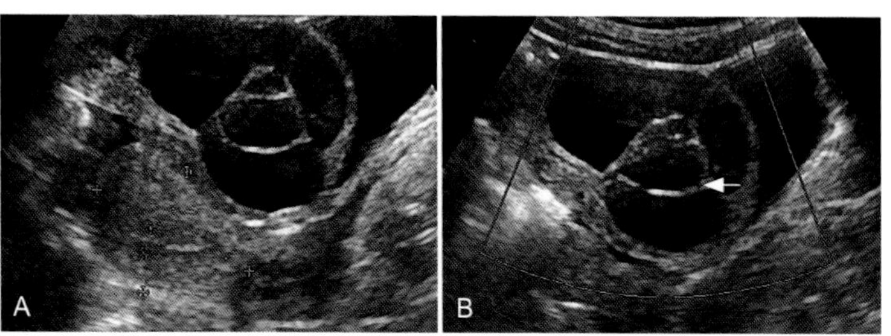

图4-3-13　卵巢过度刺激综合征伴卵巢扭转：A. 子宫上方见增大的卵巢，边界清晰，实质回声略减低；B. 彩色多普勒内部未见明确血流信号，周边见不规则液性暗区（箭头）

第四节　盆腔超声报告模板

1. 输卵管积水

✧经阴道（直肠）超声检查

子宫前（中/后）位，宫体大小__cm × __cm × __cm，内膜厚度__cm，回声均匀。子宫肌层回声均匀。

左（右）侧附件区见一腊肠形无回声区，范围__cm × __cm × __cm，壁厚（薄），内见不完整分隔伴小凸起（图4-4-1A）。彩色多普勒：壁上可见血流信号，卵巢位于其左（右）侧伴有（无）粘连（图4-4-1B，图4-4-2）。

盆腔未探及明显游离液体。

✧超声提示

左（右）侧附件区管状无回声，符合输卵管积水表现。

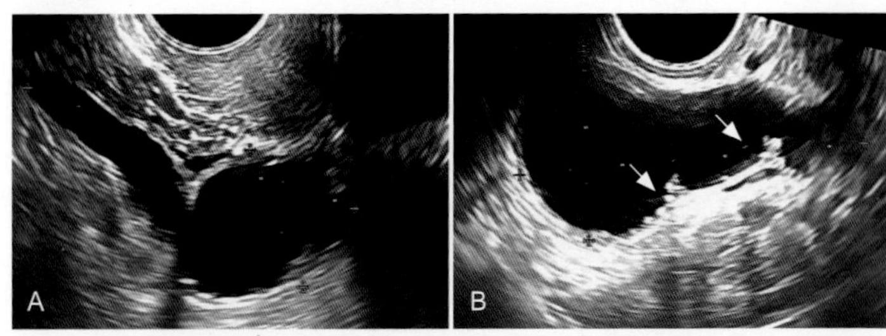

图4-4-1 输卵管积水：A. 增粗的输卵管呈腊肠形，内部透声好；B. 不完整分隔，为输卵管皱襞（箭头）

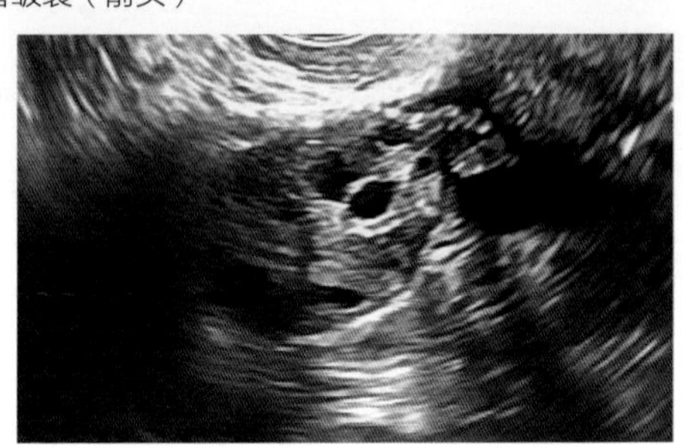

图4-4-2 输卵管积水同侧卵巢

2. 输卵管积脓

✧经阴道（直肠）超声检查

子宫前（中/后）位，宫体大小__cm × __cm × __cm，内膜厚度__cm，回声均匀。子宫肌层回声均匀。

左（右）侧附件区见多房囊性混合回声区，范围__cm × __cm × __cm，壁厚，壁上可见多个结节样强回声凸起，大小均匀，其内充满弱点状低回声，彩色多普勒：壁上可见较丰富的血流信号，卵巢位于其左（右）侧伴有粘连（图4-4-3）。

盆腔未探及明显游离液体。

✧超声提示

左（右）侧附件区多房囊实性回声区，结合临床考虑输卵管积脓。

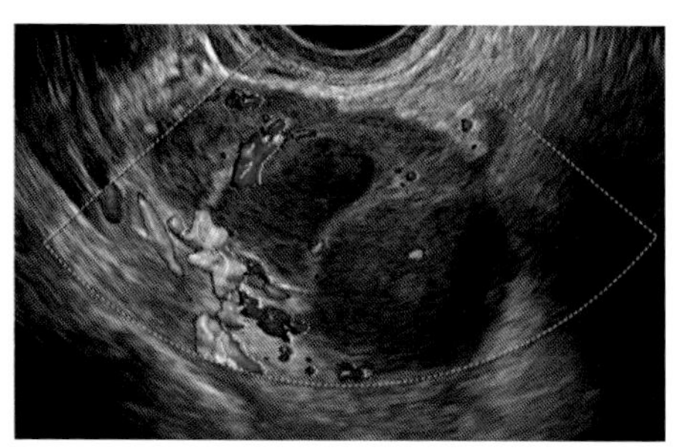

图4-4-3 输卵管积脓：附件区混合回声，呈“腊肠样”，壁厚，有不完整分隔，内部充满细密点状低回声，彩色多普勒显示隔上可见血流信号

3. 输卵管癌

✧经（阴道/直肠）超声检查

子宫前（中/后）位，宫体大小__cm×__cm×__cm，内膜厚度__cm，回声均匀。子宫肌层回声均匀。

左（右）侧卵巢正常结构可见，附件区可见条状无回声（不均匀低回声包块/“腊肠样”管状低回声），范围约__cm×__cm×__cm，形态不规则，内可见（未见）分隔及乳头状凸起，与周围组织粘连，彩色多普勒：实性部分及壁上可见较丰富的条状分支血流信号（图4-4-4）。

盆腔探及游离液体，范围__cm×__cm×__cm，内呈无回声并见少许中等回声分隔。

✧超声提示

左（右）侧附件区管状（囊实性）肿物，恶性病变考虑来自输卵管可能性大；盆腔积液。

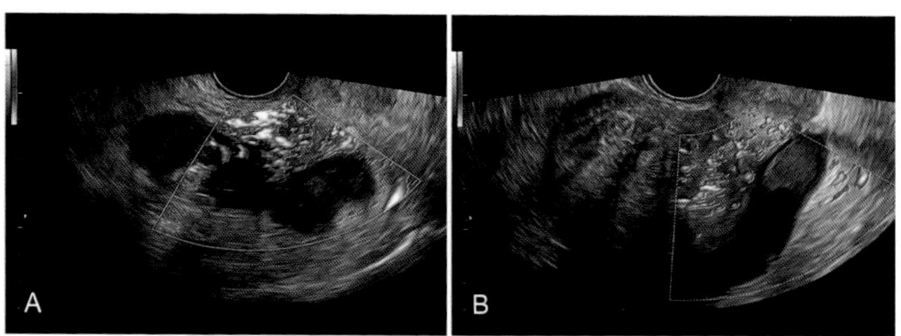

图4-4-4 右侧输卵管转移癌：A. 右侧输卵管转移癌管壁增厚不规则，内见不均实性回声及低回声，彩色多普勒见血流信号；B. 左侧输卵管转移癌输卵管呈“腊肠样”改变，内见积水及癌组织

4. 异位妊娠

✧经阴道超声检查

子宫前（中/后）位，宫体大小__cm×__cm×__cm，肌层回声均匀，宫腔内有时伴有积液或表现子宫内膜回声不均匀，宫腔内未见明确胎囊（图4-4-5）。

左（右）侧卵巢与子宫之间见混合回声包块，大小__cm×__cm×__cm，边界清（不清），内部可见不均匀中等回声及无回声，包块周围见（未见）混杂回声，范围__cm×__cm，近端输卵管增粗。彩色多普勒：包块周边及内部见血流信号，脉冲波多普勒记录到低阻动脉血流频谱，RI__（图4-4-6）。

盆腔探及（未探及）游离液体，范围约__cm×__cm×__cm，内部透声差。

✧超声提示

左（右）侧附件区混合回声包块，宫外孕可能大，盆腔积液。

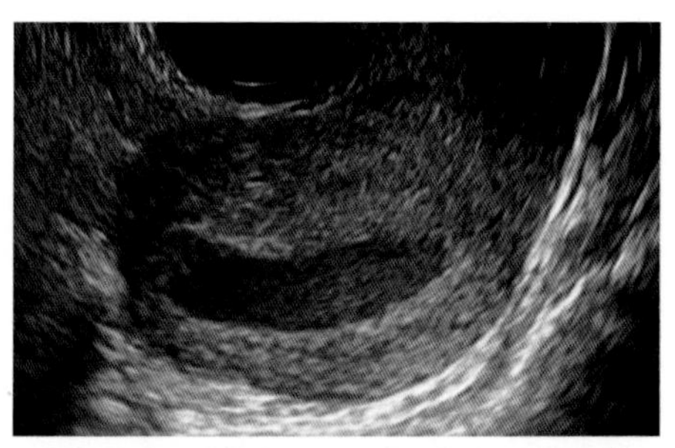

图4-4-5　宫外孕宫腔积液：宫腔内未见明确胎囊，可探及条状无回声宫腔积液

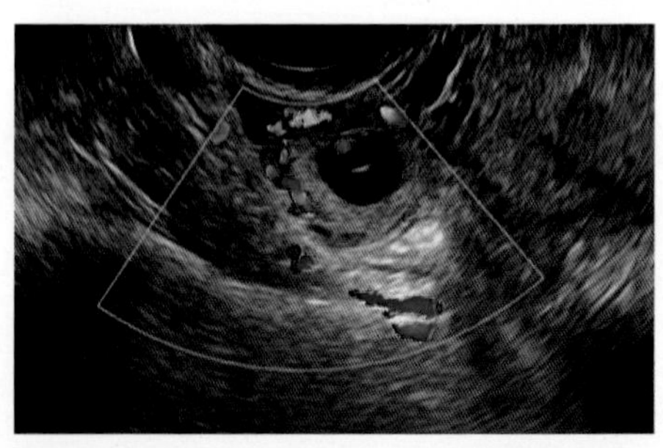

图4-4-6　异位妊娠：妊娠囊位于子宫右侧，内见卵黄囊及胎芽，彩色多普勒显示异位妊娠病灶周边呈环状血流

5. 盆腔手术后淋巴囊肿

____术后，左侧髂窝可见无回声，范围约__cm × __cm × __cm，右侧髂窝可见无回声，范围约__cm × __cm × __cm，边界尚清晰，透声好，内部有（无）细的线隔（图4-4-7），彩色多普勒：其内均未见明确血流信号。

盆腔未探及明显游离液体。

✧超声提示

____癌术后，双侧髂窝无回声区，符合淋巴囊肿表现。

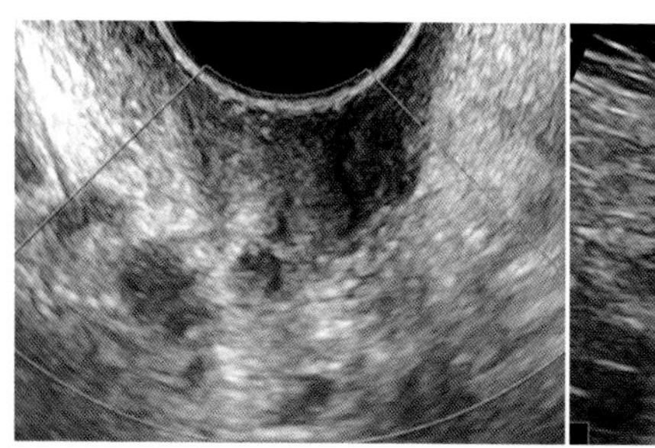
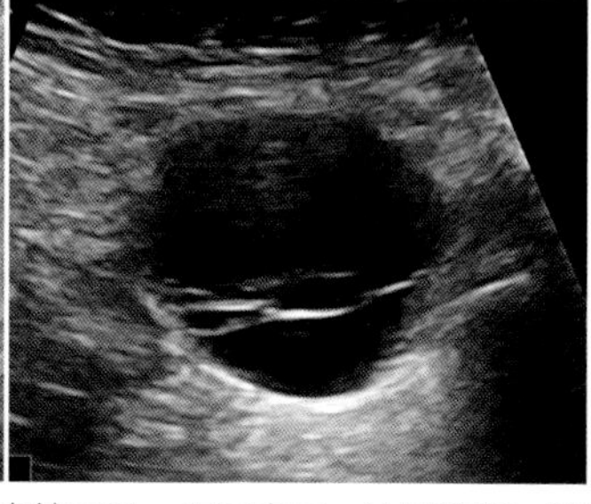

图4-4-7 淋巴囊肿：子宫切除术后，髂窝处可见一无回声区，边界清晰，形态规则，内部见少许中等回声薄分隔

第五节 子宫输卵管超声造影报告模板

1. 双侧输卵管通畅

✧经阴道二维（三维）超声检查

子宫前位，大小约__cm × __cm × __cm，肌层回声均匀，宫腔线居中，双层内膜厚度约__cm，子宫内膜冠状切面呈倒三角形，边缘光整，宫角清晰锐利，无明显受压、中断。彩色多普勒：未见明显异常血流信号，左（右）侧卵巢大小约__cm × __cm × __cm，内见数枚卵泡，较大者约__cm × __cm × __cm；双侧卵巢活动度良好；双侧附件区无明显包块。

✧宫腔水造影

经宫腔造影管注入0.9%氯化钠溶液__mL，宫腔充盈良好，边缘光整，宫角清晰锐利，宫腔内未见明显异常回声。输卵管周围及盆腔内可见无回声区（图4-5-1）。双侧输卵管伞端指状凸起摆动自然，无明显受限。盆腔内未见明显条带状或异常团块状回声。

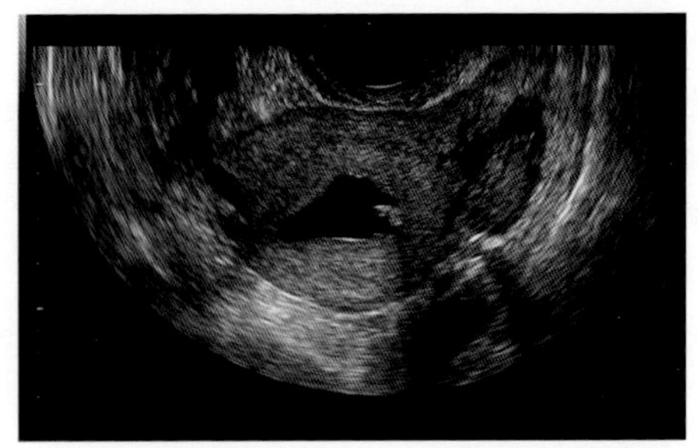

图4-5-1　宫腔水造影：宫腔注入生理盐水后，宫腔分离

✧经阴道子宫输卵管超声造影

经宫腔造影管注入造影剂__mL。患者无明显不适，全程耐受，推注无阻力无回流。宫腔呈倒三角形，边缘光整，宫角清晰锐利，双侧输卵管全程显示，走行自然柔顺，粗细均匀，伞端可见造影剂呈片状溢出，双侧卵巢周围造影剂呈环形包绕。盆腔造影剂弥散均匀（图4-5-2）。

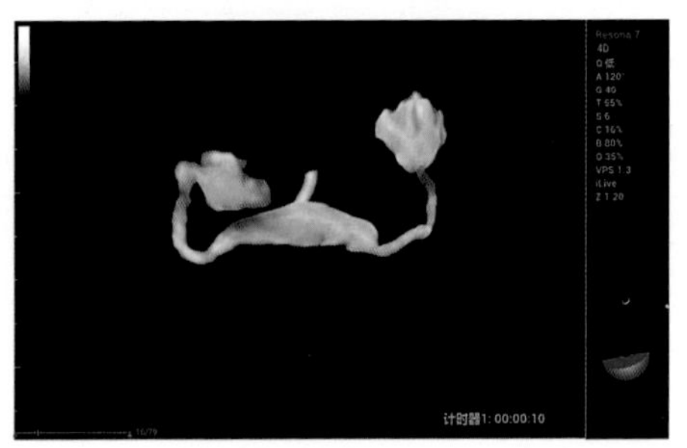

图4-5-2　子宫输卵管超声造影：双侧输卵管通畅

✧超声提示

子宫、附件未见明显异常；双侧输卵管通畅。

2. 双侧输卵管阻塞

✧经阴道二维（三维）超声检查

子宫前位，大小约__cm×__cm×__cm，肌层回声均匀，宫腔线居中，双层内膜厚度约__cm，子宫内膜冠状切面呈倒三角形，边缘光整或不光整，左（右）侧卵巢大小约__cm×__cm×__cm，内见数枚卵泡，较大者约__cm×__cm×__cm；双侧卵巢活动度差；双侧附件区无明显包块（图4-5-3）。

✧宫腔水造影

经宫腔造影管注入生理盐水__mL，助力大，回流有（无）__mL。患者疼痛明显，宫腔饱满，宫角圆钝，宫腔见或未见明显异常回声。

✧经阴道子宫（输卵管）超声造影

经宫腔造影管注入造影剂__mL。患者疼痛明显，宫腔最高压力__ KPa，推注阻力大，宫腔饱满，双侧输卵管全程（中远端）未显示，伞端未见造影剂溢出，双侧卵巢周围及盆腔内均未见造影剂（图4-5-4）。

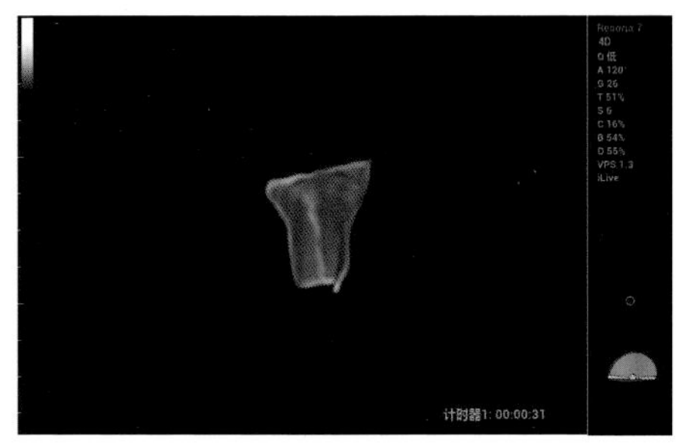

图4-5-3　双侧输卵管未显示

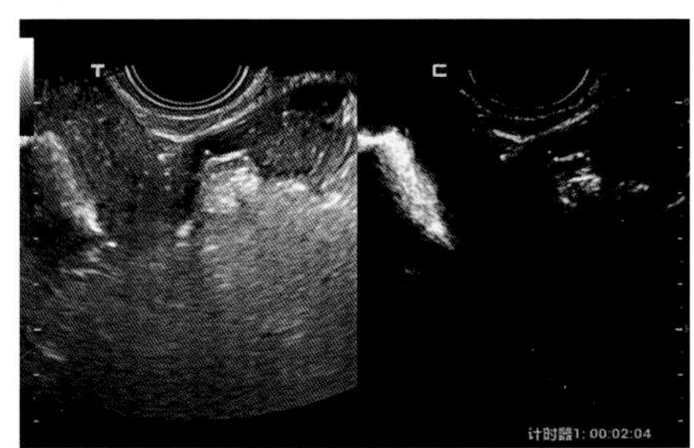

图4-5-4　卵巢周围未见造影剂包绕

✧超声提示

子宫、附件未见明显异常；双侧输卵管不通。

第六节　盆底功能超声评估报告模板

✧二维超声

前盆腔：静息状态下，残余尿约__mL，逼尿肌厚度约__cm。尿道内口关闭，尿道周围未见明显异常回声。膀胱颈位于耻骨联合水平线上约__cm，膀胱后角约__°。

最大Valsalva状态下：尿道内口关闭，尿道周围未见明显异常回声。膀胱颈位于耻骨联合水平线上约__cm，膀胱颈移动度约__cm，尿道旋转角约__°，膀胱后角约__°。膀胱后壁最低点位于耻骨联合水平线上约__cm。

中盆腔：静息及最大Valsalva动作后，子宫位于耻骨联合水平线上。

后盆腔：静息及最大Valsalva动作后，均未见直肠壶部膨出声像。

盆底肌：静息及缩肛状态下双侧肛提肌及肛门括约肌未见明显连续性中断。

✧三维（四维）超声

最大Valsalva状态下：肛提肌裂孔面积约__cm^2。

缩肛状态下，双侧肛提肌及肛门括约肌未见明显连续性中断。

✧超声提示

盆腔：膀胱颈移动度在正常范围，膀胱后角增大，膀胱未见膨出。

中盆腔：未见子宫脱垂声像。

后盆腔：未见直肠膨出声像。

超声未见肛提肌及肛门括约肌断裂征象，肛提肌裂孔未见扩张（图4-6-1）。

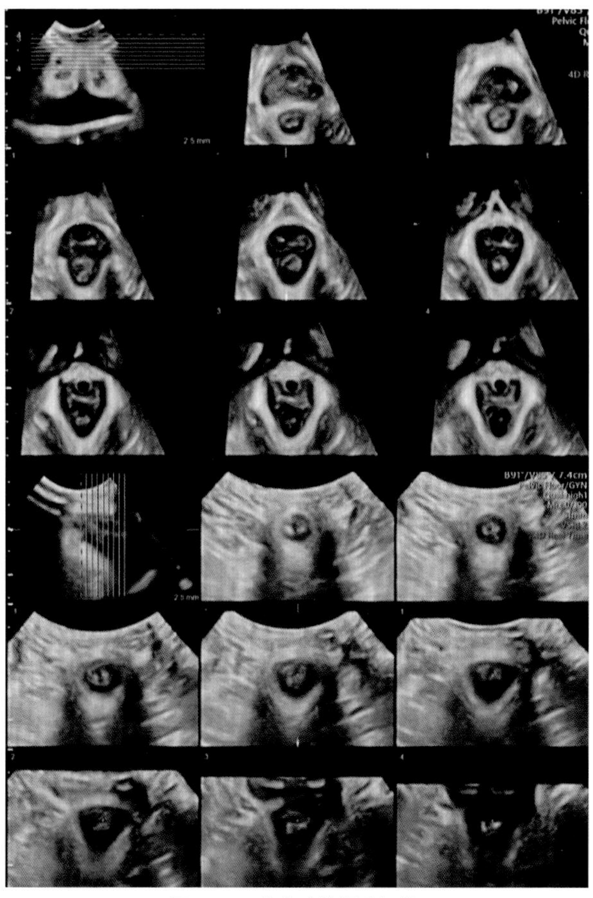

图4-6-1　盆底功能超声评估

第五章

浅表器官超声报告模板

第一节 甲状腺超声报告模板

一、甲状腺超声检查的适应证

（1）甲状腺相关的症状、体征，如肿大、外凸、疼痛不适；声音嘶哑、吞咽困难、呼吸困难、颈部压迫感、面部水肿、淤血等；甲亢、甲低临床表现；体检触诊发现形态、大小、质地异常或结节等。

（2）辅助检查甲状腺异常包括影像学：核素异常聚集区、CT异常密度区、MRI异常信号区、ECT异常摄取。实验室：T3、T4异常增高减低、相关抗体异常。

（3）已知或怀疑甲状腺结节。

（4）甲状腺外科手术前、术中和术后评估。

1）术前：甲状腺位置、肿大程度、血供、周围组织关系；甲状腺结节数目、位置、大小与周围组织器官关系；淋巴结情况。

2）术中：定位、靶向切除；发现（未发现）病灶、评价切除情况。

3）术后：局部血肿、淋巴液聚集、肿瘤复发、淋巴结转移。

（5）甲状腺病变随访：内科治疗或放射治疗的疗效，评估体积变化、回声水平等。良性结节（FNA）：形态、大小学；恶性肿瘤治疗后。

（6）超声引导下介入诊断和治疗：FNA或ture-cut；囊性或囊性为主结节的囊液抽吸、药物灌注；射频消融、乙醇消融和激光消融。

（7）常规查体、一般人群；特殊地域：低碘或高碘；高危人群：家族史、髓样癌、幼年照射史、辐射地区。

二、甲状腺超声检查的内容要求

（1）甲状腺腺体的大小、回声、腺体内的血流分布。

（2）评估甲状腺结节，包括位置、形态、大小、边界、回声强度、内部回声均匀程度、被膜和气管的关系、血流模式。

（3）评估颈部淋巴结，采用分区扫查法，观察淋巴结皮髓质分界、回声、血流模式。

（4）观察邻近结构，包括气管、食管、颈部肌肉、颈部大血管等。

三、甲状腺超声检查的切面和图像要求

（1）扫查方法：对甲状腺进行横向和纵向全面扫查，必要时进行斜行扫查。为保证图像清晰，扫查速度不宜过快。发现病灶后，至少在两个切面上观察病灶特征。

（2）横切面扫查：将探头置于甲状腺软骨下方水平，于颈前及侧方区域自上而下滑行扫查观察腺体。横切面有助于观察病灶与毗邻的大血管、气管等结构的关系。

（3）纵切面扫查：沿甲状腺侧叶的长轴扫查，自外向内或自内向外滑行扫查。在纵切面应注意评估甲状腺腺体回声整体情况，甲状腺的血流分布情况。

（4）灰阶与彩色多普勒相结合观察腺体回声是否均匀，结节位置、大小、边界、形态、纵横比、内部回声、周围组织关系；彩色多普勒观察腺体的血流信号分布、丰富程度，结节的血供特点，必要时测量甲状腺上、下动脉的内径、峰值流速和阻力参数。

✧存图标准

（1）左、右叶横切面最大径图2幅，包含测量值，彩色多普勒图1~2幅（图5-1-1，图5-1-2）。

（2）左、右叶纵切面最大径图2幅，包含测量值，纵切面彩色多普勒图1~2幅（图5-1-3，图5-1-4）。

（3）双侧颈部淋巴结，灰阶图和彩色多普勒图各1幅，共4幅（图5-1-5）。

（4）至少留图4幅。

四、甲状腺超声报告模板

1. 甲状腺正常

✧检查所见

甲状腺右叶__cm×__cm，左叶__cm×__cm，峡部__cm。

甲状腺形态、大小未见明显异常。腺体回声均匀（未见异常回声），彩色多普勒：血流分布未见明显异常。

双侧颈部未见异常肿大淋巴结。

双侧颈部见数个低回声淋巴结，左侧较大者__cm × __cm，右侧较大者__cm × __cm。皮髓质分界清，彩色多普勒：未见异常血流信号。

✧超声提示

甲状腺未见明显异常；双侧颈部淋巴结未见（可见）。

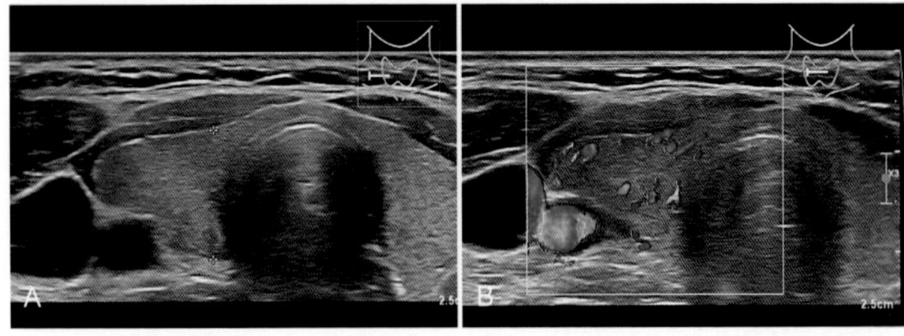

图5-1-1　甲状腺右叶：A. 甲状腺右叶横切面灰阶超声图；B. 甲状腺右叶横切面彩色多普勒图

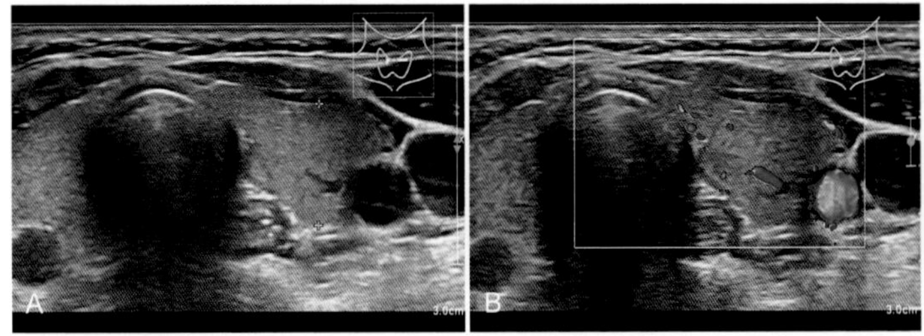

图5-1-2　甲状腺左叶：A. 甲状腺左叶横切面灰阶超声图；B. 甲状腺左叶横切面彩色多普勒图

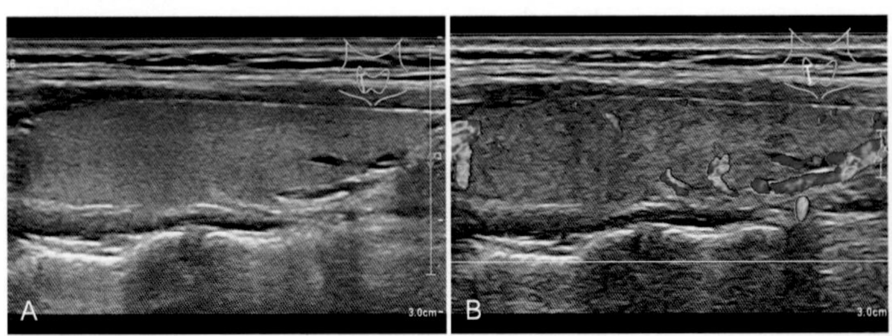

图5-1-3　甲状腺右叶：A. 甲状腺右叶纵切面灰阶超声图；B. 甲状腺右叶纵切面彩色多普勒图

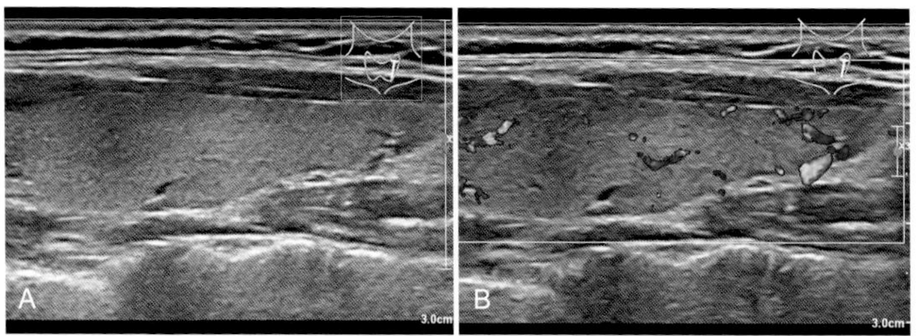

图5-1-4　甲状腺左叶：A. 甲状腺左叶纵切面灰阶超声图；B. 甲状腺左叶纵切面彩色多普勒图

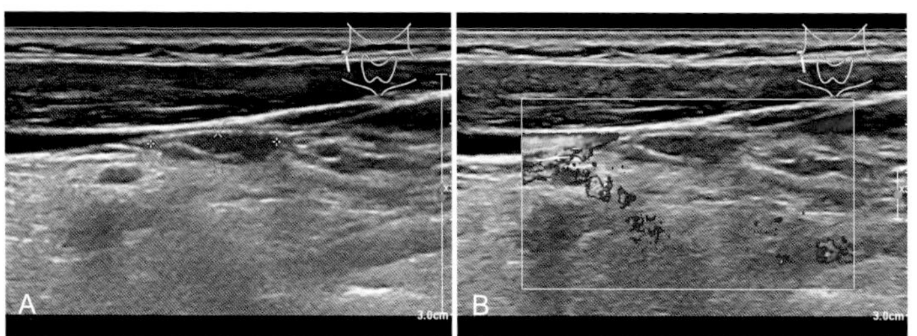

图5-1-5　右颈部淋巴结：A. 右颈部淋巴结纵切面灰阶超声图；B. 右颈部淋巴结纵切面彩色多普勒图

2. 甲状腺结节

✧检查所见

甲状腺右叶__cm×__cm，左叶__cm×__cm，峡部__cm（甲状腺大小形态未见明显异常）。腺体内见单个低回声（混合回声/无回声）结节，位于左（右）叶，上极（中部/下极），紧邻前方被膜（气管软骨/食管），大小__cm×__cm，边界清晰，形态规则，内部回声均匀（不均匀），彩色多普勒：结节周边及内部可见血流信号。

腺体内可见多发结节回声，较大者位于左（右）叶，上极（中部/下极），近前方被膜（近气管软骨/食管），大小__cm×__cm，边界清晰，形态规则（纵横比>1），内部回声均匀（不均匀），彩色多普勒：结节周边及内部可见血流信号。

双侧颈部未见异常肿大淋巴结。

双侧颈部见数个低回声淋巴结，左侧较大者__cm×__cm，右侧较大者__cm×__cm，皮髓质分界清晰，彩色多普勒：未见异常血流信号。

左（右）侧颈部可见多发低回声淋巴结，较大者__cm×

__cm，位于Ⅱ（Ⅲ/Ⅳ/Ⅵ）区，皮质增厚，皮髓质分界不清，内可见多发点状强回声（内见无回声/皮质内可见小片状中高回声），大小约__cm×__cm，彩色多普勒：内见丰富杂乱血流信号。

✧超声提示

甲状腺左（右）叶单发（多发）实性（囊性/囊实性）结节，TI–RADS 3级；甲状腺左（右）叶实性结节，TI–RADS 5级；双侧颈部淋巴结未见（可见）；左（右）侧颈部淋巴结结构异常，可疑（考虑）淋巴结转移可能。

补充说明：同等性质测量最大者，不同性质要分别描述测量。

✧存图标准

（1）针对结节进行留图，结节横切面、纵切面灰阶各1幅，彩色多普勒纵切面、横切面各1幅，共4幅（图5-1-6，图5-1-7）。

（2）若多发结节，留图控制在4～12幅。

（3）异常颈部淋巴结，灰阶图和彩色多普勒图各1幅，共4幅。

（4）至少留图4幅。

患者女性，51岁，左叶上级实性结节，病理证实为滤泡性病变（图5-1-6，图5-1-7）。

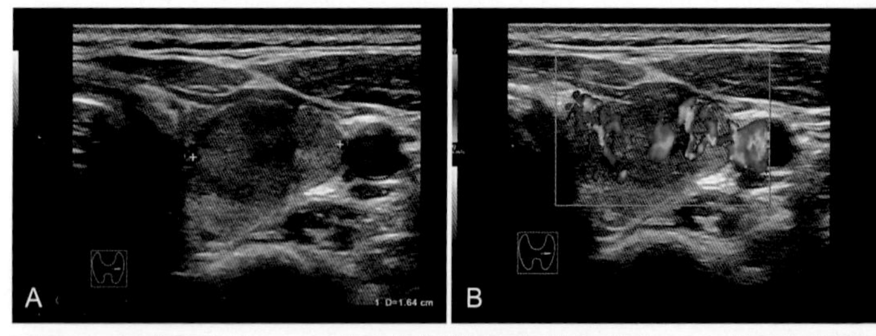

图5-1-6　甲状腺结节：A. 甲状腺结节横切面灰阶超声图；B. 甲状腺结节横切面彩色多普勒图

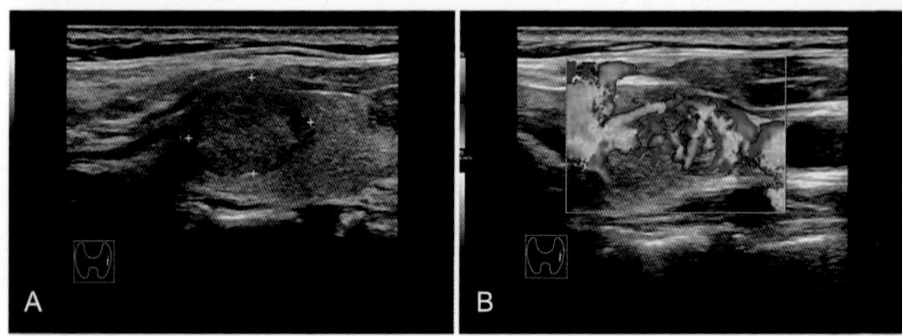

图5-1-7　甲状腺结节：A. 甲状腺结节纵切面灰阶超声图；B. 甲状腺结节纵切面彩色多普勒图

3. 甲状腺弥漫性病变

✧检查所见

甲状腺右叶__cm×__cm，左叶__cm×__cm，峡部__cm（甲状腺形态、大小未见明显异常）。双侧腺体实质回声均匀（不均匀），腺体内可见数处低回声区，较大者位于左（右）叶，上极（中部/下极），范围__cm×__cm，形态不规则，边界模糊，探头挤压时有压痛，彩色多普勒：病灶内部血流信号轻度增加，周边未见血管绕行征，腺体血供正常。

✧超声提示

甲状腺体积增大（减小）；甲状腺弥漫性病变；甲状腺多发片状低回声，结合临床，符合炎性改变。

✧存图标准

（1）左、右叶横切面灰阶最大径图2幅，左、右叶灰阶纵切面最大径图2幅，彩色多普勒1~2幅（图5-1-8~图5-1-11）。

（2）有问题的地方纵切面、横切面灰阶各1幅，彩色多普勒纵切面、横切面各1幅，共4幅。

（3）至少留图4幅。

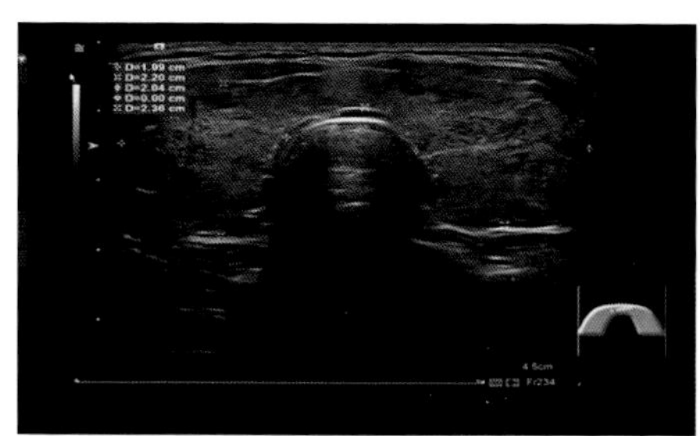

图5-1-8　甲状腺横切面灰阶图

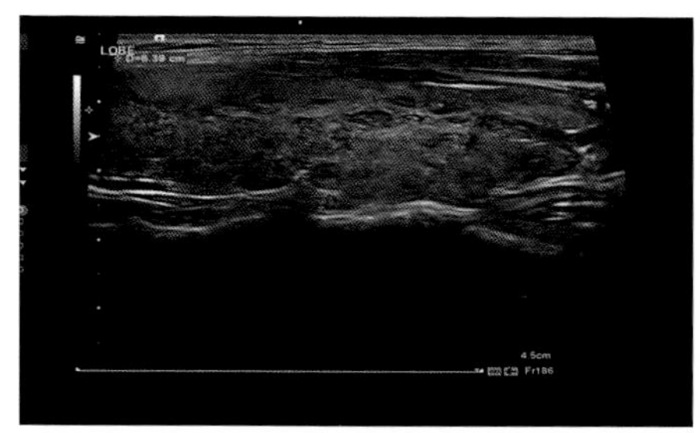

图5-1-9　甲状腺右叶纵切面灰阶图

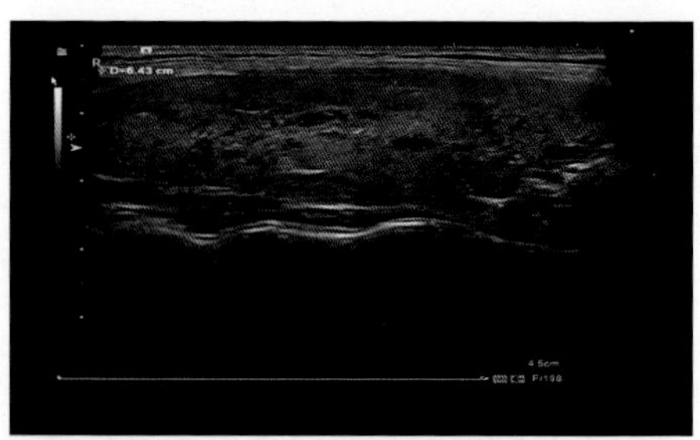

图5-1-10　甲状腺左叶纵切面灰阶图

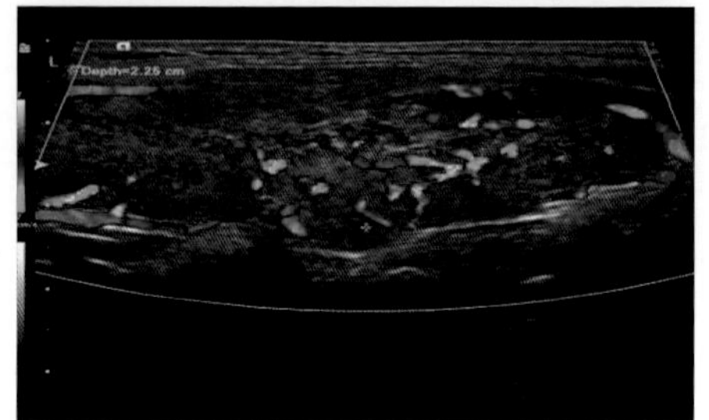

图5-1-11　甲状腺右叶纵切面彩色多普勒图

4. **甲状腺部分切除术后**

✧检查所见

甲状腺部分切除术后，残余左（右）叶__cm×__cm，峡部__cm［残余左（右）叶及峡部形态、大小未见明显异常］。

若残余腺体内见结节，详见甲状腺结节描述。

若残余腺体弥漫性病变，详见弥漫性病变描述。

双侧颈部未见明确异常肿大淋巴结。

双侧颈部可见多个低回声淋巴结，左侧较大者__cm×__cm，右侧较大者__cm×__cm，皮髓质分界清，彩色多普勒：未见明显血流信号。

左（右）侧颈部可见多发低回声淋巴结，较大者__cm×__cm，位于Ⅱ（Ⅲ/Ⅳ/Ⅵ）区皮质增厚，皮髓质分界不清，内可见多发点状强回声（内见无回声/皮质内可见小片状中高回声），大小约__cm×__cm，彩色多普勒：内见丰富杂乱血流信号。

✧超声提示

甲状腺部分切除术后，残余甲状腺腺体未见明显异常；甲状腺左（右）叶单发（多发）实性（囊性/囊实性）结节，TI-RADS 2~5级；双侧颈部淋巴结可见；左（右）侧颈部淋巴结结构异常，可疑（考虑）淋巴结转移可能。

✧存图标准

（1）切除部分甲状腺床横切面1幅（图5-1-12）。

（2）未切除侧腺体横切面1幅，纵切面最大径1幅，彩色多普勒1幅（图5-1-13）。

（3）有问题的地方横切面、纵切面灰阶各1幅，彩色多普勒横切面、纵切面各1幅，共4幅。

（4）有问题颈部淋巴结，灰阶图和彩色多普勒图各1幅，共2幅。

（5）至少留图3幅。

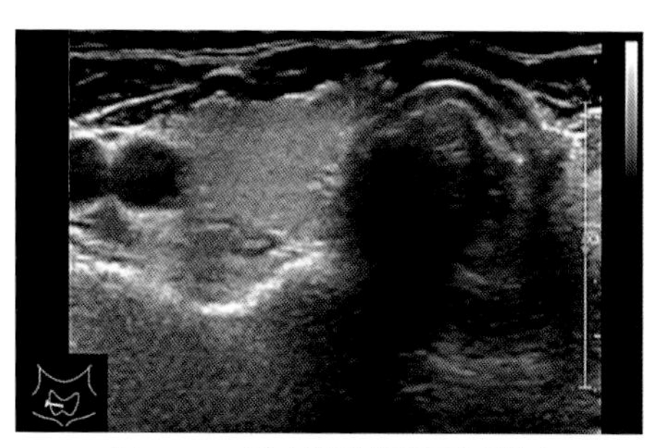

图5-1-12　残余腺体横切面灰阶图

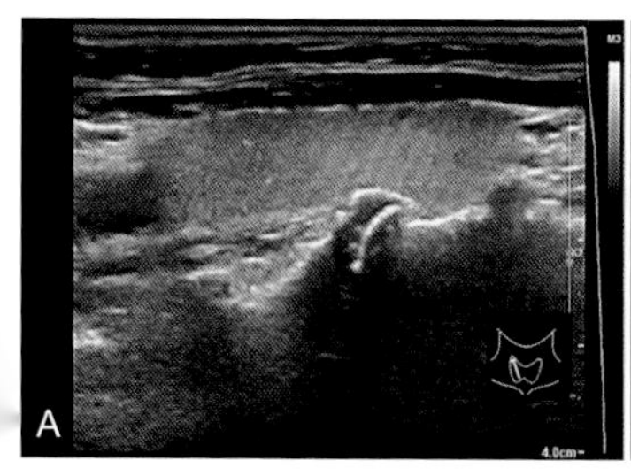

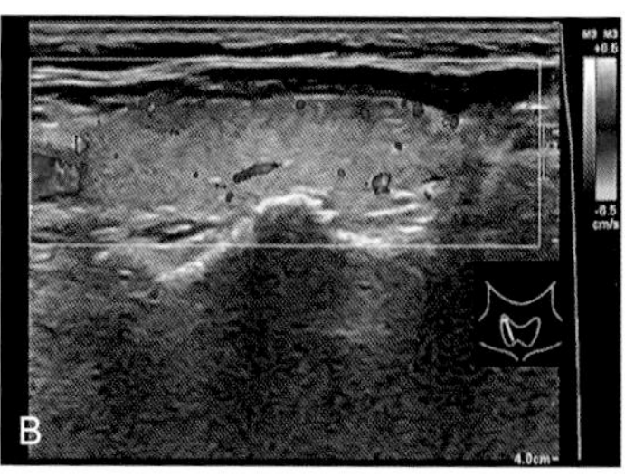

图5-1-13　残余腺体：A. 残余腺体纵切面灰阶超声图；B. 残余腺体纵切面彩色多普勒图

5. 甲状腺全切术后

✧检查所见

甲状腺全切除术后，甲状腺床未见明确腺体回声。

左（右）侧甲状腺床可见腺体回声，大小__cm×__cm，形态规则，回声均匀（不均匀），彩色多普勒：腺体内未见异常血流信号。

若残余腺体内见结节，详见甲状腺结节描述。

若残余腺体弥漫性病变，详见弥漫性病变描述。

双侧颈部未见明确异常肿大淋巴结。

双侧颈部可见多个低回声淋巴结，左侧较大者__cm×__cm，右侧较大者__cm×__cm，皮髓质分界清晰，彩色多普勒：未见明显血流信号。

左（右）侧颈部可见多发低回声淋巴结，较大者__cm×__cm，位于Ⅱ（Ⅲ/Ⅳ/Ⅵ）区皮质增厚，皮髓质分界不清晰，内可见多发点状强回声（内见无回声/皮质内可见小片状中高回声），范围约__cm×__cm，彩色多普勒：内见丰富杂乱血流信号。

✧超声提示

甲状腺全切术后（残余腺体？）。

✧存图标准

（1）甲状腺床图1幅（图5-1-14）。

（2）残余腺体横切面图1幅、纵切面图1幅、彩色多普勒图2幅，共4幅（图5-1-15）。

（3）所见异常处横切面、纵切面灰阶图各1幅，彩色多普勒横切面、纵切面图各1幅，共4幅。

（4）所见异常颈部淋巴结，灰阶图和彩色多普勒图各1幅，共2幅。

（5）至少留图2幅。

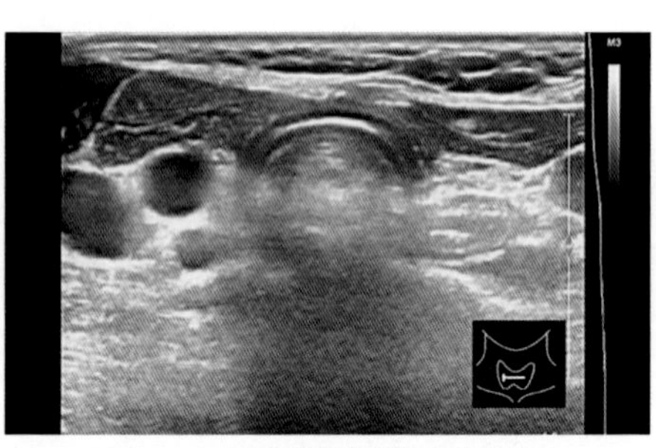

图5-1-14　甲状腺床横切面灰阶图

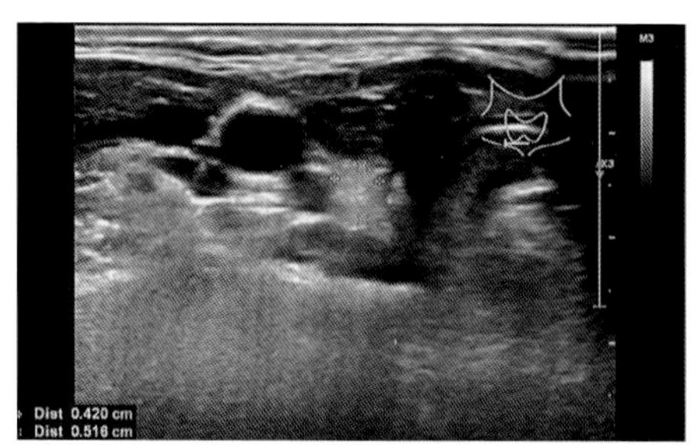

图5-1-15 残余腺体横切面灰阶图

6. 甲状腺及颈部淋巴结超声造影

✧检查所见

（常规超声报告基础上，若无常规报告，请补齐）

经患者左（右）侧肘正中静脉（或其他部位）团注六氟化硫微泡混悬液声诺维__mL/次，共__次，生理盐水冲管10 mL/次。

超声造影显示该结节动脉期较周围组织快速（同步增强），呈无（低/等/高）增强，分布均匀（不均匀），周边可见（未见）环状增强，被膜连续性好（中断）；增强晚期较周围组织同步减退（快速减退）。

造影后患者留观30分钟，患者无明显不适主诉，安返。

✧超声提示

甲状腺左（右）叶实性结节。超声造影提示良性（恶性）可能（高增强/低增强/不均匀低增强/环状增强）。

✧存图标准

造影图2~4幅，包含动脉期、静脉期（图5-1-16，图5-1-17）。

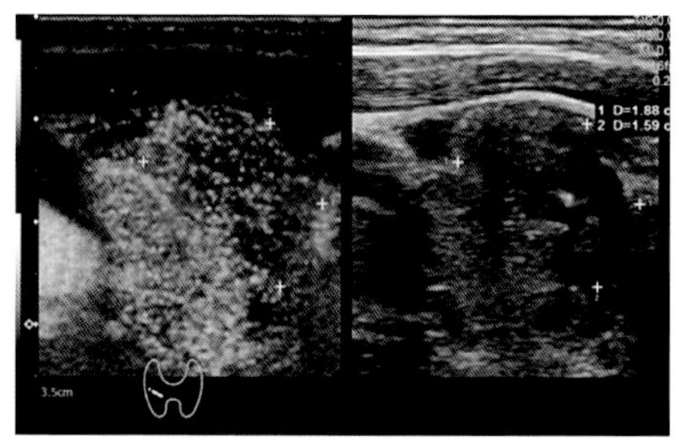

图5-1-16 乳头状癌：超声造影显示结节横切面动脉期（24秒）向心性快速不均匀低增强

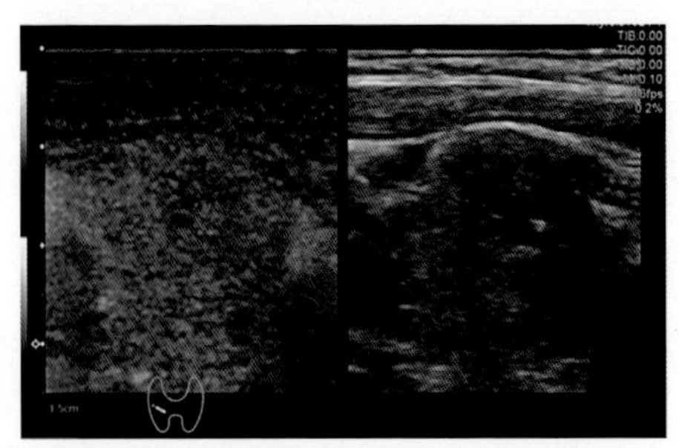

图5-1-17 乳头状癌：超声造影显示结节横切面静脉期（60秒）快速减退

患者女性，63岁，右叶下极实性结节伴粗大钙化，边界不清晰，病理证实为乳头状癌（图5-1-16，图5-1-17）。

7. 甲状腺细针穿刺

✧检查所见

患者仰卧位，常规消毒铺巾，超声引导下（22~27G）穿刺针对甲状腺左（右）叶结节__cm×__cm穿刺，细针抽吸细胞学涂片__张，液基__瓶，送病理。

术中、术后彩色多普勒监测，均无出血，休息后患者安返。

✧超声提示

甲状腺__叶结节，超声引导下穿刺送病理。

8. 甲状腺粗针活检

✧检查所见

患者仰卧位，常规消毒铺巾，2%利多卡因局部麻醉后，超声引导下活检枪对甲状腺左（右）叶结节__cm×__cm穿刺，切割组织__条，送病理。

术中、术后彩色多普勒监测，均无出血，休息后患者安返。

术中少量出血，按压__分钟，安返。

✧超声提示

甲状腺叶结节，超声引导下穿刺送病理。

9. 甲状腺结节超声分级

目前常用的分级是以下3种，现临床中常用的是ATA和Kwak TI-RADS（表5-1-1，表5-1-2，图5-1-18）。

表5-1-1　美国甲状腺学会成人甲状腺结节与分化型甲状腺癌治疗指南超声风险分级

风险分层	超声特征	恶性风险	FNA
良性	囊性结节	<1%	无须
极低度可疑	“海绵样”的结节；囊实性结节实性部分不偏心，无微钙化、边缘不规则、纵横比>1及被膜外侵犯	<3%	≥2.0 cm
低度可疑	等回声或高回声的实性结节或囊实性结节的实性部分偏心，无微钙化、边缘不规则、纵横比>1及腺体外侵犯	5%~10%	≥1.5 cm
中度可疑	实性低回声结节，边缘光滑、规则，无微钙化、纵横比>1及腺体外侵犯	10%~20%	≥1 cm
高度可疑	实性低回声或囊实性结节中的实性成分为低回声，同时具有以下一项或多项超声特征：不规则边缘（小分叶、毛刺、浸润性）；微钙化；纵横比>1；边缘钙化中断，低回声突出钙化外；腺体外侵犯	70%%~90%	≥1 cm

表5-1-2　Kawk　TIRADS分级

TI-RADS	含义	超声特征	恶性风险	FNA
TI-RADS 1	正常甲状腺	正常甲状腺腺体	–	
TI-RADS 2	良性		0%	无须FNA
TI-RADS 3	可能良性	无可疑超声特征*	2.0%~2.8%	建议随访，临床需要时FNA
TI-RADS 4	可疑恶性			FNA
TI-RADS 4a	低度可疑恶性	出现1个可疑超声特征*	3.6%~12.7%	
TI-RADS 4b	中等可疑恶性	出现2个可疑超声特征*	6.8%~37.8%	
TI-RADS 4c	中度可疑但非典型恶性	出现3~4个可疑超声特征*	21%~91.9%	
TI-RADS 5	恶性可能性大	出现5个可疑超声特征*	88.7%~97.9%	FNA
TI-RADS 6	恶性	已活检证实		

*可疑超声特征：实性、低回声或极低回声、边界不规则、微钙化及纵横比>1

第五章

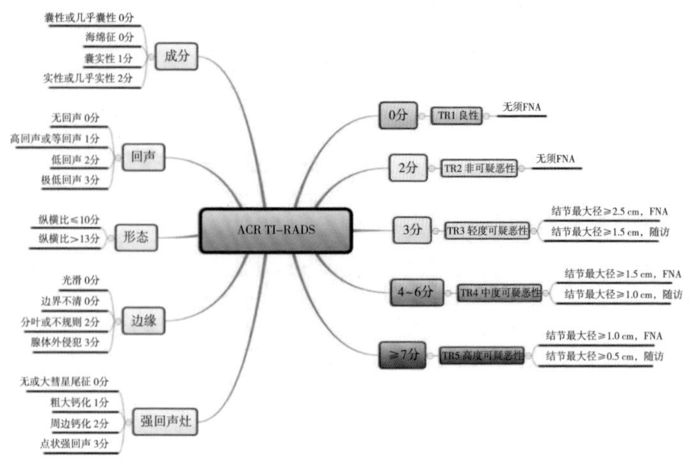

图5-1-18 美国放射学会TI-RADS分级

图片来源于：张缙熙，姜玉新. 浅表器官及组织超声诊断学. 2版. 北京：科学技术文献出版社，2010.

第二节 甲状旁腺超声报告模板

一、甲状旁腺超声检查的适应证

临床工作中常因甲状旁腺功能亢进和高钙血症的病因而要求检查甲状旁腺，常见病变包括甲状旁腺腺瘤、甲状旁腺增生、多发性内分泌腺瘤、甲状旁腺癌。

二、甲状旁腺超声检查的内容要求

甲状旁腺组织及病变的数目、部位、大小、回声、边界、血供情况及与周围组织的关系等。

三、甲状旁腺超声检查的切面和图像要求

（1）颈部横切面和纵切面，上起自下颌角，下至锁骨，两侧达颈内静脉，仔细观察甲状腺左右侧叶后缘与颈长肌之间，气管与颈总动脉之间有无异常回声区。

（2）上甲状旁腺多位于甲状腺背侧上1/3，下甲状旁腺常位于甲状腺下极的下方、后方或侧方。异位甲状旁腺常见于气管后、纵隔、甲状腺内、颈动脉鞘等。

（3）标准切面：正常甲状旁腺体积小，回声与周围邻近组织相似，超声难以显示。偶见正常甲状旁腺多为卵圆形边界清晰

的低回声，回声均匀。当甲状旁腺前后径超过2 mm，则超声提示甲状旁腺增大。

四、甲状旁腺超声报告模板

1.甲状旁腺正常

✧检查所见

双侧甲状旁腺区未见异常回声，彩色多普勒：未见异常血流信号。

✧超声提示

双侧甲状旁腺区未见明显异常。

✧存图标准

（1）两侧灰阶图各1幅、彩色多普勒图各1幅，共4幅。

（2）至少留图4幅。

2. 甲状旁腺占位

✧检查所见

左（右）侧甲状腺上（下）极背侧可见低回声，大小__cm×__cm（紧邻食管/气管），形态规则（不规则），边界清晰，内部回声均匀（不均匀），彩色多普勒：其内可探及较丰富的血流信号。

✧超声提示

左（右）侧甲状腺上（下）极背侧实性结节，甲状旁腺来源可能。

补充提示：

（1）若有颈部淋巴结肿大，需要对其形态、大小、回声、结构及颈部分区进行描述，详见甲状腺结节颈部淋巴结。

（2）甲状旁腺结节，性质相同，对较大者进行描述；多发性质不同者，需对其分别进行描述。

✧存图标准

（1）针对结节进行留图，横切面、纵切面灰阶图各1幅，彩色多普勒横切面、纵切面图各1幅，共4幅（图5-2-1，图5-2-2）。

（2）至少留图4幅。

患者女性，60岁，骨质疏松，血钙升高，甲状腺右叶下极后方实性结节，病理证实为甲状旁腺腺瘤（图5-2-1，图5-2-2）。

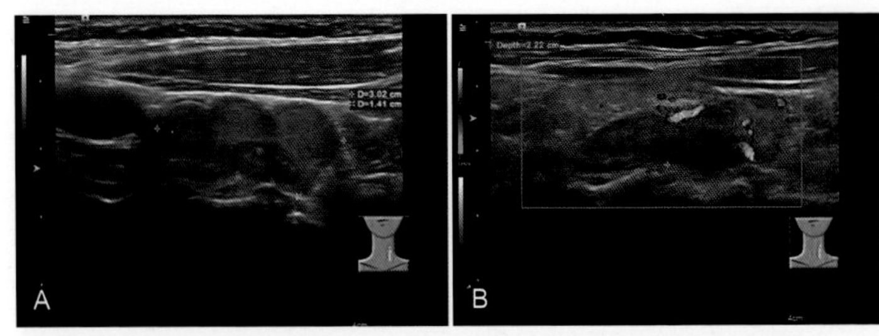

图5-2-1　左叶下极后方结节：A. 左叶下极后方结节纵切面灰阶超声图；B. 左叶下极后方结节纵切面彩色多普勒图

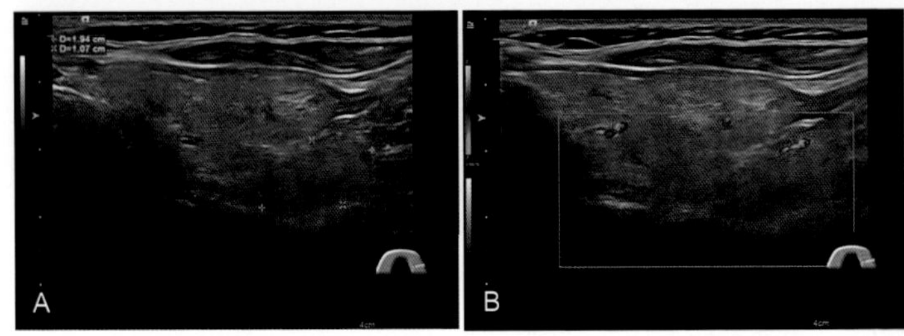

图5-2-2　左叶下极后方结节：A. 左叶下极后方结节横切面灰阶超声图；B. 左叶下极后方结节横切面彩色多普勒图

第三节　浅表淋巴结超声报告模板

一、浅表淋巴结超声检查的适应证

（1）临床检查发现的浅表淋巴结肿大，超声检查有助于鉴别淋巴结良、恶性疾病。

（2）浅表淋巴结的相应引流区域发生占位性病变时，应进行局部浅表淋巴结的超声检查，能帮助鉴别病变性质及淋巴结是否受累。

（3）临床怀疑为淋巴瘤的患者，应进行前面的浅表淋巴结检查。

（4）肿瘤治疗过程中及治疗后，定期进行浅表淋巴结的超声检查，观察治疗效果，明确有无复发。

二、浅表淋巴结超声检查的内容要求

（1）二维超声检查明确有无肿大淋巴结及其数目、分布。观察淋巴结的形状，内部回声（皮质和髓质是否清晰、二者比例是否正常、髓质位置是否正常、有无钙化），淋巴结有无融合，

淋巴结与周围结构的关系。

（2）彩色多普勒观察血流多少、分布及形态。

三、浅表淋巴结超声检查的切面和图像要求

（1）无须特殊准备，根据检查部位不同，选择适应的检查条件，检查过程中，患者采取相应的体位。

（2）检查头颈部时，需要保持颈部平直。检查腋下时，上肢上举，充分暴露腋窝。检查腹股沟时，双下肢伸直、分开，双脚外展。

四、浅表淋巴结超声报告模板

1. 双侧颈部（锁骨上窝/腋窝/腹股沟淋巴结）

✧检查所见

双侧颈部（锁骨上窝/腋窝/腹股沟）未见异常肿大淋巴结。

双侧颈部（锁骨上窝/腋窝/腹股沟）可见数个低回声淋巴结，左侧较大者__cm×__cm，右侧较大者__cm×__cm，皮髓质分界清晰，彩色多普勒：未见明确血流信号，门型血流呈“树枝状”分布。

✧超声提示

双侧颈部（锁骨上窝/腋窝/腹股沟）淋巴结未见异常；

双侧颈部（锁骨上窝/腋窝/腹股沟淋）淋巴结可见。

✧存图标准

（1）双侧颈部淋巴结，灰阶图和彩色多普勒图各1幅，共4幅（图5-3-1）。

（2）至少留图4幅。

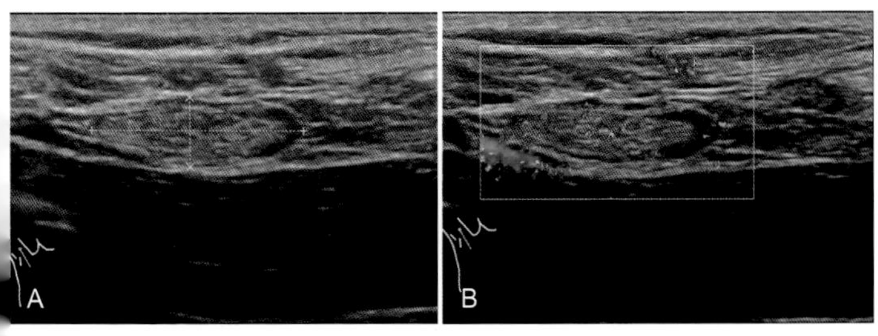

图5-3-1　右腋下淋巴结：A. 右腋下淋巴结纵切面灰阶超声图；B. 右腋下淋巴结纵切面彩色多普勒图

2. 淋巴结炎性病变（包含淋巴结核）

✧检查所见

双侧颈部（锁骨上窝/腋窝/腹股沟）可见多发低回声淋巴结，较大者位于左（右）侧Ⅱ（Ⅲ/Ⅳ/Ⅴ/Ⅵ）区，大小__cm×__cm，皮质增厚，皮髓质分界清晰，彩色多普勒：可见较丰富放射状血流信号。

皮髓质分界不清晰，有多个融合，部分可见无回声及钙化光斑，探头加压可见缓慢流动，彩色多普勒：周边及低回声区可见较丰富条状血流信号。

✧超声提示

双侧颈部（锁骨上窝/腋窝/腹股沟）淋巴结肿大，考虑反应性增生；左（右）侧颈部（锁骨上窝/腋窝/腹股沟）多发淋巴结肿大伴液化（钙化），结合临床考虑淋巴结核。

✧存图标准

（1）针对有问题颈部淋巴结，灰阶图、彩色多普勒图各1幅，共2幅，特殊征象多幅（图5-3-2～图5-3-4）。

（2）至少留图2幅。

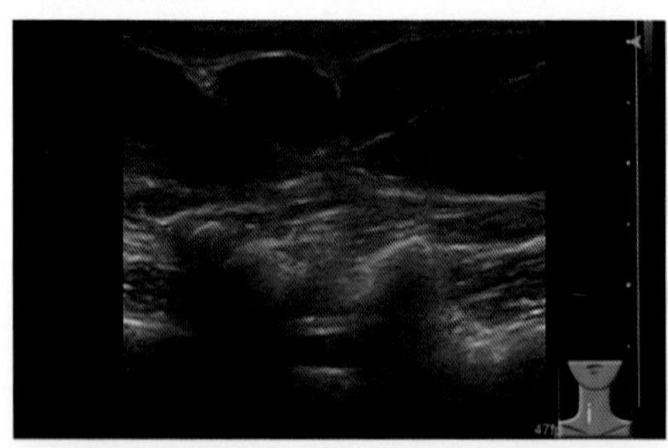

图5-3-2　淋巴结炎性病变：右侧颈部淋巴结横切面灰阶超声图

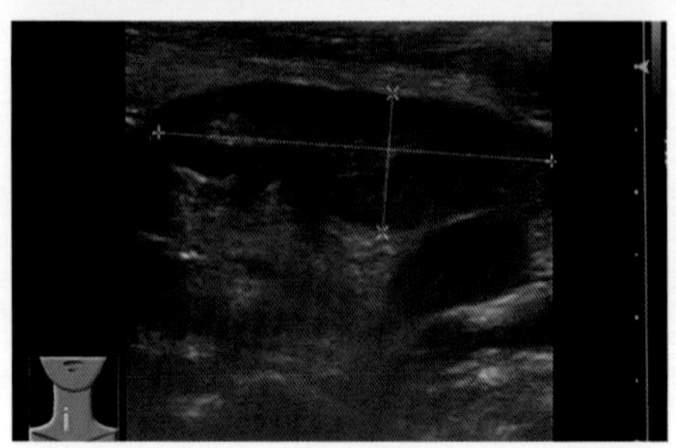

图5-3-3　淋巴结炎性病变：右侧颈部淋巴结纵切面彩色多普勒图

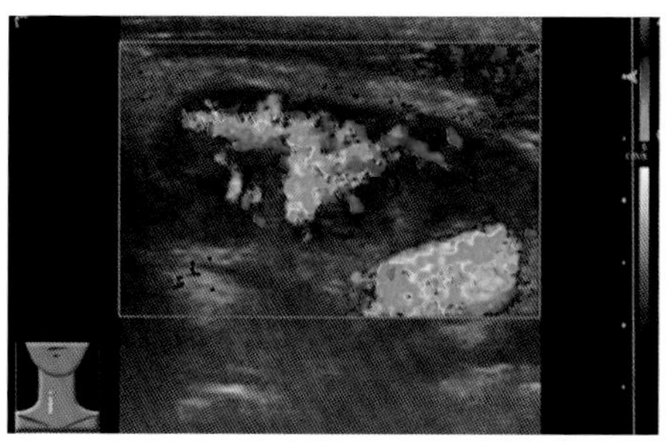

图5-3-4　淋巴结炎性病变：彩色多普勒显示右侧颈部淋巴结内可见强回声斑

3. 淋巴瘤或转移癌

✧检查所见

左（右）侧颈部（锁骨上窝/腋窝/腹股沟）可见多发低回声淋巴结，较大者__cm×__cm，位于Ⅱ（Ⅲ/Ⅳ/Ⅵ）区皮质增厚，皮髓质分界不清内可见多发点状强回声（内见无回声/皮质内可见小片状中高回声__cm×__cm，纵横比<2），彩色多普勒：内见丰富杂乱血流信号。

✧超声提示

左（右）侧颈部（锁骨上窝/腋窝/腹股沟）淋巴结结构异常，考虑淋巴结转移（淋巴瘤）可能。

✧存图标准

（1）针对有问题淋巴结，灰阶图、彩色多普勒图各1幅，共2幅（图5-3-5），特殊征象多幅；

（2）至少留图2幅。

患者男性，60岁，临床诊断为非霍奇金淋巴瘤（图5-3-5）。

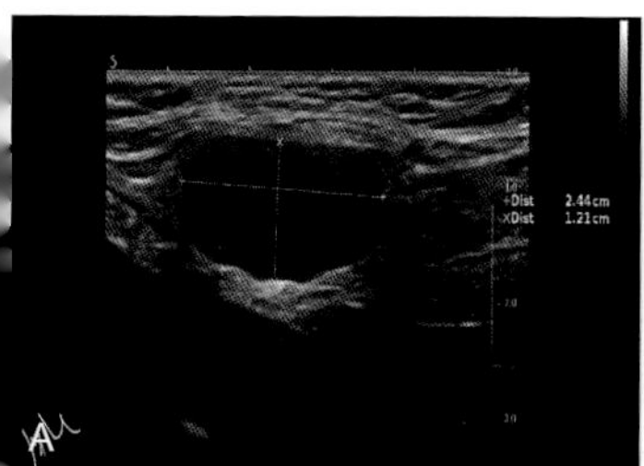

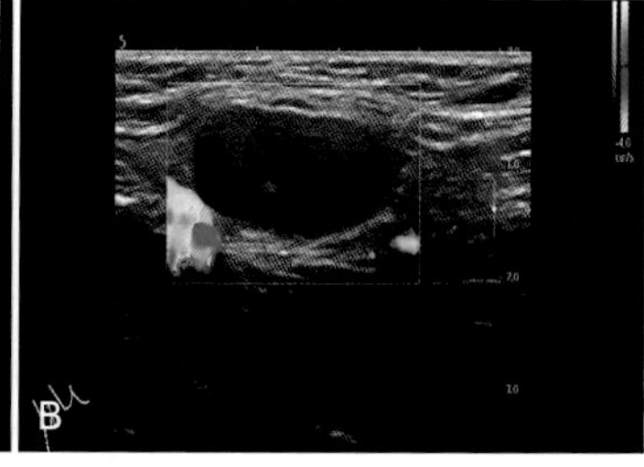

图5-3-5　非霍奇金淋巴瘤：A. 淋巴结纵切面灰阶超声图；B. 淋巴结纵切面彩色多普勒图

4. 淋巴结超声造影

✧检查所见

经患者左（右）侧肘正中静脉（或其他部位）团注六氟化硫微泡混悬液声诺维__mL/次，共__次，生理盐水冲管10 mL/次。

超声造影后淋巴结动脉早期造影剂由中心向周边灌注增强（自周边向中心灌注）（内可见“树枝状”血管结构），呈等增强（不均匀高增强）（增强范围较前扩大__cm×__cm），静脉期与周边组织同步消退，呈等增强（不均匀低增强）。

造影后留观30分钟，患者无明显不适主诉，安返。

✧超声提示

淋巴结，超声造影提示正常（转移）淋巴结。

患者女性，62岁，左乳实性占位，左腋下多发低回声淋巴结，后病理证实为左乳浸润性乳腺癌，左腋下淋巴结转移（图5-3-6，图5-3-7）。

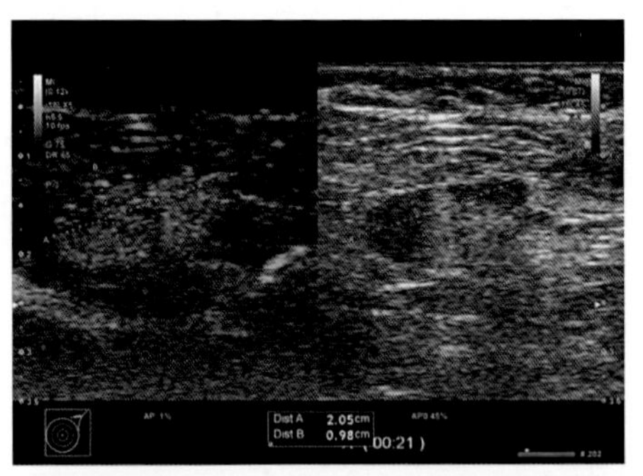

图5-3-6　左乳浸润性乳腺癌：超声造影显示左腋下淋巴结动脉期（21秒）周边向心性快速高增强，增强范围较灰阶超声明显增大

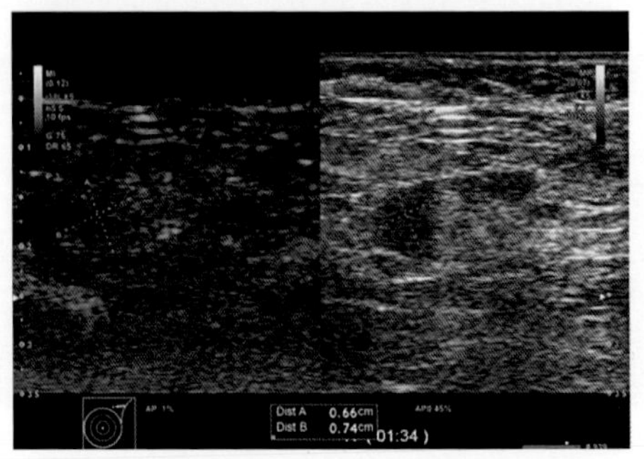

图5-3-7　左乳浸润性乳腺癌：左腋下淋巴结静脉期（94秒）快速减退，呈不均匀低增强

第四节　涎腺超声报告模板

一、涎腺超声检查的适应证

（1）腮腺及下颌下腺弥漫性病变，如炎症、良性肥大、淋巴上皮病等。

（2）腮腺及下颌下腺肿瘤，包括良性肿瘤及恶性肿瘤。

（3）腮腺及下颌下腺其他病变，如涎石症、囊肿等。

二、涎腺超声检查的内容要求

（1）涎腺主要由腮腺、下颌下腺、舌下腺三对腺体组成，其中舌下腺在正常情况下通常难以为超声显示，涎腺的超声检查主要包括腮腺和下颌下腺。

（2）超声检查主要观察腺体大小、包膜回声及形态、实质回声情况、涎管有无扩张等，对于腺体内的局限性病变，应观察其病变形态、大小、内部回声及血流状况，以及与周围组织的关系，此外，还需观察腺体周围血管、淋巴结、皮下组织、肌肉等结构的情况。

三、涎腺超声检查的切面和图像要求

（1）一般使用高频线阵探头，当腮腺腺体较厚时，可适当降低检查频率，更好地显示深部腺体结构。

（2）检查时一般取仰卧位，检查腮腺区时，嘱患者将头偏向对侧，检查下颌下腺时，嘱患者头部后仰，充分暴露检查区。

（3）扫查时一般采取直接检查法。应全面对被检区进行横切及纵切扫查。

四、涎腺超声报告模板

1. 涎腺正常

✧检查所见

双侧腮腺（颌下腺/舌下腺）形态、大小未见异常，表面光滑，腺体回声均匀，未见异常回声，彩色多普勒：未见异常血流。

双侧颈部未见异常肿大淋巴结。

✧超声提示

双侧腮腺（颌下腺/舌下腺）未见异常。

✧存图标准

（1）目标涎腺脏器横切面、纵切面的灰阶、彩色各1幅。
（2）双侧颈部淋巴结灰阶图、彩色多普勒各1幅。
（3）至少留图4幅（图5-4-1～图5-4-3）。

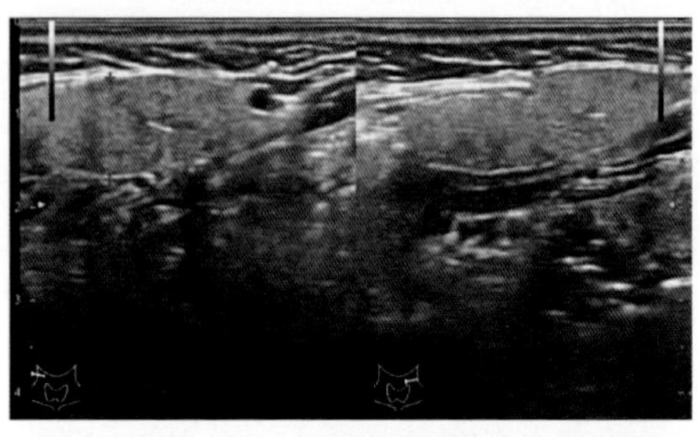

图5-4-1 涎腺正常：双侧颌下腺横切面灰阶超声图

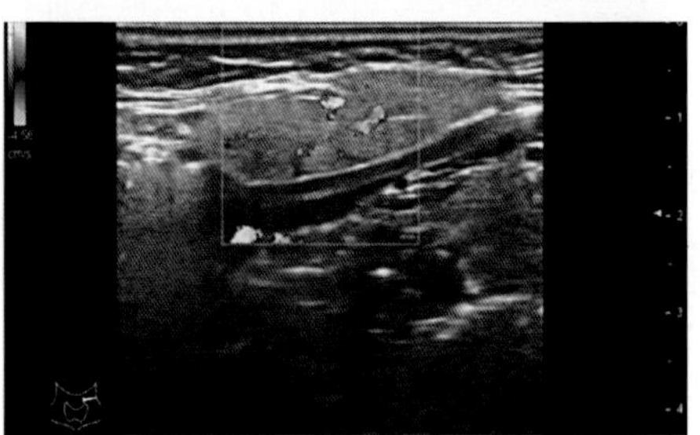

图5-4-2 左侧腮腺正常：左侧颌下腺横切面彩色多普勒图

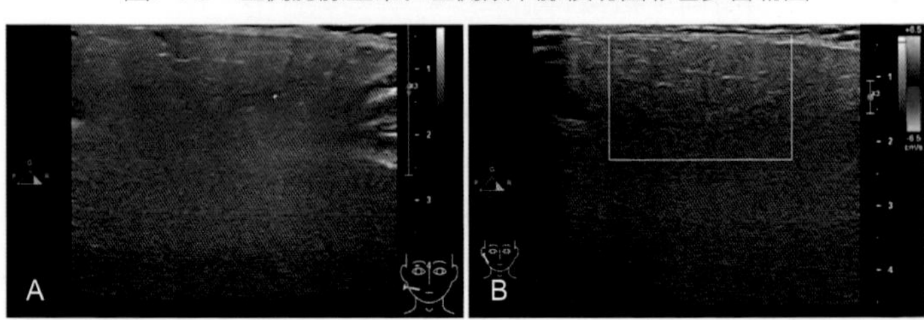

图5-4-3 右侧腮腺正常：A. 右侧腮腺纵切面灰阶超声图；B. 右侧腮腺纵切面彩色多普勒图

2. 涎腺炎性疾病

✧检查所见

双侧腮腺（颌下腺）增大，右侧约__cm×__cm，左侧约__cm×__cm，内部回声不均（弥漫性不均）（可见/未见多发散在无回声区），彩色多普勒：血流信号增多。周围可见数个淋巴结回声，右侧较大者约__cm×__cm，左侧较大者约__cm×__cm，皮髓质分界清，彩色多普勒：其内可见血流信号。

✧超声提示

双侧腮腺（颌下腺）异常回声——考虑炎性改变（弥漫性病变）；双侧颈部淋巴结肿大。

✧存图标准

（1）针对病变涎腺脏器横切面、纵切面的灰阶图、彩色多普勒图各1幅。

（2）针对异常颈部淋巴结灰阶图、彩色多普勒图各1幅。

（3）至少留图4幅。

患儿男，4岁，发热，腮腺肿痛，临床诊断为急性腮腺炎（图5-4-4～图5-4-6）。

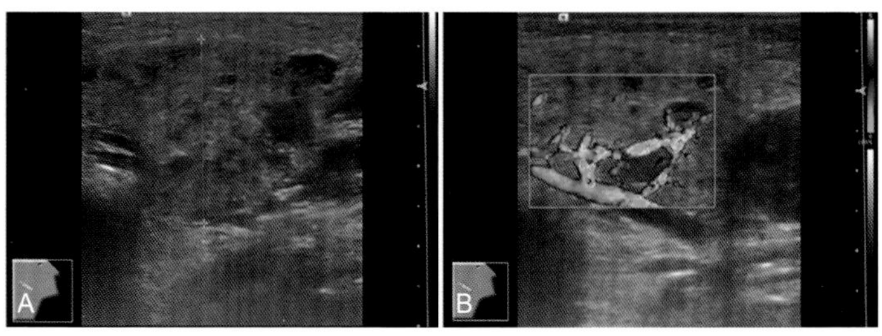

图5-4-4　右侧腮腺：A. 右侧腮腺纵切面灰阶超声图；B. 右侧腮腺纵切面彩色多普勒图

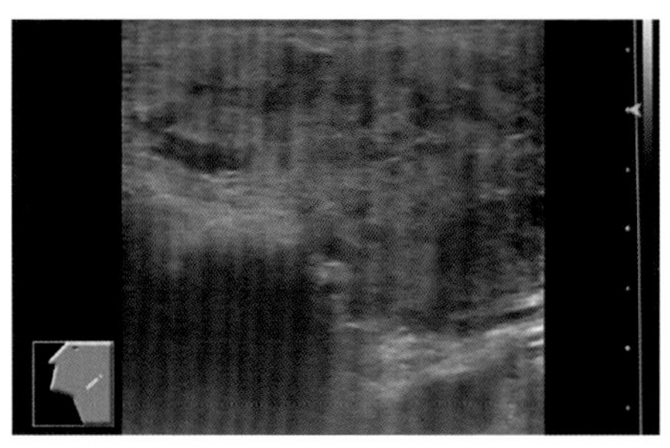

图5-4-5　左侧腮腺：左侧腮腺纵切面灰阶超声图

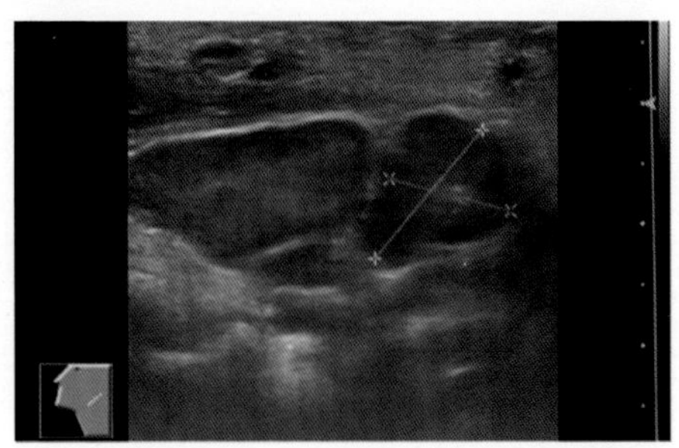

图5-4-6 左侧颌下淋巴结：左侧颌下淋巴结横切面灰阶超声图

3. 涎石症

✧检查所见

左（右）侧腮腺（颌下腺）形态、大小未见异常（体积增大），形态回声均匀，左侧腮腺（颌下腺）约__cm×__cm，形态欠规则，腺体回声均匀（不均匀），内可见导管扩张，宽约__cm，其内可见强回声__cm×__cm，后方伴声影，彩色多普勒：腺体内可见（较丰富）血流信号。

✧超声提示

左侧腮腺（颌下腺）异常回声——考虑涎腺导管结石形成。

✧存图标准

（1）针对病变涎腺脏器横切面、纵切面的灰阶图、彩色多普勒图各1幅。特异征象多幅。

（2）至少留图4幅。

患者女性，80岁，颌下腺肿痛，临床诊断为涎石症（图5-4-7~图5-4-10）。

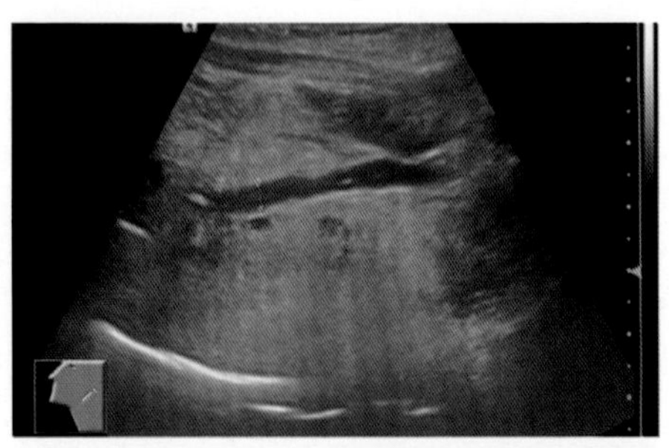

图5-4-7 涎石症：左侧颌下腺横切面灰阶图，颌下腺体积肿大伴导管扩张（0.5 cm）

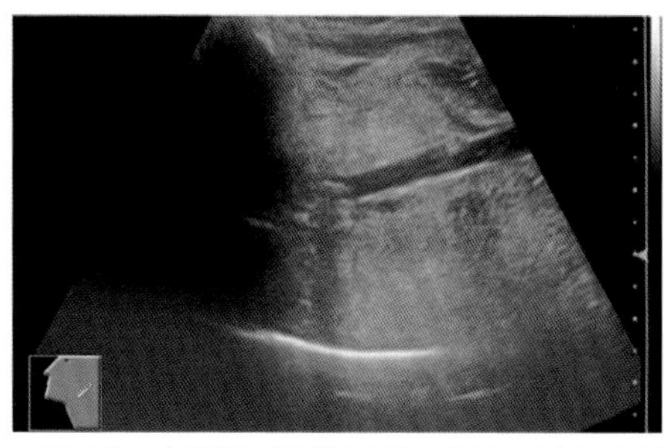

图5-4-8　涎石症：左侧颌下腺横切面灰阶图，导管内见强回声斑

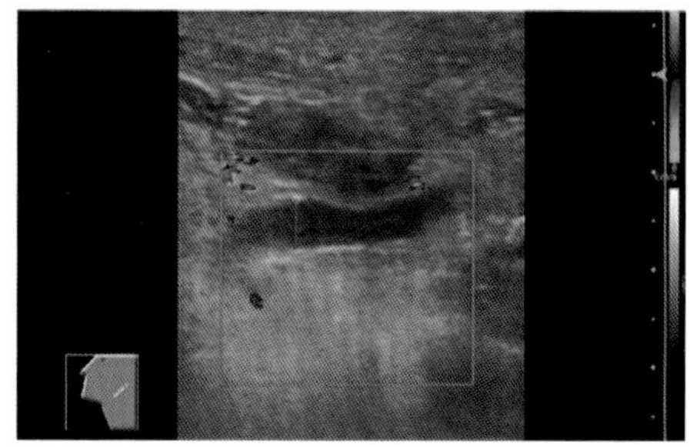

图5-4-9　涎石症：扩张导管彩色多普勒图

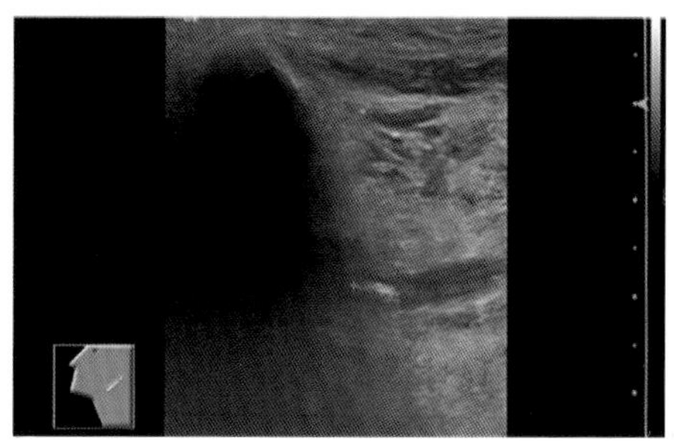

图5-4-10　涎石症：导管内强回声斑（长约0.5 cm）

4. 涎腺肿瘤

✧检查所见

左（右）侧腮腺（颌下腺）可见低（中等/混合）回声，大小约__cm × __cm，边界清（欠清），形态欠（不）规则，内回声欠均匀，彩色多普勒：内部可见少许血流信号（可探及动脉/低速静脉频谱）。腺体其余部分回声未见明显异常。

双侧颈部未见异常肿大淋巴结。

✧超声提示

左（右）侧腮腺（颌下腺）实性占位病变，良性（恶性/性质待定）。

✧存图标准

（1）针对病变横切面、纵切面的灰阶图、彩色多普勒图各1幅，特异征象图多幅。

（2）针对异常颈部淋巴结灰阶图、彩色多普勒图各1幅。

（3）至少留图4幅。

患者男性，29岁，右侧腮腺实性结节（图5-4-11，图5-4-12）。

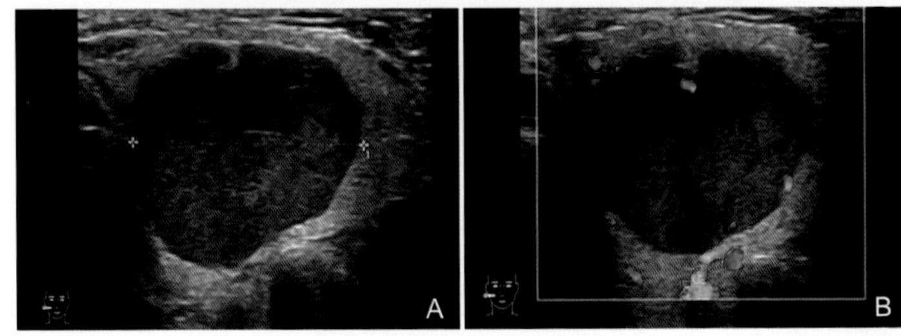

图5-4-11　右侧腮腺实性结节：A. 结节纵切面灰阶图；B. 结节纵切面彩色多普勒图

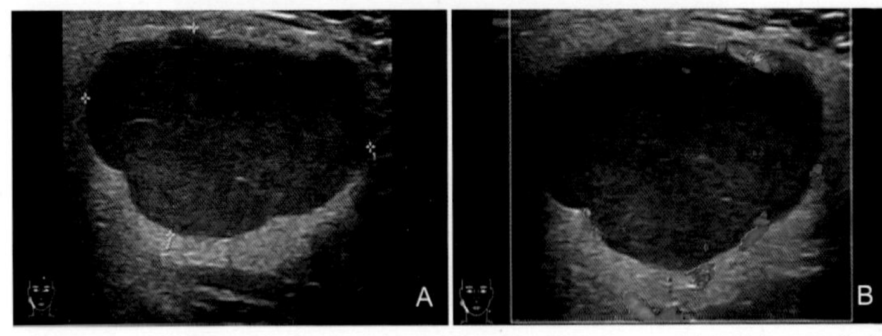

图5-4-12　右侧腮腺实性结节：A. 结节横切面灰阶图；B. 结节横切面彩色多普勒图

5. 舌下腺囊肿

✧检查所见

双侧涎腺形态、大小未见异常，腺体回声均匀。右（左）侧舌下腺前缘（舌下区/颌下区）可见无回声，大小约__cm×__cm，边界清晰，形态欠规则，内透声尚好（差），彩色多普勒：未见明显血流信号。

✧超声提示

右（左）侧舌下腺前缘（舌下区/颌下区）囊肿可能。

✧存图标准

（1）针对病变横切面、纵切面的灰阶图、彩色多普勒图各1幅，特异征象多幅。

（2）针对异常颈部淋巴结灰阶图、彩色多普勒图各1幅。

（3）至少留图4幅。

6. 甲状舌管囊肿

✧检查所见

颈前区正中线（偏左/偏右）舌骨与甲状软骨之间可见无回声（混合回声），大小约__cm×__cm，边界清晰，包膜完整，后方回声增强，内见散在点状强回声，彩色多普勒：未见明显血流信号。

✧超声提示

颈前区舌骨上（下）方囊性病变，考虑甲状舌管囊肿。

✧存图标准

针对病变横切面、纵切面的灰阶图、彩色多普勒图各1幅，至少4幅，特异征象多幅。

7. 鳃裂囊肿

✧检查所见

右（左）侧颈部颌下（胸锁乳突肌前缘近下颌角处/腮腺区），皮下（软组织内）可见无回声，大小约__cm×__cm，边界清晰，形态尚规则，内透声好（差），内可见细密点状回声，内可见（未见）分隔，彩色多普勒：周边可见少许血流信号。

✧超声提示

右（左）侧颈部颌下（胸锁乳突肌前缘近下颌角处/腮腺区）囊性病变，考虑鳃裂囊肿。

✧存图标准

（1）针对病变横切面、纵切面的灰阶图、彩色多普勒图各1幅，特异征象图多幅。

（2）至少留图4幅。

第五节　乳腺超声报告模板

一、乳腺超声检查的适应证

1. 出现乳腺相关症状和体征

（1）诊断和定位乳腺包块

（2）评估特殊症状：如扪诊异常，局部或整个乳房疼痛，乳头溢液等。通常需要结合乳腺X线摄影检查、乳腺导管造影。

（3）30岁以上的女性，对乳腺可触及肿块的首次评估，常规选择乳腺X线摄影检查和超声检查两种技术联合评估。

2. 其他辅助检查发现乳腺异常或诊断困难

（1）乳腺X线摄影检查或其他乳腺影像学检查方法（如MRI、核医学、胸部CT）发现的异常或包块。

（2）乳腺X线摄影检查诊断不清的致密乳腺、结构扭曲、难以显示的乳腺包块。

3. 乳腺病变的随访

（1）随访以前超声检查发现的乳腺病变，观察包块稳定性和周期性变化（随访时间视病变特点而定）。

（2）乳腺癌新辅助化疗中，随访肿瘤大小、血供、引流淋巴结等变化。

4. 乳腺外科术前、术后评估

（1）术前评估：术前评估病变的位置、大小、肿块的数目，引流区域淋巴结受累情况。根据病变的声像图特征和彩色多普勒血流显像推断肿块良恶性，判断困难时行超声引导下穿刺活检。

（2）术后评估：术后早期可了解局部血肿、积液、水肿等情况；术后定期随访可检查有无乳腺恶性肿瘤局部复发和淋巴结转移等。

5. 乳腺置入假体后的评估

评估假体囊是否完整、有无变形、有无破裂等。

6. 超声引导下介入诊断和（或）治疗

（1）超声引导下穿刺组织学检查。

（2）扪诊阴性的乳腺包块术前体表定位或术前超声引导下乳腺导丝置入定位。

（3）为各种介入操作提供超声引导，如超声引导下囊液抽吸（术后积液、囊肿、脓肿等）、肿瘤消融术、经皮乳腺肿块微创旋切术、手术局部切除术等。

7. 常规体检

（1）一般人群。

（2）特殊人群：如妊娠妇女；绝经后激素替代治疗的中老年女性。

（3）乳腺癌高危人群：乳腺癌家族史，乳腺癌个人史，以前活检显示高危险性，遗传易感。

二、乳腺超声检查的内容要求

（1）双侧乳腺腺体最大厚度及回声，导管、小叶形态结构，导管是否扩张。

（2）双侧腺体内是否有病变，若发现占位性病变，是单发还是多发，特别是触诊或乳腺X线摄影发现肿块的部位应仔细扫查。

（3）如果在触诊或乳腺X线摄影发现有异常的部位，而超声检查发现病灶，应仔细检查该处腺体是否增厚，回声是否异常，组织弹性是否改变；必要时与对侧乳腺的相应部位对比扫查。如有差异应自己甄别原因。

（4）每一个占位性病变的二维声像图表现：如位置、大小、形状圆形（椭圆形/不规则）、边界清晰（模糊/小分叶/成角/毛刺）、纵横比、内部回声、后方回声增强（不变/衰减）、是否有微小钙化灶等。

（5）每一占位性病变的动态参数：即肿块在探头不同压力下的弹性、可变性、移动性及邻近组织的关系。

（6）每一占位性病变的血流情况：即病灶周边及内部血管走行与分布，供血动脉的PSV、PI、RI等。

（7）乳腺皮肤是否增厚，Cooper韧带走行、结构是否有改变，乳腺周围、腋窝等部位是否有肿大淋巴结、副乳等结构。

三、乳腺超声检查的切面和图像要求

（1）乳腺检查方法：检查者应按照固定程序，一般先右后左，对于每一侧乳腺，有以下两种方法：①按顺时针或逆时针顺序，以乳头为中心向外做“辐射状”扫查；②按先横切后纵切的顺序，从上到下，从左向右逐一切面扫查。

（2）扫查范围：内侧扫查至出现胸骨声影，外侧必须扫查至腋前线，乳腺结构完全消失，上界和下界也须至乳腺结构完全消失。并且每次扫查范围应有重叠，不留空隙。还应探查双侧腋窝处是否有副乳组织及淋巴结，做到全面、完整的乳腺超声探查，防止漏诊。

（3）乳头-乳晕检查法：声像图显示乳头为均匀的中等回声，其后方常伴有声影，声影主要由乳头的结缔组织和乳晕下乳腺导管周围组织引起。乳头和乳晕深面为病变好发部位，须采用多方位斜切面扫查。当可疑乳头内病变时，可在乳头区使用多量的耦合剂保证探头和皮肤之间接触良好，然后将探头一侧置于乳头表面加压使乳头倾斜，并调整探头倾斜角度，用以检查乳头内是否有扩张导管和（或）占位。

（4）病变检查法：发现病变或异常时，沿所查部位做旋转扫查，判断病变是否有占位效应。观察肿块的形态、大小、与邻近组织的关系及肿块在不同压力下的可变性、移动性等。如果超声检查发现了乳腺病灶，应对其位置进行准确、标准的描述，描述内容包括：左侧（右侧）；时钟方向显示肿块所在方向；肿块距乳头的距离。如右乳外上象限10点钟距乳头3 cm处。

（5）腋窝扫查：沿腋动脉长轴和短轴多断面检查，向外扫查到臂侧近端，向内扫查到胸壁。判断腋窝淋巴结有无增大，回声有无异常，有无副乳线或其他占位性病变。

四、乳腺超声报告模板

1. 乳腺正常

✧检查所见

双乳腺体呈均匀脂肪（均匀腺体/不均匀背景）型。

双乳腺体结构尚清，腺体回声均匀（不均匀），未见异常回声。乳头下方未见明显导管扩张，彩色多普勒：未见异常血流信号。

双侧腋下未见明显肿大淋巴结。

✧超声提示

双乳未见明显异常，BI-RADS 1级。

✧存图标准

（1）双侧乳腺灰阶图1幅、彩色多普勒图1幅。

（2）双侧腋窝淋巴结灰阶图1幅、彩色多普勒图1幅。

（3）至少留图4幅（图5-5-1～图5-5-3）。

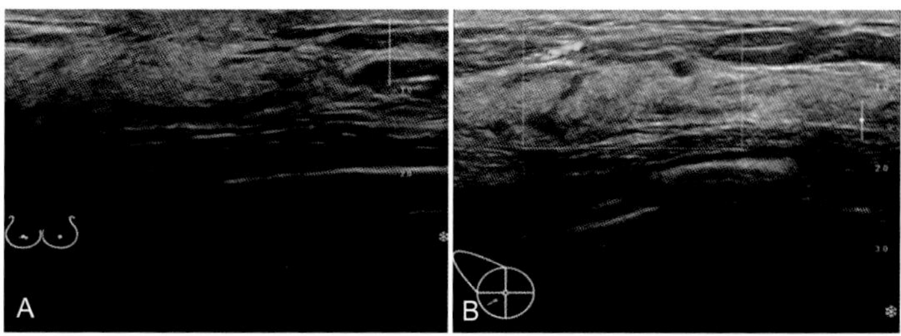

图5-5-1　右乳乳头：A. 右乳乳头下方横切面灰阶图；B. 右乳乳头下方横切面彩色多普勒图

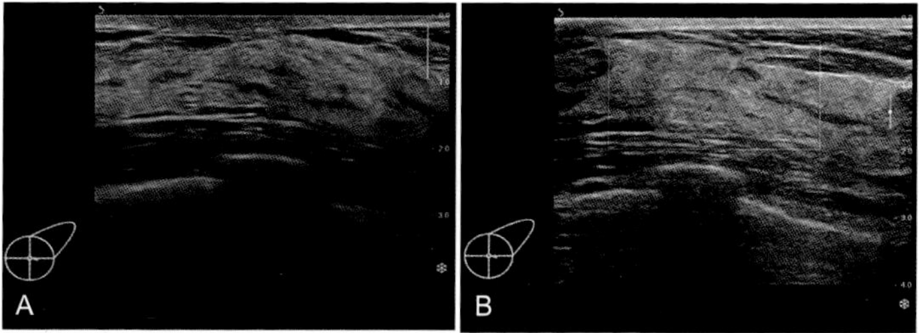

图5-5-2　左乳乳头：A. 左乳乳头下方横切面灰阶图；B. 自拍乳乳头下方横切面彩色多普勒图

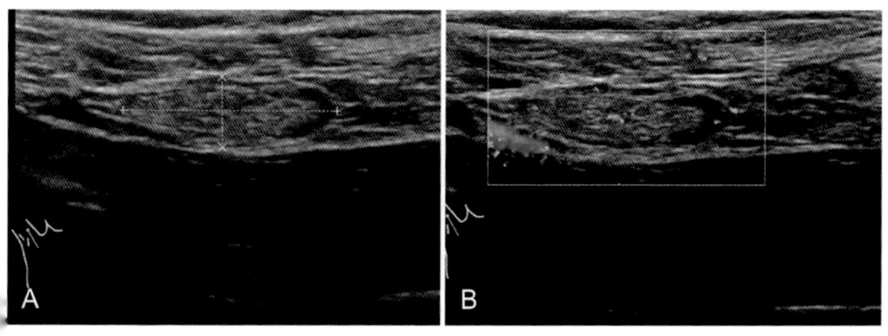

图5-5-3　右腋下淋巴结：A. 右腋下淋巴结纵切面灰阶图；B. 右腋下淋巴结纵切面彩色多普勒图

2. 乳腺BI-RADS 2（3）级结节

✧检查所见

双乳腺体呈均匀脂肪（均匀腺体/不均匀背景）型。

左（右）侧乳腺见一（多发）低回声（等回声/高回声/混合回声/无回声），（较大者）位于__点方向距离乳头__cm处，大小__cm×__cm，形态规则不规则，纵横比<1，边缘光整不光整，边界清晰不清晰，内部回声均匀不均匀，后方增强（不变/衰减/混合）。彩色多普勒：未见明显血流信号。

双侧腋下未见明显肿大淋巴结。

✧超声提示

左（右）侧乳实性（囊性/囊实性）结节，BI-RADS 2级。

补充说明：多发结节同一性质者、描述最大者（同上）；不同性质者分别描述。

✧存图标准

（1）正常侧乳腺灰阶图1幅、彩色多普勒图1幅。

（2）病变灰阶图横切面图1幅、纵切面图1幅，彩色多普勒图1幅，特殊征象图多幅。

（3）左右侧腋窝淋巴结灰阶图1幅、彩色多普勒图1幅。

（4）至少留图4幅。

患者女性，右乳11点钟方向实性结节，2.3 cm×1.8 cm×1.3 cm，BI-RADS 3级，病理证实为纤维腺瘤（图5-5-4，图5-5-5）。

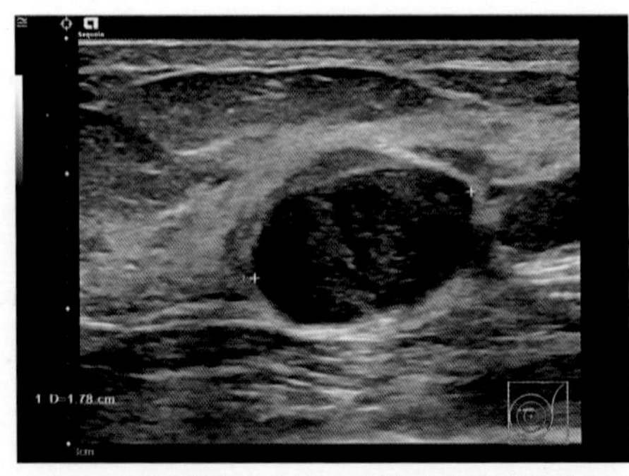

图5-5-4　纤维腺瘤：右乳11点钟方向实性结节

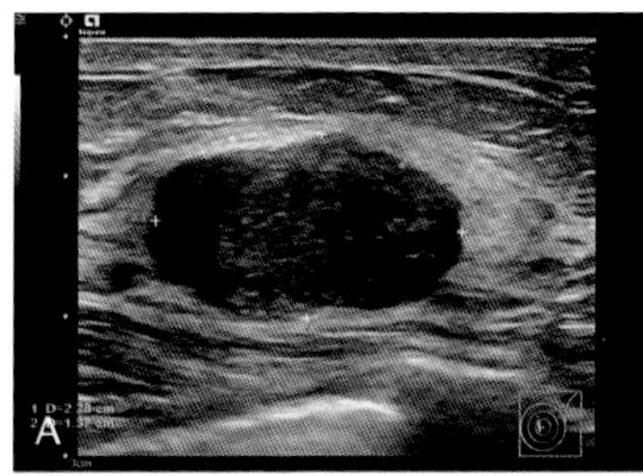
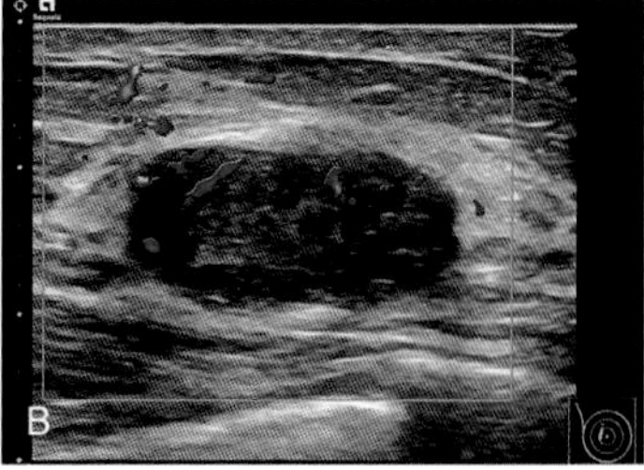

图5-5-5 纤维腺瘤：A.右乳11点钟方向实性结节纵切面灰阶超声图；B.右乳11点钟方向实性结节纵切面彩色多普勒图

3. 乳腺BI-RADS 4级以上结节

✧检查所见

双乳腺体呈均匀脂肪（均匀腺体/不均匀背景）型。

左（右）侧乳腺见一低回声（等回声/高回声/混合回声/无回声），位于__点方向距离乳头__cm处，大小__cm×__cm，形态不规则（规则），纵横比>1，边缘不光整（光整），边界不清晰（清晰），内部回声不均匀（均匀），后方回声衰减（不变/增强/混合），内可见小强回声。周围皮肤增厚，皮肤退缩、不规则，周围高回声组织增多呈网状，结构扭曲，Cooper韧带牵拉（增厚），局部导管增宽。

彩色多普勒：未见明显血流信号（丰富杂乱血流信号）。

双侧腋下未见明显肿大淋巴结。

左（右）侧腋下可见低回声淋巴结，大小__cm×__cm，皮质增厚，皮髓质分界清晰（不清晰），彩色多普勒：未见异常血流信号。

✧超声提示

左（右）侧乳实性（囊实性）占位，BI-RADS 4级；双腋下淋巴结可见；左（右）侧腋窝淋巴结结构异常。

补充说明：多发结节同一性质者、描述最大者（同上）；不同性质者分别描述。

✧存图标准

（1）病变灰阶横切面图1幅、纵切面图1幅，彩色多普勒图1幅，特殊征象多幅。

（2）左右侧腋窝淋巴结灰阶图1幅、彩色多普勒图1幅。

（3）至少留图4幅。

患者女性，46岁，右乳11点钟方向实性结节，BI-RADS 4b，病理证实为高级别导管原位癌（图5-5-6，图5-5-7）。

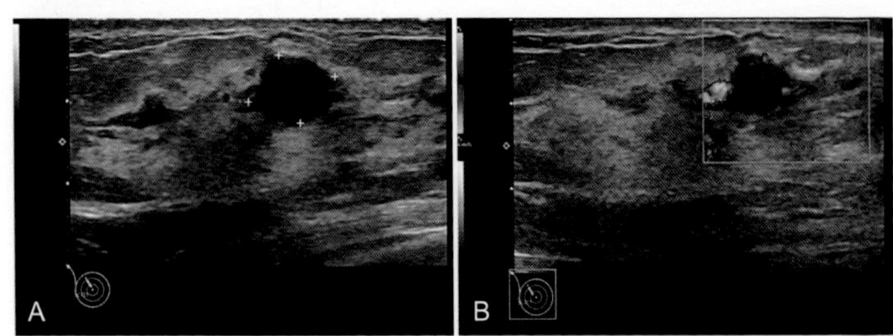

图5-5-6　导管原位癌：右乳11点钟方向实性结节纵切面灰阶图；B. 右乳11点钟方向实性结节纵切面彩色多普勒图

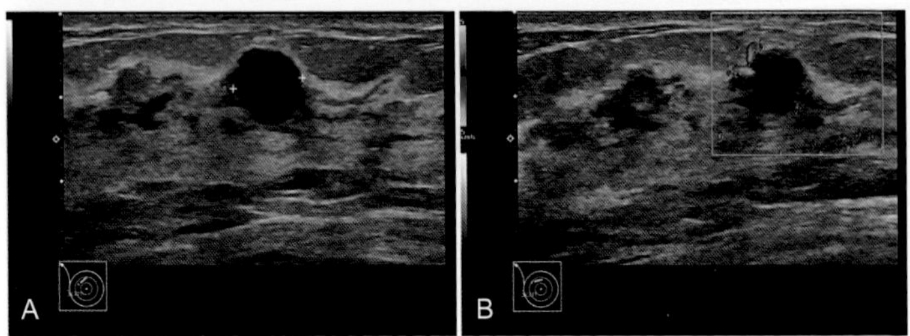

图5-5-7　导管原位癌：A. 右乳11点钟方向实性结节横切面灰阶图；B. 右乳11点钟方向实性结节横切面彩色多普勒图

4. 副乳

✧检查所见

左（右/双）侧腋下可见腺体样回声区，左侧范围约__cm×__cm，右侧范围约__cm×__cm（厚约__cm），均边界清晰，内部回声欠均。彩色多普勒：未见明显血流信号（可见点状血流信号）。

左侧（右侧）腋窝未见明确腺体回声。

✧超声提示

左（右/双）侧腋窝异常所见——考虑副乳。

补充说明：副乳合并占位，参照乳腺占位性病变书写。

✧存图标准

（1）双侧副乳灰阶图1幅、彩色多普勒图1幅（图5-5-8）。

（2）至少留图2幅。

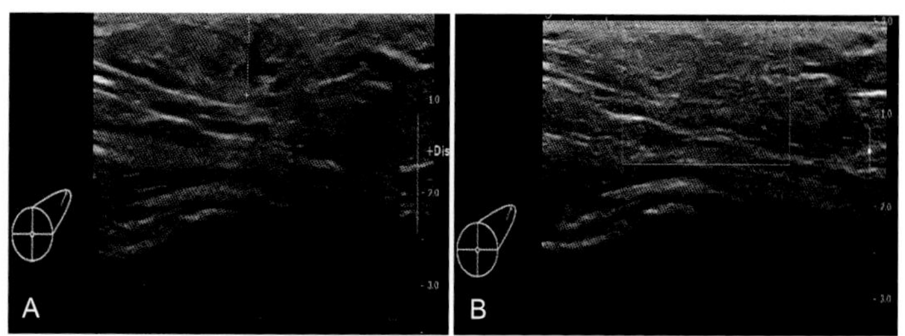

图5-5-8　副乳：A. 左腋下副乳灰阶图；B. 左腋下副乳彩色多普勒图

5. 乳腺炎

✧检查所见

左（右/双）侧外上（外下/内下/内上）象限腺体内可见低回声，范围__cm×__cm，形态不规则，边界不清晰，内部回声不均匀（均匀），后方回声增强（不变）。

彩色多普勒：未见明显血流信号（病灶中心可见少量血流信号/可见较丰富的血流信号）。

双侧腋下未见明显肿大淋巴结。双（左/右）侧腋下可见多发低回声淋巴结，左侧较大者__cm×__cm，右侧较大者__cm×__cm，均皮髓质分界清晰，彩色多普勒：未见异常血流信号。

✧超声提示

左（右/双）侧不规则低回声，考虑乳腺炎；双腋下淋巴结可见。

✧存图标准

（1）病变灰阶横切面图1幅、纵切面图1幅，彩色多普勒图1幅，特殊征象图多幅。

（2）左（右）侧腋窝淋巴结灰阶图1幅、彩色多普勒图1幅；

（3）至少留图4幅（图5-5-9~图5-5-12）。

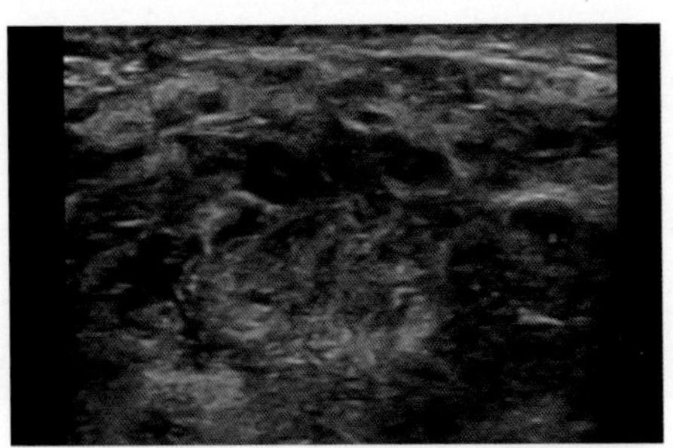

图5-5-9　乳腺炎：结节横切面灰阶图

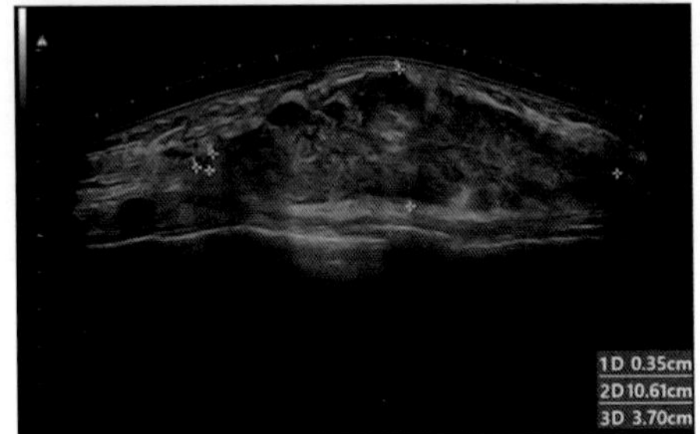

图5-5-10　乳腺炎：全景成像病变处横切面灰阶图

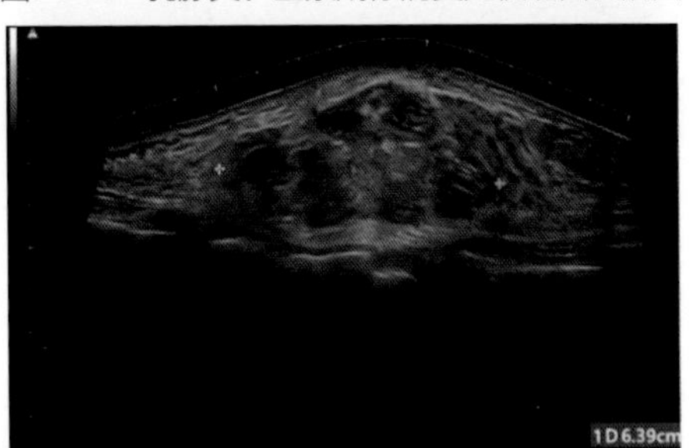

图5-5-11　乳腺炎：全景成像病变处纵切面灰阶图

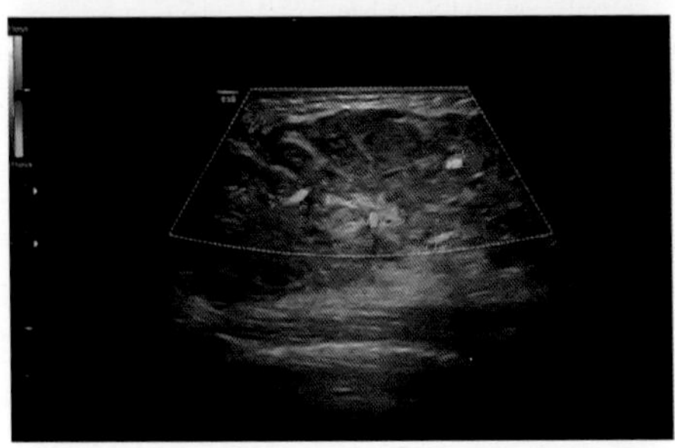

图5-5-12　乳腺炎：全景成像病变处彩色多普勒图

6. 哺乳期乳腺

✧检查所见

哺乳期乳腺，双侧乳腺腺体层增厚，左（右）侧为著，回声减低，乳腺导管及主导管呈不同程度扩张。

彩色多普勒：未见异常血流信号。双侧腋下未见明显肿大淋巴结。

✧超声提示

哺乳期乳腺：合并炎症时，参考乳腺炎描述；合并肿瘤时，参考乳腺占位性病变描述。

补充说明：合并炎症时，参考乳腺炎描述；合并肿瘤，参照乳腺占位性病变描述。

✧存图标准

（1）病变灰阶横切面图1幅、纵切面图1幅，彩色多普勒图1幅，特殊征象图多幅。

（2）左（右）侧腋窝淋巴结灰阶图1幅、彩色多普勒图1幅。

（3）至少留图4幅。

患者女性，31岁，产后6个月（图5-5-13，图5-5-14）。

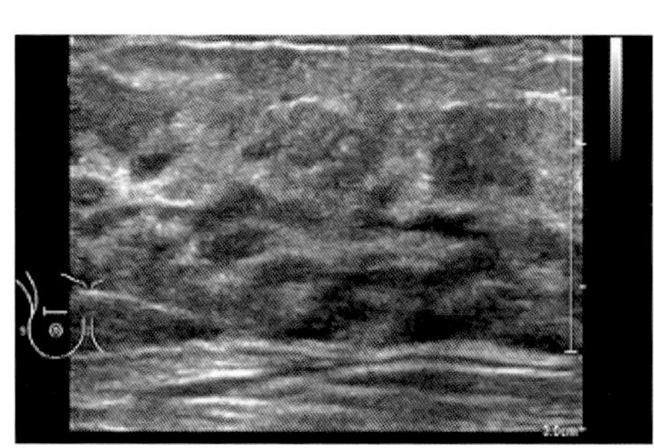

图5-5-13　哺乳期乳腺：右乳横切面灰阶图

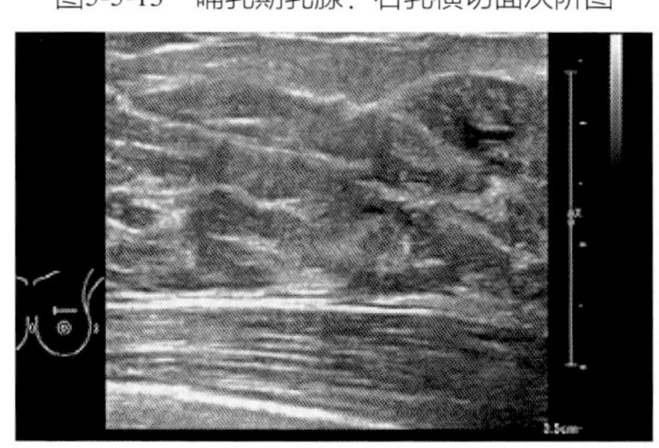

图5-5-14　哺乳期乳腺：左乳横切面灰阶图

7. 男性乳腺发育

✧检查所见

双侧乳头后方可见腺体样回声，右侧厚约__cm，左侧厚约__cm，边界清晰，回声不均匀。彩色多普勒：未见异常血流信号。

双侧腋下未见明显异常淋巴结。

✧超声提示

男性乳腺发育。

补充说明：合并炎症时，参考乳腺炎描述；合并肿瘤，参照乳腺占位性病变描述。

✧存图标准

（1）双侧乳腺灰阶横切面图1幅、纵切面图1幅，彩色多普勒图1幅。

（2）双侧腋窝淋巴结灰阶图1幅、彩色多普勒图1幅。

（3）至少留图3幅。

患者男性，17岁，右乳胀痛（图5-5-15，图5-5-16）。

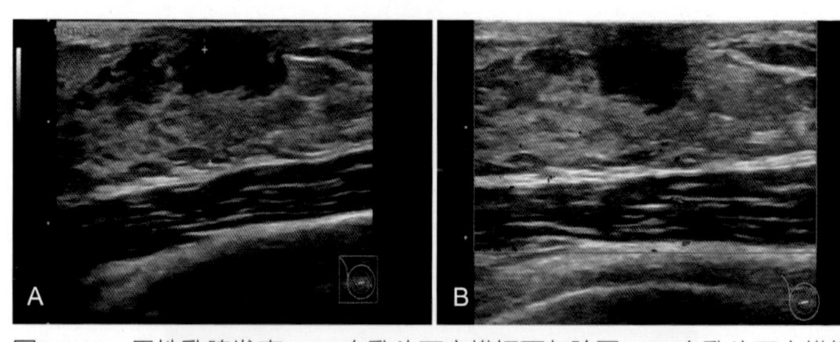

图5-5-15　男性乳腺发育：A. 右乳头下方横切面灰阶图；B. 右乳头下方横切面彩色多普勒图

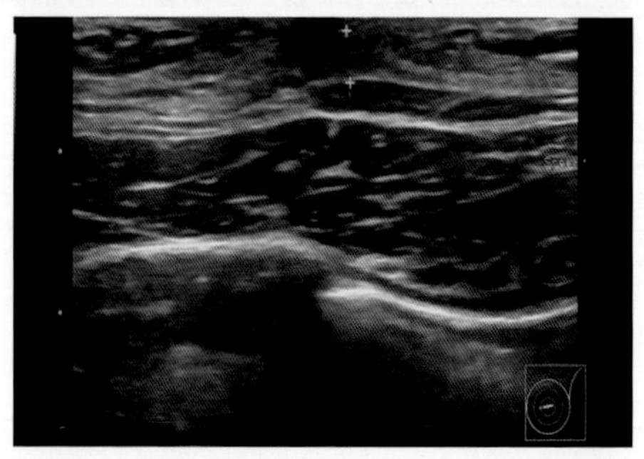

图5-5-16　男性乳腺发育：左乳头下方横切面灰阶图

8. 假体置入术后

✧检查所见

左（右/双）侧乳腺体后方可见假体回声，后方置入假体位于乳腺下与胸大肌之间，肌膜边界清晰光整，内呈无回声，透声良好（假体边缘呈波纹形改变/假体连续性中断，周边可见无回声区/乳腺区域软组织和腺体内可见大小不等低回声）。彩色多普勒：未见异常血流信号。

双侧腋下未见明显异常淋巴结。

✧超声提示

假体植入术后左（右）侧乳腺区域软组织内多发低回声，考虑假体破裂；双侧乳腺未见明显占位性病变。

✧存图标准

（1）双侧假体灰阶横切面图1幅，彩色多普勒图1幅、特殊征象图多幅。

（2）双侧腺体灰阶横切面图1幅，彩色多普勒图1幅。

（3）双侧腋窝淋巴结灰阶图1幅、彩色多普勒图1幅。

（4）至少留图4幅。

患者女性，59岁，双乳腺体切除，假体置入术后（图5-5-17~图5-5-20）。

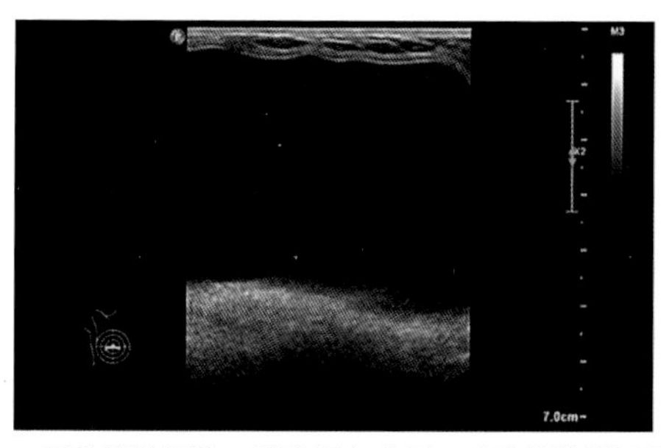

图5-5-17　双乳腺体切除，假体置入术后：右乳假体横切面灰阶图

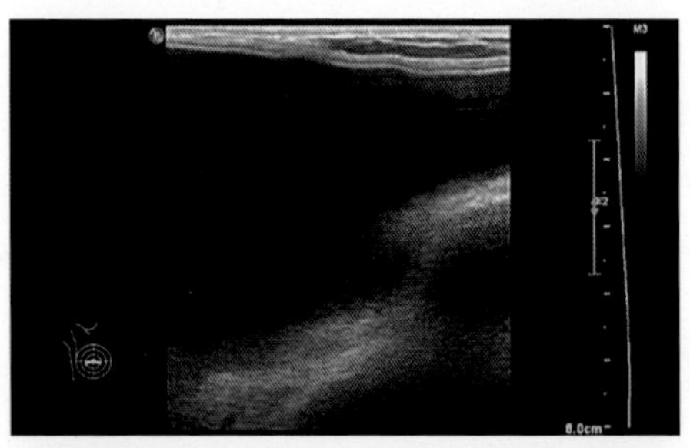

图5-5-18　双乳腺体切除，假体置入术后：右乳假体边缘横切面灰阶图

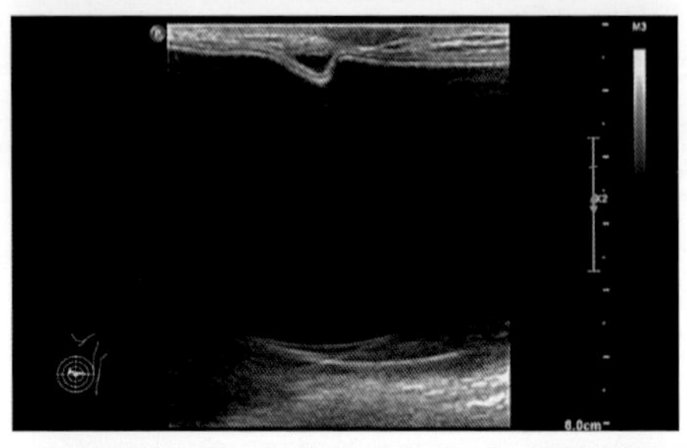

图5-5-19　双乳腺体切除，假体置入术后：左乳假体横切面灰阶图

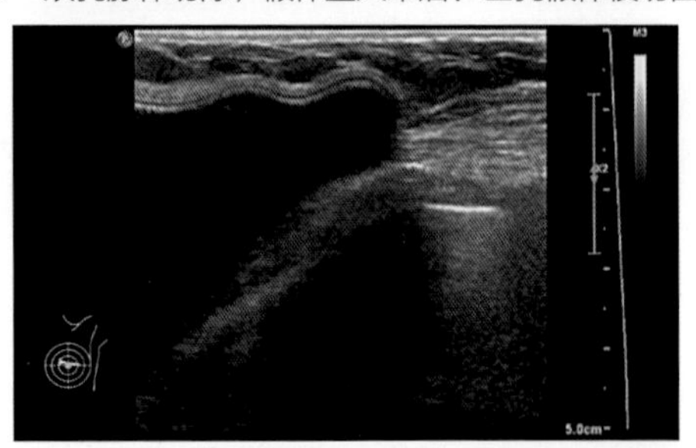

图5-5-20　双乳腺体切除，假体置入术后：左乳假体边缘横切面灰阶图

9. 乳腺导管扩张

✧检查所见

双乳腺体结构清晰，左（右）乳__点方向距离乳头__cm处可见导管扩张，宽约__cm，透声好（差）（内见低回声结节，形态规则，边界清晰）（图5-5-21）。彩色多普勒：未见明显血流信号。

双侧腋下未见明显异常淋巴结。

✧超声提示

左（右）乳导管增宽（伴实性结节，导管内乳头状病变不除外）。

✧存图标准

（1）正常侧乳腺灰阶图1幅、彩色多普勒图1幅。

（2）患侧病变处灰阶图1幅、彩色多普勒图1幅。

（3）左（右）侧腋窝淋巴结灰阶图1幅、彩色多普勒图1幅。

（4）至少留图4幅。

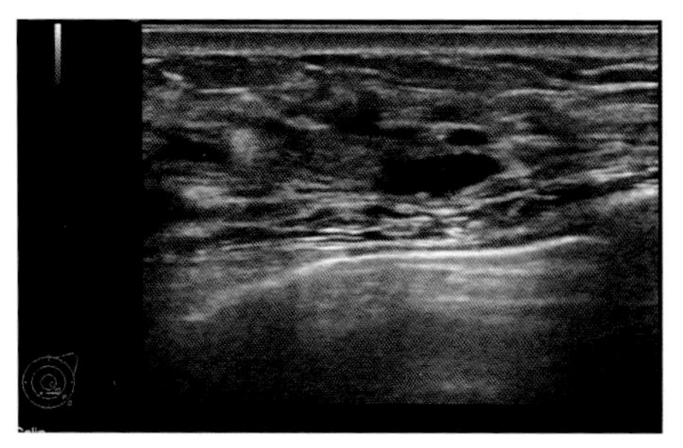

图5-5-21　乳腺导管扩张：左乳6点钟方向导管局限性扩张

10. 乳腺切除术后

✧检查所见

左（右）侧乳切除术后，左（右）侧胸壁未见明确异常回声。

左（右）侧腺体结构尚清，腺体回声均匀（不均匀），未见异常回声。乳头下方未见明显导管扩张，彩色多普勒：未见异常血流信号。

双腋下未见明确异常肿大淋巴结。

若正常侧乳腺内见结节，详见乳腺内结节描述。

✧超声提示

双乳术后，胸壁未见明显异常。

✧存图标准

（1）双侧胸壁乳腺灰阶图1幅、彩色多普勒图1幅。

（2）双侧腋窝淋巴结灰阶图1幅、彩色多普勒图1幅。

（3）至少留图2幅。

患者女性，79岁，左乳切除术后（图5-5-22，图5-5-23）。

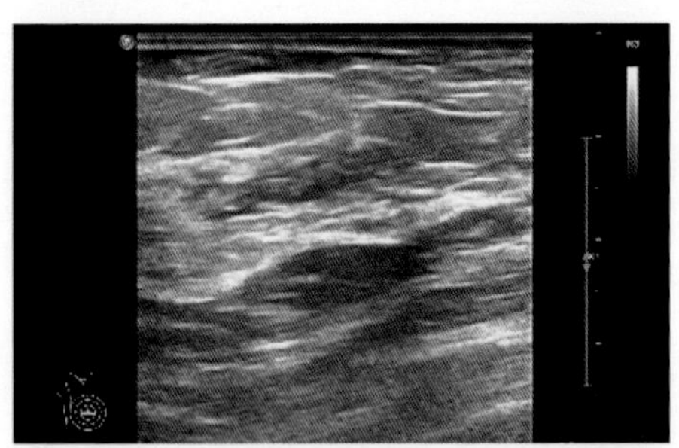
图5-5-22 乳腺切除术后：右乳横切面灰阶图

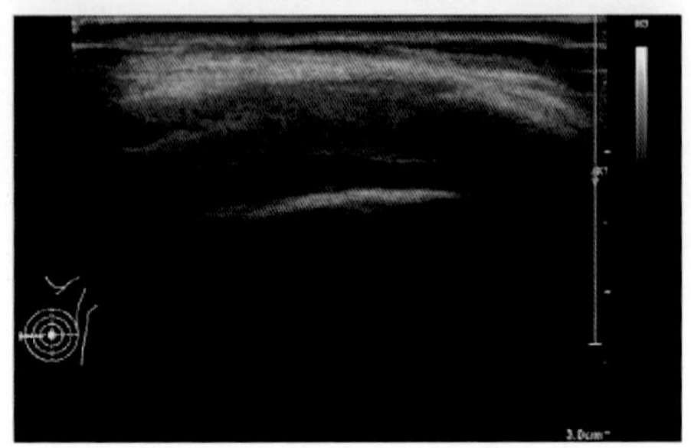
图5-5-23 乳腺切除术后：左侧胸壁横切面灰阶图

11. 乳腺结节造影

✧检查所见

经患者左（右）侧肘正中静脉（或其他部位）团注六氟化硫微泡混悬液声诺维__mL/次，共__次，生理盐水冲管10 mL/次。

超声造影后该结节动脉期与周围腺体组织呈同步增强（快速等/高增强，早于周围腺体），增强后结节较前明显增大，范围约__cm×__cm，分布均匀（不均匀），未见（可见）滋养血管，静脉期与周围组织同步消退/缓慢减退。

造影后留观30分钟，无明显不适，安返。

✧超声提示

左（右）乳实性结节，超声造影提示良性可能性大（癌可能性大）。

✧存图标准

至少留造影图2～4幅，包含动脉期、静脉期。

患者女性，62岁，左乳3点钟方向实性肿块，病理证实为浸润性导管腺癌（图5-5-24，图5-5-25）。

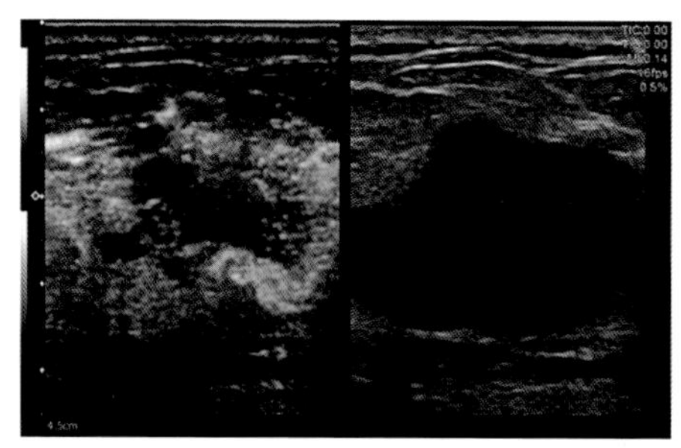

图5-5-24　乳腺结节造影：超声造影显示动脉期（16秒）快速环状高增强，增强后范围较灰阶增大

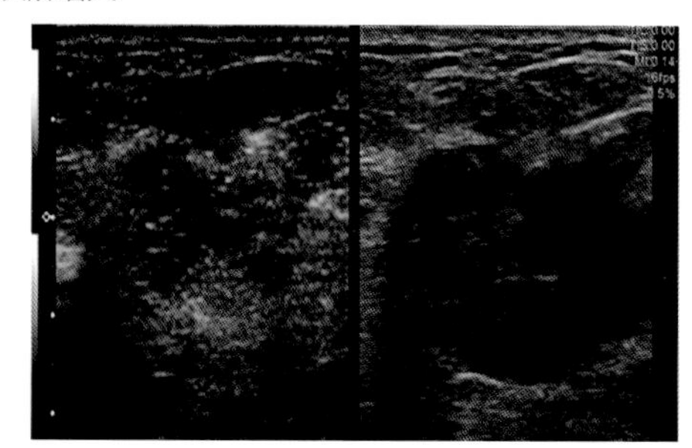

图5-5-25　乳腺结节造影：超声造影显示静脉期（60秒）缓慢减退

12. 乳腺定位

✧检查所见

左（右）侧乳腺__象限__点距乳头__cm可见低回声，大小约__cm×__cm，超声引导下选择最佳穿刺进针点，将定位针置入结节内部（后部），进程顺利，患者无不适，安返。

✧超声提示

左（右）乳实性结节，超声引导下定位。

✧存图标准

造影图2~4幅，包含动脉期、静脉期。

13. 乳腺穿刺

✧检查所见

患者仰卧位，常规消毒铺巾，2%利多卡因局部麻醉，超声引导下14（16/18）G活检枪对左（右）侧乳腺__点方向结节__cm×__cm穿刺，切割组织__条，送病理。

术中、术后彩色多普勒监测，无出血，休息后患者安返。

术中少量出血，按压__分钟，安返。

✧超声提示

左（右）侧乳腺结节，超声引导下穿刺送病理。

注意：个体在超声图像上的表现存在差异，因此，通常以接受检查的患者自身乳腺内脂肪组织的回声强度定义为等回声。弱于该类的回声强度定义为低回声，如纤维腺瘤内部的回声；强于该类的回声强度定义为高回声，如纤维腺体组织或者韧带（Cooper韧带等）的回声；没有回声表现定义为无回声，如囊肿内部的回声；高亮度定义为强回声，如超声下钙化灶的回声（按照ACR的超声BI-RADS®（表5-5-1）及复旦大学附属肿瘤医院超声科的乳腺超声规范化要求）。

表5-5-1 乳腺超声BI-RADS评估分类

分类	评价良、恶性	处置意见
0级	评价不完全	需行其他影像学检查才能做出最终评价
1级	阴性	未发现病灶（常规随访）
2级	良性病变	常规临床处理和随访
3级	可能良性病变	短期复查
4级	可疑恶性病变	考虑穿刺活检
5级	高度提示恶性病变	采取适当措施
6级	已知癌性病变	接受治疗前检查和评价

第六节　阴囊与阴茎超声报告模板

一、阴囊超声检查的适应证

（1）原因不明阴囊肿大，经触诊等方法鉴别困难。

（2）睾丸、阴囊肿物，包括囊肿、肿瘤、慢性炎症或结核的诊断和鉴别诊断。

（3）精索静脉曲张或男性不育。

（4）阴囊、睾丸外伤。

（5）怀疑睾丸扭转。

（6）急性附睾、睾丸炎及其与睾丸扭转的鉴别。

（7）隐睾。

（8）锁骨上淋巴结肿大、纵隔和腹膜后转移肿物，未明确原发灶，需要除外隐匿性睾丸肿瘤。

二、阴囊超声检查的内容要求

（1）对比观察测量双侧睾丸的形态、大小，评估睾丸容积是否正常。

（2）观察颞部回声是否均匀，有无占位性病变，有无微石症。

（3）观察睾丸实质内部血流信号分布是否正常，是否增多或减少，对于睾丸占位性病变评价血运丰富程度。

（4）观察阴囊薄膜包膜层次及厚度，包膜是否光滑完整、有无钙化及增厚。

（5）对于附睾重点观察大小、血流信号、有无占位。

（6）对于精索静脉观察内径是否增粗、走行是否规则、有无曲张表现，可以进行Valsalva试验观察精索静脉有无反流。

三、阴囊超声检查的切面和图像要求

（1）一般采用大于或等于7 MHz线阵探头或5～13 MHz超宽频探头、变频探头。

（2）体位：通常取仰卧位，暴露下腹部和外阴部，用纸巾将阴囊适当托起；将阴茎向上提起至耻骨联合处，并嘱患者用手固定阴茎并用纸巾遮盖

（3）方法：纵断扫查显示睾丸、附睾头体尾部，观察位于上方的部分精索。必要时采用“触诊辅助法”，即操作者用左手食指及拇指适当固定睾丸后，用右手进行多切面扫查。横断扫查对比观察阴囊皮肤、睾丸和附睾的形态、大小、内部回声，观察睾丸周围鞘膜腔内有无积液及其变化。

（4）标准切面及测量：睾丸为一类椭圆形，在长轴切面上测量长径×厚径，在与长轴垂直最大切面上测量宽径。附睾可在纵切面上测附睾厚度，通常在同一患者同一部位做测量，观察大小变化。精索静脉选取纡曲明显处静脉进行内径测量，Valsalva试验后在同一部位测量，Valsalva试验后反流时间须在同一部位进行。

四、阴囊超声报告模板

1. 睾丸、附睾正常

✧检查所见

双侧睾丸位置正常，右侧大小__cm × __cm，左侧大小__cm × __cm，形态规则，包膜完整，内部回声均匀，未见明显异常回声，彩色多普勒：双侧睾丸内可见血流信号。

双侧附睾头、体、尾大小正常，未见异常回声，彩色多普勒：双侧附睾未见异常血流信号。

✧超声提示

睾丸、附睾未见明显异常。

✧存图标准

（1）左（右）侧睾丸横切面灰阶图、彩色多普勒图各1幅，纵切面灰阶图、彩色多普勒图各1幅。

（2）双侧附睾纵切面灰阶图、彩色多普勒图各1幅。

（3）至少留图6幅（图5-6-1～图5-6-8）。

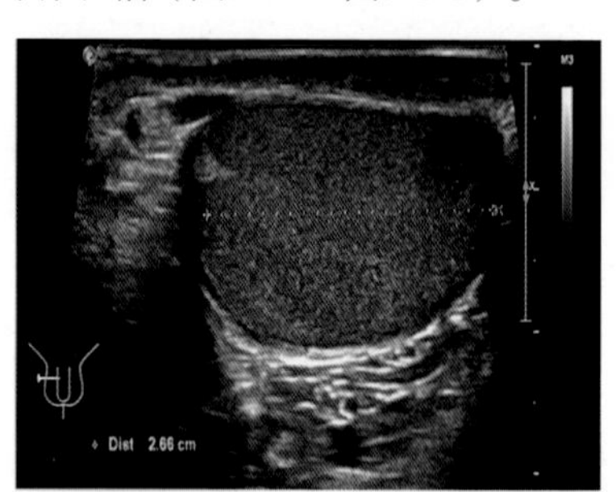

图5-6-1 右侧正常睾丸：右侧睾丸横切面灰阶图

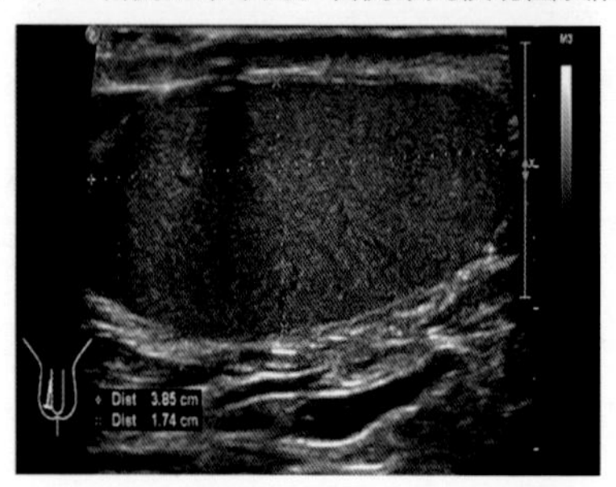

图5-6-2 右侧正常睾丸：右侧睾丸纵切面灰阶图

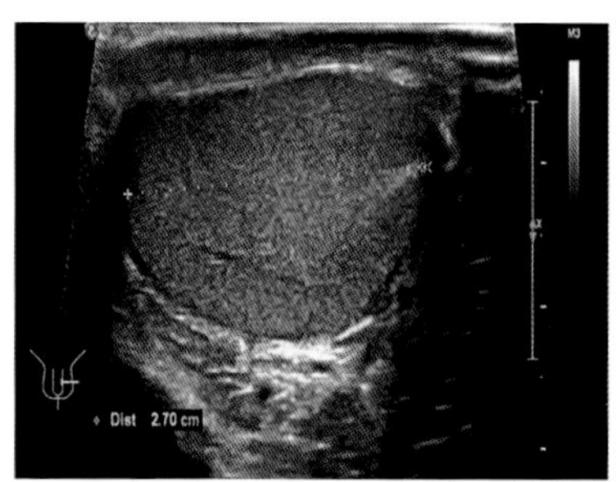

图5-6-3　左侧正常睾丸：左侧睾丸横切面灰阶图

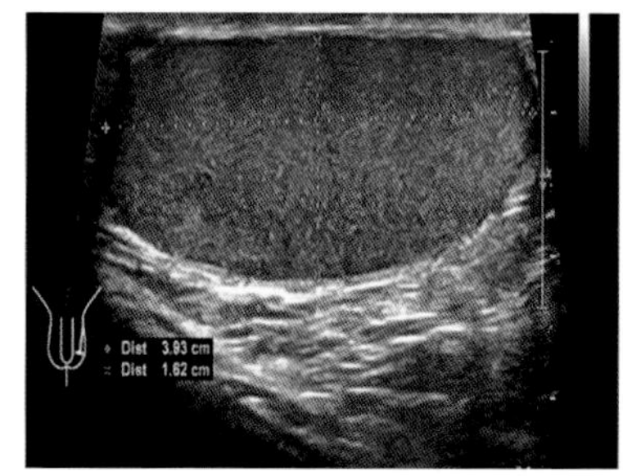

图5-6-4　左侧正常睾丸：左侧睾丸纵切面灰阶图

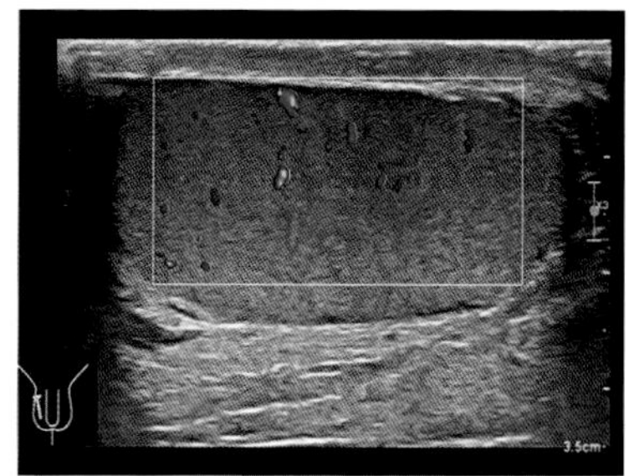

图5-6-5　右侧正常睾丸：右侧睾丸纵切面彩色多普勒图

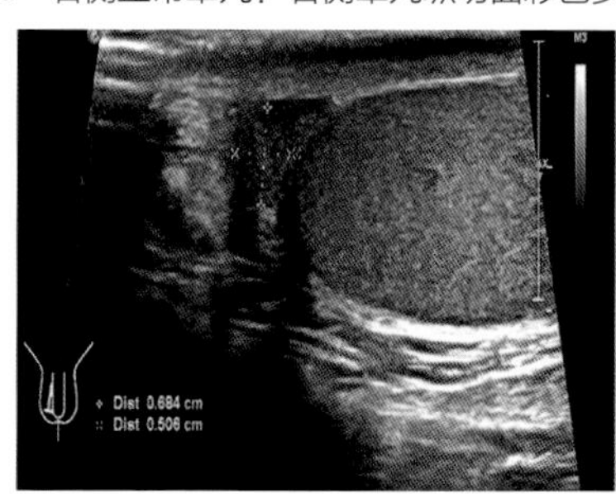

图5-6-6　右侧正常睾丸：右侧附睾头彩色多普勒图

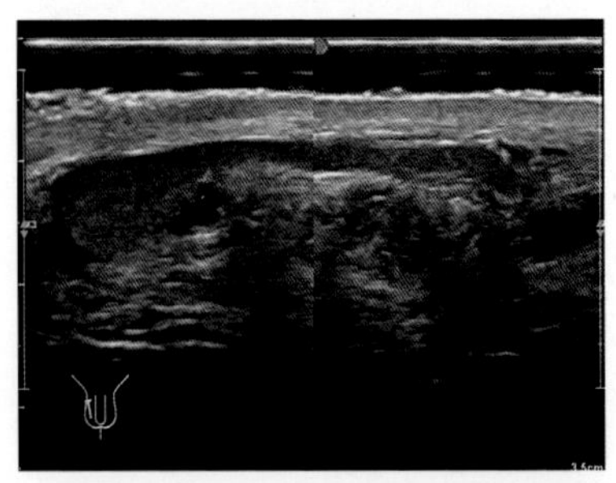

图5-6-7　右侧正常睾丸：右侧附睾体部纵切面灰阶图

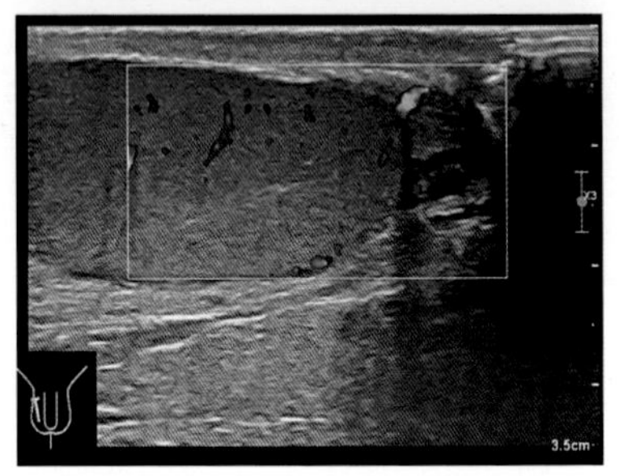

图5-6-8　右侧正常睾丸：右侧附睾尾部彩色多普勒图

2. 睾丸病变

✧检查所见

双侧睾丸位置正常，右侧大小__cm × __cm，左侧大小__cm × __cm。

左（右）侧睾丸内见数个低回声（无回声/混合回声），较大者__cm × __cm，边界欠清晰，彩色多普勒：血流信号较丰富。

左（右）侧睾丸包膜光滑完整，内部回声均匀，未见占位，彩色多普勒：血流信号未见明显异常。

✧超声提示

左（右）侧睾丸实性（囊性/囊实性）占位，血流信号较丰富，需除外恶性可能；左（右）侧睾丸呈片状低回声，炎性改变不除外。

✧存图标准

（1）针对患侧病变处横切面灰阶图、彩色多普勒图各1幅，纵切面灰阶图、彩色多普勒图各1幅，共4幅。

（2）正常侧睾丸横切面灰阶图、彩色多普勒图各1幅，纵切面灰阶图、彩色多普勒图各1幅。

（3）至少留图4幅。

患者男性，33岁，21羟化酶缺乏症、先天性肾上腺皮质增生症（图5-6-9～图5-6-12）。

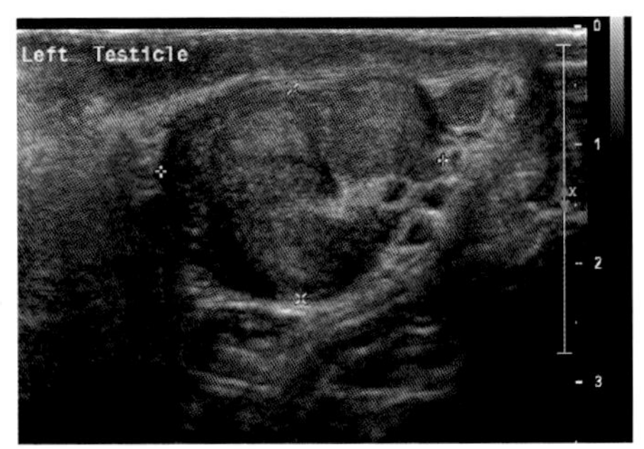

Left Testicle：左侧睾丸

图5-6-9　睾丸病变：左侧睾丸横切面灰阶图

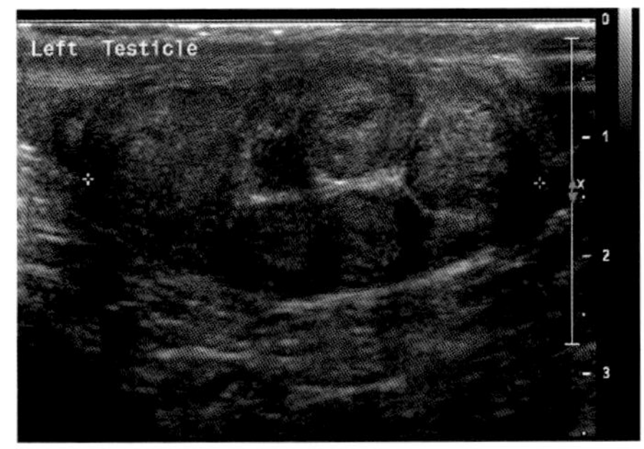

Left Testicle：左侧睾丸

图5-6-10　睾丸病变：左侧睾丸纵切面灰阶图

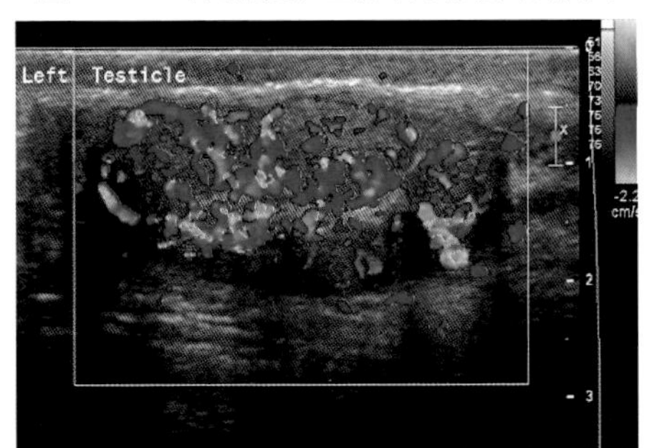

Left Testicle：左侧睾丸

图5-6-11　睾丸病变：左侧睾丸纵切面彩色多普勒图

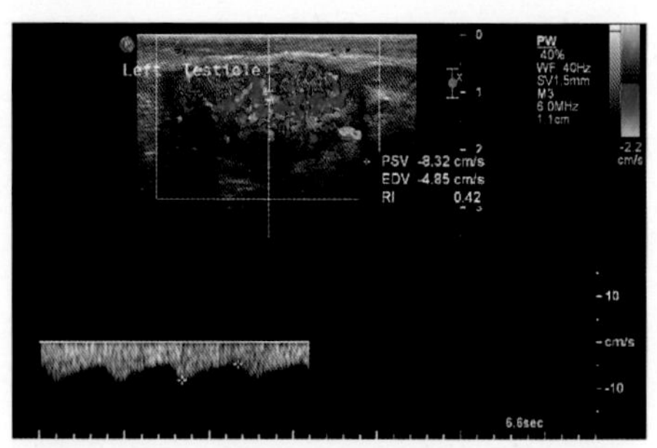

Left Testicle：左侧睾丸

图5-6-12　睾丸病变：左侧睾丸血流频谱多普勒图

3. 附睾病变

✧检查所见

左（右）侧头部大小__cm × __cm，体部宽约__cm，尾部__cm，左（右）侧附睾头（体/尾）部见数个低回声（无回声/混合回声），较大者__cm × __cm，边界欠清晰，彩色多普勒：血流信号较丰富。

左（右）侧附睾头、体、尾大小正常，未见异常回声，彩色多普勒：未见异常血流信号。

✧超声提示

左（右）侧附睾头（体/尾）部实性（囊性/囊实性）占位，血流信号较丰富，须除外恶性可能；左（右）侧附睾头（体/尾）部增粗，炎性改变不除外。

✧存图标准

（1）针对患侧附睾病变处横切面灰阶、彩色多普勒图各1幅（图5-6-13，图5-6-14），纵切面灰阶图、彩色多普勒图各1幅。

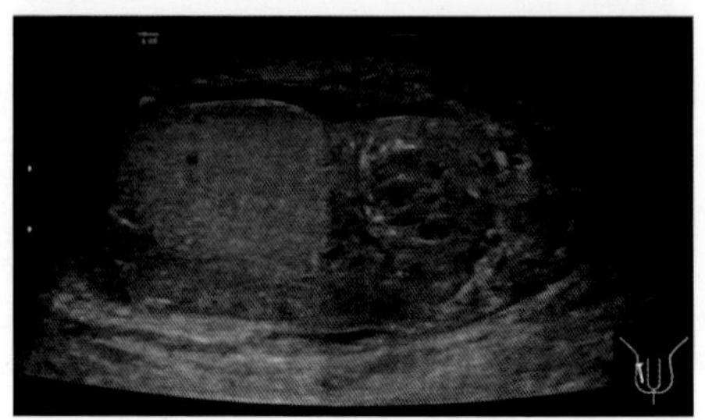

图5-6-13　附睾病变：右侧附睾尾纵切面灰阶图

（2）正常侧附睾纵切面灰阶、彩色多普勒图各1幅。

（3）至少留图4幅。

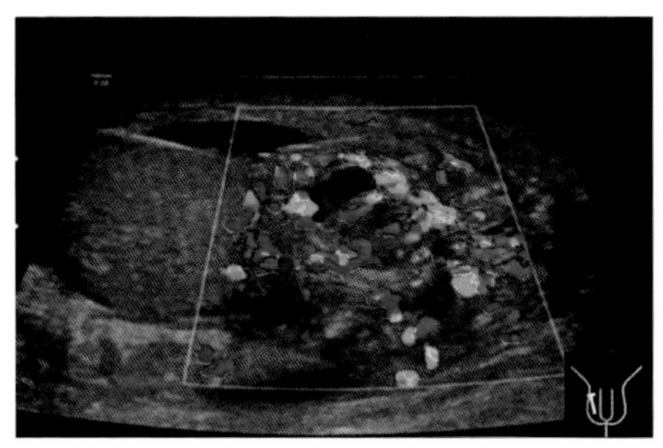

图5-6-14　附睾病变：右侧附睾尾纵切面彩色多普勒图

4. 睾丸扭转

✧检查所见

左（右）侧睾丸__cm×__cm，形态欠规则，内部回声减低、不均匀，彩色多普勒：血流信号减少（内未见明显血流信号）。

左（右）侧附睾增粗。左（右）侧精索末端扭曲、增粗，呈“线团样”高回声。

左（右）侧睾丸__cm×__cm，包膜光滑完整，内部回声均匀，未见占位，彩色多普勒：血流信号未见明显异常。

左侧附睾形态、大小未见明显异常，回声均匀，未见占位，彩色多普勒：血流信号未见明显异常。

✧超声提示

左侧睾丸增大，未见血流信号，考虑睾丸扭转可能。

✧存图标准

（1）正常侧睾丸横切面灰阶图、彩色多普勒图各1幅，纵切面灰阶图、彩色多普勒图各1幅。

（2）患侧病变处横切面灰阶图、彩色多普勒图各1幅，纵切面灰阶图、彩色多普勒图各1幅。

（3）双侧附睾纵切面灰阶图、彩色多普勒图各1幅；

（4）至少留图6幅。

患者男性，42岁，左侧阴囊胀痛，临床诊断左侧睾丸扭转，后手术证实（图5-6-15~图5-6-20）。

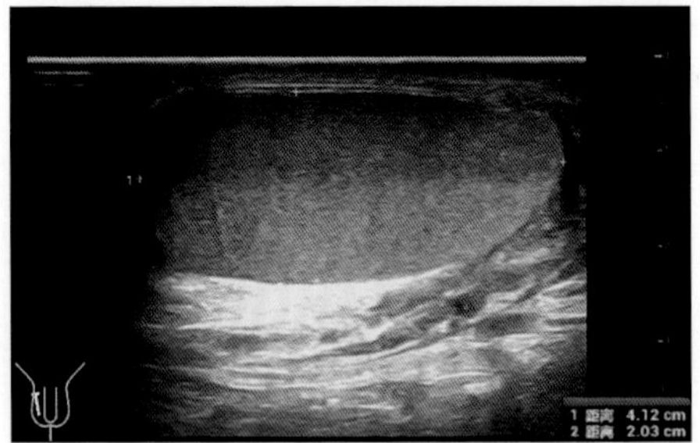

图5-6-15 睾丸扭转：右侧睾丸纵切面灰阶图

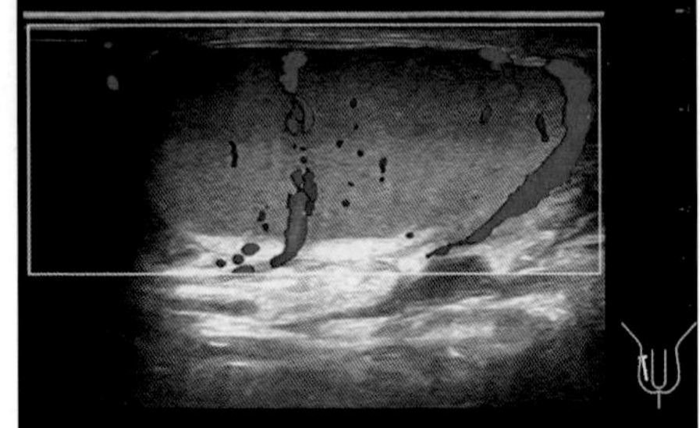

图5-6-16 睾丸扭转：右侧睾丸纵切面彩色多普勒图

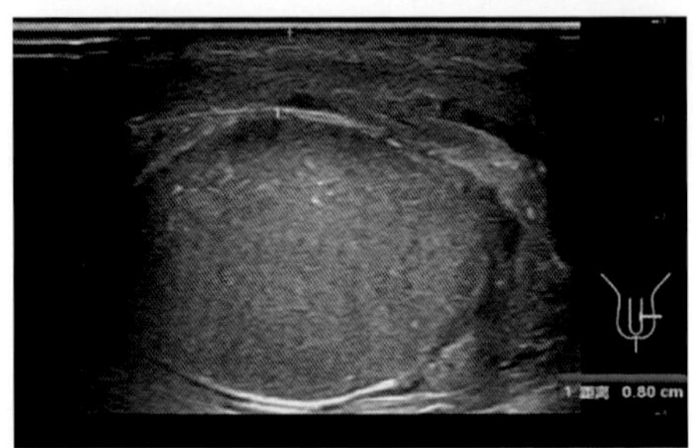

图5-6-17 睾丸扭转：左侧睾丸横切面灰阶图

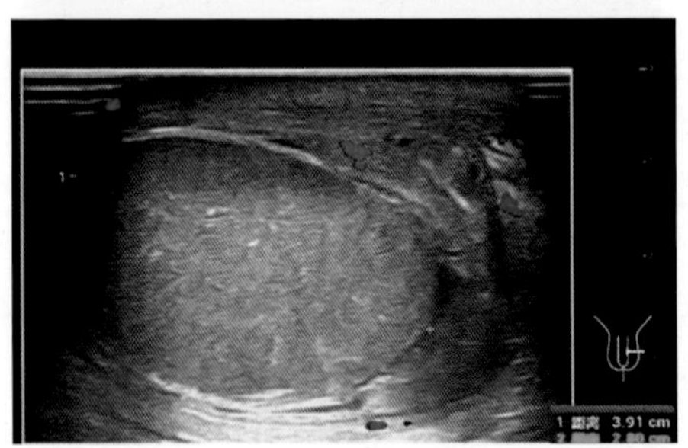

图5-6-18 睾丸扭转：左侧睾丸横切面彩色多普勒图

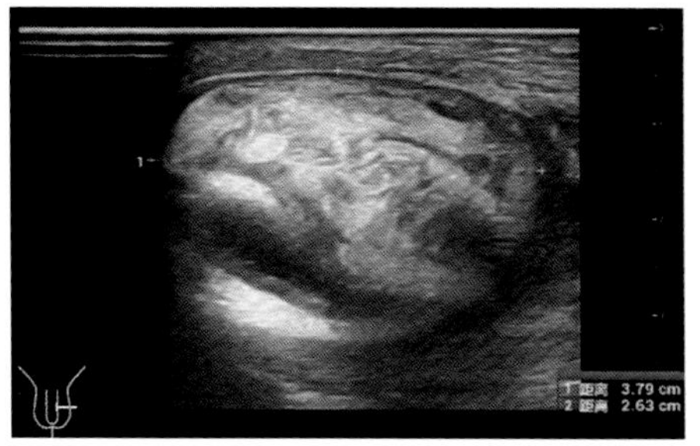

图5-6-19 睾丸扭转：左侧精索横切面灰阶图

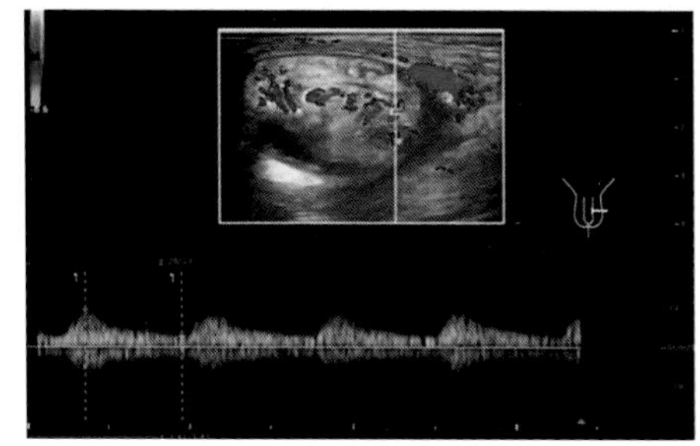

图5-6-20 睾丸扭转：左侧精索横切面彩色多普勒图

5. 隐睾

✧检查所见

左（右）侧阴囊空虚。

左（右）侧腹股沟（腹腔后）可见椭圆形类睾丸回声，大小__cm×__cm，边界清晰，回声均匀，彩色多普勒：未见异常血流信号（周边可见少量无回声区）。

左（右）侧睾丸__cm×__cm，包膜光滑完整，内部回声均匀，未见占位，彩色多普勒：血流信号未见明显异常。

左（右）侧附睾头、体、尾大小正常，未见异常回声，彩色多普勒：双侧附睾未见异常血流信号。

如果合并炎性、占位性病变或扭转，参考睾丸病变和睾丸扭转描述。

✧超声提示

阴囊内未及睾丸回声（隐睾）；腹股沟区异常回声（隐睾）。

✧存图标准

（1）正常侧睾丸横切面灰阶图、彩色多普勒图各1幅，纵切面灰阶图、彩色多普勒图各1幅。

（2）患侧病变处横切面灰阶图、彩色多普勒图各1幅，纵切面灰阶图、彩色多普勒图各1幅。

（3）双侧附睾纵切面灰阶图、彩色多普勒图各1幅。

（4）至少留图3幅。

患者男性，17岁，左侧阴囊空虚，左侧腹股沟超声探查所见，临床诊断隐睾（图5-6-21～图5-6-24）。

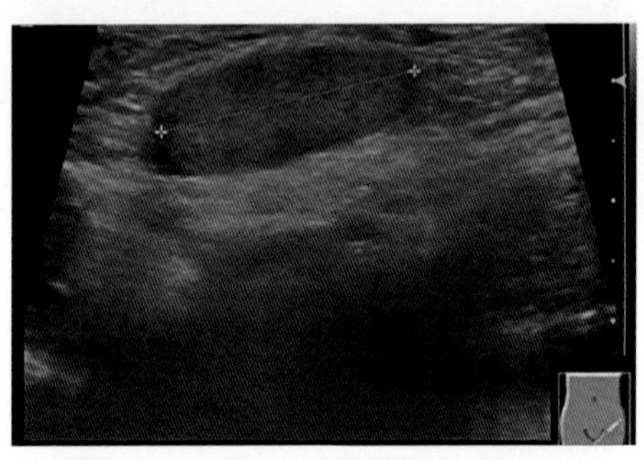

图5-6-21 隐睾：左侧隐睾横切面灰阶图

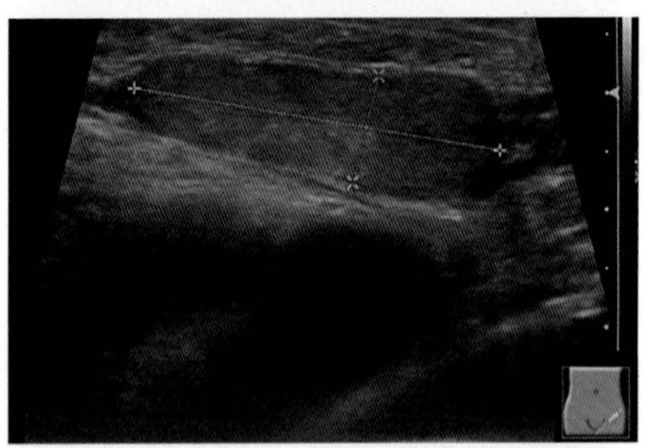

图5-6-22 隐睾：左侧隐睾纵切面灰阶图

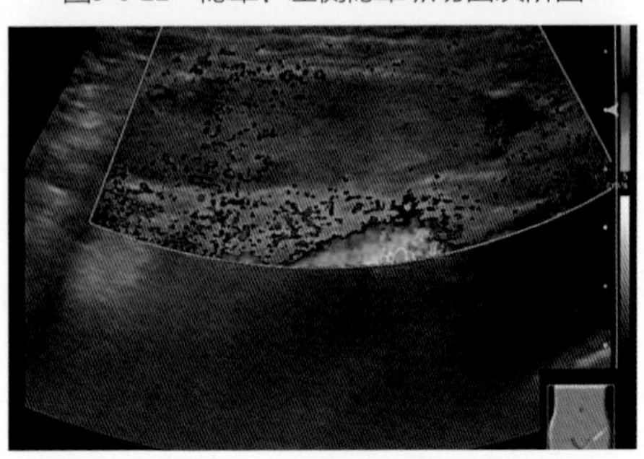

图5-6-23 隐睾：左侧睾丸纵切面彩色多普勒图

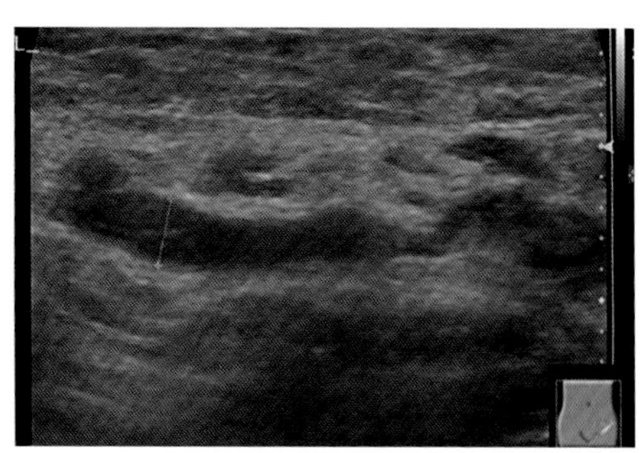

图5-6-24　隐睾：左侧附睾纵切面灰阶超声图

6. 鞘膜腔积液

◇检查所见

左侧睾丸鞘膜腔内无回声增多，睾丸三面被无回声包绕，最大深度约__cm。

精索周围可见局限性无回声，范围__cm×__cm。左（右）侧睾丸鞘膜腔内睾丸三面被无回声包绕，并扩张至精索周围。

左（右）侧睾丸鞘膜腔内睾丸三面被无回声包绕，改变体位或挤压阴囊时无回声明显减少。

左侧睾丸鞘膜腔未见异常积液。

◇超声提示

左侧睾丸鞘膜腔积液（精索鞘膜积液/混合型鞘膜积液/交通性鞘膜积液）。

◇存图标准

（1）患侧病变处横切面灰阶图、彩色多普勒图各1幅，纵切面灰阶图、彩色多普勒图各1幅（图5-6-25，图5-6-26）。

（2）至少留图2幅。

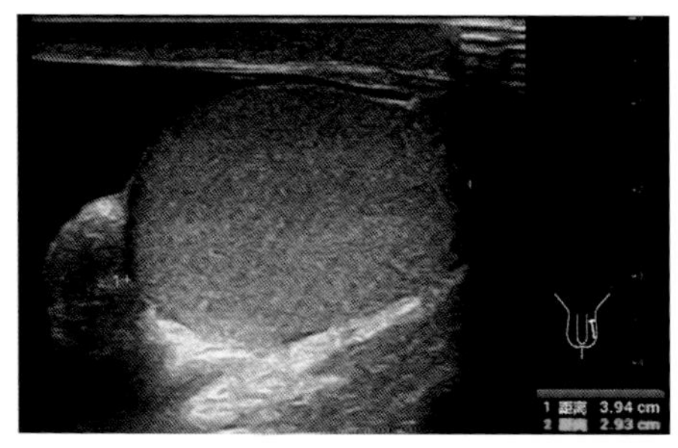

图5-6-25　鞘膜腔积液：左侧鞘膜腔积液灰阶超声图

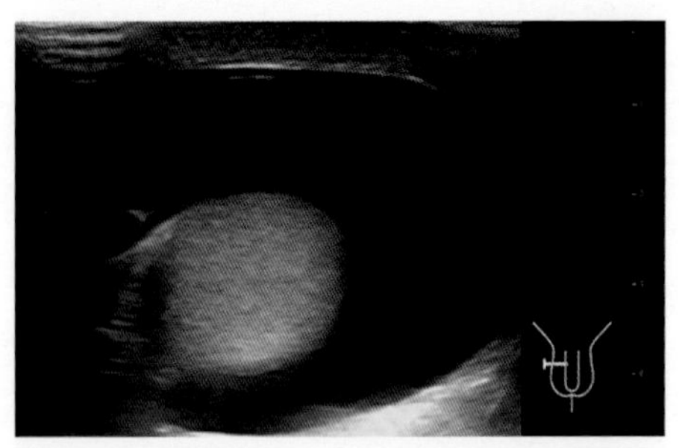

图5-6-26　鞘膜腔积液：右侧鞘膜腔积液灰阶超声图

7. 精索静脉曲张

✧检查所见

右侧精索静脉平静呼吸时内径__cm，乏氏动作后内径__cm，反流时间__秒。

左侧精索静脉平静呼吸时内径__cm，乏氏动作后内径__cm，反流时间__秒。

左（右）侧精索静脉纡曲扩张，平静呼吸时内径__cm，乏氏动作后内径__cm，反流时间__秒。

左（右）侧精索静脉未见纡曲、扩张，彩色多普勒：乏氏动作时未见明显反流。

✧超声提示

双侧精索静脉未见异常；左（右）侧精索静脉曲张Ⅰ（Ⅱ/Ⅲ）度。精索静脉曲张的分度标准：按照临床及超声诊断可将精索静脉曲张分为临床型与亚临床型，其中临床型分为3度。①亚临床型精索静脉曲张：临床触诊阴性而超声平静呼吸检查DR 1.8~2.1 mm，但无反流，在Valsalva动作时有反流，TR 1~2秒。②临床型精索静脉曲张Ⅰ度：临床触诊阳性且超声平静呼吸检查DR 2.2~2.7 mm，在Valsalva 动作时有反流，TR 2~4秒。③临床型精索静脉曲张Ⅱ度：临床触诊阳性且超声平静呼吸检查 DR 2.8~3.1 mm，在Valsalva 动作时有反流，TR 4~6秒。④临床型精索静脉曲张Ⅲ度：临床触诊阳性且超声平静呼吸检查DR≥3.1 mm，在Valsalva 动作时有反流，TR≥6秒（摘自《精索静脉曲张诊断与治疗中国专家共识》）。

✧存图标准

（1）双侧精索静脉内径平静呼吸时图1幅，乏氏动作后图1幅，乏氏动作反流时间图1幅（图5-6-27~图5-6-29）。

（2）双侧精索静脉彩色多普勒图2幅。

（3）至少留图3幅。

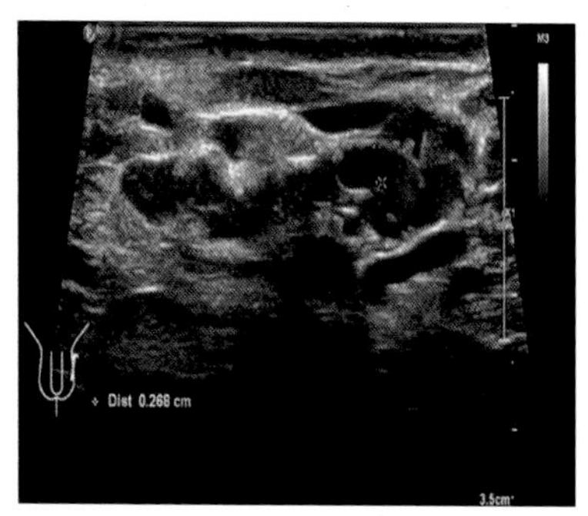

图5-6-27 左侧精索静脉：平静呼吸时灰阶超声图

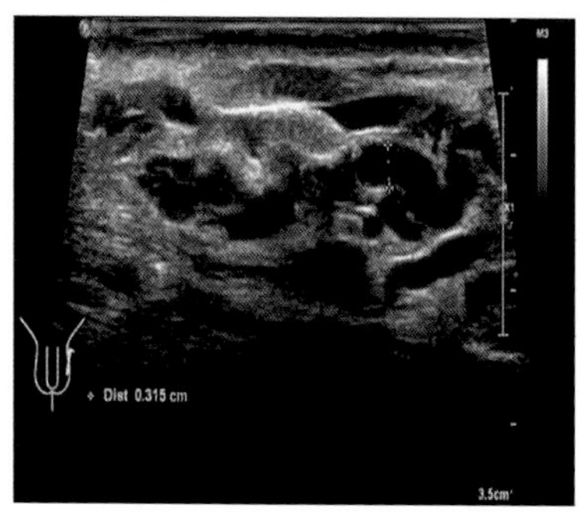

图5-6-28 左侧精索静脉：乏氏动作后灰阶超声图

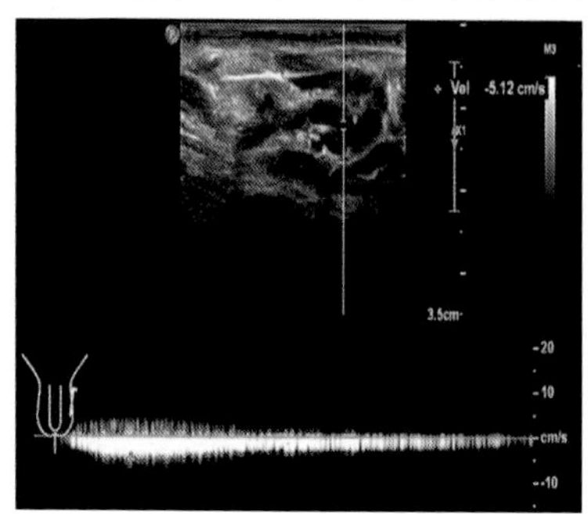

图5-6-29 左侧精索静脉：乏氏动作频谱图

8. 阴茎正常

✧检查所见

双侧阴茎海绵体及尿道海绵体回声均匀，结构未见异常。阴茎余结构未见异常回声（图5-6-30，图5-6-31）。

✧超声提示

阴茎未见异常。

✧存图标准

（1）阴茎横切面灰阶图1幅（图5-6-30），彩色多普勒图1幅。

（2）阴茎海绵体纵切面图1幅（图5-6-31），彩色多普勒图1幅。

（3）至少留图3幅。

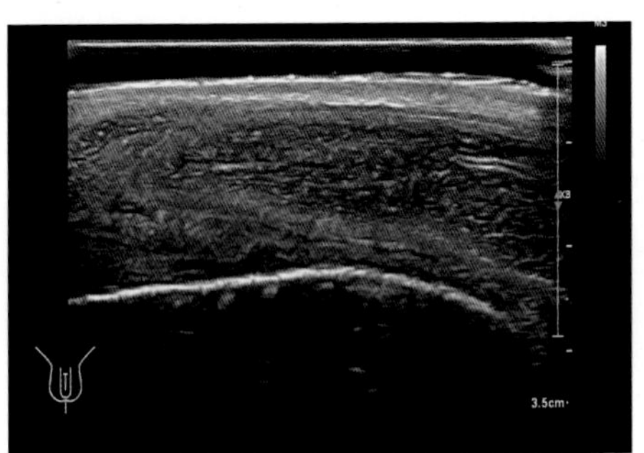

图5-6-30 阴茎纵切面灰阶图

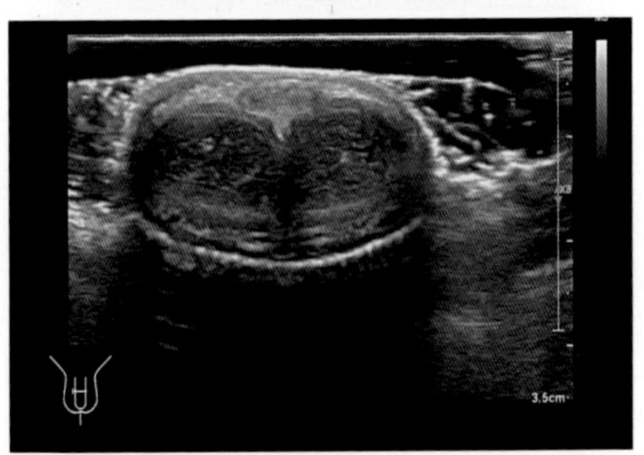

图5-6-31 阴茎横切面灰阶图

9. 阴茎硬结症

✧检查所见

阴茎背部白膜可见高回声__cm×__cm，边界欠清晰，彩色多普勒：内未见明显血流信号。双侧阴茎海绵体回声均匀，结构未见异常。阴茎余结构未见明显囊实性包块。

✧超声提示

阴茎背部白膜高回声，硬结症可能性大。

✧存图标准

（1）阴茎横切面灰阶图1幅，彩色多普勒图1幅。

（2）阴茎海绵体纵切面图2幅，彩色多普勒图2幅。

（3）病变处横切面灰阶图1幅，彩色多普勒图1幅；纵切面灰阶图1幅，彩色多普勒图1幅。

10. 阴茎海绵体钙化

✧检查所见

左侧阴茎海绵体回声不均匀，其内可探及散在强光点；左侧阴茎海绵体回声均匀，结构未见异常。阴茎余结构未见明显囊实性包块。

✧超声提示

左侧阴茎海绵体钙化。

✧存图标准

（1）阴茎横切面灰阶图1幅，彩色多普勒图1幅。

（2）阴茎海绵体纵切面图2幅，彩色多普勒图2幅。

（3）病变处横切面灰阶图1幅，彩色多普勒图1幅；纵切面灰阶图1幅，彩色多普勒图1幅。

11. 阴茎动脉正常

✧检查所见

阴茎海绵体注射血管活性药物试验（intracavernous injection，ICI）__时__分。Trimix（罂粟碱，酚妥拉明和前列腺素E1）1.0 mL

ICI__分钟后，阴茎肿大，勃起__°。

右侧根部阴茎深动脉PSV__cm/s，EDV__ cm/s，RI__。

左侧根部阴茎深动脉PSV__cm/s，EDV__cm/s，RI__。

双侧阴茎海绵体深动脉内径，左侧宽约__cm，右侧宽约__cm。阴茎背深静脉流速__cm/s。

阴茎勃起__°。

✧超声提示

双侧阴茎深动脉未见明显异常。

第七节　眼部超声报告模板

一、眼部超声检查的适应证

（1）屈光介质混浊需了解内眼情况者；

（2）眼球内及眼眶内肿瘤；

（3）眼外伤及眼内异物的探查及定位；

（4）眼球突出可疑眼眶病变者等。

二、眼部超声检查的内容要求

（1）眼球部扫查主要观察玻璃体和眼球壁病变。

（2）眼眶部扫查主要观察眶软组织、眼外肌及视神经。

三、眼部超声检查的切面和图像要求

一般为仰卧位检查，特殊情况下可以采用坐位检查。一般使用高频线阵探头、仪器内置的小器官条件即可，但需降低发射功率、尽量缩短多普勒检查时间。二维超声检查方法首先将仪器的增益调整至最高，以免将细小的病变遗漏，一般依照如下顺序进行扫查。

（1）横切面扫描：将探头置于6点角膜巩膜缘，得到上方眼球后极部的图像，向下（穹隆部）移动探头，依次得到眼球后极部、赤道部、周边部的图像。应用相同的方法分别对眼球的下方、鼻侧、颞侧进行检查。

（2）纵切面扫描：如果应用横切面扫描有异常发现，或有不能详尽观察的盲区，可以进行纵切面扫描。旋转探头90°（与横切面扫描相垂直），同样自角膜巩膜缘向穹隆部移动探头，观察病变的情况。

（3）轴位扫描：将探头置于眼球中央，得到自角膜顶点至视神经的眼球图像为轴位图，可以明确病变与视神经、黄斑之间的关系。

四、眼部超声报告模板

1. 双眼正常

✧检查所见

双侧眼球及附属器形态结构及回声未见明显异常，彩色多普勒：未见异常血流信号（图5-7-1）。

✧超声提示

双侧眼球未见明显异常。

✧存图标准

标准切面存图≥6幅（右眼灰阶横切面图、纵切面图，彩色多普勒图）（左眼灰阶横切面图、纵切面图，彩色多普勒图），横切面：前房、晶状体、玻璃体、视网膜中央动脉。

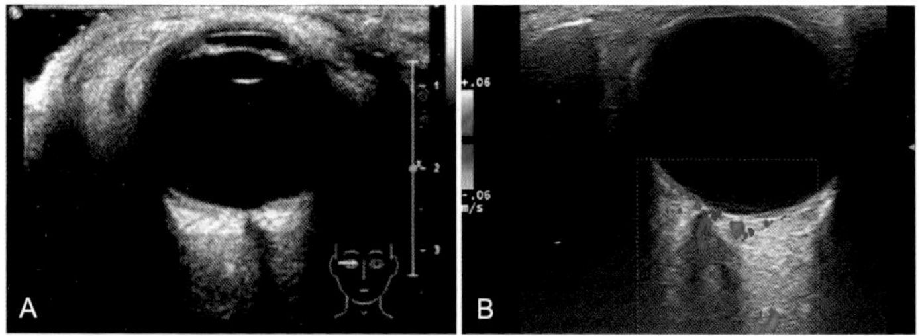

图5-7-1 双眼正常：A. 双眼正常超声图；B. 双眼正常彩色多普勒超声图

2. 晶状体疾病

（1）白内障

✧检查所见

右眼眼轴__cm，左眼眼轴__cm，右（左）眼晶状体厚度约__cm，长约__cm，晶状体周边回声增强，边界清晰，中央部可见点状、絮状强回声（图5-7-2）。

✧超声提示

右（左）眼晶状体增厚并晶状体浑浊。

✧存图标准

标准切面存图≥6幅（右眼灰阶横切面图、纵切面图，包含眼轴、晶状体测量值，左眼灰阶横切面图、纵切面图），包含眼轴、晶状体测量值。

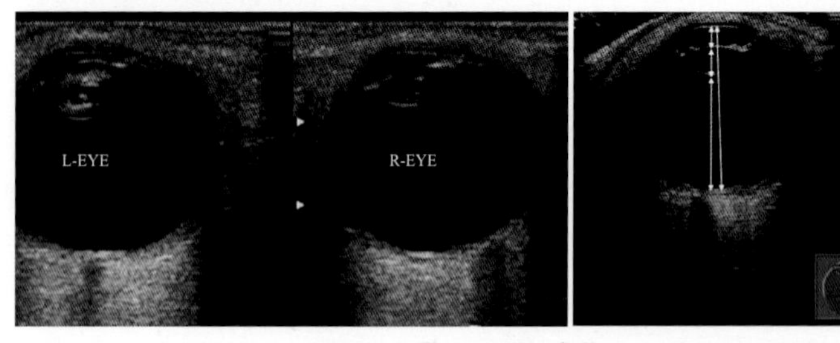

L-EYE：左眼；R-EYE：右眼

图5-7-2　左眼白内障：A. 左眼白内障灰阶超声图；B. 左眼白内障二维测量图

（2）晶状体脱位

✧检查所见

右（左）眼形态结构失常，正常晶体位置未见晶体回声，玻璃体内可见扁圆形强回声，内为无回声区，边界清，形态尚规则，运动试验（+）（图5-7-3A），彩色多普勒：未见异常血流信号（图5-7-3B）。

✧超声提示

右（左）眼晶状体脱位?

✧存图标准

标准切面存图≥6幅（右眼灰阶横切面、纵切面，彩色多普勒图）（左眼灰阶横切面、纵切面，彩色多普勒图），包含运动试验图。

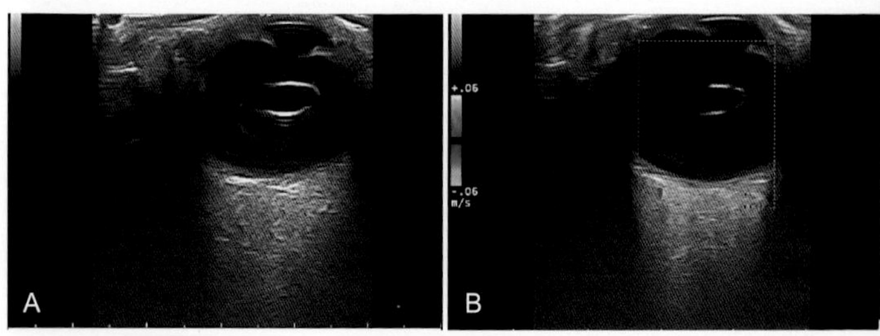

图5-7-3　左眼晶状体脱位：A. 左眼晶状体脱位声像图；B. 左眼晶状体脱位彩色多普勒超声图

3. 玻璃体疾病

（1）玻璃体浑浊

✧检查所见

双侧眼球形态未见异常，双眼玻璃体内可见少量弱点状、条带状回声，不与后极部球壁回声相连，运动试验（+），后运动（+），彩色多普勒：病变上未见异常血流信号。

✧超声提示

双眼玻璃体内异常回声——考虑玻璃体浑浊（玻璃体积血）可能。

✧存图标准

标准切面存图≥6幅（右眼灰阶横切面图、纵切面图，彩色多普勒图）（左眼灰阶横切面图、纵切面图，彩色多普勒图），可包含运动试验图。

（2）玻璃体后脱离

✧检查所见

双眼玻璃体内可见点状及连续条带状弱回声，不与后极部球壁回声连续，动度为一侧自另一侧的规律运动，运动试验（+），后运动（+），彩色多普勒：未见异常血流信号。

✧超声提示

双眼玻璃体内异常回声——考虑玻璃体后脱离可能。

✧存图标准

标准切面存图≥6幅（右眼灰阶横切面图、纵切面图，彩色多普勒图）（左眼灰阶横切面图、纵切面图，彩色多普勒图），可包含运动试验图（图5-7-4~图5-7-6）。

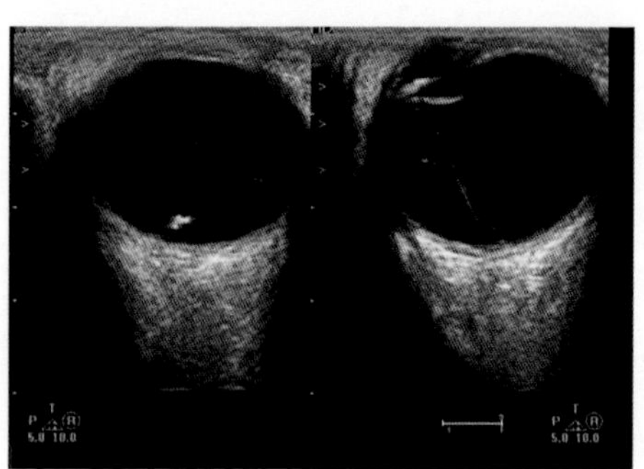

图5-7-4 玻璃体后脱离：玻璃体浑浊声像图

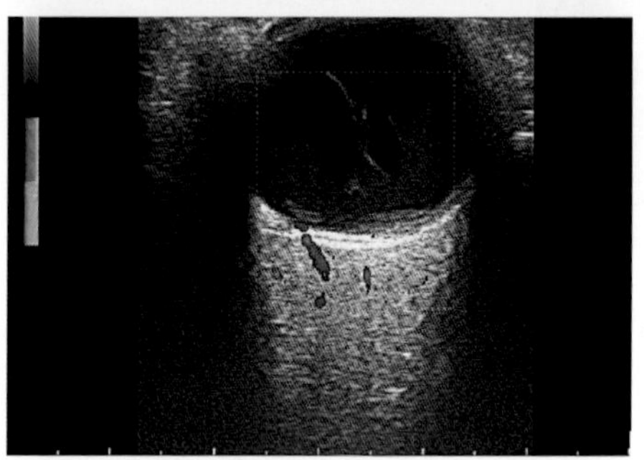

图5-7-5 玻璃体后脱离：玻璃体积血声像图

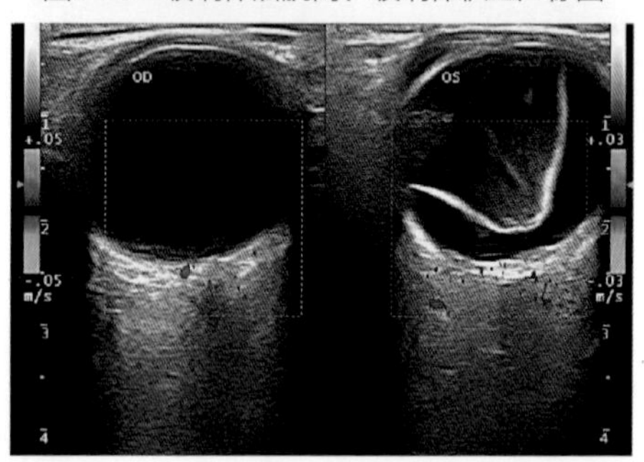

OD：右眼；OS：左眼

图5-7-6 玻璃体后脱离：左眼玻璃体后脱离声像图

（3）视网膜脱离

✧检查所见

右（左）眼玻璃体内可见点状条状及类“V”形带状（带状）中强回声，与视盘回声相连，运动试验（+），后运动（–），彩色多普勒：其上可见与视网膜中央动脉相延续的血流信号（图5-7-7）。

✧超声提示

右（左）眼球内异常回声——考虑视网膜脱离可能。

✧存图标准

标准切面存图≥6幅（右眼灰阶横切面图、纵切面图，彩色多普勒图）（左眼灰阶横切面图、纵切面图，彩色多普勒图），可包含运动试验图。

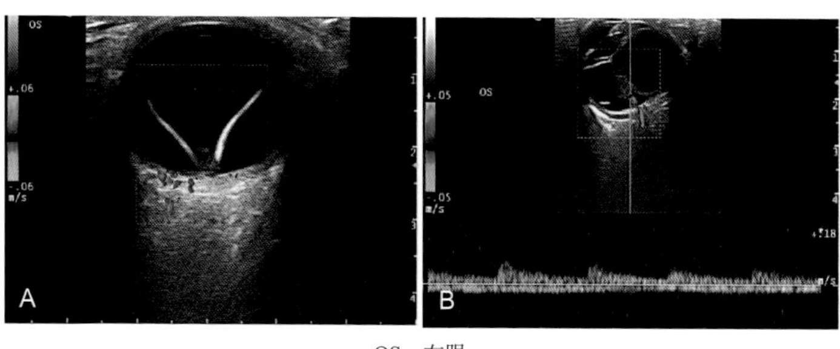

OS：左眼

图5-7-7　视网膜脱离：A. 视网膜脱离彩色多普勒超声图；B. 视网膜脱离彩色多普勒频谱图

（4）脉络膜脱离

✧检查所见

右（左）眼形态结构失常，玻璃体暗区可见凸面相对的带状回声，其下为无回声区，一端与周边部球壁相连，一端与赤道部或后极部球壁相连，不与视乳头回声相连，彩色多普勒：带状回声上可见少许（丰富）血流信号，呈低速动脉型血流频谱（图5-7-8）。

✧超声提示

右（左）眼玻璃体异常带状回声——考虑脉络膜脱离可能。

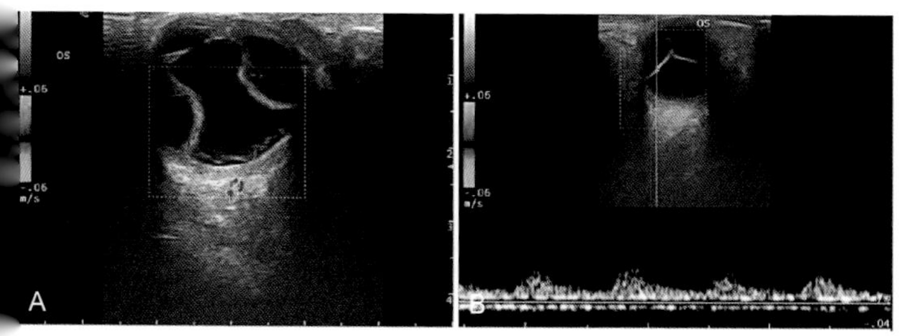

OS：左眼

图5-7-8　左眼脉络膜脱离：A. 左眼脉络膜脱离彩色多普勒超声图；B. 左眼脉络膜脱离彩色多普勒频谱图

✧存图标准

标准切面存图≥6幅（右眼灰阶横切面图、纵切面图，彩色多普勒图）（左眼灰阶横切面图、纵切面图，彩色多普勒图）。

（5）玻璃体实性肿瘤

✧检查所见

右（左）眼形态结构失常，玻璃体暗区内可见实性肿块，大小约__cm×__cm，呈偏强（等/低）回声，自球壁向玻璃体内凸起，边界光滑，形态规则（欠规则），内部回声不均，彩色多普勒：肿块内可见短条状（较丰富）血流信号（图5-7-9~图5-7-11）。

✧超声提示

右（左）眼玻璃体内实性占位性病变，性质待查。

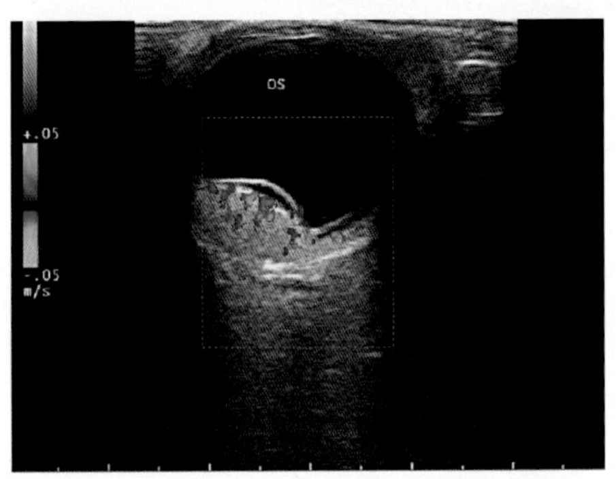

OS：左眼

图5-7-9 视网膜母细胞瘤：彩色多普勒超声图

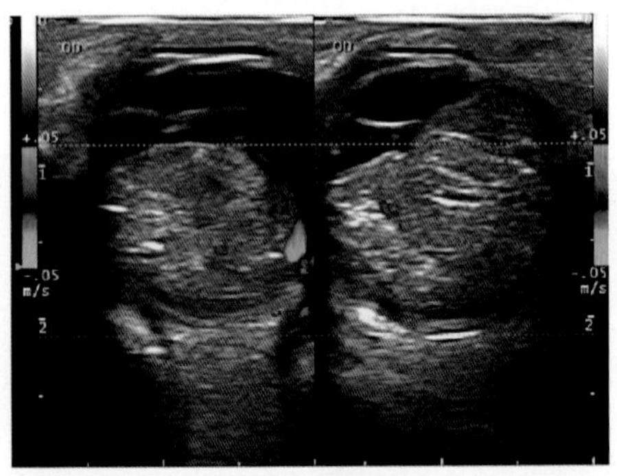

OD：右眼

图5-7-10 脉络膜黑色素瘤：彩色多普勒超声图

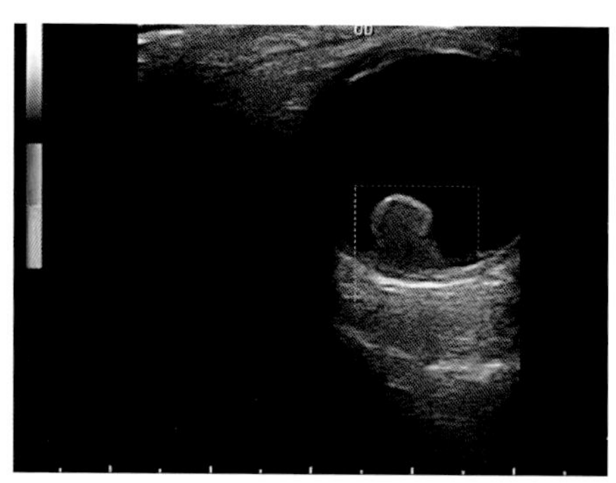

OD：右眼

图5-7-11 脉络膜血管瘤：彩色多普勒超声图

✧存图标准

标准切面存图≥6幅（右眼灰阶横切面图、纵切面图，彩色多普勒图）（左眼灰阶横切面图、纵切面图，彩色多普勒图）。

✧病变存图

包含测量值灰阶图横切面图、纵切面图，彩色多普勒图。

4. 眼眶疾病

（1）格雷夫斯眼病

✧检查所见

双眼层次清楚，形态结构失常，眼直肌明显对称性肥大增厚、增粗，球后三角区较正常增宽，视神经暗区边缘清晰，且向后延长，眼球壁与球后脂肪分离，内有弧形无回声带，呈“T”形暗区（图5-7-12）。

✧超声提示

双眼异常回声——结合临床考虑格雷夫斯眼病。

✧存图标准

标准切面存图≥6幅（右眼病变留图：灰阶横切面图、纵切面图，彩色多普勒图）（左眼病变留图：灰阶横切面图、纵切面图，彩色多普勒图），包含测量值。

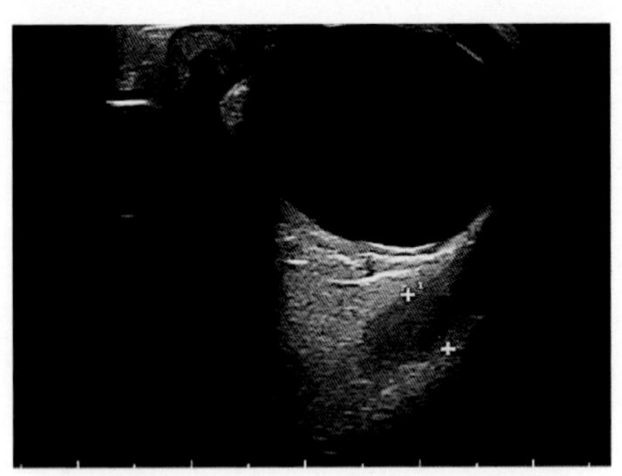

图5-7-12 格雷夫斯眼病：灰阶超声图

（2）眼眶实性肿瘤

✧检查所见

右（左）眼球后肌锥内可见实性肿块，大小约__cm×__cm，呈等回声（低回声/混合回声），边界清（不清），形态欠规则（不规则），内回声不均，内可见（未见）无回声区，有（无）压缩性，彩色多普勒：低回声内可见点状（丰富）血流信号（图5-7-13，图5-7-14）。

✧超声提示

右（左）眼球后肌锥内实性占位。

✧存图标准

标准切面存图≥6幅（右眼灰阶横切面图、纵切面图，彩色多普勒图）（左眼灰阶横切面图、纵切面图，彩色多普勒图）。

✧病变存图

包含测量值灰阶图横切面图、纵切面图，彩色多普勒图。

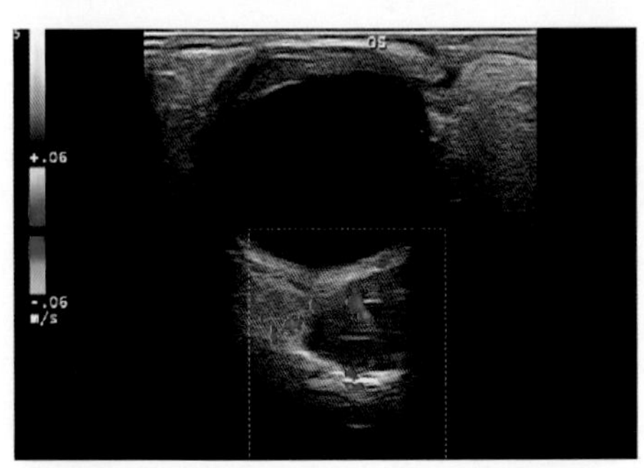

图5-7-13 神经鞘瘤：彩色多普勒超声图

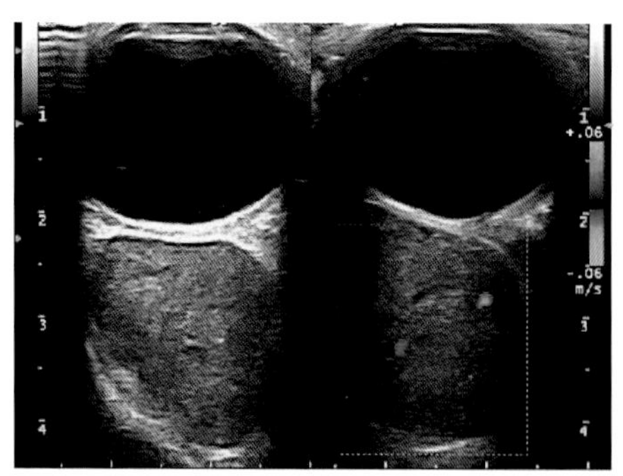

图5-7-14 海绵状血管瘤：灰阶和彩色多普勒声图

（3）眼眶皮样囊肿

✧检查所见

右（左）眼眶颞上方皮下可见大小约__cm×__cm无回声，边界清，形态规则，内回声均匀（不均匀），压迫（未压迫）球壁（图5-7-15），彩色多普勒：边缘可见血流信号（图5-7-16）。

✧超声提示

右（左）眼眶皮下无回声——考虑皮样囊肿可能性大。

✧存图标准

标准切面存图≥6幅（右眼病变留图：灰阶横切面图、纵切面图，彩色多普勒图）（左眼病变留图：灰阶横切面图、纵切面图，彩色多普勒图），包含测量值。

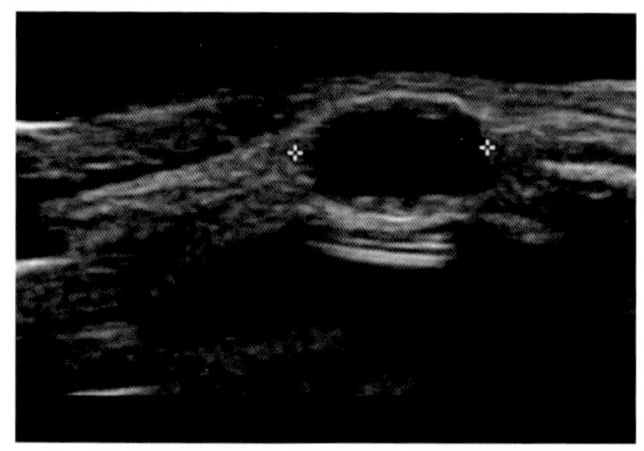

图5-7-15 眼眶皮样囊肿：眉弓处皮样囊肿灰阶超声图

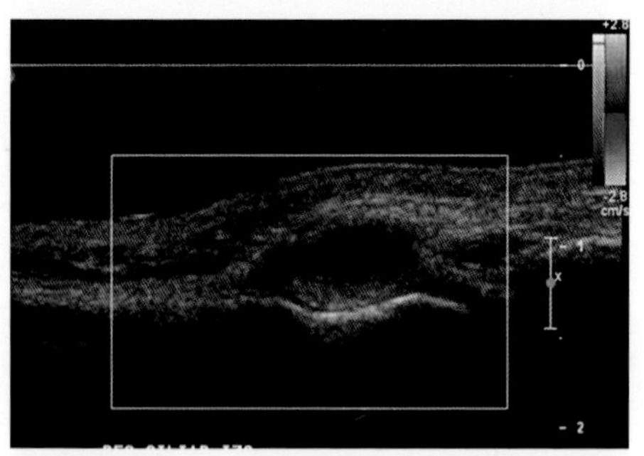

图5-7-16　眼眶皮样囊肿：彩色多普勒超声图显示病灶位于腱膜下

5. **眼眶静脉曲张**

✧检查所见

右（左）眼形态结构失常，在球后三角区可见一条管状圆形无回声区，无搏动性，压迫颈内静脉后，无回声区扩大，彩色多普勒：内可见血流信号，显示静脉型血流频谱（图5-7-17）。

✧超声提示

右（左）眼眶静脉曲张。

✧存图标准

标准切面存图≥6幅（右眼病变留图：灰阶横切面图、纵切面图，彩色多普勒图）（左眼病变留图：灰阶横切面图、纵切面图，彩色多普勒图），包含测量值。

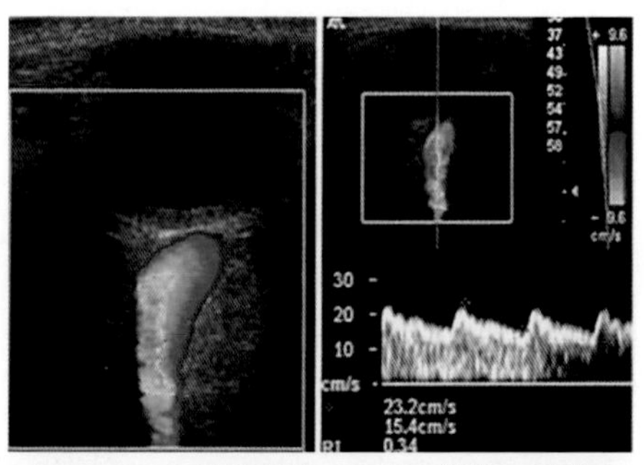

图5-7-17　眶静脉曲张：彩色多普勒及频谱图

6. 泪腺炎

✧检查所见

双眼泪腺增大，右侧大小约__cm × __cm，左侧大小约__cm × __cm，边界欠清晰，内回声欠均匀，部分呈多囊腔样改变（图5-7-18A），彩色多普勒：周边及内部可见较丰富血流信号（图5-7-18B）。

✧超声提示

双眼泪腺增大，血流增多——考虑炎性改变可能。

✧存图标准

标准切面存图≥6幅（右眼病变留图：灰阶横切面图、纵切面图，彩色多普勒图）（左眼病变留图：灰阶横切面图、纵切面图，彩色多普勒图），包含测量值。

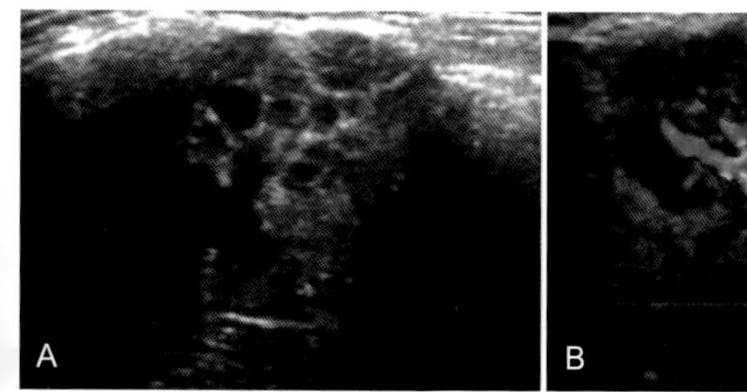
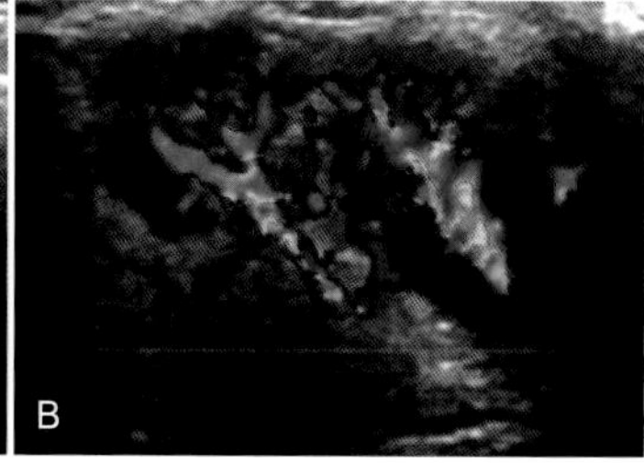

图5-7-18 泪腺炎：A. 泪腺炎灰阶超声图；B. 泪腺炎彩色多普勒超声图

7. 眼外伤

✧检查所见

右眼眼轴__cm，左眼眼轴__cm，右（左）眼形态失常，眼轴缩短，可见眼球壁颞侧强回声带连续中断，眼球周围可见与其相连的无回声区，边界不清晰，形态不规则，玻璃体暗区内可见散在光点回声，内另可见条形强回声，后方伴“彗星尾征”（图5-7-19）。

✧超声提示

右（左）眼球破裂伤合并玻璃体积血可能；右（左）眼玻璃体内条状强回声——考虑异物可能。

✧存图标准

标准切面存图≥6幅（右眼病变留图：灰阶横切面图、纵切面图，彩色多普勒图）（左眼病变留图：灰阶横切面图、纵切面图，彩色多普勒图），包含眼轴测量值。

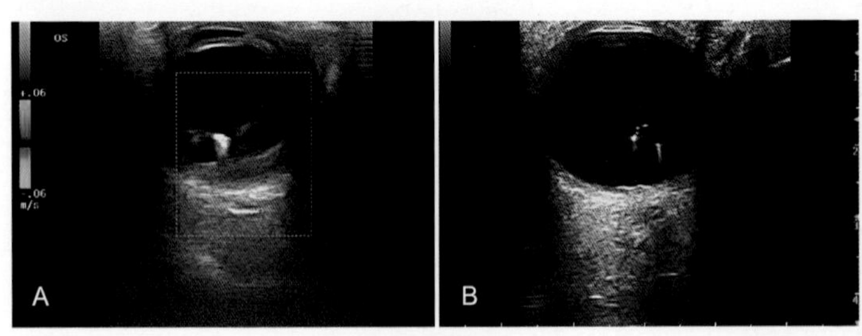

OS：左眼

图5-7-19　眼内异物：A. 左眼内异物声像图；B. 右眼内异物声像图

第六章

血管超声报告模板

第一节　颈动脉、椎动脉及锁骨下动脉超声报告模板

一、颈动脉、椎动脉及锁骨下动脉超声检查的适应证

（1）正常人群或脑血管病高危人群（高血压、糖尿病、高脂血症等）的筛查。

（2）对脑卒中、短暂性脑缺血发作、可逆性神经功能缺陷、黑蒙等神经系统症状的患者进行评价。

（3）对无症状性颈部血管杂音、伴有心脏杂音或拟行心血管手术患者进行评价。

（4）对实施颈动脉内膜剥脱术患者进行术前、术中、术后的评价及随访。

（5）对实施颈部动脉、脑血管病变手术或介入治疗的患者进行评价及随访。

（6）不能接受脑血管造影的患者。

（7）对颈部搏动性肿块，怀疑或确定颈部血管疾病，如双上肢血压不对称（血压差达20 mmHg以上）、上肢动脉搏动减弱或消失、颈动脉狭窄患者进行评价及随访。

二、颈动脉、椎动脉及锁骨下动脉超声检查的内容要求

（1）评估颈部血管正常解剖结构和血流动力学信息，血管走行是否正常，管腔有无扩张、狭窄、扭曲和受压。

（2）评估各种原因引起的颈部血管狭窄或闭塞性病变导致血管结构及血流动力学的变化。如有无内–中膜增厚或斑块形成、斑块稳定性评估及动脉狭窄程度的分级。

（3）评估颈部血管狭窄介入治疗后支架的位置、扩张程度、残余狭窄及治疗后相关解剖结构、血流动力学改变等信息。

（4）超声引导下的颈动脉内膜剥脱术，以及术前及术后动脉解剖结构及血流动力学改变的评估与随访。

（5）评价锁骨下动脉窃血综合征。

（6）评价颈部血管的先天性发育不良。

（7）检测动脉瘤、动静脉瘘等血管结构及血流动力学变化。

（8）利用超声造影检查进一步评估斑块的稳定性及血管狭窄的程度。

三、颈动脉、椎动脉及锁骨下动脉超声检查的切面和图像要求

1. 超声扫查内容

（1）采用灰阶超声先以横切面再以纵切面扫查，右侧自无名动脉分叉处、左侧自主动脉弓发出颈总动脉及锁骨下动脉处开始，连续观察颈总动脉全程、颈内动脉、颈外动脉主干及分支，观察锁骨下动脉全程及椎动脉V1～V3段全程。

（2）观察血管壁的三层结构，包括内膜、中膜、外膜。

（3）在纵切面测量颈动脉内–中膜厚度（IMT），在颈总动脉分叉水平上下方1.0～1.5 cm范围内测量：颈总动脉远端（分叉下方）、颈总动脉球部（分叉部）、颈内动脉近端（分叉上方）、颈外动脉近端。如有内–中膜增厚（>0.1 cm），则在短轴测量增厚处的厚度。

（4）采用彩色多普勒超声观察动脉的血流充盈状态。

（5）采用脉冲多普勒超声测量颈总动脉（近端/远端）、颈总动脉分叉部、颈内动脉、颈外动脉的峰值流速、舒张末期血流速度，以及锁骨下动脉起始部及远端、椎动脉V1段及V2段的峰值流速、舒张末期血流速度。

（6）在纵切面测量斑块的长度，横切面测量斑块的厚度。

（7）颈动脉对称性狭窄在纵切面测量直径狭窄率，非对称性狭窄在横切面测量面积狭窄率，测量狭窄处及狭窄近心端、远心端的峰值流速、舒张末期血流速度，结合流速比值来评估管腔狭窄情况。椎动脉及锁骨下动脉在纵切面测量狭窄处及狭窄远端的血流速度，结合频谱形态及流速比值评估管腔狭窄情况。

2. 超声检查的切面和图像要求

（1）胸骨上窝纵切面及斜切面：颈总动脉、锁骨下动脉起始端长轴图。

（2）颈部纵切面：自近心端向远心端连续扫查颈总动脉近心端至分叉部，继续向上并自内上方向外后方扫查，依次显示颈外动脉、颈内动脉及椎动脉V2段长轴图，沿椎动脉V2段长轴向上追踪至V3段，向下追踪至V1段起始部。

（3）颈部横切面：颈总动脉、颈内动脉、颈外动脉短轴图。

（4）从胸骨上窝自内向外沿锁骨上窝连续横切面扫查，显示锁骨下动脉中远端长轴图。

四、颈动脉、椎动脉及锁骨下动脉超声报告模板

1. 颈动脉、椎动脉正常

✧检查所见

双侧颈总动脉、颈内动脉、颈外动脉、椎动脉管腔结构清晰，内膜尚光滑，管腔未见明显狭窄及扩张。

彩色多普勒：彩色血流信号未见明显充盈缺损或变细（图6-1-1）。

脉冲波多普勒：频谱形态未见明显异常，双侧椎动脉未见明显反流征象。

✧超声提示

双侧颈动脉、椎动脉未见明显狭窄。

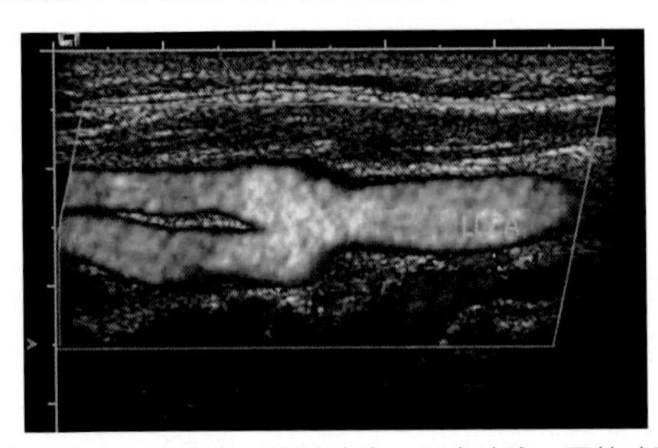

图6-1-1　正常颈动脉、椎动脉：颈总动脉、颈内动脉、颈外动脉能量多普勒超声图

2. 颈动脉内中膜增厚

✧检查所见

双侧颈总动脉、颈内动脉、颈外动脉、椎动脉管腔结构清晰，内膜欠光滑，右侧颈动脉内中膜局限性（弥漫性）增厚，最厚约__cm，位于颈总动脉分叉（远端/颈内动脉起始端/颈外动脉起始端后）内侧（外侧/前）壁，左侧颈动脉内-中膜局限性（弥漫性）增厚，最厚约__cm，位于颈总动脉分叉（远端/颈内动脉起始端/颈外动脉起始端）后内侧（外侧/前）壁，管腔未见明显狭窄（图6-1-2）。

彩色多普勒：彩色血流信号未见明显充盈缺损或变细。

脉冲波多普勒：频谱形态未见明显异常，双侧椎动脉未见明显反流征象。

✧超声提示

左（右/双）侧颈动脉内-中膜局限性（弥漫性）增厚。

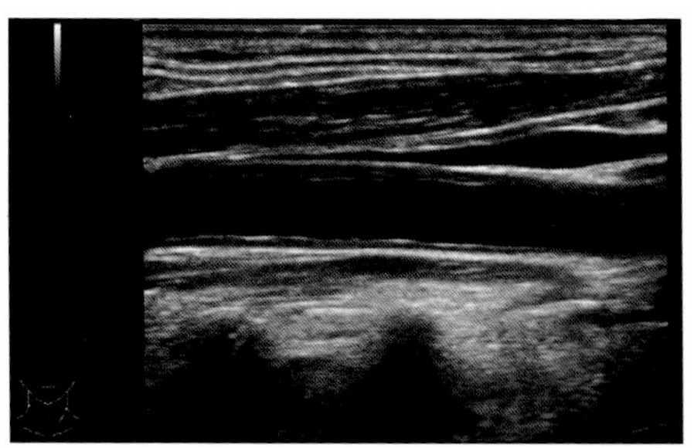

图6-1-2　左颈总动脉内-中膜弥漫性增厚（动脉粥样硬化）：灰阶超声图

3. 颈动脉斑块

✧检查所见

双侧颈总动脉、颈内动脉、颈外动脉、椎动脉管腔结构清晰，内膜尚（欠）光滑，右侧颈总动脉前（后/侧）壁可见一强（低/混合）回声斑块，厚约__cm，长约__cm，左侧颈总动脉前（后/侧）壁可见一强（低/混合）回声斑块，厚约__cm，长约__cm，管腔未见明显狭窄。

彩色多普勒：斑块处彩色血流局部见充盈缺损。

脉冲波多普勒：颈动脉频谱形态正常，流速无增高或减慢。双侧椎动脉频谱形态未见明显异常，未见明显反流征象。

✧超声提示

双侧颈动脉斑块形成。

4. 颈动脉多发斑块

✧检查所见

双侧颈总动脉、颈内动脉、颈外动脉、椎动脉管腔结构清晰，内膜欠光滑，双侧颈动脉可见多发斑块，左侧较大者位于颈总动脉中段（分叉/颈内动脉起始/颈外动脉起始端）前（后）内侧（外侧）壁，为强（低/混合）回声斑块，厚约__cm，长约__cm，右侧较大者位于颈总动脉中段（分叉/颈内动脉起始/颈外动脉起始端前/后）内侧（外侧）壁，为强（低/混合）回声斑块，厚约__cm，长约__cm，管腔未见明显狭窄（图6-1-3，图6-1-4）。

彩色多普勒：斑块处彩色血流局部见充盈缺损。

连续波多普勒：颈动脉频谱形态正常，流速无增高或减慢。双侧椎动脉频谱形态未见明显异常，未见明显反流征象。

✧超声提示

双侧颈动脉多发斑块形成。

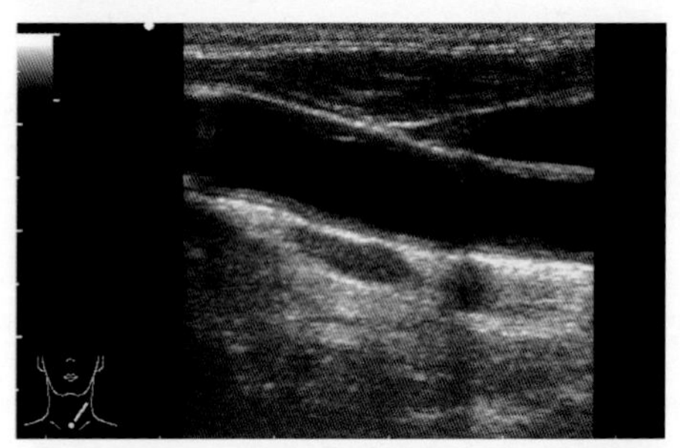

图6-1-3　左颈总动脉分叉前壁均质斑块：灰阶超声图

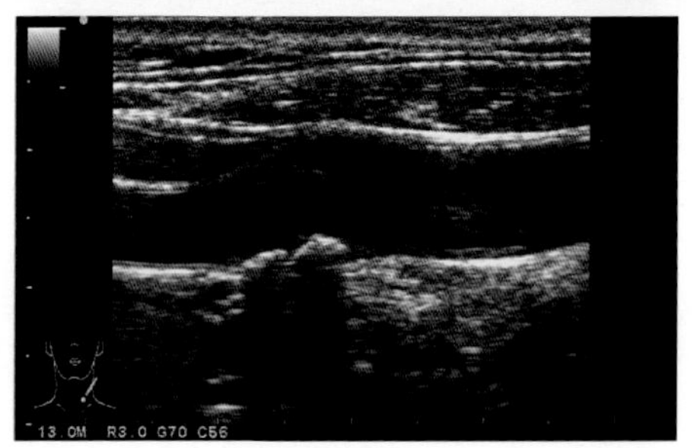

图6-1-4　左颈总动脉分叉后壁不均质斑块：灰阶超声图

5. 颈动脉狭窄

✧检查所见

双侧颈总动脉、颈内动脉、颈外动脉管腔结构清晰，内膜欠光滑，右侧颈动脉可见多发斑块，较大者位于颈总动脉中段（分叉/颈内动脉起始/颈外动脉起始端前/后）内侧（外侧）壁，为强（低/混合）回声斑块，厚约__cm，长约__cm，斑块致局部管腔狭窄，残余血流束宽约__cm，直径狭窄率约__%，狭窄处PSV约__cm/s，狭窄以远端PSV约__cm/s（图6-1-5，图6-1-6）。左侧颈动脉可见多发斑块，较大者位于颈总动脉中段（分叉/颈内动脉起始/颈外动脉起始端前/后）内侧（外侧）壁，为强（低/混合）回声斑块，厚约__cm，长约__cm，斑块致局部管腔狭窄，残余血流束宽约__cm，直径狭窄率约__%，狭窄处PSV约__cm/s，狭窄以远端PSV约__cm/s。

◇超声提示

双侧颈动脉多发斑块；左（右/双）侧颈总动脉中段（颈总动脉分叉/颈内动脉起始/颈外动脉起始）管腔狭窄（轻/中/重度）。

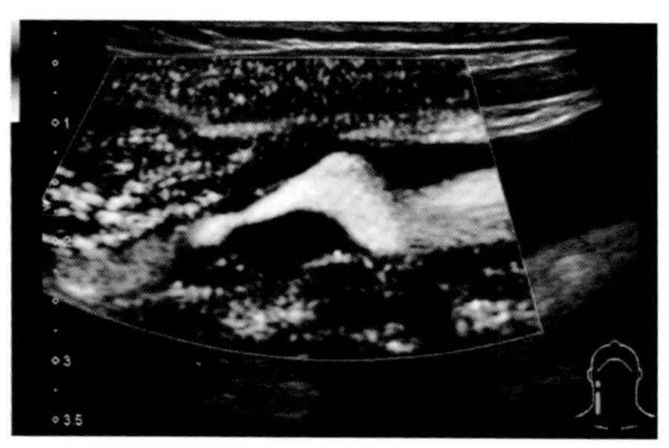

图6-1-5　右颈内动脉重度狭窄：SMI超声图

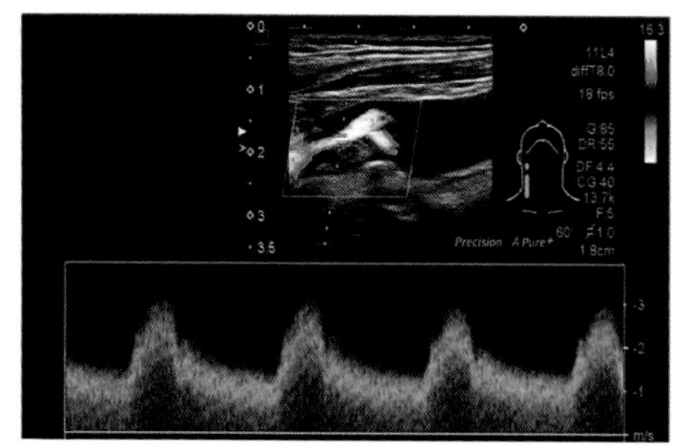

图6-1-6　右颈内动脉重度狭窄：频谱多普勒超声图

6. 颈动脉闭塞

◇检查所见

双侧颈总动脉、颈内动脉、颈外动脉、椎动脉管腔结构清晰，左（右/双）侧颈总动脉中段（颈总动脉分叉/颈内动脉起始/颈外动脉起始）管腔内充满低回声及混合回声（其内透声差）。

彩色多普勒：其内未见明显血流信号（其内可见“星点状”血流信号）（图6-1-7）。

连续波多普勒：双侧椎动脉频谱形态未见明显异常，未见明显反流征象。

◇超声提示

左（右/双）侧颈总动脉中段（颈总动脉分叉/颈内动脉起始/颈外动脉起始）闭塞（近闭塞）可能。

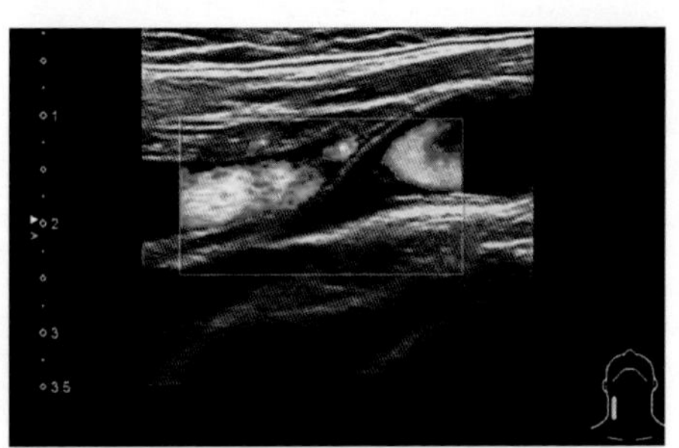

图6-1-7　右颈动脉闭塞：彩色多普勒超声图

7. **脂核斑**

✧检查所见

斑块顶部（近心端肩部/远心端肩部/基底部）可见一极低回声区，范围约__cm×__cm（图6-1-8）。

✧超声提示

斑块内脂质坏死核心形成可能。

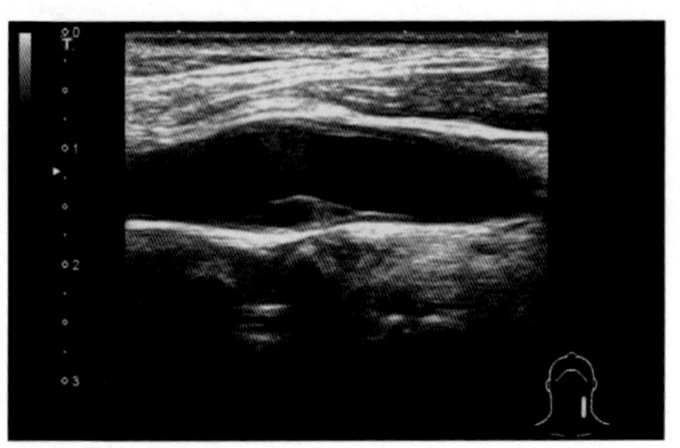

图6-1-8　左颈总动脉分叉处后壁不均质低回声斑块（脂质坏死核心）：灰阶超声图

8. **溃疡斑**

✧检查所见

斑块顶部（近心端肩部/远心端肩部）可见一凹陷，范围约__cm×__cm（图6-1-9）。

彩色多普勒：凹陷内可见血流信号充填。

✧超声提示

考虑溃疡斑。

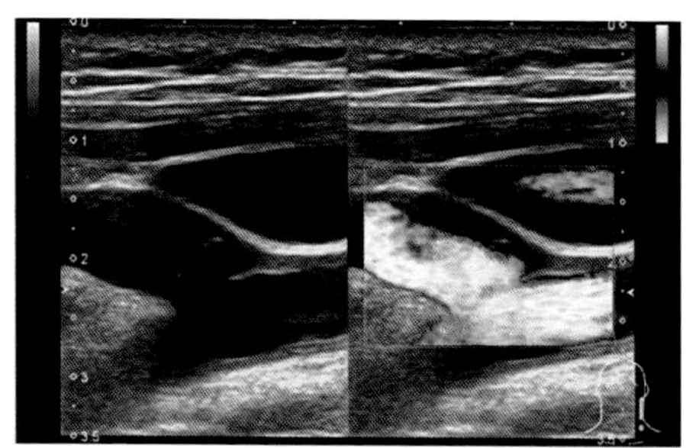

图6-1-9　颈内动脉起始前壁溃疡斑：灰阶、彩色多普勒超声图

9. 形变斑

✧检查所见

斑块低回声部分内可见液体流动感，随血管搏动可见明显形变。

✧超声提示

斑块内液态脂质坏死核心形成可能。

10. 斑块表面细小血栓

✧检查所见

斑块顶部（近心端肩部/远心端肩部）可见一细线样高回声向远心端摆动，大小约__cm×__cm。

✧超声提示

斑块表面细小血栓形成可能。

11. 斑块表面粗大血栓

✧检查所见

斑块顶部（近心端肩部/远心端肩部）可见一摆动低回声，范围约__cm×__cm（图6-1-10）。

✧超声提示

斑块表面粗大血栓形成可能。

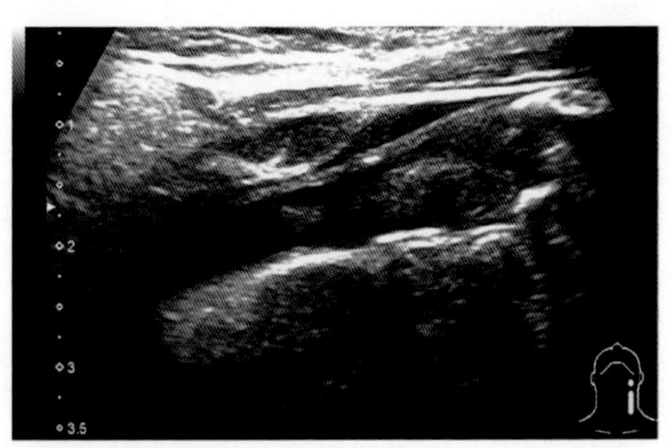

图6-1-10 斑块表面粗大血栓：左侧颈动脉后壁不均质低回声斑块远心端肩部活动性粗大血栓灰阶超声图

12. 颈动脉支架术后血流通畅

✧检查所见

左（右）侧颈总动脉远心端至颈内动脉起始端可见支架强回声，支架表面光滑，长约__cm，支架近心端内径约__cm，局部 PSV约__cm/s，支架中段内径约__cm，局部PSV约__cm/s，支架远心端内径约__cm，局部 PSV约__cm/s，支架内未见明显异常回声。

彩色多普勒：支架内彩色血流通畅，未见明显充盈缺损。

脉冲波多普勒：支架内血流流速未见明显增高及减低。

✧超声提示

左（右）侧颈动脉支架术后，支架内血流通畅。

13. 颈动脉支架术后内膜增生

✧检查所见

左（右）侧颈总动脉远心端至颈内动脉起始端可见支架强回声，支架表面光滑，长约__cm，支架近心端内径约__cm，局部PSV约__cm/s，支架中段内径约__cm，局部 PSV约__cm/s，支架远心端内径约__cm，局部 PSV约__cm/s，支架近心端（远心端）后壁（前壁）可见增厚的内膜回声，最厚约__cm。

彩色多普勒：支架内彩色血流通畅，未见明显充盈缺损。

脉冲波多普勒：支架内血流流速未见明显增高及减低。

✧超声提示

左（右）侧颈动脉支架术后，支架内内膜增厚。

14. 颈动脉支架术后再狭窄

✧检查所见

左（右）侧颈总动脉远心端至颈内动脉起始端可见支架强回声，长约__cm，支架表面不光滑，其近心端（远心端/全程）管腔内可见低（混合/强）回声，最厚约__cm，累及长度约__cm，最窄处血流束宽约__cm，直径狭窄率约__%，局部 PSV约__cm/s（图6-1-11）。

彩色多普勒：支架内狭窄处呈“五彩镶嵌样”花色血流信号（少量纤细血流信号）。

脉冲波多普勒：狭窄处为高速湍流频谱。

✧超声提示

左（右）侧颈动脉支架术后再狭窄（轻/中/重度）。

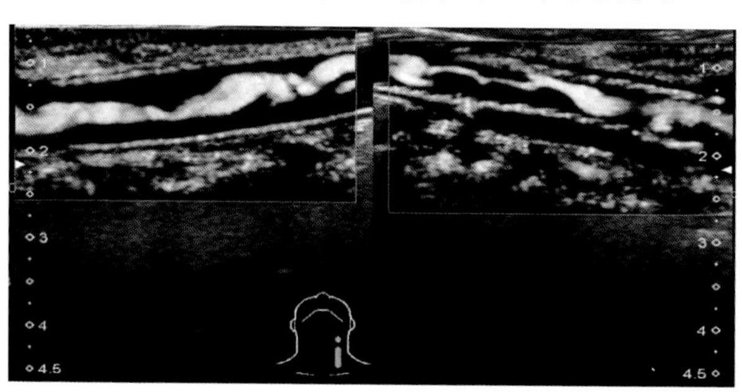

图6-1-11　左侧颈动脉支架术后再狭窄：左颈总动脉支架内新生血管内膜增厚致支架重度狭窄SMI超声图

15. 颈动脉支架术后闭塞

✧检查所见

左（右）侧颈总动脉远心端至颈内动脉起始端可见支架强回声，长约__cm，支架近心端内径约__cm，支架中段内径约__cm，支架远心端内径约__cm，表面不光滑，其近心端（远心端/全程）管腔内充满低（混合/强）回声，累及长度约__cm。

彩色多普勒：支架近心端（远心端/全程）未探及明确血流信号。

脉冲波多普勒：未探及明确血流频谱。

✧超声提示

左（右）侧颈动脉支架术后，完全性闭塞可能。

16. 颈动脉内膜剥脱术后

✧检查所见

左（右）侧颈总动脉分叉处前壁延伸至颈内动脉起始端可见补片强回声，补片处未见明显增厚内膜回声（补片处内膜增厚），最厚约__cm，补片远端颈内动脉内径约__cm，PSV约__cm/s。

✧超声提示

左（右）侧颈动脉内膜剥脱术后。

17. 颈动脉体瘤

✧检查所见

左（右）侧颈总动脉分叉处可见一低回声，范围约__cm×__cm，边界清晰，形态规则，该低回声包绕颈内、颈外（颈内）动脉受压移位（图6-1-12A）。

彩色多普勒：低回声内可见少量（丰富）血流信号（图6-1-12B）。

脉冲波多普勒：呈动脉样频谱，PSV约__cm/s，RI（图6-1-13）。

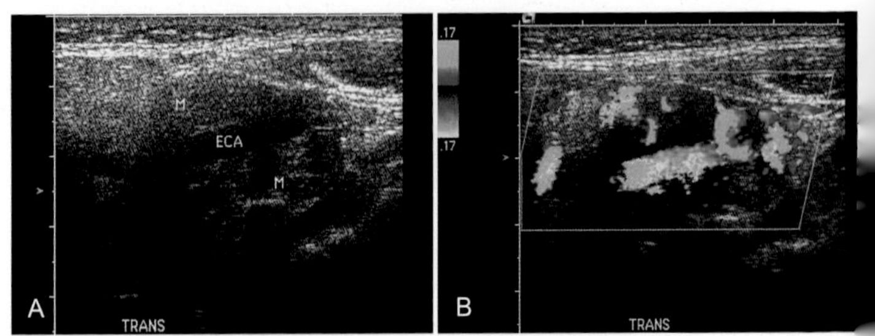

ECA：颈外动脉；M：肿瘤；TRANS：转移

图6-1-12　颈动脉体瘤：A. 颈动脉体瘤灰阶超声图；B. 颈动脉体瘤彩色多普勒超声图

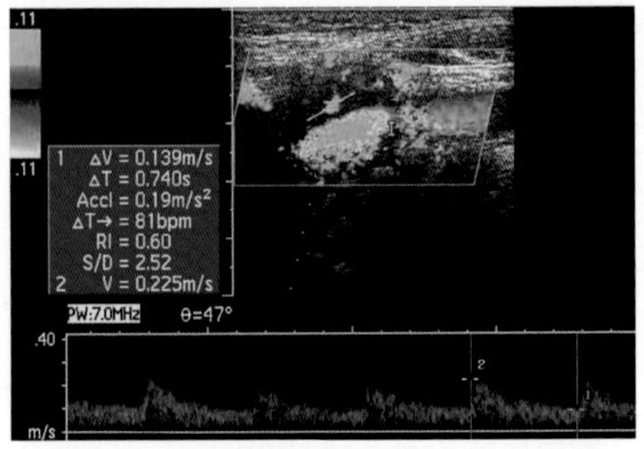

图6-1-13　颈动脉体瘤：频谱多普勒超声图

✧超声提示

左(右)侧颈总动脉分叉处低回声，考虑颈动脉体瘤可能性大。

18. 颈动脉大动脉炎

✧检查所见

左（右/双）侧颈总动脉、颈内动脉、颈外动脉管腔结构清晰，内膜尚光滑。

左（右/双）侧颈总动脉（颈内动脉/颈外动脉）内–中膜向心性增厚，最厚约__cm，以颈总动脉（颈内动脉/颈外动脉）下段（中段/上段/分叉处）为著，管腔弥漫性狭窄（未探及明显管腔）（图6-1-14），彩色多普勒：呈单色血流信号（五彩镶嵌花色血流信号/未探及血流信号），左（右/双）侧颈总动脉（颈内动脉/颈外动脉）最窄处血流束宽约__cm，直径狭窄率约__%，PSV约__cm/s。

彩色多普勒：左（右）侧颈总动脉内未探及明确血流信号（纤细断续血流信号），最窄处血流束宽约__cm，颈内动脉与颈外动脉血流反向，颈外动脉向颈内动脉供血（图6-1-15，图6-1-16）。

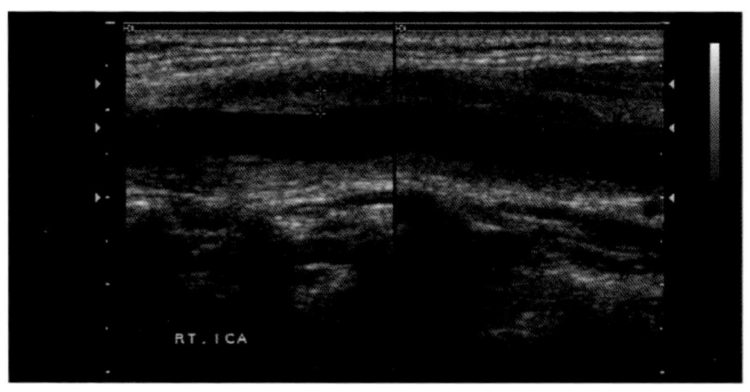

图6-1-14　颈动脉大动脉炎：颈总动脉内-中膜弥漫性增厚（大动脉炎）灰阶超声图

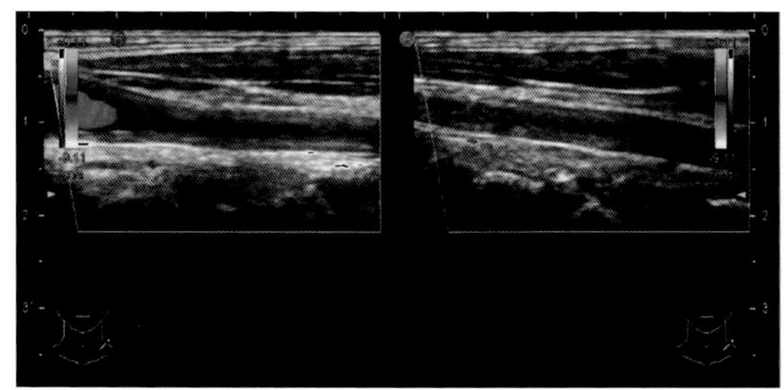

图6-1-15　颈动脉大动脉炎：左侧颈总动脉闭塞灰阶、彩色多普勒超声图

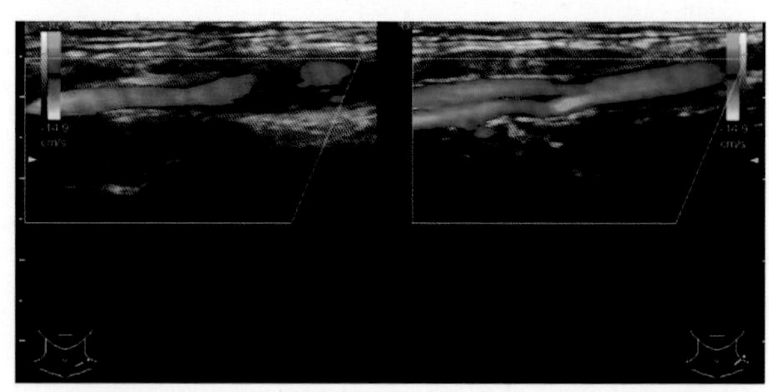

图6-1-16 颈动脉大动脉炎：左侧颈外动脉向颈内动脉供血彩色多普勒超声图

✧超声提示

颈动脉符合大动脉炎改变；左（右/双）侧颈总动脉、颈内动脉、颈外动脉受累；左（右/双）侧颈总动脉、颈内动脉、颈外动脉狭窄（轻/中/重度）闭塞；左（右）侧颈总动脉闭塞（近闭塞），颈外动脉向颈内动脉供血。

19. 右侧颈动脉超声造影（斑块内新生血管形成）

✧检查所见

右侧颈总动脉、颈内动脉、颈外动脉管腔结构清晰，内膜欠光滑。

右侧颈动脉可见多发斑块，较大者位于颈总动脉中段（颈总动脉分叉/颈内动脉起始/颈外动脉起始）前（后/侧）壁，为强（低/混合）回声斑块，厚约__cm，长约__cm（SMI：斑块近心端肩部/顶部/远心端肩部/基底部可见细线样血流信号），斑块近心端肩部（顶部/远心端肩部/基底部）可见一极低回声区，范围约__cm × __cm，斑块致颈总动脉中段（颈总动脉分叉/颈内动脉起始/颈外动脉起始）管腔狭窄，直径狭窄率约__%，局部PSV约__cm/s。

彩色多普勒：斑块处彩色血流局部见充盈缺损，狭窄处变细。

脉冲波多普勒：频谱形态正常，流速无增高或减慢。

✧超声造影检查

常规消毒后，将六氟化硫悬浊液震荡混匀后，先后抽取1.2 mL、0.8 mL、0.8 mL、0.8 mL经右肘正中静脉以团注方式注入，每次注入造影剂后随即再次注入5 mL生理盐水。首次注入超声造影剂12秒后显影，于66秒追加，观察右侧颈总动脉中段（颈总动脉分叉/颈内动脉起始/颈外动脉起始）前（后/侧）壁（强/低/混合）回声斑块，斑块顶部（近心端肩部/远心端肩部/基底部）

可见超声造影剂微气泡及细线样血流灌注。超声造影检查结束后，患者休息15分钟，无不良反应，离开（图6-1-17）。

✧超声提示

右侧颈动脉多发斑块；右侧颈总动脉中段（颈总动脉分叉/颈内动脉起始/颈外动脉起始）前（后/侧）壁强（低/混合）回声斑块（脂质坏死核心形成可能）伴新生血管形成可能；右侧颈总动脉中段（颈总动脉分叉/颈内动脉起始/颈外动脉起始）轻（中/重）度狭窄。

✧超声造影提示

右侧颈总动脉中段（颈总动脉分叉/颈内动脉起始/颈外动脉起始）前（后/侧壁强/低/混合）回声斑块伴新生血管形成。

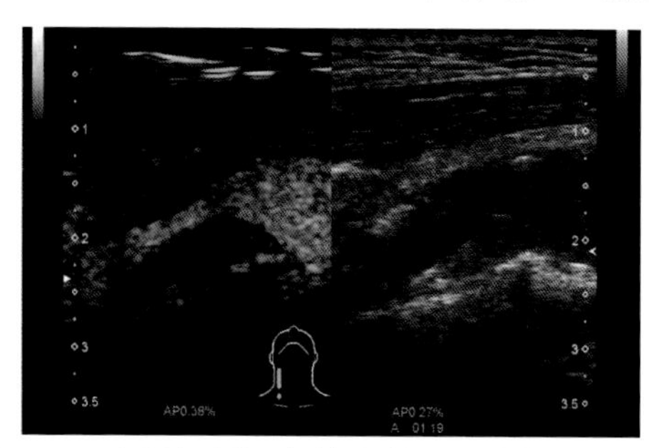

图6-1-17 右颈内动脉：起始后壁低回声斑块超声造影图

20. 左侧颈动脉超声造影（斑块内新生血管形成）

✧检查所见

右侧颈总动脉、颈内动脉、颈外动脉管腔结构清晰，内膜欠光滑。

右侧颈动脉可见多发斑块，较大者位于颈总动脉中段（颈总动脉分叉/颈内动脉起始/颈外动脉起始）前（后）侧壁，为强（低/混合）回声斑块，厚约__cm，长约__cm（SMI：斑块近心端肩部/顶部/远心端肩部/基底部可见细线样血流信号），斑块近心端肩部（顶部/远心端肩部/基底部）可见一极低回声区，范围约__cm×__cm，斑块致颈总动脉中段（颈总动脉分叉/颈内动脉起始/颈外动脉起始）管腔狭窄，直径狭窄率约__%，局部PSV约__cm/s。

彩色多普勒：斑块处彩色血流局部见充盈缺损，狭窄处变细。

脉冲波多普勒：频谱形态正常，流速无增高或减慢。

✧超声造影检查

常规消毒后，将六氟化硫悬浊液震荡混匀后先后抽取1.2 mL、0.8 mL、0.8 mL、0.8 mL经右肘正中静脉以团注方式注入，每次注入造影剂后随即再次注入5 mL生理盐水。首次注入超声造影剂12秒后显影，于66秒追加，观察右侧颈总动脉中段（颈总动脉分叉/颈内动脉起始/颈外动脉起始）前（后/侧）壁强（低/混合）回声斑块，斑块顶部（近心端肩部/远心端肩部/基底部）可见超声造影剂微气泡及细线样血流灌注。超声造影检查结束后，患者休息15分钟，无不良反应，离开。

✧超声提示

右侧颈动脉多发斑块；右侧颈总动脉中段（颈总动脉分叉/颈内动脉起始/颈外动脉起始）前（后/侧）壁强（低/混合）回声斑块（脂质坏死核心形成可能）伴新生血管形成可能；右侧颈总动脉中段（颈总动脉分叉/颈内动脉起始/颈外动脉起始）管腔狭窄（轻/中/重度）。

✧超声造影提示

右侧颈总动脉中段（颈总动脉分叉/颈内动脉起始/颈外动脉起始）前（后/侧）壁强（低/混合）回声斑块伴新生血管形成。

21. 颈动脉超声造影（颈动脉假性闭塞）

✧超声造影检查

常规消毒后，将六氟化硫悬浊液震荡混匀后抽取4.8 mL分两次注入，每次注入造影剂后随即再次注入5 mL生理盐水。注入造影剂11秒后，左（右）侧颈动脉出现造影剂灌注，观察左（右）侧颈内动脉起始端血流灌注情况。左（右）侧颈内动脉起始端可见不规则纤细血流灌注，血流束宽约__cm，显示长度约__cm，狭窄处以远端可见缓慢血流灌注，宽约__cm。超声造影检查结束后，患者休息15分钟，无不良反应。

✧超声造影提示

左（右）侧颈内动脉起始端重度狭窄，起始以远端血流通畅。

22. 正常椎动脉

✧检查所见

双侧椎动脉管腔结构显示清晰，内膜光滑（图6-1-18，图6-1-19A）。

彩色多普勒：彩色血流未见明显充盈缺损（图6-1-19B）。

脉冲波多普勒：频谱形态及流速正常，双侧椎动脉未见反流（图6-1-20）。

✧超声提示

双侧椎动脉未见明显异常。

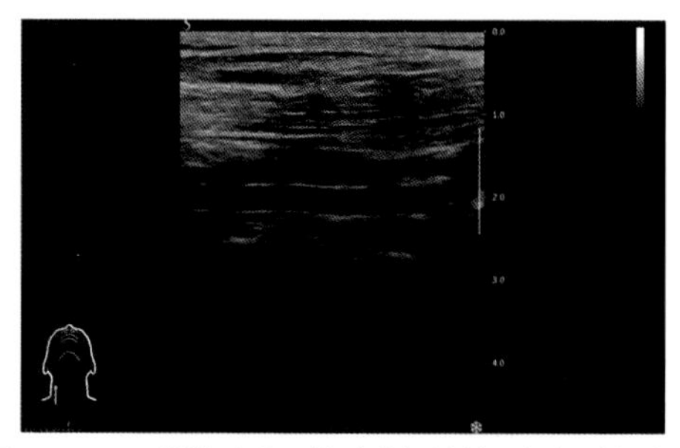

图6-1-18　正常椎动脉：椎动脉起始端通畅灰阶超声图

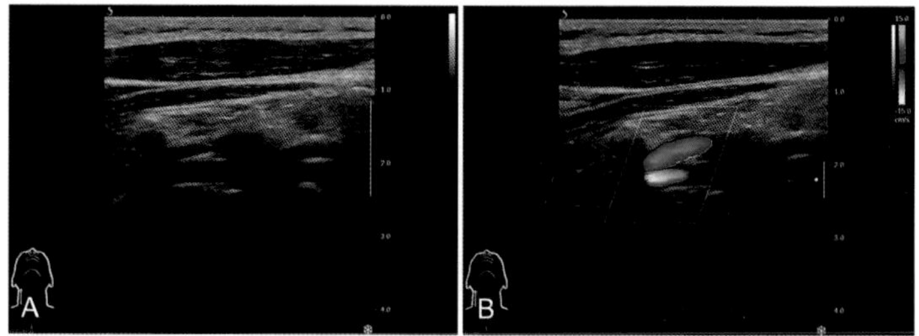

图6-1-19　正常椎动脉：A. 正常椎动脉椎间段灰阶超声图；B. 正常椎动脉椎间段彩色多普勒超声图

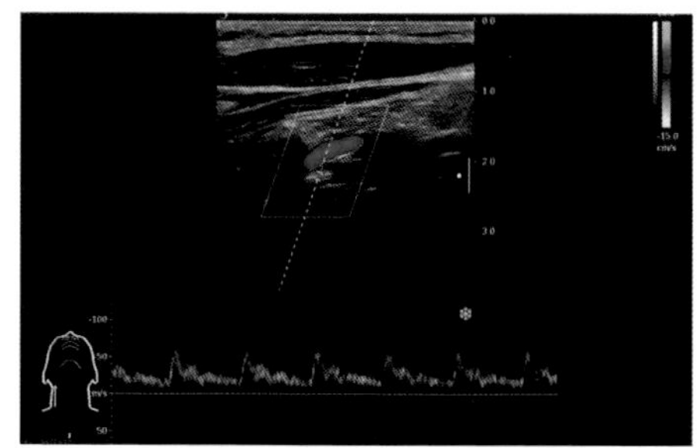

图6-1-20　正常椎动脉：椎间段的频谱多普勒超声图

23. 椎动脉流速减低

✧检查所见

左（右/双）侧椎动脉起始端/椎间段管腔结构显示欠（不）清晰。

彩色多普勒：左（右/双）侧椎动脉彩色血流充盈欠佳（差），血流颜色黯淡。

脉冲波多普勒：频谱形态正常，左（右/双）侧椎动脉流速明显减低，左侧椎间段PSV约__cm/s，右侧椎间段PSV约__cm/s。

✧超声提示

左（右/双）侧椎动脉流速减低。

24. 椎动脉走行变异

✧检查所见

左（右/双）侧椎动脉自C_5（C_4/C_3/C_2）椎间孔高位入椎。

左侧椎动脉直接起自主动脉弓。

✧超声提示

左（右/双）侧椎动脉走行变异（高位入椎）；左侧椎动脉起源异常。

25. 椎动脉闭塞

✧检查所见

双侧椎动脉起始端（椎间段）管腔结构显示清晰（欠清晰/不清晰），左（右）侧椎动脉起始端（椎间段）管腔内可见低（混合/强）回声充填。

彩色多普勒：其内未见彩色血流充盈。

脉冲波多普勒：其内未探及明显频谱信号。

✧超声提示

左（右）侧椎动脉闭塞可能。

26. 椎动脉频谱形态异常

✧检查所见

双椎动脉管腔结构显示清晰，内膜光滑。

彩色多普勒：彩色血流未见明显充盈缺损。

脉冲波多普勒：左（右）侧椎动脉频谱形态异常，可见收缩期（收缩早期）切迹，呈“松鼠尾征”。左（右）侧椎动脉频谱形态及流速正常（图6-1-21）。

✧超声提示

左（右）侧椎动脉频谱形态异常（考虑左/右侧锁骨下动脉隐匿性窃血可能）。

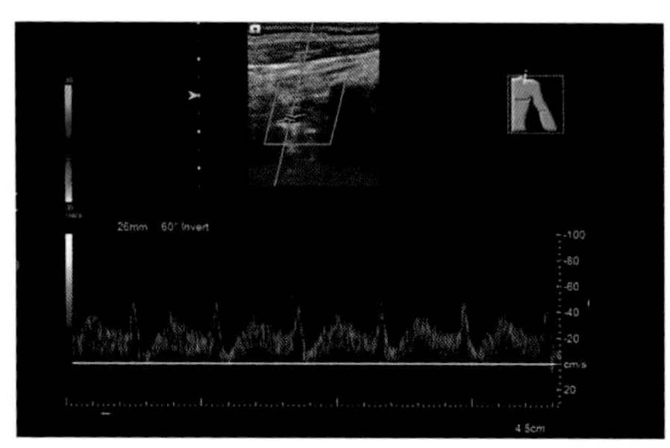

图6-1-21　左侧椎动脉：隐匿窃血性频谱多普勒超声图

27. 椎动脉反流

✧检查所见

双椎动脉管腔结构显示清晰，内膜光滑。

彩色多普勒：左侧椎动脉与同侧椎静脉血流同向。

脉冲波多普勒：左侧椎动脉可探及反向血流频谱（左侧椎动脉可探及双向血流频谱），正向PSV约__cm/s，反向PSV约__cm/s。右侧椎动脉频谱形态及流速正常（图6-1-22，图6-1-23）。

✧超声提示

左侧椎动脉反流（完全性/部分性）。

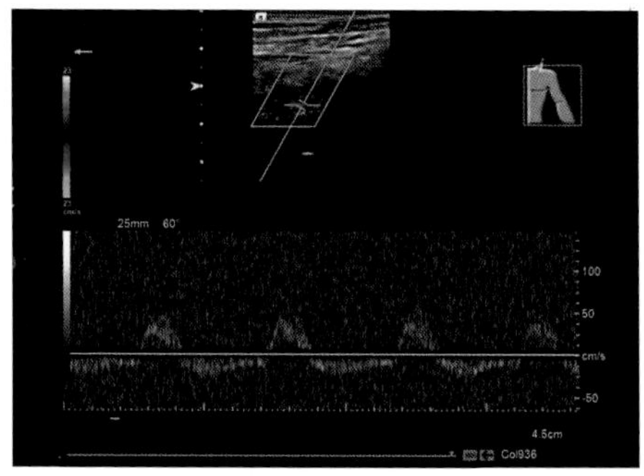

图6-1-22　左侧椎动脉：不完全性窃血型频谱多普勒超声图

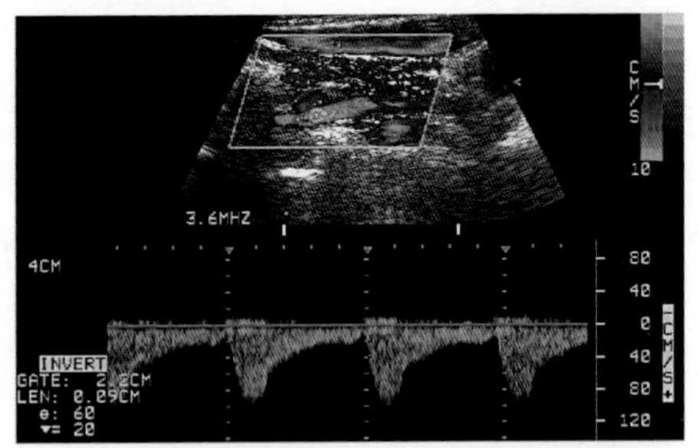

图6-1-23 椎动脉完全性窃血型：频谱多普勒超声图

28. 椎动脉斑块伴管腔狭窄

✧检查所见

双侧椎动脉管腔结构清晰，内膜不光滑。左（右）侧椎动脉可见多发低（混合/强）回声斑块，较大者位于起始端（椎间段），为低（混合/强）回声，厚约__cm，长约__cm，致局部管腔变窄，直径狭窄率约__%，狭窄处PSV约__cm/s，狭窄处以远端PSV约__cm/s（图6-1-24，图6-1-25）。

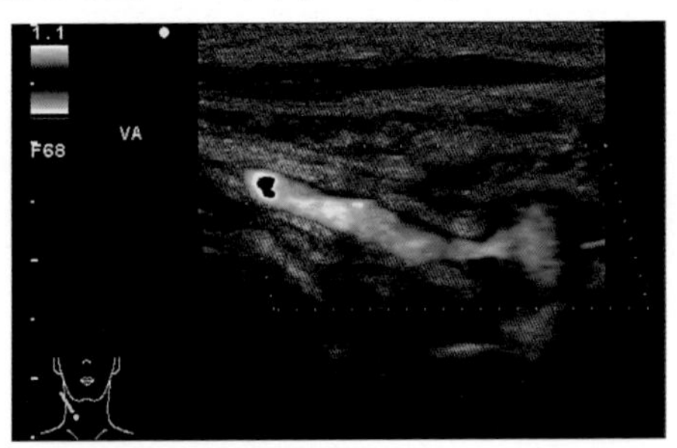

VA：椎动脉

图6-1-24 右椎动脉斑块伴管腔狭窄：右椎动脉起始后壁低回声斑块致重度狭窄彩色多普勒超声图

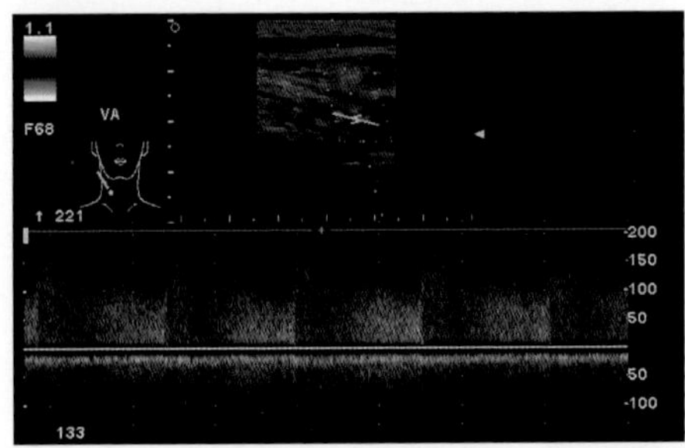

VA：椎动脉

图6-1-25 右椎动脉斑块伴管腔狭窄：右椎动脉起始后壁低回声斑块致重度狭窄频谱多普勒超声图

✧超声提示

左（右）侧椎动脉多发斑块；左（右）侧椎动脉起始端（椎间段）狭窄（轻/中/重度）。

29. **椎动脉支架通畅**

✧检查所见

左（右）侧椎动脉起始端可见支架强回声，长约__cm，支架内径约__cm，支架表面光滑，未见明显异常回声。

彩色多普勒：支架内彩色血流通畅，未见明显充盈缺损。

脉冲波多普勒：支架内血流流速未见明显增高及减低。

✧超声提示

左（右）侧椎动脉起始端支架术后，支架内血流通畅。

30. **椎动脉支架术后再狭窄**

✧检查所见

左（右）侧椎动脉起始端可见支架强回声，长约__cm，支架内径约__cm，支架表面不光滑，其近心端（远心端/全程）管腔内可见低（混合/强）回声，最厚约__cm，累及长度约__cm，最窄处血流束宽约__cm，直径狭窄率约__%，局部PSV约__cm/s。

彩色多普勒：支架内呈“五彩镶嵌样”花色彩色血流信号（可见少量纤细血流信号）。

脉冲波多普勒：狭窄处为高速湍流频谱。

✧超声提示

左（右）侧椎动脉起始端支架术后再狭窄（轻/中/重度）。

31. **椎动脉支架术后闭塞**

✧检查所见

左（右）侧椎动脉起始端可见支架强回声，长约__cm，支架内径约__cm，表面不光滑，其近心端（远心端/全程）管腔内充满低（混合/强）回声，累及长度约__cm。

彩色多普勒：支架近心端（远心端/全程）未探及明确血流信号。

脉冲波多普勒：未探及明确血流频谱。

✧超声提示

左（右）侧椎动脉起始端支架术后，完全性闭塞可能。

32. 正常锁骨下动脉

✧检查所见

双侧锁骨下动脉管腔结构清晰，内膜光滑，未见明显增厚，管腔未见狭窄或扩张。

彩色多普勒：彩色血流未见明显充盈缺损、变细（图6-1-26）。

脉冲波多普勒：频谱形态正常，流速无增高或减慢（图6-1-27）。

✧超声提示

双锁骨下动脉未见明显狭窄。

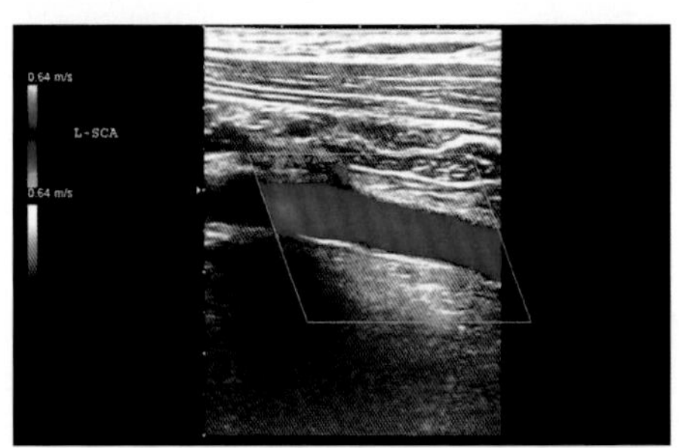

L-SCA：左锁骨下动脉

图6-1-26　正常左侧锁骨下动脉：彩色多普勒超声图

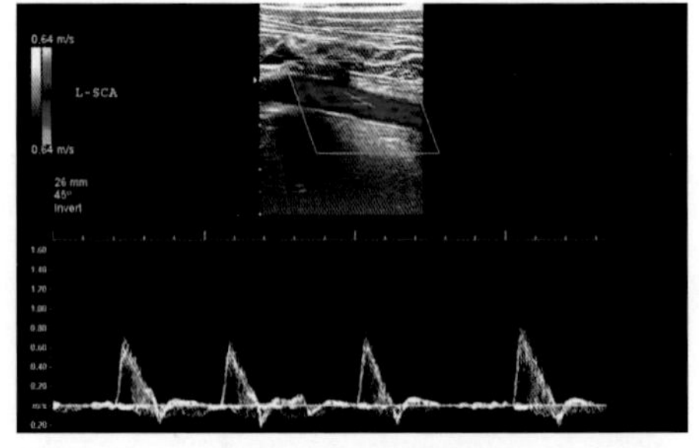

L-SCA：左锁骨下动脉

图6-1-27　正常左侧锁骨下动脉：频谱多普勒超声图

33. 锁骨下动脉斑块

◇检查所见

双侧锁骨下动脉管腔结构清晰，内膜尚（欠/不）光滑，左（右/双）锁骨下动脉起始端（中段/远端）前壁（后壁）见强（低/混合）回声斑块，长约__cm，厚约__cm。

彩色多普勒：斑块处彩色血流局部见充盈缺损。

脉冲波多普勒：频谱形态正常，流速无明显增高或减慢。

◇超声提示

左（右/双）锁骨下动脉斑块。

34. 锁骨下动脉狭窄

◇检查所见

双侧锁骨下动脉管腔结构清晰，内膜尚（欠/不）光滑，左（右）锁骨下动脉起始端（中段/远端）前壁（后壁）见强（低/混合）回声斑块，长约__cm，厚约__cm，斑块致局部管腔狭窄，最窄处血流束宽约__cm，直径狭窄率__%，狭窄处PSV约__cm/s。

彩色多普勒：斑块处局部彩色血流见充盈缺损，狭窄处变细（图6-1-28）。

脉冲波多普勒：狭窄处局部可探及高速湍流频谱，其远心端为单峰低钝血流频谱，PSV__cm/s，对侧锁骨下动脉远心端PSV__cm/s（图6-1-29）。

◇超声提示

左（右/双）锁骨下动脉起始端（中段/远端）斑块形成；左（右/双）锁骨下动脉起始端（中段/远端）狭窄（轻/中/重度）。

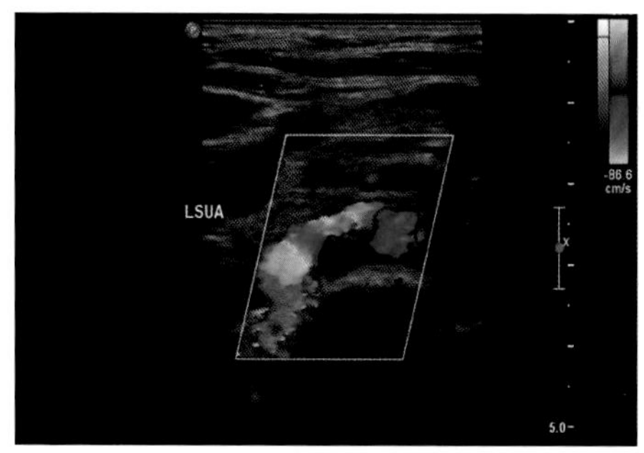

LSUA：左锁骨下动脉

图6-1-28 左侧锁骨下动脉狭窄：左侧锁骨下动脉起始后壁低回声斑块致重度狭窄彩色多普勒超声图

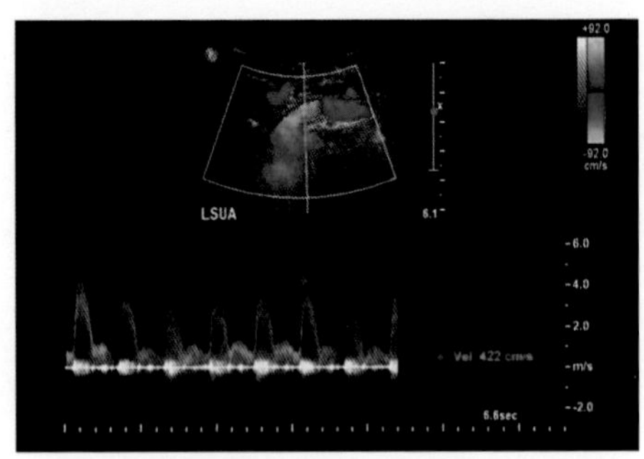

LSUA：左锁骨下动脉

图6-1-29 左侧锁骨下动脉狭窄：频谱多普勒超声图

35. 锁骨下动脉闭塞

✧检查所见

双侧锁骨下动脉管腔结构清晰，内膜尚（欠/不）光滑，左（右）锁骨下动脉起始端（中段/远端）管腔内充满低回声。彩色多普勒：未探及明确血流信号（可探及少量纤细断续血流信号）。

✧超声提示

左（右）锁骨下动脉完全（近）闭塞。

36. 锁骨下动脉大动脉炎

✧检查所见

左（右/双）侧锁骨下动脉管腔结构清晰，内膜欠（不）光滑。

左（右/双）侧锁骨下动脉内-中膜向心性增厚，左侧最厚约__cm，以锁骨下动脉起始端（中段/远端）为著，管腔弥漫性狭窄（未探及明显管腔），彩色多普勒：呈单色血流信号（五彩镶嵌花色血流信号/未探及血流信号），左（右）锁骨下动脉最窄处血流束宽约__cm，直径狭窄率约__%，PSV约__cm/s。

彩色多普勒：左（右）侧锁骨下脉内未探及明确血流信号（可探及纤细断续血流信号）（图6-1-30）。

脉冲波多普勒：左（右/双）侧锁骨下动脉远端频谱低钝，左侧锁骨下动脉远端PSV约__cm/s，右侧锁骨下动脉远端PSV约__cm/s。

✧超声提示

锁骨下动脉符合大动脉炎改变；左（右/双）侧锁骨下动脉狭窄（轻/中/重度）（闭塞）。

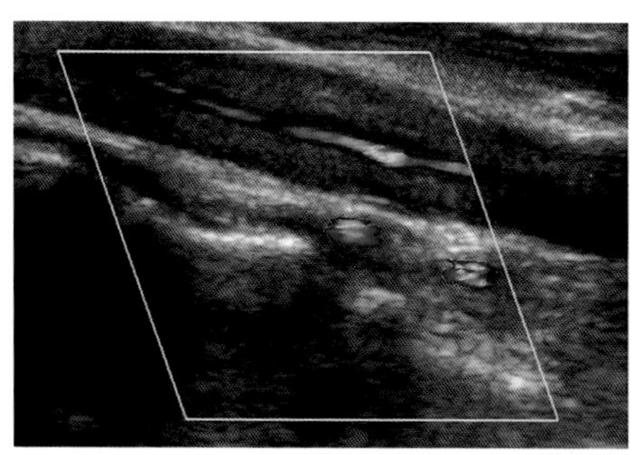

图6-1-30 锁骨下动脉大动脉炎：锁骨下动脉内中膜弥漫性增厚致重度狭窄彩色多普勒超声图

37. 锁骨下动脉支架通畅

✧检查所见

左（右/双）侧锁骨下动脉起始端（中段/远端）可见支架强回声，长约__cm，支架内径约__cm，支架表面光滑，未见明显异常回声（图6-1-31）。

彩色多普勒：支架内彩色血流通畅，未见明显充盈缺损。

脉冲波多普勒：频谱形态未见异常，支架内PSV约__cm/s，左侧锁骨下动脉远端PSV约__cm/s，右侧锁骨下动脉远端PSV约__cm/s（图6-1-32）。

✧超声提示

左（右/双）侧锁骨下动脉起始端（中段/远端）支架术后，支架内血流通畅。

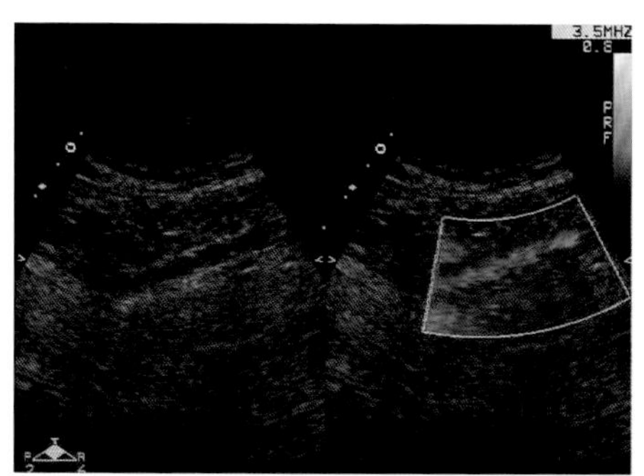

图6-1-31 左锁骨下动脉支架通畅：灰阶、能量多普勒超声图

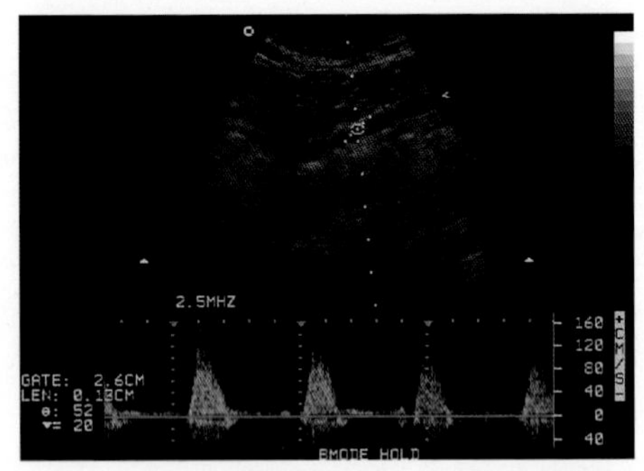

图6-1-32　左锁骨下动脉支架通畅：频谱多普勒超声图

38. 锁骨下动脉支架术后再狭窄

✧检查所见

左（右/双）侧锁骨下动脉起始端（中段/远端）可见支架强回声，长约__cm，支架内径约__cm，支架近端（远端/表面）可见低回声附着，最厚约__cm。

彩色多普勒：支架内血流束变细，呈“五彩镶嵌样”花色血流信号，最窄处血流束宽约__cm，累及长度约__cm，最窄处直径狭窄率约__%。

脉冲波多普勒：局部可探及高速湍流频谱，PSV约__cm/s。

✧超声提示

左（右/双）侧锁骨下动脉支架术后再狭窄（轻/中/重度）。

39. 锁骨下动脉支架闭塞

✧检查所见

左（右/双）侧锁骨下动脉起始端（中段/远端）可见支架强回声，长约__cm，支架内径约__cm，支架表面毛糙，管腔内充满低回声。

彩色多普勒：支架内未探及明确血流信号（可见纤细样、断续样血流信号）。

脉冲波多普勒：支架内未探及明确血流频谱。左侧锁骨下动脉远端PSV约__cm/s，右侧锁骨下动脉远端PSV约__cm/s。

✧超声提示

左（右/双）侧锁骨下动脉支架术后，完全（近）闭塞。

第二节 颈内静脉及锁骨下静脉超声报告模板

一、颈内静脉及锁骨下静脉超声检查的适应证

（1）颈部或上肢肿胀。

（2）颈部或上肢疼痛、不适。

（3）颈部、上肢和（或）胸壁浅静脉扩张。

（4）不明原因的肺动脉栓塞。

（5）超声引导下颈内静脉、锁骨下静脉穿刺置管术及术后评估。

二、颈内静脉及锁骨下静脉超声检查的内容要求

（1）评估颈内静脉及锁骨下静脉的正常解剖结构和血流动力学信息，血管走行是否正常，管腔有无扩张、狭窄、扭曲和受压。

（2）评估各种原因引起的颈内静脉及锁骨下静脉的扩张、狭窄或闭塞性病变导致血管结构及血流动力学变化。

（3）超声引导下颈内静脉、锁骨下静脉穿刺置管术，并进行术后的评估。

三、颈内静脉及锁骨下静脉超声检查的切面和图像要求

（1）颈内静脉：先以灰阶超声进行短轴切面探查，自颈根部至颌下部连续扫查，观察颈内静脉的走行，管腔扩张情况，腔内是否有异常回声，管壁周围有无异常回声，再改为长轴切面进行观察。还要注意瓣膜启闭情况，瓣周有无异常回声，采用彩色多普勒观察管腔内血流充盈情况，频谱多普勒观察频谱形态和流速等血流动力学情况。

（2）锁骨下静脉：先以灰阶超声自胸骨上窝向外沿锁骨上窝连续扫查，得到锁骨下静脉的长轴图像，观察静脉的走行、管腔扩张情况，腔内及管壁周围有无异常回声，注意瓣膜启闭情况，瓣周有无异常回声，采用彩色多普勒观察管腔内血流充盈情况，频谱多普勒观察频谱形态和流速等血流动力学情况。再进行短轴切面的探查，观察血流的充盈情况。

四、颈内静脉及锁骨下静脉超声报告模板

1. 颈内静脉正常

✧检查所见

双侧颈内静脉管腔结构清晰，管壁未见增厚，管腔内透声好（图6-2-1）。

彩色多普勒：彩色血流未见明显充盈缺损变细（图6-2-2）。

脉冲波多普勒：具有明显的周期性和增强性。

✧超声提示

双侧颈内静脉未见明显阻塞。

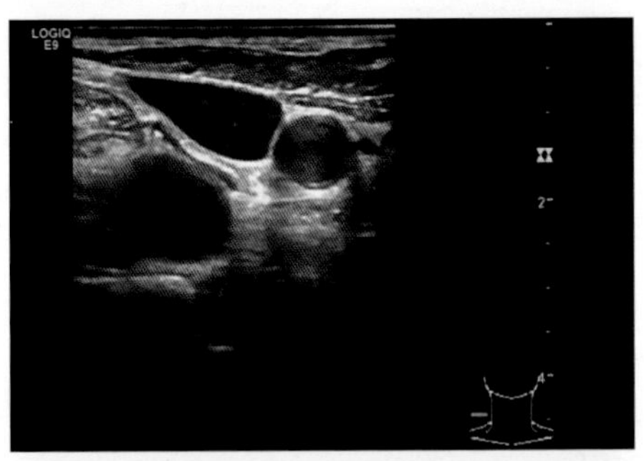

图6-2-1 正常右侧颈内静脉短轴：灰阶超声图

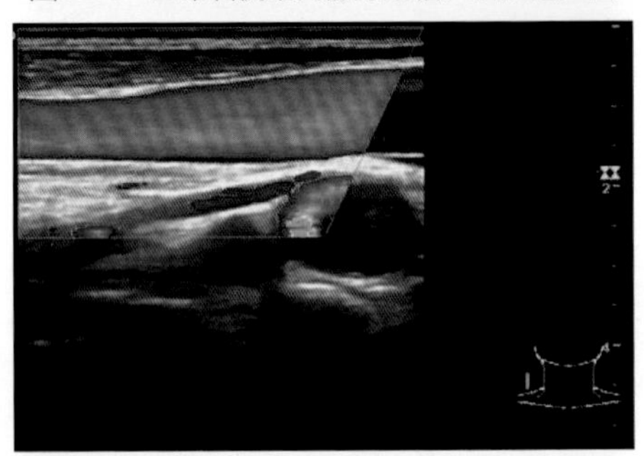

图6-2-2 右侧颈内静脉通畅：彩色多普勒超声图

2. 颈内静脉扩张症

✧检查所见

左（右）颈内静脉近心端（近汇入右无名静脉）处可见管腔梭状扩张，长度约__cm（图6-2-3）。

彩色多普勒：血流充盈良好，未见明显充盈缺损。

脉冲波多普勒：其内见较杂乱静脉频谱。

平静呼吸与屏气时内径变化如下（表6-2-1）。

表6-2-1　颈内静脉扩张症患者平静呼吸与屏气时双侧内径变化（cm）

双侧内径	平静呼吸	屏气时
右前后径	__	__
横径	__	__
左前后径	__	__
横径	__	__

注：数据填在表内相应横线处

✧超声提示

左（右）颈内静脉近心端扩张。

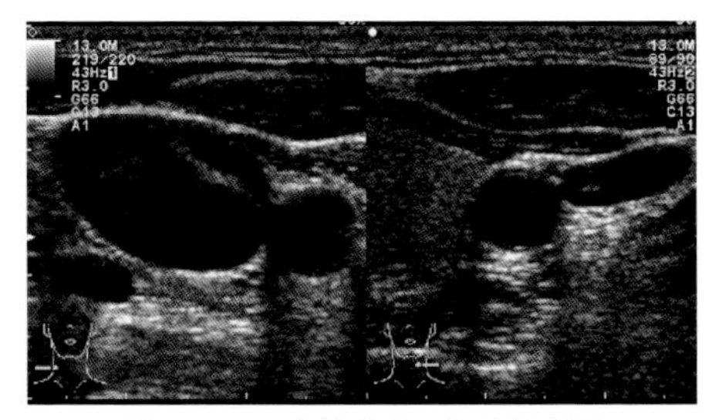

图6-2-3　颈内静脉瘤：灰阶超声图

3. 颈内静脉血栓

✧检查所见

左（右）颈内静脉近心端管腔内充满低（中低/可见附壁低）回声，最厚__cm（图6-2-4）。

彩色多普勒：可见少许断续（细线样/粗线样）血流信号充盈（未见血流信号充盈）。其浅侧可探及侧支静脉血流信号。

脉冲波多普勒：周期性和增强性减低（未探及血流信号）。

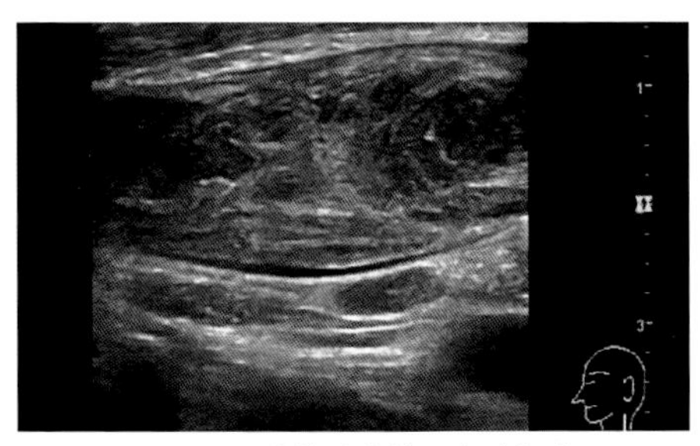

图6-2-4　颈内静脉血栓：灰阶超声图

✧超声提示

左（右）颈内静脉（近心端）血栓形成，完全（不完全）性阻塞。

4. 正常锁骨下静脉

✧检查所见

双侧锁骨系静脉管腔结构清晰，管壁未见增厚，管腔内透声好。

彩色多普勒：彩色血流未见明显充盈缺损、变细（图6-2-5）。

脉冲波多普勒：具有明显的周期性和增强性。

✧超声提示

左（右/双）侧锁骨下静脉通畅。

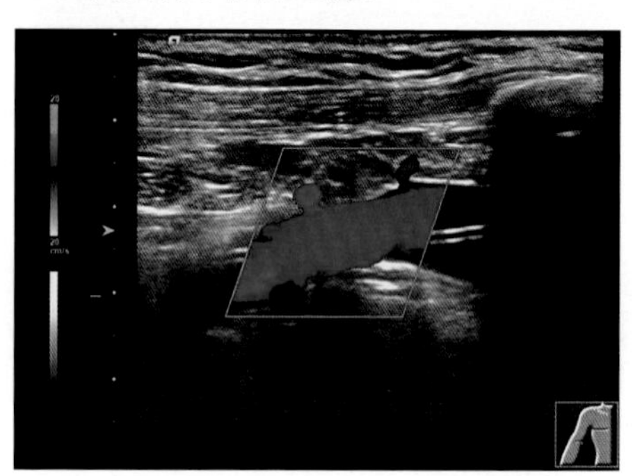

图6-2-5　右侧锁骨下静脉通畅：彩色多普勒超声图

5. 锁骨下静脉血栓

✧检查所见

左（右）锁骨下静脉近心端（远心端）管腔内充满低（中低回声/可见附壁低）回声，最厚__cm。

彩色多普勒：可见少许断续（细线样/粗线样）血流信号充盈（未见血流信号充盈）（图6-2-6）。

脉冲波多普勒：周期性和增强性减低（未探及血流信号）。

✧超声提示

左（右）锁骨下静脉近心端（远心端）完全（不完全）性阻塞。

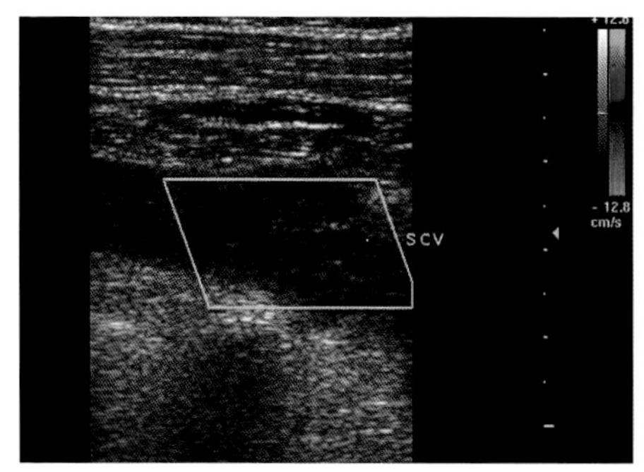

SCV：锁骨下静脉

图6-2-6　锁骨下静脉血栓：彩色多普勒超声图

第三节　上肢动脉超声报告模板

一、上肢动脉超声检查的适应证

（1）上肢乏力、发凉。

（2）与上肢运动有关的上肢无力、疼痛或指端溃疡、坏疽。

（3）与上肢运动有关的头晕等脑缺血症状。

（4）上肢动脉搏动减弱、消失或双上肢血压差20 mmHg以上。

（5）疑有动脉瘤、假性动脉瘤、动静脉瘘。

（6）上肢动脉手术或介入治疗术前及术后的随访。

二、上肢动脉超声检查的内容要求

（1）评估上肢动脉正常解剖结构和血流动力学信息，血管走行是否正常，管腔有无扩张、狭窄、扭曲和受压，是否存在先天发育异常。

（2）评估各种原因引起的上肢动脉狭窄或闭塞性病变导致血管结构及血流动力学的变化。如有无内-中膜增厚或斑块形成、管腔狭窄程度的评估。

（3）评估上肢动脉手术或介入治疗术术前及术后动脉解剖结构及血流动力学变化，如术前评估管腔内径是否纤细、血管走行是否纡曲及血流速度等；术后随访管腔有无狭窄、闭塞、动脉瘤及动静脉瘘等血管结构及血流动力学变化。

三、上肢动脉检查的切面和图像要求

（1）采用灰阶超声自腕关节桡侧向肘窝连续探查桡动脉短轴和长轴切面，观察桡动脉全程，短轴切面观察血管壁的三层结构，管腔内、外是否有异常回声，测量桡动脉远心端及起始处管腔内径，观察是否有管腔狭窄情况，并评估狭窄率，采用彩色多普勒血流显像观察动脉的血流充盈状态，采用长轴切面观察血管走行是否纡曲，是否存在变异，脉冲多普勒超声测量桡动脉远心端及近心端及狭窄处的峰值流速。

（2）采用灰阶超声自腕关节尺侧向肘窝连续探查桡动脉短轴和长轴切面，观察桡动脉全程，内容同上。

（3）采用灰阶超声自肘窝向腋窝沿上臂内侧连续探查肱动脉、腋动脉短轴，继而向上沿锁骨远端下方向近心端扫查至腋动脉近心端，继而探头转为长轴，从腋动脉近心端连续扫查至肱动脉远心端分叉处，观察腋动脉和肱动脉全程，包括管壁结构、管腔内情况、管腔外情况、血管走行及变异情况，采用彩色多普勒超声观察血流充盈情况及血流方向，频谱多普勒超声观察频谱形态，并测量血流峰值流速。

四、上肢动脉超声报告模板

1. 正常上肢动脉

✧检查所见

双侧腋、肱、桡、尺动脉管腔结构清晰，内膜光滑，未见明显增厚，管腔未见狭窄或扩张（图6-3-1，图6-3-2）。

彩色多普勒：彩色血流未见明显充盈缺损、变细。

脉冲波多普勒：频谱形态正常，流速无增高或减慢。

✧超声提示

双上肢动脉未见明显狭窄（表6-3-1，表6-3-2）。

表6-3-1　双上肢动脉内径及血流速度情况

双侧内经	腋动脉	肱动脉	桡动脉	尺动脉
左内径（cm）	—	—	—	—
流速（cm/s）	—	—	—	—
右内径（cm）	—	—	—	—
流速（cm/s）	—	—	—	—

注：数据填在表内相应横线处

表6-3-2　桡动脉、尺动脉上下内径及血流速度情况

双侧内经	桡动脉下	桡动脉上	尺动脉下	尺动脉上
左内径（cm）	—	—	—	—
流速（cm/s）	—	—	—	—
右内径（cm）	—	—	—	—
流速（cm/s）	—	—	—	—

注：数据填在表内相应横线处

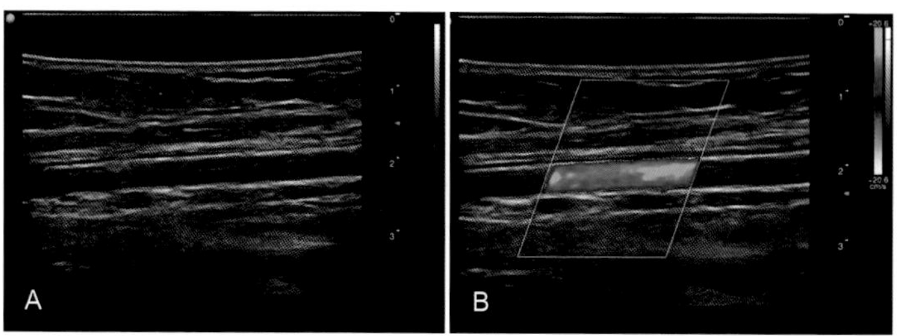

图6-3-1　右侧肱动脉：A. 右侧肱动脉灰阶超声图；B. 右侧肱动脉彩色多普勒超声图

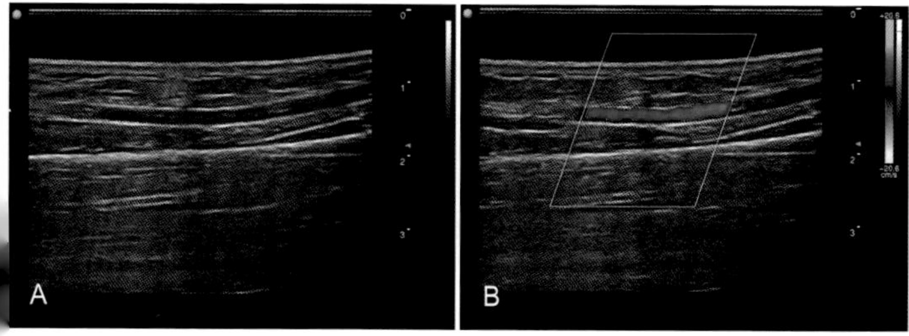

图6-3-2　右侧桡动脉：A. 右侧桡动脉灰阶超声图；B. 右侧桡动脉彩色多普勒超声图

2. 上肢动脉多发斑块（简单版）

◇检查所见

左（右/双）侧腋、肱、桡、尺动脉管腔结构清晰，内膜尚（欠/不）光滑，可见多个小片状强（低/混合）回声斑块，管腔未见狭窄或扩张。

彩色多普勒：彩色血流局部见充盈缺损。

脉冲波多普勒：频谱形态正常，流速无增高或减慢。

◇超声提示

左（右/双）侧上肢动脉多发斑块。

3. 上肢动脉多发斑块（详细版）

✧检查所见

左（右/双）侧腋、肱、桡、尺动脉管腔结构清晰，内膜尚（欠/不光滑），内膜不规则增厚，右侧最厚处约__cm，左侧最厚处约__cm，可见多个强（低/混合）回声斑块，右侧最大位于腋（肱/桡/尺）动脉近心端（中段/远心端）前壁（中段/远心端），厚约__cm，长约__cm，左侧最大位于腋（肱/桡/尺）动脉近心端（中段/远心端）前壁（后壁），厚约__cm，长约__cm，管腔未见狭窄或扩张。

彩色多普勒：彩色血流局部见充盈缺损。

脉冲波多普勒：频谱形态正常，流速无增高或减慢。

✧超声提示

左（右/双）侧上肢动脉多发斑块。

4. 上肢动脉狭窄

✧检查所见

左（右/双）侧上肢动脉内膜尚（欠/不）光滑，全程可见多个强（低/混合）回声斑块。

彩色多普勒：左（右）腋（肱/桡/尺）动脉斑块处呈“五彩镶嵌样”花色彩色血流信号，局部血流束变细，最窄处血流束宽度__cm，累及长度__cm，该段直径狭窄率__%，PSV__cm/s（图6-3-3）。

脉冲波多普勒：狭窄处高速湍流频谱。其远心端动脉显示低钝血流频谱。

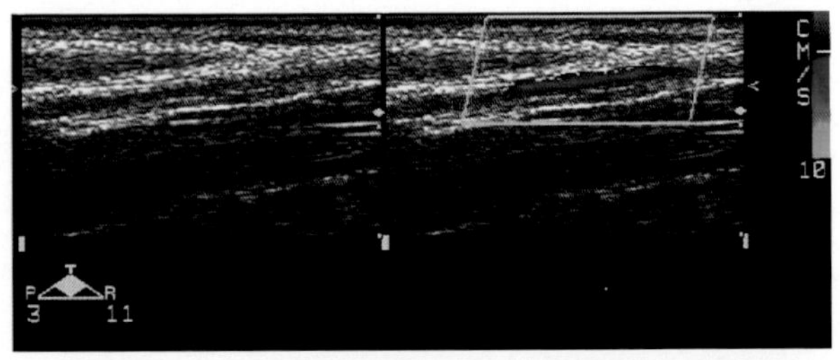

图6-3-3　右侧桡动脉狭窄：灰阶、彩色多普勒超声图

✧超声提示

左（右/双）侧上肢动脉粥样硬化性改变伴多发斑块形成；左（右腋/肱/桡/尺）动脉狭窄（轻/中/重度）。

5. 上肢动脉闭塞

◇检查所见

左（右/双）侧上肢动脉内膜尚（欠/不）光滑，全程可见多个强（低/混合）回声斑块，左（右）腋（肱/桡/尺）动脉管腔内充满低回声，累及长度__cm。

彩色多普勒：左（右）腋（肱/桡/尺）动脉未探及（可探及）少量血流信号。左（右）腋（肱/桡/尺）动脉浅侧（旁侧）可见侧支血流信号。其远心端动脉显示低钝血流频谱。

◇超声提示

左（右/双）上肢动脉粥样硬化性改变伴多发斑块形成（符合动脉硬化闭塞症表现）；左（右）腋（肱/桡/尺）动脉完全（不完全）性闭塞。

6. 上肢动脉呈低血流动力学状态

◇检查所见

双侧腋、肱、桡、尺动脉管腔结构清晰，内膜光滑，未见明显增厚，管腔未见狭窄或扩张（表6-3-3，表6-3-4）。

彩色多普勒：彩色血流未见明显充盈缺损、变细。

脉冲波多普勒：左（右/双）侧腋动脉显示低钝血流频谱。左（右）侧上肢动脉频谱较对侧低钝。

表6-3-3　双侧桡动脉上下内径及血流速度情况

双侧内经	桡动脉下	桡动脉上
左内径（cm）	__	__
流速（cm/s）	__	__
右内径（cm）	__	__
流速（cm/s）	__	__

注：数据填在表内相应横线处

表6-3-4　双侧上肢动脉内径及血流速度情况

双侧内经	腋动脉	肱动脉	桡动脉	尺动脉
左内径（cm）	__	__	__	__
流速（cm/s）	__	__	__	__
右内径（cm）	__	__	__	__
流速（cm/s）	__	__	__	__

注：数据填在表内相应横线处

✧超声提示

左（右/双）侧上肢动脉呈低血流动力学状态——建议进一步检查近心端动脉。

7. 上肢动静脉瘘

✧检查所见

双侧腋（肱/桡/尺）动脉动静脉管腔结构清晰，内膜光滑。

彩色多普勒：左（右）腋（肱/桡/尺）动脉前（后）壁可见一花色血流流入腋（肱/桡/尺/头）静脉，血流束宽度__cm。

脉冲波多普勒：破口处可探及双期连续高速血流频谱，PSV__cm/s，腋（肱/桡/尺）动脉血流频谱显示阻力降低，腋（肱/桡/尺/头）静脉内探及高速动脉样血流频谱。

✧超声提示

左（右）腋（肱/桡/尺）动脉–腋（肱/桡/尺/头）静脉动静脉瘘。

第四节　上肢静脉超声报告模板

一、上肢静脉超声检查的适应证

（1）上肢肿胀、疼痛、不适。
（2）上肢浅静脉扩张。
（3）超声引导下上肢静脉穿刺置管术及术后评估。

二、上肢静脉超声检查的内容要求

（1）判断上肢静脉有无血栓性病变，评估其发生的部位、累及范围、管腔阻塞情况。
（2）静脉血栓治疗后的随访。
（3）PICC术后评估。

三、上肢静脉超声检查的切面和图像要求

（1）采用灰阶超声在横切面进行间断加压法进行探查，从远心端向近心端依次连续扫查尺静脉、桡静脉、肱静脉、腋静脉、头静脉及贵要静脉全程，加压间隔2~3 cm，观察管腔扩张情况，腔内是否有异常回声，管壁周围有无异常回声，采用彩色多普勒观察管腔内血流充盈情况。

（2）采用纵切面连续探查上述静脉，观察血管走行，管腔内及管壁周围有无异常回声，采用彩色多普勒观察血流充盈情况，采用频谱多普勒观察频谱的期相性。

四、上肢静脉超声报告模板

1. 正常上肢深、浅静脉

✧检查所见

左（右/双）侧头静脉、贵要静脉、双侧腋、肱、桡、尺静脉管腔结构清晰，管壁未见增厚，管腔内透声好（图6-4-1）。

彩色多普勒：彩色血流未见明显充盈缺损、变细。

脉冲波多普勒：具有明显的周期性和增强性。

✧超声提示

左（右/双）侧上肢静脉通畅。

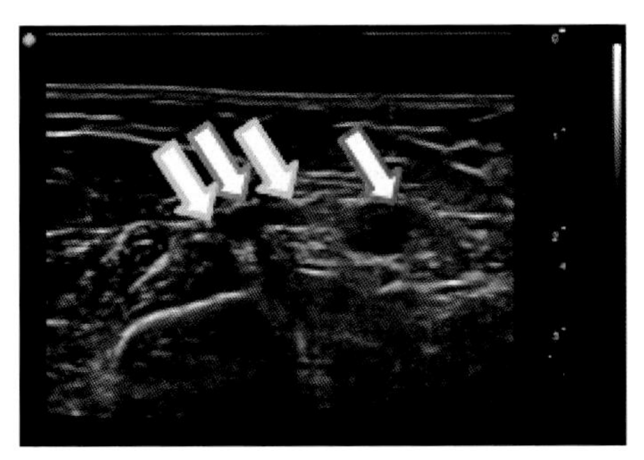

蓝色箭头：肱动脉；绿色箭头：肱静脉；红色箭头：贵要静脉

图6-4-1　右侧肱动脉、肱静脉及贵要静脉短轴：灰阶超声图

2. 正常上肢深静脉

✧检查所见

左（右/双）侧腋、肱、桡、尺静脉管腔结构清晰，管壁未见增厚，管腔内透声好。

彩色多普勒：彩色血流未见明显充盈缺损变细。

脉冲波多普勒：具有明显的周期性和增强性。

✧超声提示

左（右/双）侧上肢深静脉通畅。

3. 正常上肢浅静脉

✧检查所见

左（右/双）侧头静脉、贵要静脉管腔结构清晰，管壁未见增厚，管腔内透声好。

彩色多普勒：彩色血流未见明显充盈缺损、变细。

脉冲波多普勒：具有明显的周期性和增强性。

✧超声提示

左（右/双）侧上肢浅静脉通畅。

4. 上肢静脉血栓

✧检查所见

左（右/双）侧腋（肱/桡/尺）静脉管腔内充满低（中低/可见附壁低）回声，最厚__cm，彩色多普勒：管腔内可见少许断续（细线样/粗线样）血流信号充盈（未见血流信号充盈）。

左（右）腋（肱/桡/尺）静脉管壁光滑，管腔内透声好。

彩色多普勒：低速血流信号（图6-4-2）。

脉冲波多普勒：周期性和增强性减低。其浅侧可探及侧支静脉血流信号。

✧超声提示

左(右)腋(肱/桡/尺)静脉血栓形成，完全(不完全)性阻塞。

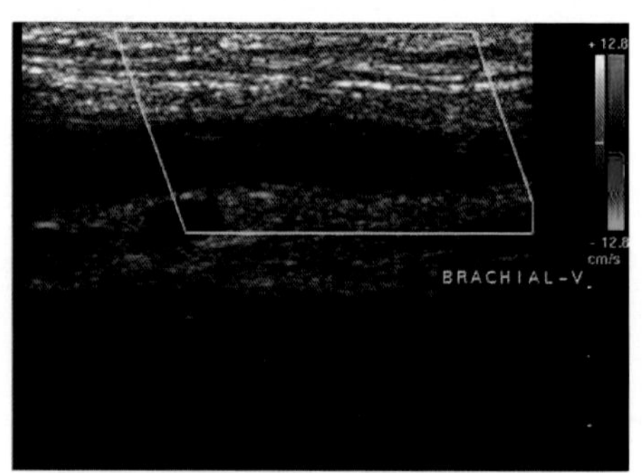

BRACHAL-V：肱静脉

图6-4-2　肱静脉血栓：彩色多普勒超声图

5. PICC置管正常

✧检查所见

左（右）侧上肢静脉PICC术后。

左（右）侧锁骨下静脉、腋静脉、贵要静脉管腔内可见“等号样”强回声，壁光滑，余管腔内未见明显异常回声（图6-4-3）。

彩色多普勒：管腔内血流充盈，局部探头加压管腔可压闭，加压后血流加速。

◇超声提示

左（右）侧上肢静脉PICC术后。

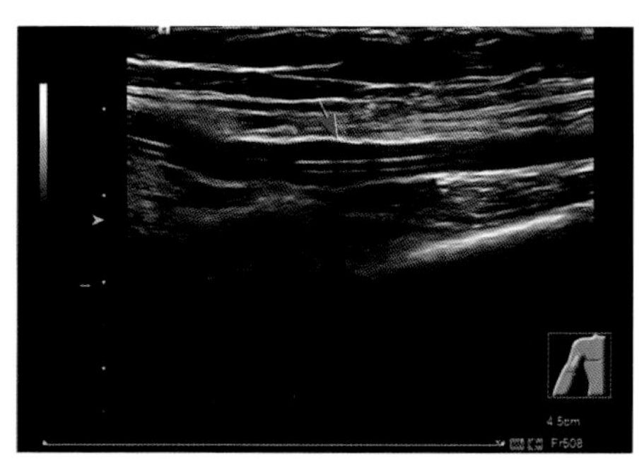

图6-4-3　右侧锁骨下静脉内PICC术后正常（箭头）：灰阶超声图

6. PICC置管血栓形成

◇检查所见

左（右）侧上肢静脉PICC术后。

左（右）侧锁骨下静脉、腋静脉、贵要静脉管腔内可见“等号样”强回声，其壁上可见低回声附着（图6-4-4）。

彩色多普勒：局部管腔彩色血流可见充盈缺损，探头加压不可完全压闭。

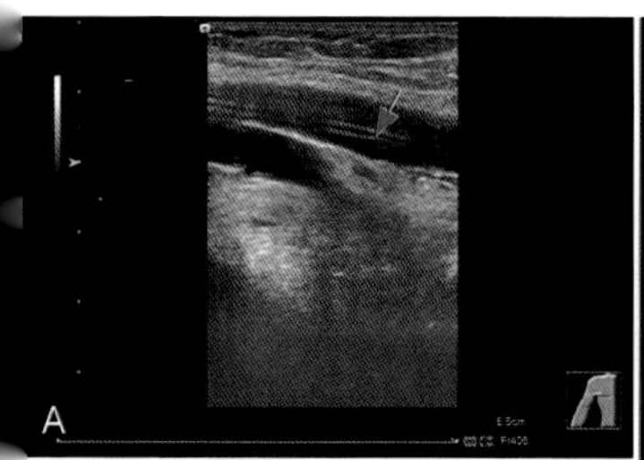

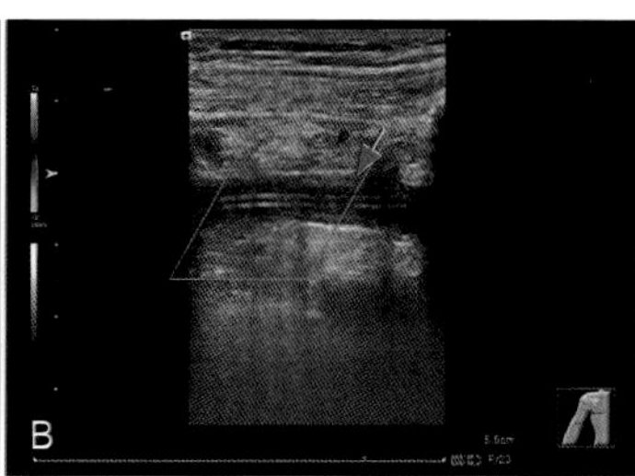

图6-4-4　PICC置管继发血栓形成：A. 右侧锁骨下静脉PICC术后继发血栓形成灰阶超声图（箭头）；B. 右侧锁骨下静脉PICC术后继发血栓形成彩色多普勒超声图（箭头）

✧超声提示

左（*右*）侧上肢静脉PICC术后；左（*右*）侧锁骨下静脉、腋静脉、贵要静脉血栓形成。

第五节　乳内动脉超声报告模板

一、乳内动脉超声检查的适应证

冠脉搭桥术前桥血管选择的评估。

二、乳内动脉超声检查的内容要求

评估乳内动脉肋间段正常解剖结构和血流动力学信息，如血管走行是否正常，管腔有无扩张、狭窄、扭曲和受压、闭塞，观察管腔内血流是否通畅、血流方向和血流频谱的变化，评估有无反流。

三、乳内动脉超声检查的切面和图像要求

沿胸骨外侧缘1～1.5 cm自近心端向远心端纵切面连续扫查，于皮下组织浅层探查乳内动脉主干长轴，以灰阶超声观察血管走行是否平直，测量管腔内径，观察管腔内情况，以彩色多普勒超声观察管腔内血流充盈情况、血流方向，采用频谱多普勒观察频谱形态，是否有反流，测量峰值流速。

四、乳内动脉超声报告模板

1. 正常乳内动脉

✧检查所见

双侧乳内动脉肋间段管壁平整，管腔结构清晰，其内未见异常回声。

彩色多普勒：彩色血流充盈好（表6-5-1，图6-5-1）。

表6-5-1　正常乳内动脉内径及血流情况

双侧内动脉	内径（cm）	流速（cm/s）
右乳内动脉	—	—
左乳内动脉	—	—

注：数据填在表内相应横线处

✧超声提示

双乳内动脉通畅。

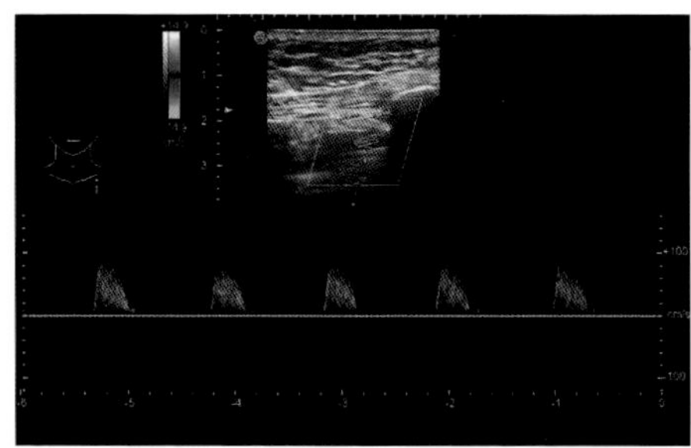

图6-5-1　左侧乳内动脉不完全性窃血型：频谱多普勒超声图

2. 乳内动脉反流

✧检查所见

双乳内动脉管腔结构显示清晰，内膜光滑。

彩色多普勒：左侧乳内动脉与同侧椎静脉血流同向。

脉冲波多普勒：左侧乳内动脉可探及反向血流频谱（左侧乳内动脉可探及双向血流频谱），正向PSV约__cm/s，反向PSV约__cm/s（图6-5-2，图6-5-3）。右侧乳内动脉频谱形态及流速正常。

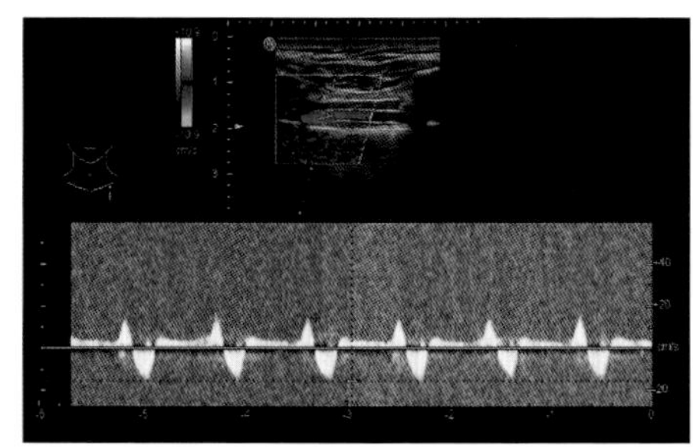

图6-5-2　左侧乳内动脉不完全性窃血型：频谱多普勒超声图

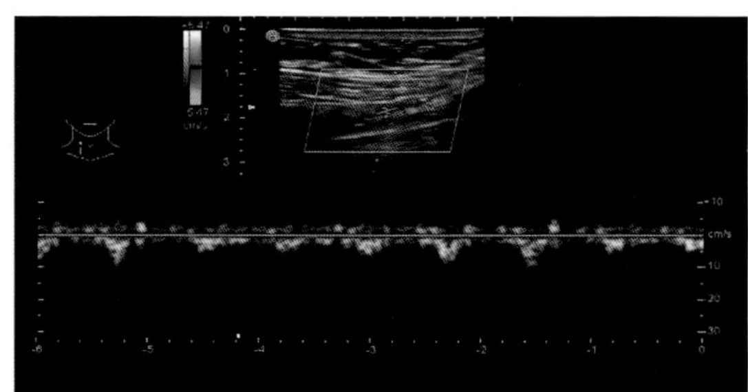

图6-5-3　乳内动脉完全性窃血型：频谱多普勒超声图

✧超声提示

左侧乳内动脉反流（完全性/部分性）。

第六节　腹主动脉与髂动脉超声报告模板

一、腹主动脉与髂动脉超声检查的适应证

（1）腹主动脉及髂动脉斑块。
（2）腹主动脉及髂动脉管腔狭窄与闭塞性病变的评估。
（3）腹主动脉及髂动脉夹层。
（4）腹主动脉瘤的诊断、监测及术后评估。
（5）腹主动脉及髂动脉支架植入术的术后评估。
（6）腹主动脉-下腔静脉瘘。
（7）腹主动脉及髂动脉人工血管转流术的术后评估。

二、腹主动脉与髂动脉超声检查的内容要求

（1）评估腹主动脉及髂动脉正常解剖结构和血流动力学信息，血管走行是否正常，管腔有无扩张、狭窄、扭曲和受压。

（2）评估各种原因所致腹主动脉及髂动脉狭窄或闭塞性病变，导致血管结构及血流动力学的变化。如有无内–中膜增厚或斑块形成、斑块稳定性评估及动脉狭窄程度的分级。

（3）检测动脉夹层、动脉瘤、动静脉瘘等血管结构及血流动力学变化。

（4）评估腹主动脉及髂动脉介入治疗后支架的位置、扩张程度、残余狭窄及治疗后相关解剖结构、血流动力学改变等信息。

（5）评估腹主动脉或髂动脉人工血管转流术后的解剖结构和血流动力学情况。

三、腹主动脉与髂动脉检查的切面和图像要求

（1）横切面：采用灰阶超声自剑突下至双侧腹股沟区行腹主动脉及髂动脉的连续横切面扫查，观察血管走行、管径变化、管腔内、管壁及管周情况，通过彩色多普勒超声显示管腔内血流充盈情况和血流的特征。

（2）纵切面：自剑突下沿腹主动脉长轴自近心端向远心端扫查，继而分别沿髂动脉长轴向双侧腹股沟区探查，至双侧髂外动脉与股总动脉交界处，观察血管走行、管径变化、管腔内、管壁及管

周情况，通过彩色多普勒超声观察管腔内血流充盈情况、血流方向和特征，用频谱多普勒观察频谱形态，进行血流参数测量。

（3）动脉瘤的测量：取动脉的长轴切面测量瘤体长径，动脉的短轴切面测量瘤体前后径和横径，测量时取动脉一侧管壁的外缘至对侧管壁的外缘，测量瘤颈（即瘤体入口）距肾动脉开口的距离，观察瘤颈的形态，测量瘤体出口距左右髂总动脉分叉的距离。存在狭窄时，测量最窄处残腔的前后径和横径。动脉瘤支架术后，观察支架位置和血流是否通畅、有无血栓、有无内瘘及内瘘分型，测量支架近心端及远心端的血流速度。

四、腹主动脉与髂动脉超声报告模板

1. 正常腹主双髂动脉

✧检查所见

腹主、双髂动脉管腔结构清晰，内膜光滑，未见明显增厚，管腔未见狭窄或扩张（图6-6-1，表6-6-1～表6-6-3）。

彩色多普勒：彩色血流未见明显充盈缺损、变细（图6-6-2）。

脉冲波多普勒：频谱形态正常，流速无增高或减慢。

表6-6-1 腹主动脉、髂总动脉等内径及血流速度情况

	腹主动脉			右			左		
	上段	中段	下段	髂总动脉	髂外动脉	髂内动脉	髂总动脉	髂外动脉	髂内动脉
内径（cm）	__	__	__	__	__	__	__	__	__
流速（cm/s）	__	__	__	__	__	__	__	__	__

注：数据填在表内相应横线处

表6-6-2 腹主动脉、髂总动脉、髂外动脉内径及血流速度情况

	腹主动脉		右		左	
	上段	下段	髂总动脉	髂外动脉	髂总动脉	髂外动脉
内径（cm）	__	__	__	__	__	__
流速（cm/s）	__	__	__	__	__	__

注：数据填在表内相应横线处

表6-6-3 腹主动脉、髂总动脉、肾动脉等内径及血流速度情况

	腹主动脉		右		左		右肾动脉	左肾动脉
	上段	下段	髂总动脉	髂外动脉	髂总动脉	髂外动脉		
内径（cm）	__	__	__	__	__	__	__	__
流速（cm/s）	__	__	__	__	__	__	__	__

注：数据填在表内相应横线处

✧超声提示

腹主动脉及髂动脉未见明显阻塞。

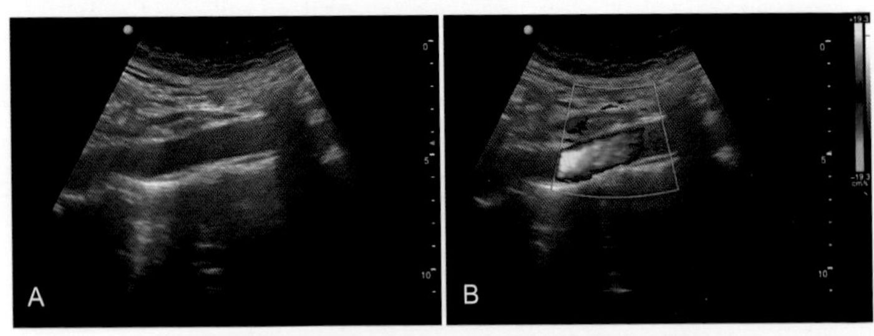

图6-6-1　腹主动脉通畅：A. 腹主动脉通畅灰阶超声图；B. 腹主动脉通畅彩色多普勒超声图

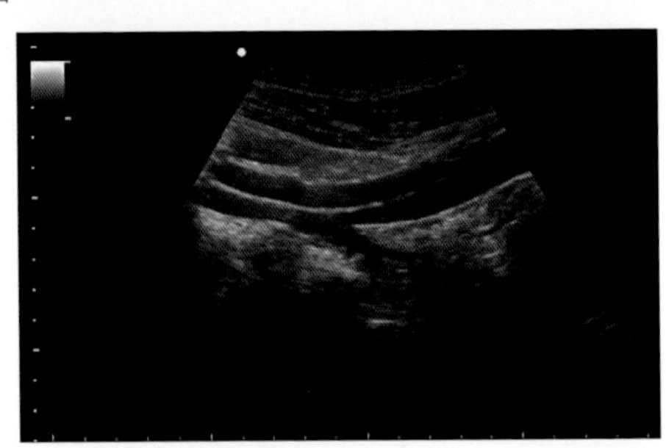

图6-6-2　髂总、髂外、髂内动脉通畅：彩色多普勒超声图

2. 正常腹主肠系膜上动脉

✧检查所见

腹主动脉、肠系膜上动脉管腔结构清晰，内膜光滑，未见明显增厚，管腔未见狭窄或扩张（图6-6-3，表6-6-4）。

彩色多普勒：彩色血流未见明显充盈缺损、变细。

脉冲波多普勒：频谱形态正常，流速无增高或减慢。

✧超声提示

腹主动脉及肠系膜上动脉未见明显阻塞。

表6-6-4　腹主动脉各部位内径及血流速度情况

	腹主动脉			肠系膜动脉主干
	上段	中段	远端	
内径（cm）	1.68	1.13	1.20	0.48
流速（cm/s）	108	100	85	225

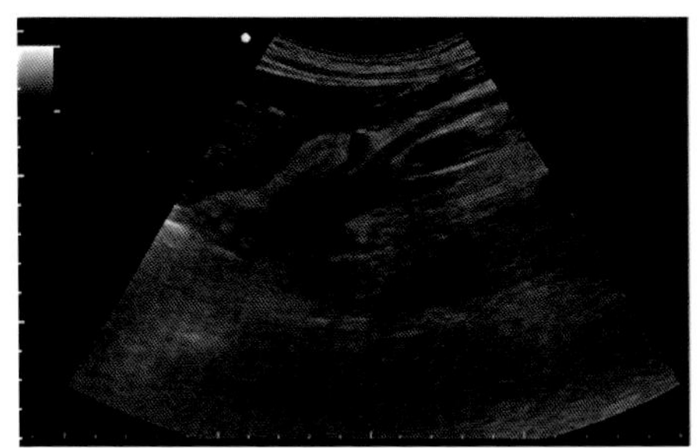

图6-6-3　腹腔动脉短干和肠系膜上动脉通畅：灰阶超声图

3. 腹主双髂动脉多发斑块

◇检查所见

腹主动脉及双髂动脉管腔结构清晰，内膜尚（欠/不）光滑，可见多个强（低/混合）回声斑块，腹主动脉较大斑块位于腹主动脉中段（远端）前（后/内侧/外侧）壁，为低（强/混合）回声斑块（环形混合回声斑块），厚约__cm，长约__cm，左侧髂动脉较大斑块位于髂总（髂外）动脉中段（远端）前（后/内侧/外侧）壁，为低（强/混合）回声斑块（环形混合回声斑块），厚约__cm，长约__cm，右侧髂动脉较大斑块位于髂总（髂外）动脉中段（远端）前（后/内侧/外侧）壁，为低（强/混合）回声斑块（环形混合回声斑块），厚约__cm，长约__cm，管腔未见狭窄或扩张（图6-6-4）。

彩色多普勒：斑块处彩色血流见充盈缺损。

脉冲波多普勒：频谱形态正常，流速无明显增高或减慢。

◇超声提示

腹主及双髂动脉多发斑块。

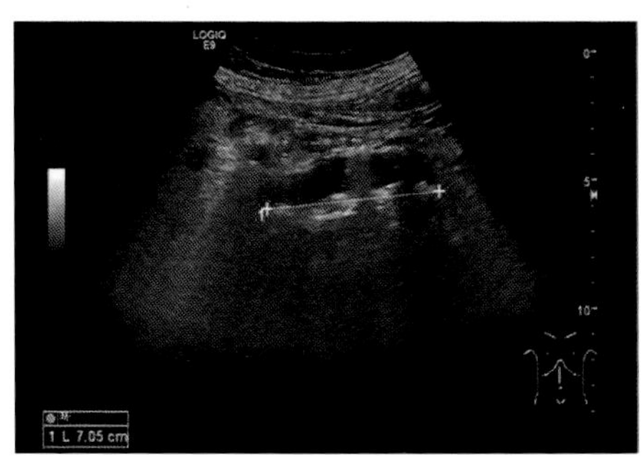

图6-6-4　腹主动脉后壁上混合回声斑块：灰阶超声图

4. 腹主双髂动脉狭窄

✧检查所见

腹主动脉及双髂动脉内膜尚（欠/不）光滑，全程可见多发斑块回声，腹主动脉较大斑块位于腹主动脉中段（远端）前（后/内侧/外侧）壁，为低（强/混合/环形混合）回声斑块，厚约__cm，长约__cm，最窄处血流束宽度__cm，累及长度__cm，直径狭窄率约__%，PSV__cm/s。左侧髂动脉较大斑块位于髂总（髂外）动脉中段（远端）前（后/内侧/外侧）壁，为低（强/混合）回声斑块（环形混合回声斑块），厚约__cm，长约__cm，最窄处血流束宽度__cm，累及长度__cm，直径狭窄率约__%，PSV__cm/s。右侧髂动脉较大斑块位于髂总（髂外）动脉中段（远端）前（后/内侧/外侧）壁，为低（强/混合）回声斑块（环形混合回声斑块），厚约__cm，长约__cm，最窄处血流束宽度__cm，累及长度__cm，直径狭窄率约__%，PSV__cm/s。

彩色多普勒：腹主动脉（左/右髂总/髂外动脉）中段（远端/多处）呈“五彩镶嵌样”花色彩色血流信号（图6-6-5）。

脉冲波多普勒：腹主动脉（左/右髂总/髂外动脉）狭窄处为高速湍流频谱，其远心端动脉为低钝血流频谱。

✧超声提示

腹主双髂动脉粥样硬化性改变伴多发斑块形成；腹主动脉（左/右髂总/髂外动脉）狭窄（轻/中/重度）。

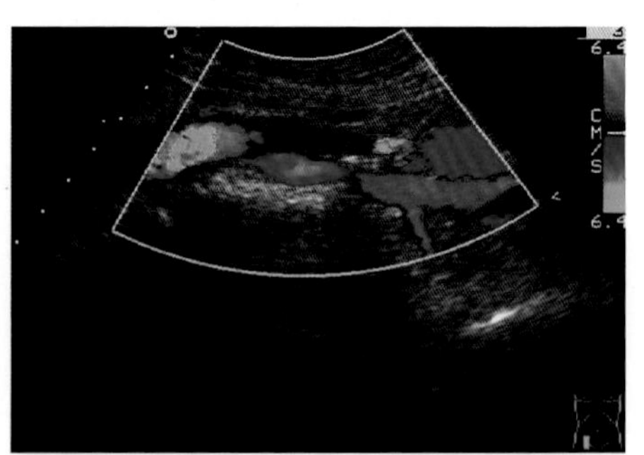

图6-6-5　右髂外动脉起始端闭塞：彩色多普勒超声图

5. 腹主双髂动脉闭塞

✧检查所见

腹主及双髂动脉内膜尚（欠/不）光滑，全程可见多个强（低/混合）回声斑块，较大者位于腹主动脉（左/右髂总动脉）

中段（远端），为低（强/混合回声斑块/环形混合）回声斑块，腹主及双髂动脉内膜尚（欠/不）光滑，腹主动脉（左/右髂总/外动脉）中段（远端）管腔内充满低回声，累及长度__cm。

彩色多普勒：腹主动脉（左/右髂总/外动脉）中段（远端）管腔内未探及（可探及）少量血流信号，最窄处血流束宽约__cm。腹主动脉（左/右髂总/外动脉）中段（远端）浅侧（旁侧）可见侧支血流信号。

脉冲波多普勒：其远端动脉显示低钝血流频谱。

✧超声提示

腹主双髂动脉粥样硬化性改变伴多发斑块形成（符合动脉硬化闭塞症表现）；腹主动脉（左/右髂总/外动脉）中段（左/右髂总/外动脉）完全（不完全）性闭塞。

6. 腹主动脉-下腔静脉瘘

✧检查所见

腹主动脉及下腔静脉管腔结构清晰，内膜光滑。

彩色多普勒：腹主动脉肠系膜上动脉上（下）方__cm处前（后）壁可见一花色血流流入下腔静脉，血流束宽度__cm。

脉冲波多普勒：破口处可探及双期连续高速血流频谱，PSV __cm/s，腹主动脉近端血流频谱示阻力降低，下腔静脉内探及高速动脉样血流频谱。

✧超声提示

腹主动脉–下腔静脉瘘。

7. 腹主双髂动脉夹层

✧检查所见

腹主双髂动脉结构清晰，内膜尚（欠/不）光滑，腹主动脉（左/右髂总/外动脉）管腔内见线状内膜回声将腹主动脉（左/右髂总/外动脉）分为真假两腔，真腔位于浅（深）侧，内径__cm，PSV__cm/s，假腔位于浅（深）侧，内径__cm，管腔内充满低回声（图6-6-6），彩色多普勒：假腔内正向（反向）未见血流信号。

彩色多普勒：腹主动脉上段（中段/下段/肠系膜上动脉上/下方__cm处/左/右髂总/外动脉）可探及花色血流信号自真腔入假腔，血流束宽度__cm（图6-6-7）。

脉冲波多普勒：于破口处探及双期双向频谱，PSV__cm/s。

肠系膜上动脉（腹腔干/右/左肾动脉）管腔结构欠（不）清晰，彩色多普勒及连续波多普勒：肠系膜上动脉（腹腔干/右/左肾动脉）血流似起自真腔，血流频谱规整。肠系膜上动脉（腹腔干/右/左肾动脉）血流似起自假腔，血流频谱较毛糙。

✧超声提示

腹主动脉（左/右髂总/外动脉）夹层形成；腹主动脉（左/右髂总/外动脉）破口；假腔附壁血栓形成；肠系膜上动脉起自真（假）腔可能大；腹腔干起自真（假）腔可能大；左（右）肾动脉起自真（假）腔可能大。

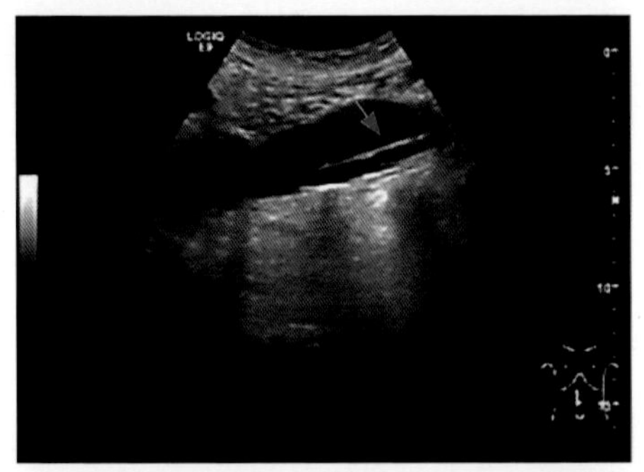

图6-6-6 腹主动脉夹层（箭头）：灰阶超声图

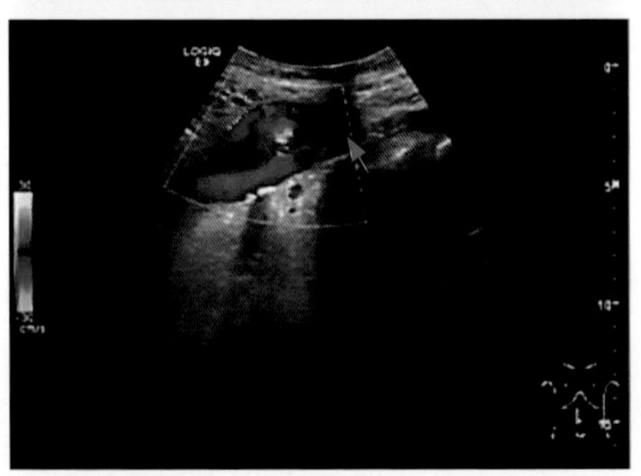

图6-6-7 腹主动脉夹层真假腔破口：彩色多普勒超声图

8. 腹主双髂动脉瘤（伴附壁血栓）

✧检查所见

腹主动脉走行平直（纡曲），管壁尚（欠/不）平整，腹主动脉起始端内径__cm，PSV__cm/s。腹主动脉于肾动脉水平（下方__cm始/左/右髂总/外动脉）可见瘤样扩张，病变范围前后径__cm，横径__cm，长径__cm，瘤颈内径__cm，瘤体前（后）

壁可见低回声附着，厚度分别为__cm、__cm。

彩色多普勒：瘤体内可见涡流血流信号（图6-6-8，图6-6-9）。

✧超声提示

腹主双髂动脉多发斑块；腹主动脉瘤（肾/下型）；瘤体内附壁血栓形成。

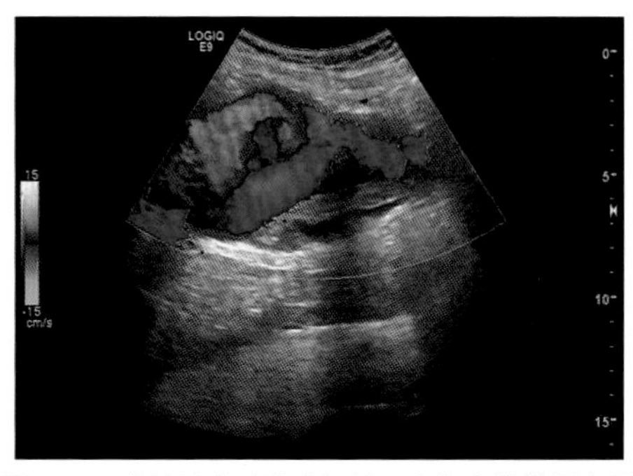

图6-6-8　真性腹主动脉瘤长轴：彩色多普勒超声图

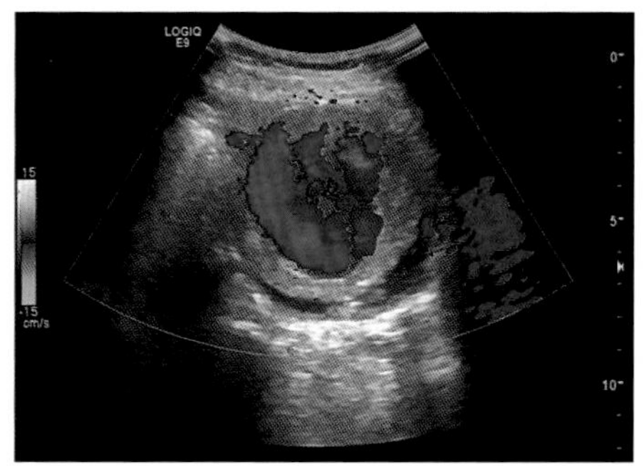

图6-6-9　真性腹主动脉瘤短轴：彩色多普勒超声图

9. 腹主双髂动脉支架通畅

✧检查所见

腹主动脉（左/右髂总/外动脉）上段（下段）内可见支架强回声，内径约__cm，长度约__cm。

彩色多普勒：支架内彩色血流信号未见明显充盈缺损（图6-6-10）。

脉冲波多普勒：PSV__cm/s。

✧超声提示

腹主动脉（左/右髂总/外动脉）上段（下段）动脉内支架通畅。

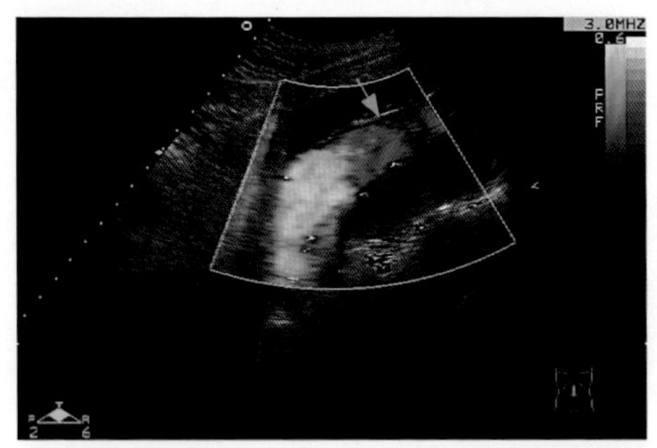

图6-6-10 腹主动脉瘤Y型覆膜支架术后，支架通畅（箭头）：彩色多普勒超声图

10. 腹主双髂动脉支架狭窄

✧检查所见

腹主动脉（左/右髂总/外动脉）上段（下段）内可见支架强回声，内径约__cm，长度约__cm，其近心端（远心端/全程）变形，致管腔变细（图6-6-11A）。

彩色多普勒：支架内呈“五彩镶嵌样”花色彩色血流信号。血流束宽度__cm，累及长度__cm，该段直径狭窄率__%（图6-6-11B）。

脉冲波多普勒：狭窄处显示高速湍流频谱，PSV__cm/s。

✧超声提示

腹主动脉（左/右髂总/外动脉）上段（下段）内支架狭窄（轻/中/重度）。

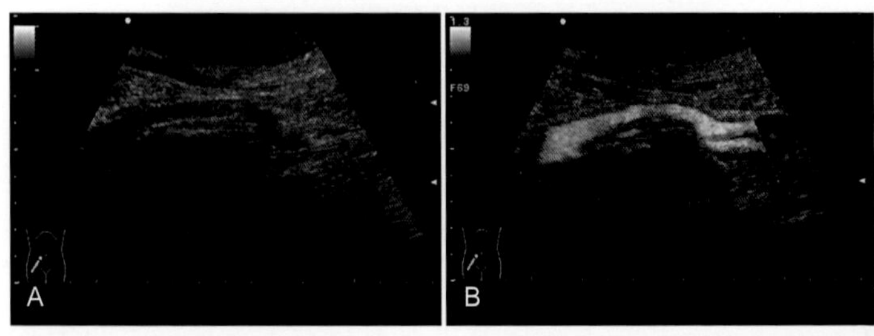

图6-6-11 腹主双髂动脉支架狭窄：A. 髂总动脉支架植入术后，支架通畅灰阶超声图；B. 髂总动脉支架植入术后，支架通畅彩色多普勒超声图

11. 腹主双髂动脉支架闭塞

✧检查所见

腹主动脉（左/右髂总/外动脉）上段（下段）内可见支架强回声，内径约__cm，长度约__cm，其近心端（远心端/全程）变形，管腔内充满低回声。

彩色多普勒及脉冲波多普勒：支架内未探及（可探及）少量纤细断续血流信号。

✧超声提示

腹主动脉（左/右髂总/外动脉）上段（下段）内支架完全（近）闭塞。

12. 腹主动脉瘤术后，支架内瘘形成

✧检查所见

腹主动脉瘤内见网状强回声支架（单管型/分叉型），支架外的瘤腔血栓低回声内出现不规则无回声区，瘤腔增大。彩色多普勒：支架内见彩色血流信号（图6-6-12）。

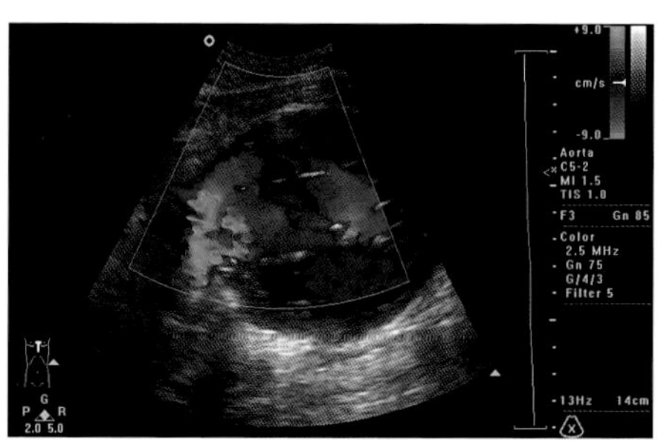

图6-6-12 腹主动脉瘤支架移植物术后内漏（Ⅰa型）：彩色多普勒超声图

✧超声提示

腹主动脉瘤术后，内瘘形成［Ⅰ型（Ⅰa型，Ⅰb型），Ⅱ型，Ⅲ型，Ⅳ型］。

内瘘的分型：根据彩色多普勒检查显示血流进入瘤体内的部位，分为4型。

Ⅰ型：血流从腹主动脉支架端附着处流向瘤腔。

Ⅰa型：血流从腹主动脉支架近端流向瘤腔。

Ⅰb型：血流从腹主动脉支架远端流向瘤腔。

Ⅱ型：血流从腹主动脉分支反流进入瘤腔。

Ⅲ型：血流从2个内支架连接部或破裂处流向瘤腔。

Ⅳ型：血流从内支架的孔隙处流向瘤腔。

13. 腹主动脉-双股人工血管转流术后通畅

◇检查所见

腹主动脉–双股动脉人工血管转流术后，人工血管结构显示清晰，管腔内未见异常回声。

彩色多普勒：彩色血流充盈好。

脉冲波多普勒：测值如表（表6-6-5）。

表6-6-5 腹主动脉-双股人工血管转流术后内径及血流速度情况

	腹主动脉吻合口	转流人工血管					右股动脉吻合口	左股动脉吻合口
		腹主动脉段	右髂总动脉段	右髂外动脉段	左髂总动脉段	左髂外动脉段		
内径（cm）	__	__	__	__	__	__	__	__
流速（cm/s）	__	__	__	__	__	__	__	__

注：数据填在表内相应横线处

◇超声提示

腹主动脉–双股人工血管转流术后，转流血管通畅。

14. 腹主动脉-双股人工血管转流术后吻合口狭窄

◇检查所见

腹主动脉–双股动脉人工血管转流术后，人工血管结构显示欠清晰（清晰）。

彩色多普勒：腹主动脉（左/右股动脉）吻合口处呈“五彩镶嵌样”花色彩色血流信号，血流束宽度__cm。

脉冲波多普勒：高速湍流频谱，PSV__cm/s。

◇超声提示

腹主动脉–双股动脉人工血管转流术后，腹主动脉（左/右股动脉）吻合口狭窄（轻/中/重度）。

15. 腹主动脉-双股人工血管转流术后人工血管闭塞

◇检查所见

腹主动脉–双股动脉人工血管转流术后，腹主动脉（左/右髂总/外动脉）段管腔内充满低回声。

彩色多普勒：人工血管内未探及（可探及）少量血流信号。

✧超声提示

腹主动脉–双股动脉人工血管转流术后，人工血管腹主动脉（左/右髂总/外动脉）段完全（不完全）性闭塞。

第七节　下腔静脉与髂静脉超声报告模板

一、下腔静脉与髂静脉超声检查的适应证

（1）可疑下腔静脉或髂静脉梗阻。

（2）下腔静脉畸形。

（3）可疑动脉–静脉瘘。

（4）可疑缩窄性心包炎，或评价右心功能不全。

（5）遗传性出血性毛细血管扩张症（Osler-Rendu-Weber病）。

（6）不明原因的肺动脉栓塞。

（7）下腔静脉滤器或支架植入术后监测及随访。

（8）布–加综合征的诊断及随访。

（9）肠房/腔房人工血管转流术的术后评估。

（10）血栓治疗随访。

（11）了解腹部肿块、腹膜后淋巴结等是否压迫下腔静脉和髂静脉。

二、下腔静脉与髂静脉超声检查的内容要求

（1）评估下腔静脉及髂静脉的正常解剖结构和血流动力学信息，血管走行是否正常，管腔有无扩张、狭窄、扭曲和受压。

（2）评估各种原因引起的下腔静脉及髂静脉的扩张、狭窄或闭塞性病变，导致血管结构及血流动力学的变化。

（3）下腔静脉滤器、支架植入术、人工血管转流术的术后评估及随访。

三、下腔静脉与髂静脉超声检查的切面和图像要求

（1）短轴切面：采用灰阶超声自双侧腹股沟上方向头侧进行横切面的连续扫查，依次观察髂外静脉、髂内静脉、髂总静脉、下腔静脉至右心房入口处，观察管腔内外及管壁情况，管腔是否受压，采用彩色多普勒超声观察血流充盈情况。也可从下腔静脉开始向下追踪至髂外静脉。

（2）长轴切面：采用灰阶超声连续进行上述静脉的长轴扫

第六章

查，观察血管走行、管腔内情况，是否存在管腔扩张或受压变窄，采用彩色多普勒超声观察管腔内血流充盈情况、血流方向。采用频谱多普勒超声观察血流频谱形态，如果存在狭窄，观察狭窄处及其远端频谱随心动和呼吸周期的变化。

四、下腔静脉与髂静脉超声报告模板

1. 正常下腔双髂静脉

✧检查所见

下腔静脉及双髂静脉管壁光滑，管腔内透声好（图6-7-1~图6-7-4）。

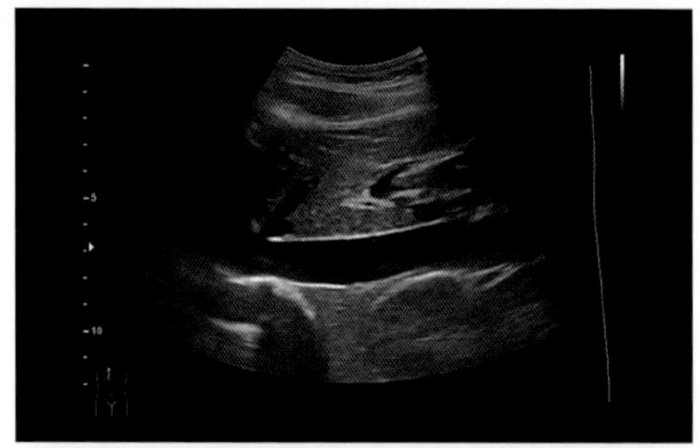

图6-7-1　下腔静脉通畅：灰阶长轴超声图

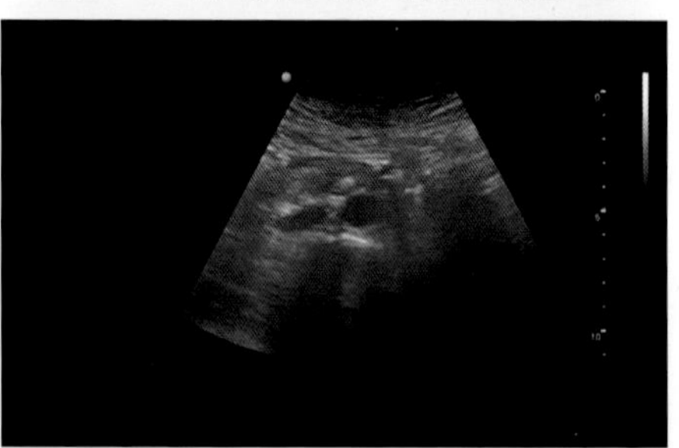

图6-7-2　下腔静脉通畅：灰阶短轴超声图

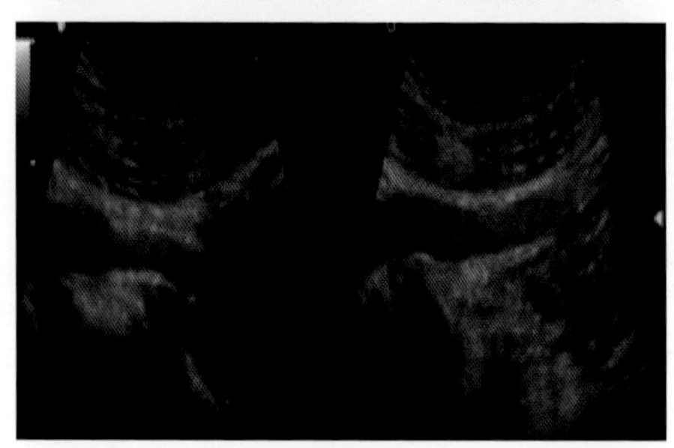

图6-7-3　双侧髂总静脉通畅：灰阶超声图

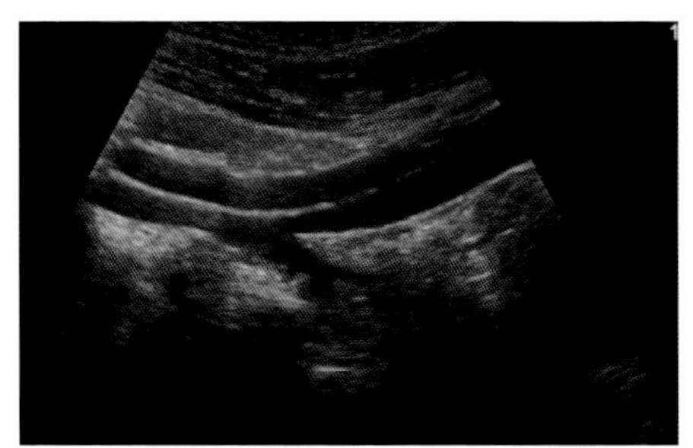

图6-7-4　髂外静脉通畅：灰阶超声图

彩色多普勒：彩色血流未见明显充盈缺损、变细。

脉冲波多普勒：具有明显的周期性和增强性。

✧超声提示

下腔静脉及双髂静脉未见明显阻塞。

2. 下腔双髂静脉血栓

✧检查所见

下腔静脉（右髂总静脉/右髂外静脉/左髂总静脉/左髂外静脉）管腔内充满低（中低可见/附壁低）回声，最厚__cm（图6-7-5）。

彩色多普勒：少许断续（细线样/粗线样）血流信号充盈（未见血流信号充盈）（图6-7-6）。

右髂总静脉（右髂外静脉/左髂总静脉/左髂外静脉）管壁光滑，管腔内透声好。

彩色多普勒：低速血流信号。

脉冲波多普勒：周期性和增强性减低。其浅侧可探及侧支静脉血流信号。

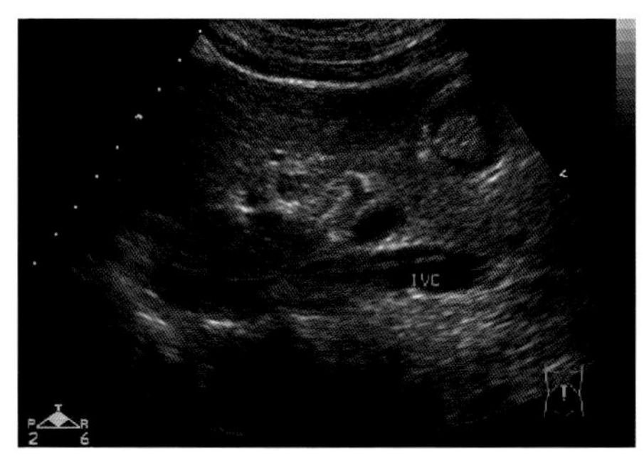

IVC：下腔静脉

图6-7-5　下腔静脉血栓：灰阶超声图

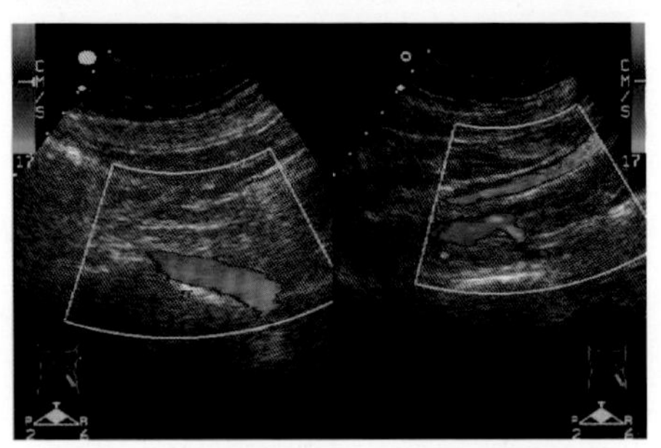

图6-7-6 髂外静脉血栓：彩色多普勒超声图

◇超声提示

下腔静脉、左（右/双髂总/外）静脉血栓形成，完全（不完全）性阻塞。

3. 下腔静脉滤器通畅

◇检查所见

下腔静脉显示清晰，约于肾静脉汇入下腔静脉水平下方__cm处见滤器强回声，其上下管腔内透声好。

彩色多普勒：滤器处彩色血流通过良好，其上下血流充盈好。血流束宽度__cm。

脉冲波多普勒：未见异常血流频谱。

◇超声提示

下腔静脉内滤器置入术后，其内血流通畅。

4. 下腔静脉滤器阻塞

◇检查所见

下腔静脉显示清晰，约于肾静脉汇入下腔静脉水平下方__cm处见滤器强回声，滤器内可见低（中低）回声。

彩色多普勒：滤器处可见少许断续（细线样/粗线样）血流信号充盈（未见血流信号充盈）（图6-7-7）。

脉冲波多普勒：未探及（仅探及）少量血流频谱。

◇超声提示

下腔静脉内滤器血流完全（不完全）性阻塞。

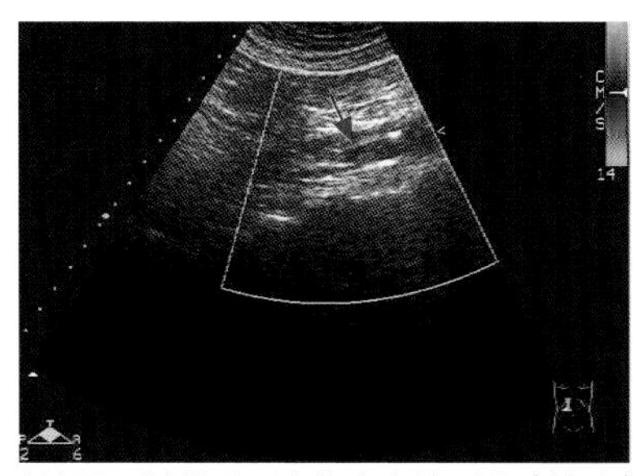

图6-7-7　下腔静脉滤器及其前后下腔静脉血栓形成（箭头）：彩色多普勒超声图

5. 布–加综合征

✧检查所见

下腔静脉右心房入口处似见线样隔膜低回声（管腔内可见不规则中等/中低/低回声）。

彩色多普勒：可见（未见）花色高速血流信号充盈。

脉冲波多普勒：下腔静脉右心房入口处最高流速__cm/s（未探及明显）血流信号。

下腔静脉肝后段明显扩张，内径__cm，管腔内可见不规则中等（中低/低）回声。

彩色多普勒：可见（未见）逆向血流信号充盈。

肝静脉右支内径__cm，肝静脉中支内径__cm，肝静脉左支内径__cm。

彩色多普勒：肝静脉左（中/右）支血流充盈好（血流信号纤细/未见血流信号充盈）。肝静脉左（中/右）支可探及血流信号汇入下腔静脉。

门静脉主干内径__cm。

彩色多普勒：门静脉血流充盈好。

脉冲波多普勒：其内可探及单向（单向低速/双向）血流频谱。

脐静脉未见（可见）开放，内径__cm，流速__cm/s。

✧超声提示

布–加综合征；下腔静脉右心房入口处狭窄（闭塞）；肝静脉左（中/右）支狭窄。

6. 下腔静脉支架

✧检查所见

下腔静脉距右心房入口处下方约__cm肝后段下腔静脉内见支

架强回声，长度约__cm。

彩色多普勒：血流信号充盈良好（可见花色高速血流信号充盈/未见血流信号充盈）。血流束宽约__cm。

脉冲波多普勒：支架处最高流速__cm/s或未探及明显血流信号。

✧超声提示

下腔静脉距右心房入口处支架通畅（狭窄/闭塞）。

7. 肠房（腔房）人工血管转流术

✧检查所见

于肝前见人工血管强回声，人工血管内径__cm，管腔结构清晰。

彩色多普勒：血流信号充盈良好（未见血流信号充盈）。

脉冲波多普勒：人工血管内最高流速__cm/s或未探及明显血流信号。

人工血管上段入胸腔，下段与肠系膜上静脉（下腔静脉）吻合口显示清晰（不清晰）。

彩色多普勒：血流信号充盈良好（可见花色高速血流信号充盈/未见血流信号充盈）。血流束宽约__cm。

脉冲波多普勒：吻合口处最高流速__cm/s或未探及明显血流信号。

✧超声提示

布-加综合征术后：肠系膜上静脉（下腔静脉）——右心房人工血管通畅（肠系膜上静脉/下腔静脉吻合口狭窄/闭塞）。

第八节　肠系膜上静脉与动脉超声报告模板

一、肠系膜上静脉与动脉超声检查的适应证

1. 肠系膜上动脉

（1）与进食有关的腹痛。

（2）持续性腹泻。

（3）明显的、不能解释的体重减轻。

（4）腹部听诊闻及杂音。

（5）肠系膜上动脉术后评价。

（6）评估肠系膜上动脉瘤。

（7）评估肠系膜上动脉夹层。

（8）疑似肠道缺血性病变。

2. 肠系膜上静脉

（1）评估肠系膜上静脉阻塞。

（2）评估门静脉高压症侧支静脉及门脉高压症治疗效果评价。

二、肠系膜上静脉与动脉超声检查的内容要求

1.肠系膜上动脉

（1）评估肠系膜上动脉的正常解剖结构和血流动力学信息，血管走行是否正常，管腔有无扩张、狭窄、扭曲和受压。

（2）评估各种原因引起的肠系膜上动脉狭窄或闭塞性病变，导致血管结构及血流动力学的变化，如有血栓或斑块形成，评估动脉的狭窄程度。

（3）评估介入治疗后支架的位置、是否通畅、有无血栓、残余狭窄及治疗后相关解剖结构、血流动力学改变等信息。

（4）检测动脉瘤、动静脉瘘等血管结构及血流动力学变化。

2. 肠系膜上静脉

（1）评估肠系膜上静脉正常解剖结构和血流动力学信息。

（2）判断肠系膜上静脉有无血栓性病变，评估其发生的部位、累及范围、管腔阻塞情况。

（3）静脉血栓治疗后的随访。

评估门脉高压症侧支情况及治疗效果

三、肠系膜上静脉与动脉超声检查的切面和图像要求

1. 肠系膜上动脉

（1）先采用灰阶超声探查腹主动脉上段长轴图像，于腹腔动脉起始处下方1~2 cm处腹主动脉前壁探查肠系膜上动脉起始部，观察起始处与腹主动脉的夹角是否变小，测量起始处内径，继续沿肠系膜上动脉长轴向足侧探查，观察血管走行、管腔有无狭窄或扩张、管腔内情况。

（2）长轴和短轴相结合，采用彩色多普勒超声探查管腔内血流充盈情况，观察是否有充盈缺损或彩色混叠现象。

（3）采用脉冲多普勒测量肠系膜上动脉起始处、彩色混叠处及远端的峰值流速和舒张末期流速，测量肠系膜上动脉起始水平的腹主动脉峰值流速。

2.肠系膜上静脉

首先采用灰阶超声于剑突下扫查胰腺长轴切面，于胰腺颈部深方可见下腔静脉短轴，向头侧横切面扫查至其与脾静脉汇合处，再尽量向足侧探查，观察管腔内外及管壁情况，管腔是否受压。采用彩色多普勒超声观察血流充盈情况。于肠系膜上静脉与脾静脉汇合处旋转探头至显示肠系膜上静脉长轴，并向足侧连续探查，采用彩色多普勒超声探查管腔内血流充盈情况，观察是否有充盈缺损，频谱多普勒超声观察频谱随心动和呼吸周期的变化。

四、肠系膜上静脉与动脉超声报告模板

1. 正常肠系膜上静脉

✧检查所见

肠系膜上静脉内径__cm。

彩色多普勒：血流充盈良好（图6-8-1）。

✧超声提示

肠系膜上静脉主干未见明显阻塞。

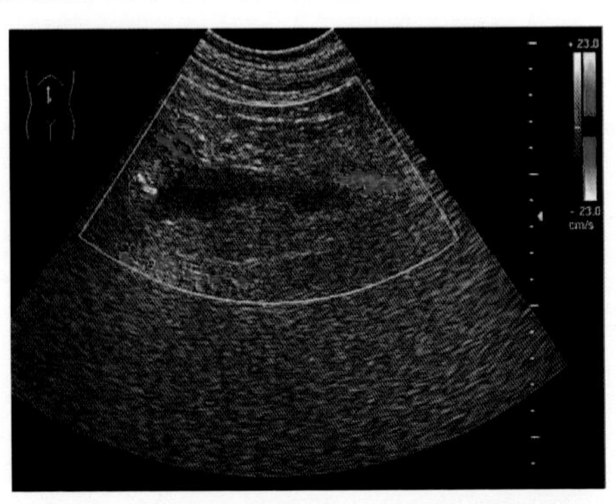

图6-8-1　肠系膜上静脉血栓：彩色多普勒超声图

2. 肠系膜上静脉血栓

✧检查所见

肠系膜上静脉内径__cm，管腔内充满低回声（可见低回声附壁），累及长度__cm，残余血流束宽约__cm。

彩色多普勒及脉冲波多普勒：肠系膜上静脉未探及（可探及）少量血流信号。

✧超声提示

肠系膜上静脉血栓形成，完全（不完全）性闭塞

3. 正常肠系膜上动脉

✧检查所见

肠系膜上动脉管腔结构清晰（欠清晰/不清晰），起始端内径__cm，显示长度约__cm，内膜光滑，未见明显增厚，管腔未见狭窄或扩张。

彩色多普勒：彩色血流未见明显充盈缺损、变细（图6-8-2）。

脉冲波多普勒：频谱形态正常，PSV约__cm/s（图6-8-3）。

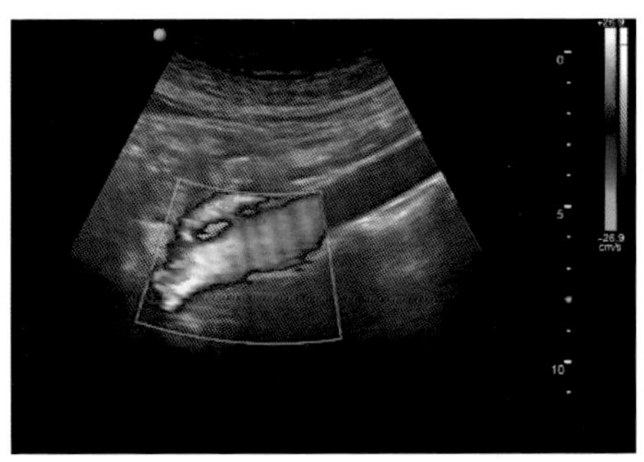

图6-8-2 肠系膜上动脉：彩色多普勒超声图

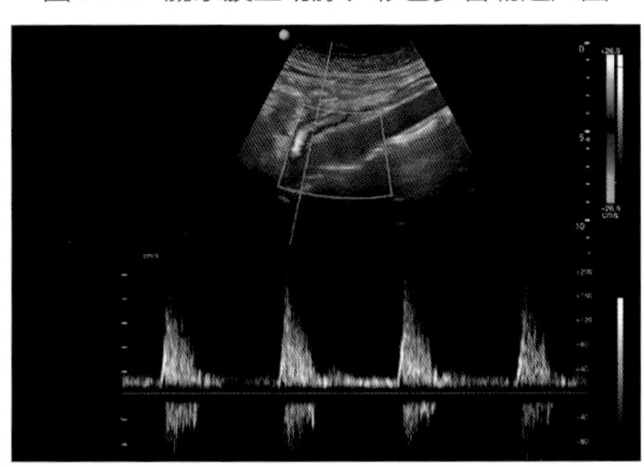

图6-8-3 肠系膜上动脉：彩色、频谱多普勒超声图

✧超声提示

肠系膜上动脉未见明显阻塞。

4. 肠系膜上动脉闭塞

✧检查所见

肠系膜上动脉管腔内充满低回声，累及长度__cm，残余血流束宽约__cm。

彩色多普勒及脉冲波多普勒：肠系膜上动脉未探及（可探及）少量血流信号。

✧超声提示

肠系膜上动脉完全（不完全）性闭塞。

5. 正常腹主肠系膜上动脉

✧检查所见

腹主动脉、肠系膜上动脉管腔结构清晰，内膜光滑，未见明显增厚，管腔未见狭窄或扩张。

彩色多普勒：彩色血流未见明显充盈缺损、变细。

脉冲波多普勒：频谱形态正常，流速无增高或减慢（表6-8-1）。

表6-8-1 腹主动脉、肠系膜动脉内径及血流速度情况

	腹主动脉			肠系膜动脉主干
	上段	中段	远端	
内径（cm）	1.68	1.13	1.20	0.48
流速（cm/s）	108	100	85	225

✧超声提示

腹主动脉及肠系膜上动脉未见明显阻塞。

第九节 肾动静脉超声报告模板

一、肾动静脉超声检查的适应证

1. 肾动脉

（1）可疑肾血管性高血压患者。

（2）肾动脉狭窄。

（3）肾动脉栓塞、动脉瘤、动脉夹层、动静脉瘘。

（4）肾动脉病变治疗评估。

2. 肾静脉

（1）可疑肾静脉受压、狭窄或阻塞，如肉眼及镜下血尿、乏力、腰痛、蛋白尿等。

（2）肾动静脉瘘。

（3）肾静脉病变评估及随访。

二、肾动静脉超声检查的内容要求

1. 肾动脉

（1）评估肾动脉正常解剖结构和血流动力学信息，血管走行是否正常，管腔有无扩张、狭窄、扭曲和受压。

（2）评估各种原因引起的肾动脉狭窄或闭塞性病变导致血管结构及血流动力学的变化，如有无内-中膜增厚或斑块形成、动脉血栓形成，评估动脉狭窄程度。

（3）评估肾动脉狭窄介入治疗后支架的位置、扩张程度、残余狭窄及治疗后相关解剖结构、血流动力学改变等信息。

（4）肾移植术前及术后动脉解剖结构及血流动力学改变的评估与随访。

（5）检测动脉瘤、动静脉瘘等血管结构及血流动力学变化。

2. 肾静脉

（1）判断肾静脉是否有阻塞性病变，如有无血栓或癌栓，评估其发生的部位、累及范围、管腔阻塞情况。

（2）判断肾静脉是否有受压变窄。

（3）静脉血栓治疗后的随访。

（4）肾移植术前及术后评估。

三、肾动静脉超声检查的切面和图像要求

1. 肾动脉

（1）腹正中横切面扫查

腹主动脉长轴切面显示肠系膜上动脉起始部，然后探头转为横切面，肠系膜上动脉显示在腹主动脉短轴12点钟位置，将探头向足侧扫查，移动1~2 cm，于腹主动脉侧壁可探及双侧肾动脉开口；或在肾静脉长轴切面和下腔静脉横切面后方寻找肾动脉。

（2）冠状切面扫查

在肾门处显示肾动脉，逆血流方向追踪至肾动脉开口处；或在腹主动脉侧壁找到肾动脉开口，顺血流方向观察肾动脉。

（3）右前腹肋间或肋缘下横切面扫查

嘱患者深吸气后屏气，探头横向置于右前腹肋间或肋缘下，在下移的肝后方寻找右肾静脉和下腔静脉，然后，在这些静脉后方寻找右肾动脉长轴切面和腹主动脉横切面。探头位置和声束指向，依患者体型、肝与肾动静脉的解剖位置关系而定。

（4）采用灰阶超声和彩色多普勒超声确定肾动脉位置，观察肾动脉走行、管腔有无扩张、狭窄、扭曲和受压、闭塞，观察管腔内血流是否通畅、血流方向和血流频谱的变化，测量肾动脉起始处的内径及峰值流速，如存在狭窄则测量狭窄处的峰值流速及阻力指数，根据肾动脉开口水平的腹主动脉峰值流速做参考，计算流速比值，评估肾动脉的狭窄程度。

2. 肾静脉

（1）腹正中横切面扫查

腹主动脉长轴切面显示肠系膜上动脉起始部，然后探头转为横切面，继续向足侧扫查，移动1～2 cm，于腹主动脉与肠系膜上动脉之间、双侧肾动脉开口水平前方可探及左肾静脉长轴切面，向右侧追踪至下腔静脉，向左侧追踪至肾门处，观察左肾静脉全程。沿左肾静脉长轴汇入下腔静脉处的横切面，继续沿下腔静脉向下扫查可探及右肾静脉汇入，向右侧追踪扫查，可显示右肾静脉全程。

（2）冠状切面扫查

在肾门处显示肾静脉，顺血流方向追踪至下腔静脉入口处；或在下腔静脉找到肾静脉入口，逆血流方向观察双侧肾静脉。

（3）右前腹肋间或肋缘下横切面扫查

嘱患者深吸气后屏气，探头横向置于右前腹肋间或肋缘下，在下移的肝后方寻找右肾静脉和下腔静脉。

（4）灰阶超声观察血管走行、管腔内情况，是否存在管腔扩张或受压变窄，采用彩色多普勒超声探查管腔内血流充盈情况，观察是否有充盈缺损，频谱多普勒超声观察频谱随心动和呼吸周期的变化，若存在狭窄，测量狭窄处、狭窄近心端及远心端血流速度。

四、肾动静脉超声报告模板

1. 正常肾动脉

✧检查所见

双侧肾动脉起始端管腔结构清晰，内膜光滑，未见明显增厚，管腔未见狭窄或扩张。

彩色多普勒：双侧肾动脉起始端彩色血流未见明显充盈缺损、变细（图6-9-1～图6-9-3）。

脉冲波多普勒：频谱形态正常，流速无增高或减慢。

腹主动脉（肾动脉开口水平）PSV__cm/s。

左肾动脉起始端内径__cm，PSV__cm/s，RI__，RAR<3。

右肾动脉起始端内径__cm，PSV__cm/s，RI__，RAR<3。

✧超声提示

双侧肾动脉起始端未见明显狭窄

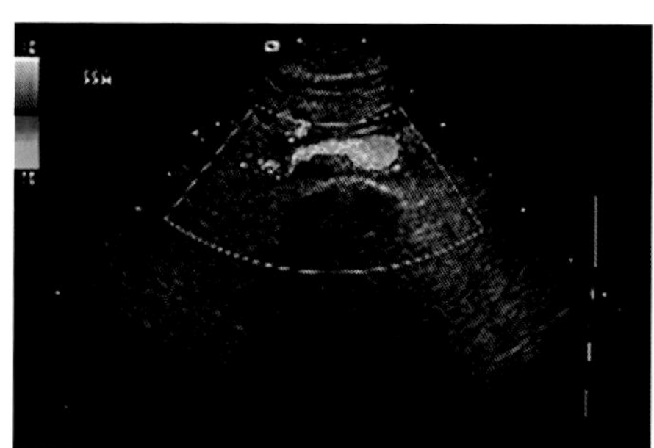

图6-9-1　正常右肾动脉起始端：彩色多普勒超声图

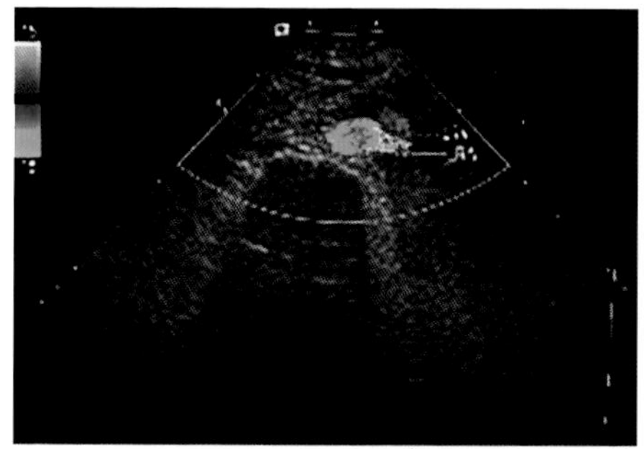

图6-9-2　正常左肾动脉起始端：彩色多普勒超声图

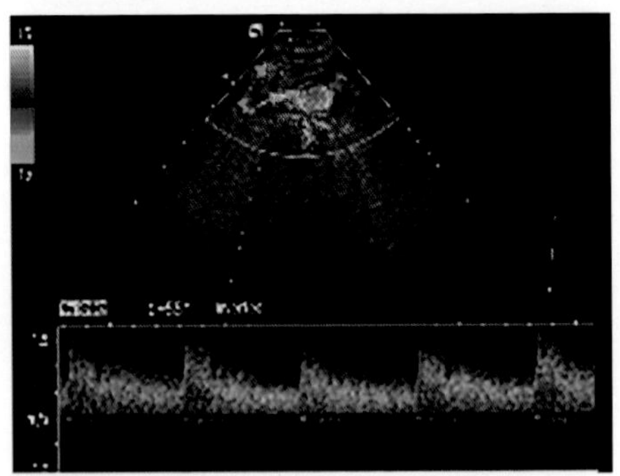

图6-9-3　右肾动脉起始端：频谱多普勒超声图

2. 肾动脉斑块

✧检查所见

左（右/双）侧肾动脉起始端管腔结构清晰，内膜不光滑，左（右/双）侧肾动脉起始端（腹主动脉前/后壁）延至左（右/双）侧肾动脉起始端可见强（低/混合/斑块样）回声，斑块厚约__cm，长约__cm。

彩色多普勒：斑块处局部彩色血流见充盈缺损。

脉冲波多普勒：频谱形态正常，流速明显无增高或减慢。

腹主动脉（肾动脉开口水平）PSV__cm/s。

左肾动脉起始端内径__cm，PSV__cm/s，RI__，RAR<3。

右肾动脉起始端内径__cm，PSV__cm/s，RI__，RAR<3。

✧超声提示

左（右/双）侧肾动脉斑块形成。

3. 肾动脉狭窄

✧检查所见

左（右/双）侧肾动脉起始端管腔结构清晰（欠清晰/不清晰），内膜尚光滑（欠/不光滑/显示不清）。

彩色多普勒：左（右/双）侧肾动脉起始端彩色血流信号变细，呈五彩镶嵌花色血流（图6-9-4）。

脉冲波多普勒：左（右/双）侧肾动脉起始端可探及高速血流信号。左（右/双）侧肾段动脉加速时间延长，AT__ms（图6-9-5）。

腹主动脉（肾动脉开口水平）PSV__cm/s。

左肾动脉起始端血流束宽约__cm，PSV__cm/s，RI__，RAR>3。左侧段动脉AT__ms。

右肾动脉起始端血流束宽约__cm，PSV__cm/s，RI__，RAR>3。右侧段动脉AT__ms。

✧超声提示

左（右/双）侧肾动脉起始端狭窄（轻/中/重度）。

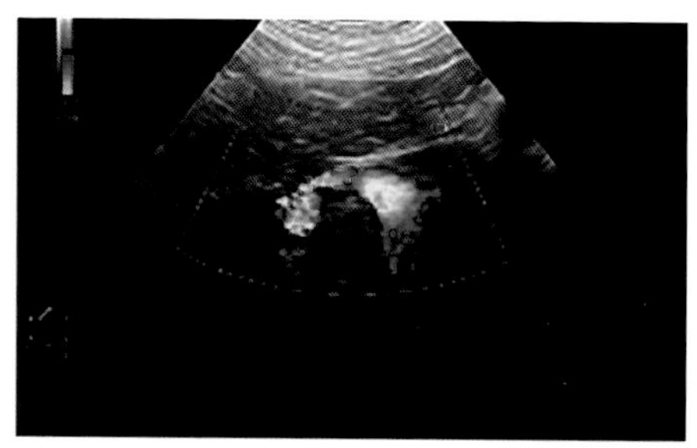

图6-9-4　右肾动脉起始端狭窄：彩色多普勒超声图

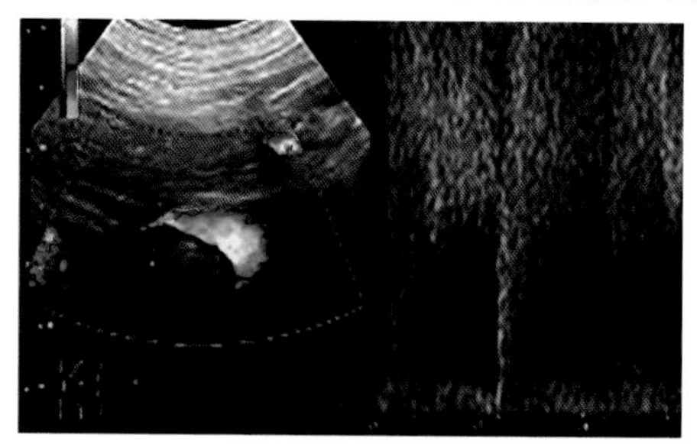

图6-9-5　右肾动脉起始端狭窄：频谱多普勒超声图

4. 肾动脉闭塞

✧检查所见

左（右/双）侧肾动脉起始端管腔结构尚（欠/不）清晰，内膜尚（欠/不）光滑。

彩色多普勒：左（右）侧肾动脉起始端未见明确彩色血流信号充盈（仅探及少量纤细断续血流信号）。右（左）侧肾动脉起始端彩色血流未见明显充盈缺损、变细，流速无明显增高或减慢（图6-9-6）。

脉冲波多普勒：左（右/双）侧肾段动脉加速时间明显延长，AT__ms。

右（左）侧肾动脉频谱形态正常。

腹主动脉（肾动脉开口水平）PSV__cm/s。

右（左）侧肾动脉起始端血流束宽约__cm，PSV__cm/s，RI__，RAR<3。右（左）侧段动脉AT__ms。

✧超声提示

左（右）侧肾动脉起始端闭塞可能性大

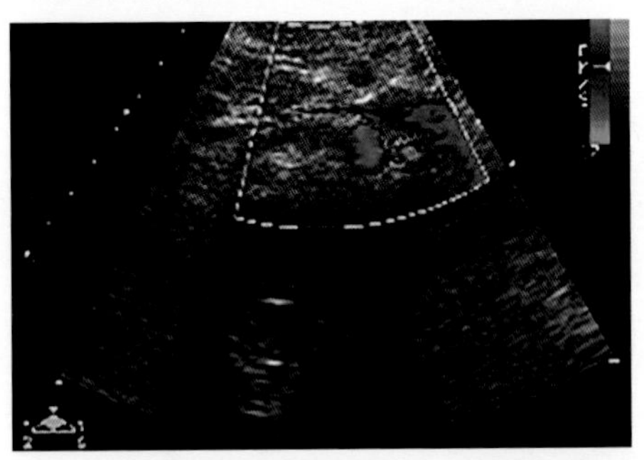

图6-9-6 右肾动脉起始端狭窄：彩色多普勒超声图

5. 肾动脉大动脉炎

✧检查所见

双侧肾动脉起始端管腔结构清晰，内–中膜向心性增厚，左侧最厚约__cm，右侧最厚约__cm，管腔弥漫性狭窄（未探及明显管腔）。彩色多普勒：呈单色血流信号（五彩镶嵌花色血流信号/未探及血流信号）。

脉冲波多普勒：频谱形态正常。

腹主动脉（肾动脉开口水平）PSV__cm/s。

左肾动脉起始端残余血流束宽约__cm，PSV__cm/s，RAR<3（RAR>3）。

右肾动脉起始端残余血流束宽约__cm，PSV__cm/s，RAR<3（RAR>3）。

✧超声提示

双侧肾动脉符合大动脉炎改变。

左（右/双）侧肾动脉狭窄（轻/中/重度）/闭塞。

6. 副肾动脉

✧检查所见

双侧肾动脉起始端管腔结构清晰，内膜光滑，未见明显增厚，管腔未见狭窄或扩张。

腹主动脉左（右）侧可见两条肾动脉开口于腹主动脉，两条肾动脉平行进入肾内（两条肾动脉于开口处__cm处汇合后进入肾内）。

彩色多普勒：双侧肾动脉起始端彩色血流未见明显充盈缺损。

脉冲波多普勒：频谱形态正常，流速无明显增高或减慢（图6-9-7）。

腹主动脉（肾动脉开口水平）PSV__cm/s。

左（右）肾动脉前支起始端内径__cm，PSV__ cm/s，RAR<3。

后支起始端内径__cm，PSV__cm/s，RAR<3。

右（左）肾动脉起始端内径__cm，PSV__cm/s，RAR<3。

✧超声提示

双肾动脉起始端未见狭窄。

左（右/双）侧副肾动脉形成可能（两条）。

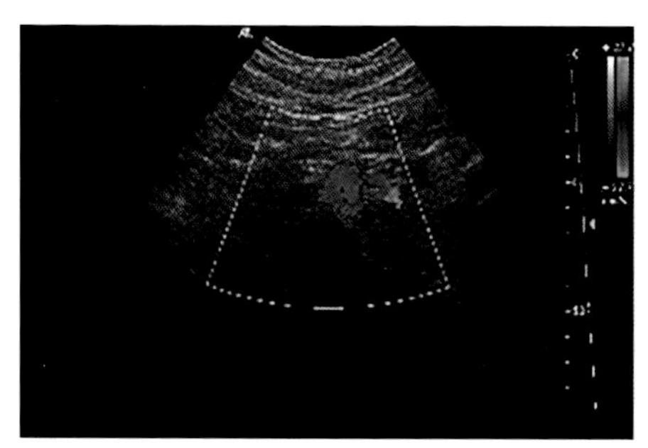

图6-9-7　左副肾动脉：彩色多普勒超声图

7. 肾动脉支架通畅

✧检查所见

左（右）侧肾动脉起始端管腔内可见支架强回声，支架表面光滑，显示长度约__cm，支架内径约__cm。

彩色多普勒：支架内血流通畅，彩色血流信号未见明显充盈缺损（图6-9-8）。

脉冲波多普勒：频谱形态正常，局部PSV__cm/s，RI__，RAR<3。

脉冲波多普勒：左（右）侧肾动脉起始频谱形态正常，流速无明显增高或减慢。

腹主动脉（肾动脉开口水平）PSV__cm/s。

左（右）侧肾动脉起始端内径__cm，PSV__cm/s，RI__，RAR<3。

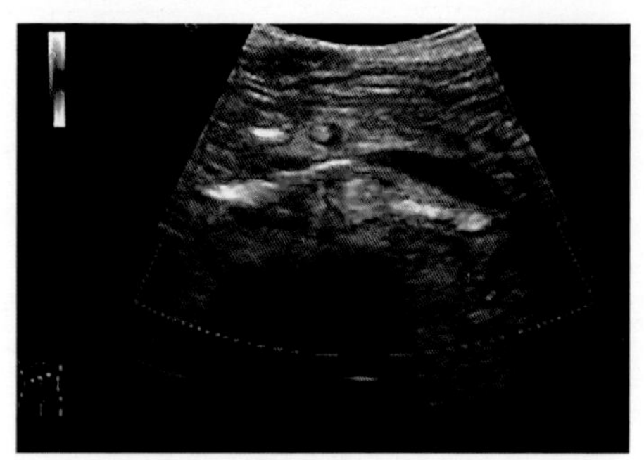

图6-9-8　左肾动脉起始端支架通畅：彩色多普勒超声图

✧超声提示

左（右）侧肾动脉支架术后，支架通畅。

8. 肾动脉支架术后再狭窄

✧检查所见

左（右）侧肾动脉起始端管腔内可见支架强回声，内径约__cm，长度约__cm，支架内可见低回声附壁。

彩色多普勒：支架内血流束变细，呈“五彩镶嵌样”花色血流信号，最窄处血流束宽约__cm，直径狭窄率约__%。

脉冲波多普勒：高速湍流频谱，PSV约__cm/s，RAR<3/RAR>3。

左（右）侧肾动脉起始频谱形态正常，流速无明显增高或减慢。

腹主动脉（肾动脉开口水平）PSV__cm/s。

左（右）侧肾动脉起始端内径__cm，PSV__cm/s，RI__，RAR<3。

✧超声提示

左（右）侧肾动脉支架术后再狭窄（轻/中/重度）。

9. 肾动脉支架闭塞

✧检查所见

左（右）侧肾动脉起始端管腔内可见支架强回声，内径约__cm，长度约__cm，支架表面毛糙，管腔内充满低回声。

彩色多普勒：支架内未探及明确血流信号（可见纤细断续血流信号）。

脉冲波多普勒：支架内未探及明确血流频谱。

✧超声提示

左（右）侧肾动脉支架术后，完全（近）闭塞。

10. 正常肾动脉

✧检查所见

双侧肾动脉起始端管腔结构清晰，内膜光滑，未见明显增厚，管腔未见狭窄或扩张。

彩色多普勒：双侧肾动脉起始端彩色血流未见明显充盈缺损、变细。

脉冲波多普勒：频谱形态正常，流速无增高或减慢。

腹主动脉（肾动脉开口水平）PSV__cm/s。

左肾动脉起始端内径__cm，PSV__cm/s，RAR<3。左肾叶间动脉PSV__cm/s，AT__ms，RI__。

右肾动脉起始端内径__cm，PSV__cm/s，RAR<3。右肾叶间动脉PSV__cm/s，AT__ms，RI__。

✧超声提示

双侧肾动脉起始端未见明显狭窄。

11. 正常肾静脉

✧检查所见

双侧肾静脉管腔结构清晰，管壁未见增厚，管腔内透声好。

彩色多普勒：彩色血流未见明显充盈缺损、变细。

脉冲波多普勒：具有明显的周期性和增强性。

✧超声提示

双肾静脉未见明显阻塞。

12. 肾静脉血栓

✧检查所见

左（右）侧肾静脉近心端（中段/近肾门处）管腔内充满低（中低/可见附壁低）回声，最厚__cm。

彩色多普勒：可见少许断续（细线样/粗线样）血流信号充盈（未见血流信号充盈）（图6-9-9）。

脉冲波多普勒：周期性和增强性减低（未探及血流信号）。

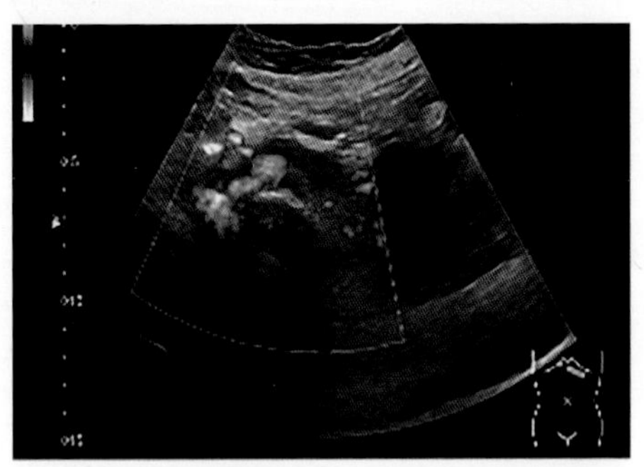

图6-9-9 左肾静脉血栓：彩色多普勒超声图

✧超声提示

左（右）肾静脉（近心端）血栓形成，完全（不完全）性阻塞。

13. 左肾静脉受压

✧检查所见

肠系膜上动脉与腹主动脉之间的夹角变小，肠系膜上动脉右侧的左肾静脉内径明显变窄，内径约__cm。肠系膜上动脉左侧的左肾静脉内径增宽，约__cm，扩张段内径/狭窄段内径＞4（图6-9-10）。

彩色多普勒：左肾静脉狭窄段彩色血流明亮，流速明显增快，最大流速约__cm/s；左肾静脉扩张段血流速度减低，流速约__cm/s。

✧超声提示

左肾静脉受压（考虑胡桃夹现象）。

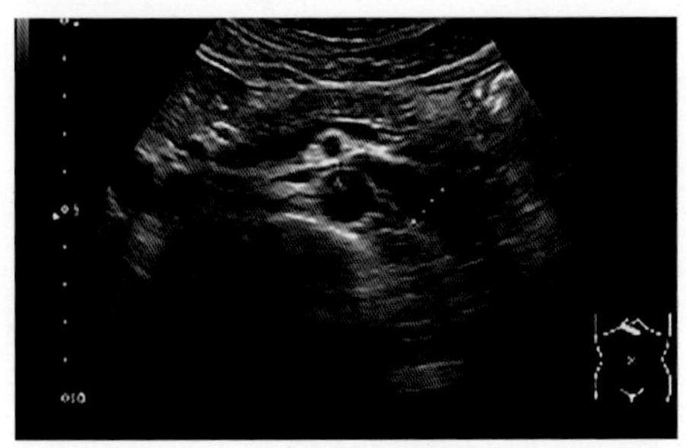

图6-9-10 左肾静脉受压：灰阶超声图

第十节　下肢动脉超声报告模板

一、下肢动脉超声检查的适应证

（1）下肢乏力、发凉。

（2）下肢间歇性跛行、疼痛、溃疡或坏疽。

（3）下肢动脉搏动减弱或消失。

（4）疑有动脉瘤、假性动脉瘤、动静脉瘘。

（5）下肢动脉手术或介入治疗后的随访。

二、下肢动脉超声检查的内容要求

（1）评估动脉内–中膜增厚及斑块，根据斑块特征评估其稳定性。

（2）评估动脉狭窄程度。

（3）评估动脉闭塞，侧支循环情况。

（4）评估动脉瘤、假性动脉瘤、动静脉瘘、动脉夹层。

（5）动脉支架植入术术后监测及评估。

（6）人工血管转流术术后监测及评估。

三、下肢动脉超声检查的切面和图像要求

（1）大腿部动脉：采用灰阶超声从腹股沟经大腿前、内侧至腘窝横切面扫查股总动脉、股深动脉和股浅动脉、腘动脉全程，继而转为长轴连续探查，观察血管走行、管腔有无狭窄或扩张、管壁、管腔内外的情况。采用彩色多普勒超声探查管腔内血流充盈情况，观察是否有充盈缺损、变细。采用脉冲多普勒超声测量狭窄处及狭窄近心端、远心端的血流速度，结合频谱形态及流速比值评估管腔狭窄情况。

（2）小腿部动脉：采用灰阶超声自膝下沿小腿内侧向内踝扫查胫后动脉，自膝关节外侧沿小腿外侧向下连续扫查胫前动脉，胫前动脉至踝关节前方移行为足背动脉，扫查时长短轴相结合，灰阶超声、彩色多普勒及频谱多普勒超声相结合，观察内容同上。

四、下肢动脉超声报告模板

1. 正常下肢动脉

✧检查所见

左（右/双）侧股总、股深、股浅、腘、胫后、胫前动脉管腔结构清晰，内膜光滑，未见明显增厚，管腔未见狭窄或扩张（图6-10-1A，表6-10-1～表6-10-3）。

表6-10-1　双侧股总、股深、股浅、胫前、胫后动脉内径及血流速度情况

	股总动脉	股浅动脉上段	股浅动脉中段	股浅动脉下段	股深动脉	腘动脉	胫前动脉	胫后动脉
左内径（cm）	—	—	—	—	—	—	—	—
流速(cm/s)	—	—	—	—	—	—	—	—
右内径（cm）	—	—	—	—	—	—	—	—
流速(cm/s)	—	—	—	—	—	—	—	—

注：数据填在表内相应横线处

表6-10-2　双侧股总、股浅、股深动脉内径及血流速度情况

	股总动脉	股浅动脉	股深动脉
左内径（cm）	—	—	—
流速(cm/s)	—	—	—
右内径（cm）	—	—	—
流速(cm/s)	—	—	—

注：数据填在表内相应横线处

表6-10-3　双侧股总、股浅、股深、腘、胫前、胫后动脉内径及血流速度情况

	股总动脉	股浅动脉中段	股深动脉	腘动脉	胫前动脉	胫后动脉
左内径（cm）	—	—	—	—	—	—
流速(cm/s)	—	—	—	—	—	—
右内径（cm）	—	—	—	—	—	—
流速(cm/s)	—	—	—	—	—	—

注：数据填在表内相应横线处

彩色多普勒：彩色血流未见明显充盈缺损、变细（图6-10-1～图6-10-3）。

脉冲波多普勒：频谱形态正常，流速无增高或减慢（图6-10-4）。

✧超声提示

左（右/双）侧下肢动脉未见明显狭窄。

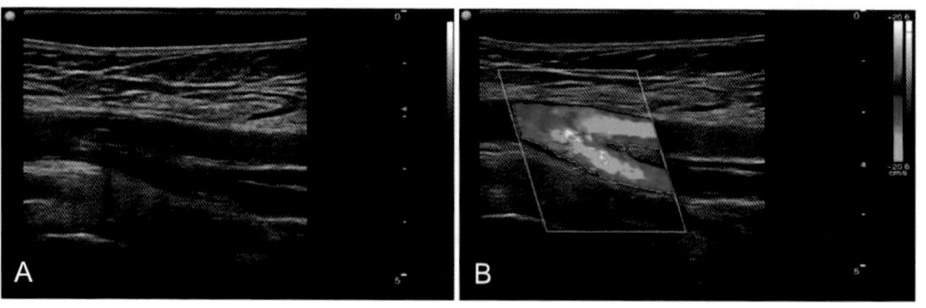

图6-10-1 正常右侧股总动脉、右侧股浅动脉和股深动脉：A. 灰阶超声图；B. 彩色多普勒超声图

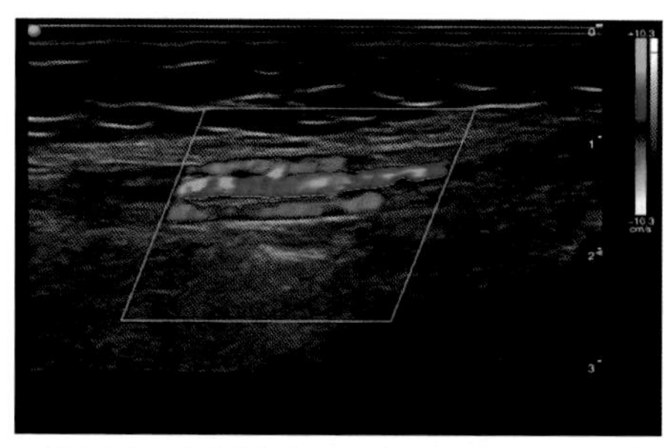

图6-10-2 正常右侧胫后动脉与相邻两条胫后静脉：彩色多普勒超声图

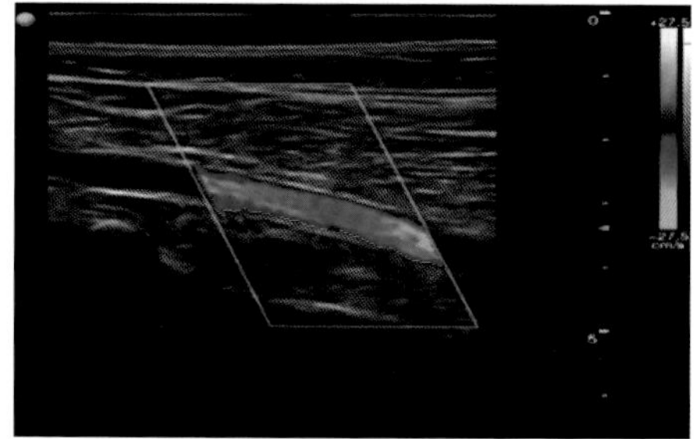

图6-10-3 右侧腘动脉：彩色多普勒超声图

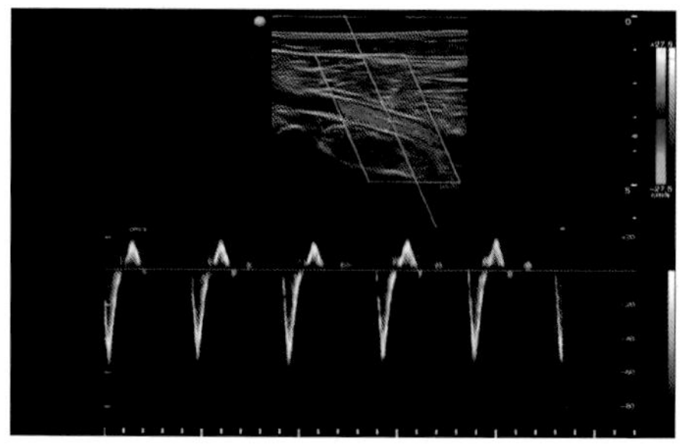

图6-10-4 右侧腘动脉：频谱多普勒超声图

2. 下肢动脉多发斑块（简单版）

✧检查所见

左（右/双）侧股总、股深、股浅、腘、胫后、胫前动脉管腔结构清晰，内膜尚（欠/不）光滑，可见多个小片状强（低/混合）回声斑块，管腔未见狭窄或扩张。

彩色多普勒：斑块处彩色血流局部见充盈缺损。

脉冲波多普勒：频谱形态正常，流速无增高或减慢。

✧超声提示

左（右/双）下肢动脉多发斑块。

3. 下肢动脉多发斑块（详细版）

✧检查所见

左（右/双）侧股总、股深、股浅、腘、胫后、胫前动脉管腔结构清晰，内膜尚（欠/不）光滑，内膜不规则增厚，右侧最厚处约__cm，左侧最厚处约__cm，双下肢动脉可见多个强（低/混合）回声斑块，右侧较大者位于股总动脉分叉后壁（前壁/内侧壁/外侧壁），并延伸至股浅动脉（股深动脉）起始，为强（低/混合）回声斑块，厚约__cm，长约__cm，左侧较大者位于股总动脉分叉后壁（前壁/内侧壁/外侧壁），并延伸至股浅动脉（股深动脉）起始，为强（低/混合）回声斑块，厚约__cm，长约__cm，管腔未见明显狭窄或扩张。

彩色多普勒：斑块处彩色血流局部见充盈缺损。

脉冲波多普勒：频谱形态正常，流速无明显增高或减慢。

✧超声提示

左（右/双）侧下肢动脉多发斑块。

4. 下肢动脉狭窄

✧检查所见

左（右/双）侧侧下肢动脉内膜尚（欠/不）光滑，全程可见多个强（低/混合）回声斑块。

彩色多普勒：左（右）侧股总动脉（股深动脉/股浅动脉上段/股浅动脉下段/腘动脉/胫后动脉/胫前动脉）呈“五彩镶嵌样”花色彩色血流信号，血流束变细，最窄处血流束宽度__cm，累及长度__cm，该段直径狭窄率__%，PSV__cm/s（图6-10-5，图6-10-6）。

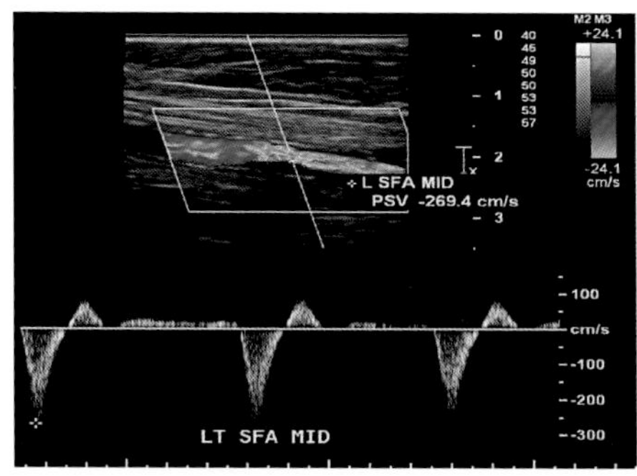

图6-10-5　左侧股浅动脉中段狭窄后：彩色及频谱多普勒超声图

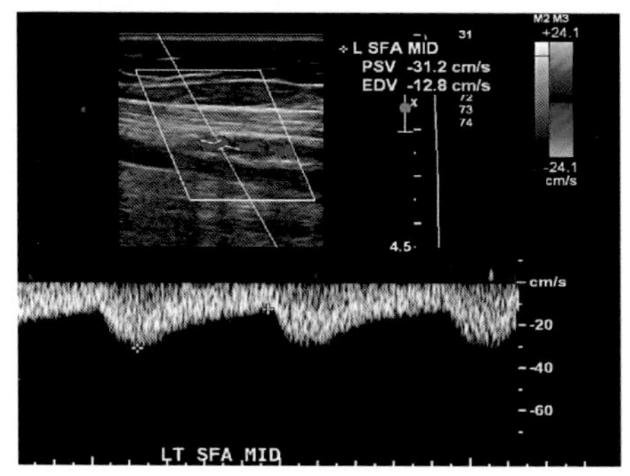

图6-10-6　左侧股浅动脉中段狭窄后：彩色及频谱多普勒超声图

脉冲波多普勒：左（右）侧股总动脉（股深动脉/股浅动脉上段/股浅动脉下段/腘动脉/胫后动脉）胫前动脉示高速湍流频谱，其远端动脉示低钝血流频谱。

✧超声提示

左（右/双）侧下肢动脉粥样硬化性改变伴多发斑块形成；左（右）股总动脉（股深动脉/股浅动脉上段/股浅动脉下段/腘动脉/胫后动脉/胫前动脉）狭窄（轻/中/重度）。

5. 下肢动脉闭塞

✧检查所见

左（右/双）侧下肢动脉内膜（尚/欠）不光滑，全程可见多个强（低/混合）回声斑块，管腔内透声差（图6-10-7）。

彩色多普勒：左（右）侧股总动脉（股深动脉/股浅动脉上段/股浅动脉下段/腘动脉/胫后动脉/胫前动脉）管腔内未见明显血流信号（偶见纤细断续血流信号）（图6-10-8）。

脉冲波多普勒：左（右）侧股总动脉（股深动脉/股浅动脉上段/股浅动脉下段/腘动脉/胫后动脉/胫前动脉）示高速湍流频谱，其远端动脉可见侧支供血，血流频谱低钝。

✧超声提示

左（右）侧股总动脉（股深动脉/股浅动脉上段/股浅动脉下段/腘动脉/胫后动脉/胫前动脉）完全（近）闭塞。

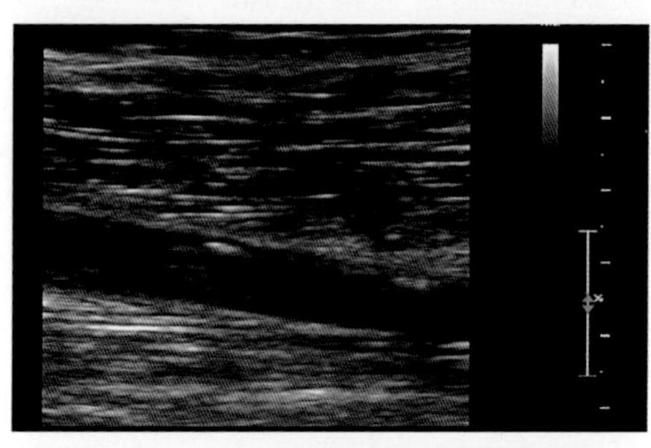

图6-10-7　股浅动脉血栓：灰阶超声图

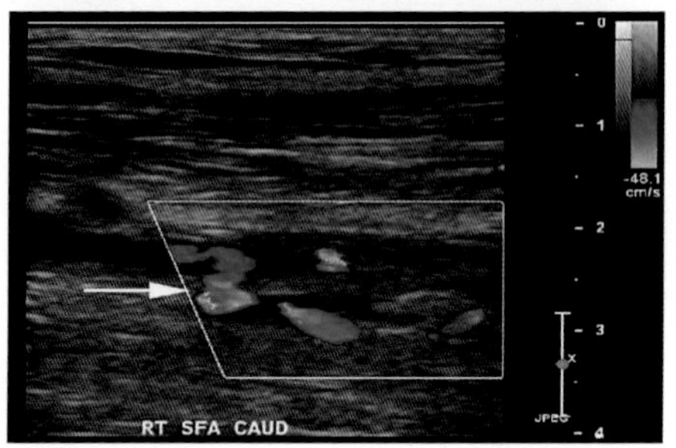

图6-10-8　右侧股浅动脉近心端闭塞，侧支循环形成（箭头）：彩色多普勒超声图

6. 下肢动脉呈低血流动力学状态

✧检查所见

双侧股总、股深、股浅、腘、胫后、胫前动脉管腔结构清晰，内膜光滑，未见明显增厚，管腔未见狭窄或扩张。

脉冲波多普勒：双下肢动脉示低钝血流频谱。左（右）侧下肢动脉频谱较对侧低钝。

✧超声提示

左（右/双）下肢动脉呈低血流动力学状态——建议进一步检查近心端动脉。

7. 股动脉假性动脉瘤形成

✧检查所见

左（右）股总（浅）动脉浅侧可见不规则低回声区，范围约__cm，其内可见范围约__cm无回声区。

彩色多普勒：一束彩色血流自右股总（浅）动脉进入上述无回声内，彩色血流束宽度约__cm，窦道长度__cm（图6-10-9）。

脉冲波多普勒：为双期双向频谱，正向血流速度__cm/s，反向血流速度__cm/s。

✧超声提示

左（右）股总（浅）动脉假性动脉瘤形成。

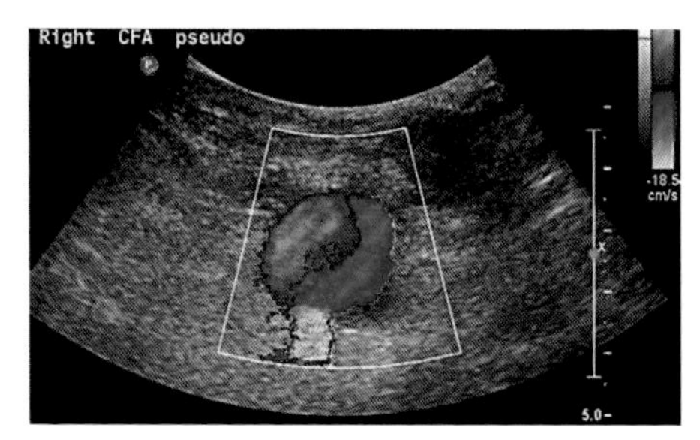

Right CFA pseudo：右侧股总动脉的假性动脉瘤

图6-10-9　右侧股总动脉的假性动脉瘤：彩色多普勒超声图

8. 下肢动静脉瘘

✧检查所见

双侧股总、股深、股浅动静脉管腔结构清晰，内膜光滑。

彩色多普勒：左（右）股总（浅/深）动脉于分叉上（下）方__cm处前（后）壁可见一花色血流流入股总（浅/深/大隐）静脉，血流束宽度__cm（图6-10-10）。

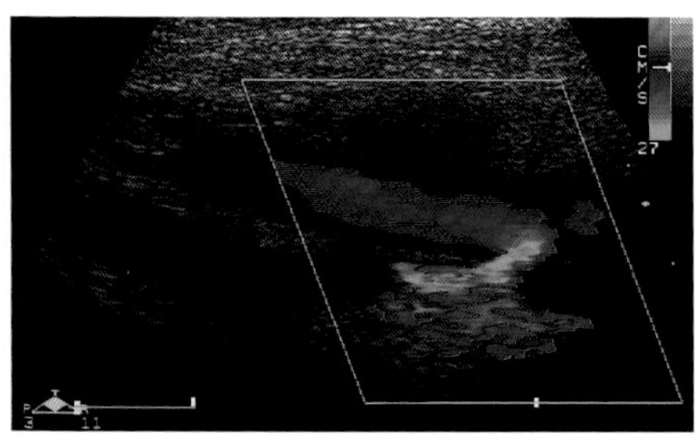

图6-10-10　股浅动静脉瘘：彩色多普勒超声图

脉冲波多普勒：破口处可探及双期连续高速血流频谱，PSV__cm/s，股总（浅/深）动脉血流频谱示阻力降低，股总（浅/深/大隐）静脉内探及高速动脉样血流频谱。

✧超声提示

左（右）股总（浅/深）动脉–股总（浅/深/大隐）静脉瘘。

9. 下肢动脉夹层

✧检查所见

左（右）双下肢动脉结构清晰，内膜尚（欠/不）光滑，左（右）股总（浅/深）动脉管腔内见线状内膜回声将股总（浅/深）动脉分为真假两腔，真腔位于浅（深）侧，内径__cm，流速__cm/s，假腔位于浅（深）侧，内径__cm，管腔内充满低回声（图6-10-11）。

彩色多普勒：假腔内正向（反向）未见血流信号。彩色多普勒：左（右）股总（浅/深）动脉可探及花色血流信号自真腔入假腔，血流束宽度__cm。

脉冲波多普勒：于破口处探及双期双向频谱，PSV__cm/s。

✧超声提示

左（右）股总（浅/深）动脉夹层形成；左（右）股总（浅/深）动脉破口；假腔附壁血栓形成。

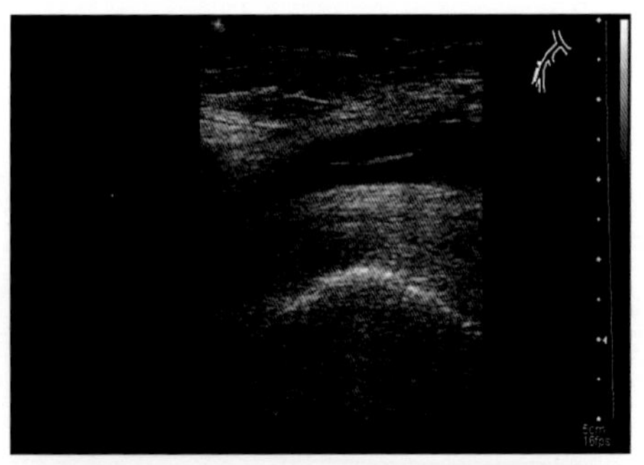

图6-10-11 股总动脉夹层：灰阶超声图

10. 下肢动脉支架通畅

✧检查所见

左（右）股总（浅/深）动脉内可见支架强回声，内径约__cm，长约__cm。

彩色多普勒：支架内血流通畅，血流信号未见明显充盈缺损。

脉冲波多普勒：流速为__cm/s（图6-10-12）。

✧超声提示

左（右）股总（浅/深）动脉内支架置入术后，支架内血流通畅。

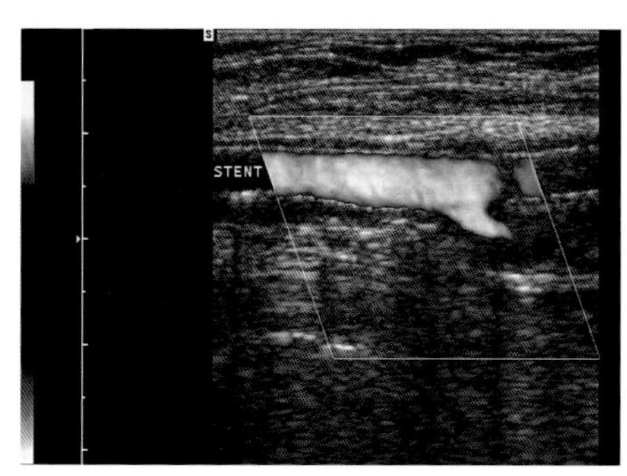

STENT：支架

图6-10-12 股总动脉支架通畅：能量多普勒超声图

11. 下肢动脉支架狭窄

✧检查所见

左（右）股总（浅/深）动脉内可见支架强回声，内径约__cm，长度约__cm。其近心端（远心端/全程）变形，致管腔变细。

彩色多普勒：支架内呈“五彩镶嵌样”花色彩色血流信号，血流束宽度__cm，累及长度__cm，该段直径狭窄率__%。

脉冲波多普勒：高速湍流频谱，PSV__cm/s。

✧超声提示

左（右）股总（浅/深）动脉内支架术后再狭窄（轻/中/重度）。

12. 下肢动脉支架闭塞

✧检查所见

左（右）股总（浅/深）动脉内可见支架强回声，内径约__cm，长度约__cm。其近心端（远心端/全程）变形，管腔内充满低回声。

彩色多普勒：支架内未探及（可探及）少量血流信号。

✧超声提示

左（右）股总（浅/深）动脉内支架完全（不完全）性闭塞。

13. 人工血管转流术后通畅

✧检查所见

左（右）腋（锁骨下–股/股–股/左/右股–腘/左/右股–胫后）动脉转流人工血管结构清晰。

彩色多普勒：血流充盈好。

脉冲波多普勒：测值如表（表6-10-4）。

表6-10-4 人工血管转流术后内径及血流速度情况

	右侧/上吻合口	转流人工血管	左侧/下吻合口
内径（cm）	—	—	—
流速（cm/s）	—	—	—

注：数据填在表内相应横线处

✧超声提示

左（右）腋（锁骨下–股/股–股/左/右股–腘/左/右股–胫后）动脉人工血管转流术后，转流血管通畅。

14. 人工血管转流术后吻合口狭窄

✧检查所见

左（右）腋（锁骨下–股/股–股/左/右股–腘/左/右股–胫后）动脉转流人工血管结构欠（清晰），其右端（左端/上段/下段/全程）变形，致管腔变细。

彩色多普勒：左（右）侧上（下）吻合口处呈“五彩镶嵌样”花色彩色血流信号，血流束宽度__cm。

脉冲波多普勒：高速湍流频谱，PSV__cm/s。

✧超声提示

左（右）腋（锁骨下–股/股–股/左/右股–腘/左/右股–胫后）动脉转流人工血管左（右）侧上（下）吻合口狭窄（轻/中/重度）。

15. 人工血管转流术后人工血管闭塞

✧检查所见

左（右）腋（锁骨下–股/股–股/左/右股–腘/左/右股–胫后）动脉转流人工血管近心端（远心端/上段/下段/全程）变形，管腔内充满低回声。

彩色多普勒及脉冲波多普勒：人工血管内未探及（可探及）少量纤细血流信号。

◇超声提示

左（右）腋（锁骨下-股/股-股/左/右股-腘/左/右股-胫后）动脉人工血管转流术后人工血管完全（近）闭塞。

16. 股-自体大隐静脉转流术后转流血管通畅

◇检查所见

左（右）大隐静脉显示清晰，内径__cm。

彩色多普勒：血流信号充盈好。

脉冲波多普勒：呈动脉频谱，PSV__cm/s。

◇超声提示

左（右）股动脉——胫后动脉自体大隐静脉转流术后，转流血管通畅。

17. 股–自体大隐静脉转流术后转流血管闭塞

◇检查所见

左（右）大隐静脉转流血管管腔内充满低回声。

彩色多普勒：未探及（可探及）少量纤细血流信号。

◇超声提示

左（右）股动脉——胫后动脉自体大隐静脉转流血管完全（近）闭塞。

第十一节　下肢静脉超声报告模板

一、下肢静脉超声检查的适应证

（1）下肢肿胀。

（2）下肢沉重、疼痛。

（3）下肢色素沉着和（或）溃疡。

（4）下肢浅静脉扩张。

（5）不明原因的肺动脉栓塞。

（6）术前检查，如下肢动脉闭塞性疾病拟施行下肢动脉移植术；慢性肾功能衰竭拟施行下肢动静脉造瘘术；冠心病拟施行冠状动脉搭桥术、妇产科手术及下肢骨折术。

二、下肢静脉超声检查的内容要求

（1）体位：常用平卧位，被检下肢略外展、外旋。检测腘静脉、小隐静脉也可采用俯卧位或侧卧位检查。评价瓣膜功能时体位非常重要，可采取站立位、头高足低卧位及坐位。

（2）检查内容：采用横断面间断加压法依次检查股静脉、腘静脉、胫后静脉、腓静脉、小腿肌间静脉丛及大隐静脉、小隐静脉，采用彩色多普勒及脉冲多普勒在纵切面依次连续扫查上述静脉。观察静脉的走行、管径有无狭窄扩张、管壁是否增厚、管腔内有无血栓形成、静脉瓣是否存在反流，并测量反流时间及反流速度。

三、下肢静脉超声检查的切面和图像要求

（1）股静脉短轴切面：采用灰阶超声从腹股沟经大腿前、内侧横切面扫查股总静脉、股深静脉和股浅静脉全程，采用间断加压法，加压间隔2～3 cm，观察管腔内是否有异常回声、管腔压闭情况。

（2）股静脉长轴切面：采用灰阶超声从腹股沟经大腿前、内侧纵切面，顺序扫查股总静脉、股深静脉和股浅静脉全程，观察血管走行及管径情况、管腔内是否有异常回声、管壁有无增厚、瓣膜启闭情况，通过彩色多普勒超声观察管腔内血流充盈情况，分别采用远侧肢体挤压法或乏氏动作法检测各静脉是否存在反流，通过频谱多普勒测量反流时间、反流速度。

（3）胫后静脉短轴及长轴切面：采用灰阶超声自膝下沿小腿内侧向内踝横切扫查胫后静脉，采用间断加压法扫查，观察管腔内是否有异常回声、管腔压闭情况，观察与其相连的穿静脉情况，探头转为长轴，先通过灰阶超声，观察胫后静脉深、浅两支血管走行及管径情况、管腔内是否有异常回声，再通过彩色多普勒超声观察管腔内血流充盈情况，采用远侧肢体挤压法检测胫后静脉及穿静脉是否存在反流，通过频谱多普勒测量反流时间及反流速度。

（4）腘静脉、腓静脉、小腿肌间静脉及小隐静脉长轴及短轴切面：通过灰阶超声从腘窝开始，向小腿远侧扫查上述静脉，先采用短轴进行间断加压法扫查，后改为长轴扫查，依次行灰阶超声、彩色多普勒及频谱多普勒扫查，观察血管走行及管径情况、管腔内是否有异常回声、血流充盈情况、管腔压闭情况，观察与其相连的穿静脉情况，采用远侧肢体挤压法探查是否存在反流，通过频谱多普勒测量反流时间及反流速度。

（5）大隐静脉长轴及短轴切面：采用灰阶超声自腹股沟隐股交界处开始扫查，沿大腿内侧、膝关节内侧、小腿内侧至内踝连续扫查，先扫查大隐静脉短轴图像，采用间断加压法，观察大隐静脉走行、管腔扩张情况、管腔内情况、管腔压闭情况，分段测量大隐静脉主干内径，然后探头转为长轴扫查大隐静脉主干及其属支，通过彩色多普勒超声观察管腔内血流充盈情况，采用远侧肢体挤压法或乏氏动作法检测是否存在反流，通过频谱多普勒测量反流时间及反流速度。

四、下肢静脉超声报告模板

1. 正常下肢深静脉

✧检查所见

左（右/双）侧股总、股深、股浅、腘、腓、胫后静脉、小腿肌间静脉丛管腔结构清晰，管壁未见增厚，管腔内透声好（图6-11-1）。

彩色多普勒：彩色血流未见明显充盈缺损、变细。

脉冲波多普勒：具有明显的周期性和增强性。

✧超声提示

左（右/双）侧下肢深静脉未见明显阻塞。

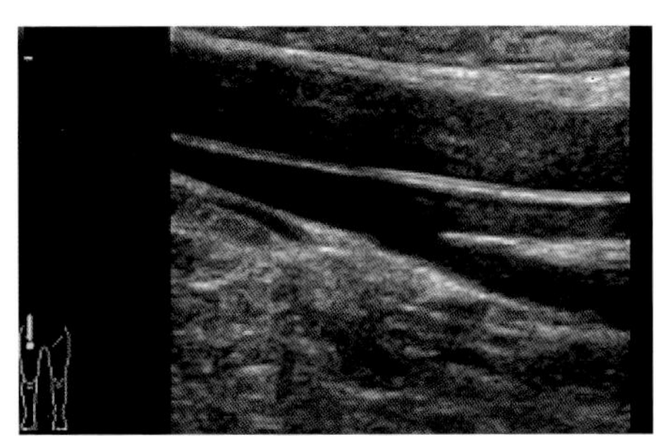

图6-11-1 正常股总、股浅、股深静脉起始端：灰阶超声图

2. 正常下肢浅静脉

✧检查所见

左（右/双）侧大隐静脉、小隐静脉管腔结构清晰，管壁未见增厚，管腔内透声好（图6-11-2）。

彩色多普勒：彩色血流未见明显充盈缺损变细。

脉冲波多普勒：具有明显的周期性和增强性。

✧超声提示

左（右/双）侧下肢浅静脉未见明显阻塞。

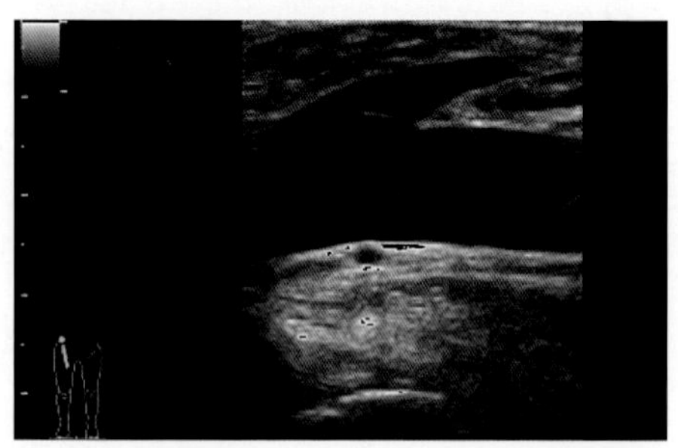

图6-11-2 正常大隐、股总静脉汇合处：灰阶超声图

3. 正常下肢深、浅静脉

✧检查所见

左（右/双）侧大隐静脉、小隐静脉、股总、股深、股浅、腘、腓、胫后静脉、小腿肌间静脉管腔结构清晰，管壁未见增厚，管腔内透声好。

彩色多普勒：彩色血流未见明显充盈缺损、变细。

脉冲波多普勒：具有明显的周期性和增强性。

✧超声提示

左（右/双）侧下肢深、浅静脉未见明显阻塞。

4. 标记大隐静脉

✧检查所见

左（右/双）侧大隐静脉结构清晰，管壁未见增厚，管腔内透声好（表6-11-1～表6-11-3）。

彩色多普勒：彩色血流未见明显充盈缺损、变细。

脉冲波多普勒：具有明显的周期性和增强性。

✧超声提示

左（右/双）侧大隐静脉走行见体表标记。

表6-11-1 双侧大隐静脉膝下段、内踝段内径（cm）

大隐静脉	膝下段	内踝段
左内径（cm）	＿	＿
右内径（cm）	＿	＿

注：数据填在表内相应横线处

表6-11-2 双侧大隐静脉大腿段、膝上下段、内踝段内径（cm）

大隐静脉	大腿段	膝上段	膝下段	内踝段
左内径	__	__	__	__
右内径	__	__	__	__

注：数据填在表内相应横线处

表6-11-3 双侧大隐静脉起始端、大腿段等内径（cm）

大隐静脉	起始端	大腿中段	膝上段	膝下段	小腿中段	内踝段
左内径	__	__	__	__	__	__
右内径	__	__	__	__	__	__

注：数据填在表内相应横线处

5. 下肢深、浅静脉血栓

✧检查所见

左（右/双）侧髂总静脉、髂外静脉可视段、大隐静脉、小隐静脉、股总静脉、股深静脉、股浅静脉、腘静脉、腓静脉、胫后静脉、小腿肌间静脉丛管腔内充满低回声（中低回声/可见最厚__cm低回声附壁）。

彩色多普勒：管腔内未见血流信号充盈（可见纤细断续/细线样/粗线样血流信号），最窄处血流束宽约__cm（图6-11-3）。

脉冲波多普勒：未探及明显血流频谱（频谱为静脉样血流频谱）。

低回声头端随血流可见摆动。

其浅侧可探及侧支静脉血流信号。

管腔内透声差，呈“云雾状”。

彩色多普勒：管腔内可见低速血流信号。

脉冲波多普勒：周期性和增强性减低。

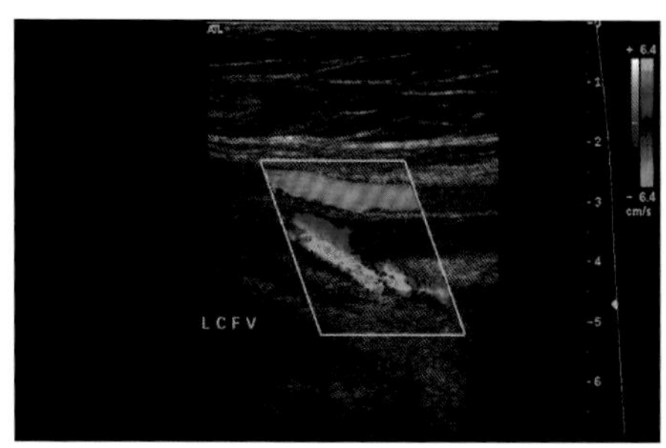

LCFV：左股浅静脉

图6-11-3 左股浅静脉血栓：彩色多普勒超声图

✧超声提示

左（右/双）侧髂总静脉、髂外静脉可视段、股总静脉、股深静脉、股浅静脉、腘静脉、腓静脉、胫后静脉、肌间静脉丛、大隐静脉血栓形成，完全（不完全）性阻塞（血流呈低流速状态）；左（右/双）侧髂静脉及左（右/双）侧下肢深浅静脉血栓形成，完全（不完全）性阻塞（血流呈低流速状态）。

6. 小腿肌间静脉丛血栓

✧检查所见

左（右/双）侧小腿上（中/下）段腓肠肌间隙（肌间静脉丛）管腔不规则增宽，最宽约__cm，管腔内充满低回声（中低回声/可见最厚__cm低回声附壁）。

彩色多普勒：管腔内未见血流信号充盈（可见纤细断续/细线样/粗线样血流信号），最窄处血流束宽约__cm（图6-11-4）。

✧超声提示

左（右/双）侧小腿肌间静脉血栓形成，完全（不完全）性阻塞。

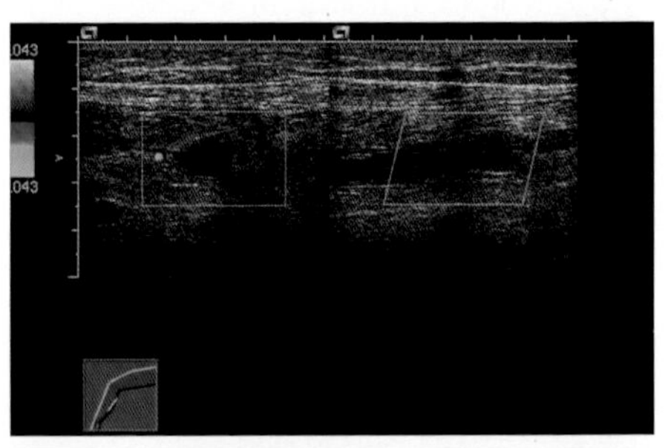

图6-11-4 小腿深静脉丛血栓：彩色多普勒超声图

7. 大隐静脉曲张（伴血栓形成）

✧检查所见

左（右/双）大隐静脉小腿段（全程）纡曲扩张，最宽处内径__cm，位于膝下（小腿中段），管腔内透声好（充满中低回声/可见最厚__cm低回声附壁）。

彩色多普勒：其内血流充盈好（未见血流信号充盈/少许断续/细线样/粗线样血流信号）。

✧超声提示

左（右/双）侧大隐静脉小腿段（全程）纡曲扩张（伴血栓形成），完全（不完全）性阻塞。

8. 下肢静脉反流（简单版）

✧检查所见

左（右/双）侧大隐静脉、小隐静脉、股总、股深、股浅、腘、胫后静脉结构清晰，管壁未见增厚，管腔内透声好。

彩色多普勒：彩色血流未见明显充盈缺损、变细（图6-11-5）。

脉冲波多普勒：患者平卧位，乏氏试验可见左（右/双）侧大隐静脉、股总静脉、股深静脉起始、股浅静脉起始可见反向血流信号，反流时间持续__秒。

患者站立位，挤压远端肢体，股浅静脉远端（腘静脉）血流信号增强，放松后可见反向血流信号，反流时间持续__秒。

✧超声提示

左（右/双）侧大隐静脉、股总静脉、股深静脉起始、股浅静脉起始（腘静脉）反流。

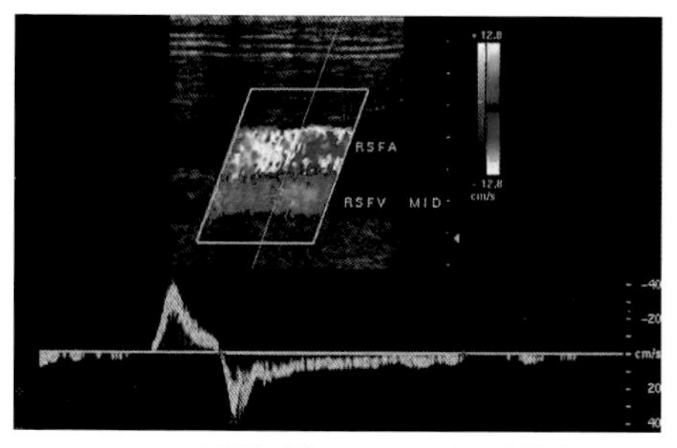

RSFA：右股浅动脉；RSFV：右股浅静脉

图6-11-5 右股浅静脉反流：频谱多普勒超声图

9. 下肢静脉反流（详细版）

✧检查所见

脉冲波多普勒：患者站立位，挤压静脉远端放松后，各段测值如下（表6-11-4）。

表6-11-4 双下肢静脉反流速度及时间

双下肢静脉	股静脉	腘静脉	大隐静脉			
			起始端	大腿段	膝段	小腿段
右反流速度（cm/s）	—	—	—	—	—	—
反流时间（s）	—	—	—	—	—	—
左反流速度（cm/s）	—	—	—	—	—	—
反流时间（s）	—	—	—	—	—	—

注：数据填在表内相应横线处

✧超声提示

左（右/双）侧股静脉（腘静脉/大隐静脉）轻（中/重）度反流。

10. 穿静脉反流

✧检查所见

挤压远端肢体放松时，左（右/双）侧小腿下端（中段/大腿远端）穿静脉可见反向血流信号（可见深静脉血流逆流入浅静脉），反流时间持续__秒，反流速度__cm/s。

脉冲波多普勒：可探及双向血流信号。

✧超声提示

左（右/双）侧小腿下端（中段/大腿远端）穿静脉反流。

11. 静脉瘤（伴附壁血栓）

✧检查所见

左（右/双）侧大隐静脉、小隐静脉、股总、股深、股浅、腘、胫后静脉起始端（远端）管腔局限性瘤样扩张，最宽约__cm，累计长度约__cm，瘤颈部宽约__cm。

彩色多普勒：其内血流充盈好，加压可压闭（其内可见最厚约__cm低回声附壁）。

✧超声提示

左（右/双）侧大隐静脉、小隐静脉、股总、股深、股浅、腘、胫后静脉起始端（远端）管腔局限性瘤样扩张（静脉瘤形成/伴附壁血栓）。

12. 假性静脉瘤（伴附壁血栓）

✧检查所见

左（右/双）侧大隐静脉、小隐静脉、股总、股深、股浅、腘、胫后静脉起始端（远端/前壁/侧壁）可见一无回声外凸，并与管腔相通，范围约__cm×__cm，通道宽约__cm。

彩色多普勒：其内血流充盈好（其内可见最厚约__cm低回声附壁）。

连续波多普勒：可探及静脉血流频谱。

✧超声提示

左（右/双）侧大隐静脉、小隐静脉、股总、股深、股浅、腘、胫后静脉起始端（远端）假性静脉瘤形成（伴附壁血栓）。

13. K-T综合征（先天性静脉曲张性骨肥大症）

该综合征包括：浅静脉曲张、深静脉缺如、静脉狭窄或扩张、静脉瓣缺如、皮肤血管瘤、骨骼和软组织过度生长，结合所见进行描述。

✧检查所见

左（右/双）侧大隐静脉大腿段（小腿段/全程/小隐静脉近心端/远心端/全程）走行纡曲扩张，最宽处内径__cm，位于大隐静脉大腿段（小腿段/小隐静脉近心端/远心端），管腔内透声好，加压可压闭。

彩色多普勒：其内血流充盈好（呈"云雾状"）。

未探及明确左（右/双）侧股总、股深、股浅、腘、腓、胫后静脉。

左（右/双）侧股总、股深、股浅、腘、腓、胫后静脉、小腿肌间静脉丛内径增宽（纤细），宽约__cm，其内可见血流充盈，加压可压闭。

未探及明确股总、股浅、股深、隐股静脉瓣膜回声。

左（右/双）侧大腿（小腿）局部皮下软组织内可见大小不等，形态各异、分隔状低回声囊腔（无回声囊腔），边界不清，无包膜。

彩色多普勒：无回声内可见不规则红蓝相间（小片状）血流信号，探头加压后无回声区变小，快速放松后血流信号增强。

脉冲波多普勒：可探及不规则低速静脉频谱（无回声近端可呈现低阻型动脉频谱）。

左（右）侧肢体皮下软组织较对侧明显增厚，左侧厚约__cm，右侧厚约__cm。

✧超声提示

考虑K-T综合征（先天性静脉曲张性骨肥大症）。

第十二节 经颅多普勒超声报告模板

一、经颅多普勒超声检查的适应证

（1）脑动静脉畸形。

（2）颅内动脉瘤。

（3）颈动脉海绵窦瘘。

（4）脑动脉狭窄和闭塞。

（5）烟雾病。

（6）硬脑膜动静脉瘘。

（7）其他脑血管病。

二、经颅多普勒超声检查的内容要求

（1）采用颞、枕、眶窗及颅骨缺损区做透声窗，通过彩色多普勒及频谱多普勒探查大脑前、中、后动脉、颈内动脉终末端、椎动脉、基底动脉近端，观察血流方向及充盈情况、频谱形态、测量血流参数变化，了解颅内动脉血流动力学信息。

（2）常用观察参数：最大血流速度V_{max}（峰值流速）、最小血流速度V_{min}（舒张末期流速）、平均流速V_{mean}、阻力指数RI、搏动指数PI等。

三、经颅多普勒超声检查的切面和图像要求

（1）颞窗：患者取侧卧位，探头置于颧弓上方、眼眶外侧缘到耳前的区域，一般在耳前1～5 cm颞骨嶙部范围内，垂直于颅骨表面行横断面扫查，显示典型中脑水平切面，通过彩色多普勒探查Willis环血管的彩色血流充盈情况，以频谱多普勒测量血流参数。

（2）枕窗：受检者取俯卧位或坐位，尽量头颈前屈，探头置于枕外隆突下方的凹陷部位，经枕骨大孔，显示低回声的延脑斜切面，稍作角度和方向调整，彩色多普勒显示“Y”字形两侧椎动脉（VA）和基底动脉（BA）近端。

（3）眶窗：受检者取仰卧位，眼睑闭合，将探头轻置于眼球上方眼睑上，声束对准眶上裂，清晰显示球后三角，通过彩色多普勒探查眼动脉、眼静脉、颈内动脉虹吸部彩色血流充盈情况，以频谱多普勒测量血流参数。

（4）经颅骨缺损处：按照缺损部位采取适当的体位后，探头轻置于缺损处，沿手术骨缝多方向转动探头，显示颅内血管的充盈情况，并测量血流参数。

四、经颅多普勒超声报告模板

1. 正常经颅多普勒

✧检查所见

双侧颞窗、枕窗透声良好。

双侧大脑中动脉、大脑前动脉、大脑后动脉、颈内动脉终末端、椎动脉、基底动脉近端管腔内血流充盈良好。

彩色多普勒：颅内Willis环血管走行如常，血流充盈良好。

连续波多普勒：上述动脉血流速度、搏动指数、阻力指数未见明显异常。

✧超声提示

双侧大脑中动脉、大脑前动脉、大脑后动脉、颈内动脉终末端、椎基底动脉超声目前未见明显异常。

2. 后交通存在

✧检查所见

左（右）侧后交通存在，血流方向由前向后。

✧超声提示

左（右）侧后交通存在（前–后）。

3. 后交通开放

✧检查所见

左（右）侧大脑后动脉P1段血流速度增快。

左（右）侧后交通开放，血流方向由后向前。

✧超声提示

左（右）侧后交通开放（后–前）。

4. 前交通动脉开放

✧检查所见

左（右）侧大脑前动脉A1段血流方向反向，左（右）侧大脑前动脉A1段血流速度增快。

✧超声提示

前交通动脉开放。

5. 胚胎型大脑后动脉

✧检查所见

左（右）侧大脑后动脉未见明显P1段，P2段直接起自颈内动脉终末端。

✧超声提示

左（右）侧胚胎型大脑后动脉（完全型）。

✧检查所见

左（右）侧大脑后动脉P1段明显变细，P2段与颈内动脉终末端相连。

✧超声提示

左（右）侧胚胎型大脑后动脉（不完全型）。

6. 双侧大脑前动脉A1段共干

✧检查所见

左（右）侧大脑前动脉未见明显A1段，左（右）的大脑前动脉A2段直接起自对侧大脑前动脉A1段。

✧超声提示

双侧大脑前动脉A1段共干。

7. 颅内动脉搏动指数减低

✧检查所见

双侧颞窗、枕窗透声良好。

双侧大脑中动脉、大脑前动脉、大脑后动脉、颈内动脉终末端、椎动脉、基底动脉近端管腔内血流充盈良好。

彩色多普勒：颅内Willis环血管走行如常，血流充盈良好。

脉冲波多普勒：颅内动脉搏动指数广泛性减低。

✧超声提示

颅内动脉搏动指数广泛性减低（舒张压高）。

8. 大脑前（中/后）动脉狭窄

轻度狭窄

✧检查所见

左（右）侧大脑前（中/后）动脉血流速度稍增快。

✧超声提示

左（右）侧大脑前（中/后）动脉轻度狭窄。

中度狭窄

✧检查所见

左（右）侧大脑前（中/后）动脉血流速度明显增快，远端频谱形态未见明显改变。

✧超声提示

左（右）侧大脑前（中/后）动脉中度狭窄。

重度狭窄

✧检查所见

左（右）侧大脑前（中/后）动脉血流速度明显增快，远端频谱形态呈低搏动样改变。

✧超声提示

左（右）侧大脑前（中/后）动脉重度狭窄。

9. 椎外段隐匿性窃血

✧检查所见

左（右）侧椎动脉V4段频谱形态异常，收缩期可见切迹。

✧超声提示

左（右）侧椎动脉V4段频谱形态异常，考虑椎外段隐匿性窃血。

10. 椎动脉V4段逆流

不完全性逆流

✧检查所见

左（右）侧椎动脉V4段频谱形态异常，呈双期双向频谱。

✧超声提示

左（右）侧椎动脉V4段不完全逆流。

完全性逆流

✧检查所见

左（右）侧椎动脉V4段血流方向反向。

✧超声提示

左（右）侧椎动脉V4段完全性逆流。

11. 颈内–颈外动脉侧支开放

✧检查所见

左（右）侧眼动脉血流方向反向，频谱形态呈低搏动样改变。

✧超声提示

左（右）侧颈内–颈外动脉侧支开放。

12. 颅内动脉超声造影

✧检查所见

常规消毒后，经肘正中静脉以团注方式，将六氟化硫悬浊液震荡混匀后先后抽取1.2 mL、0.8 mL、0.8 mL依次注入，每次注入造影剂后随即再次注入5.0 mL生理盐水。注入超声造影剂__秒后，观察左（右）侧大脑前（中/后）动脉可见细线样血流灌注（未见明显血流灌注）。

超声造影检查结束后，患者休息15分钟，无不良反应，离开。

✧超声造影提示

左（右）侧大脑前（中/后）动脉近闭塞/闭塞。

第七章

肌骨超声报告模板

肌骨超声检查的适应证

（一）常规关节

（1）关节炎：如化脓性关节炎、结核性关节炎、风湿免疫相关性关节炎、痛风性关节炎、骨关节炎等。

（2）关节辅助结构损伤：如肌腱、韧带急性或慢性炎症，外伤或运动损伤所致急性挫伤、撕裂或断裂、慢性劳损性改变等；关节囊急性或慢性炎性改变等。

（3）关节软骨、骨质相关病变。

（4）关节脱位：如先天性髋脱位、肩关节脱位等。

（5）关节周围肿瘤性病变等。

（二）常规神经

（1）神经卡压性病变：如胸廓出口综合征、肘管综合征、腕管综合征等神经卡压相关病变。

（2）创伤性神经损伤 。

（3）神经炎性病变。

（4）周围神经肿瘤或瘤样病变。

（5）部分全身性病变所致周围神经病变。

（三）常规皮下软组织

（1）皮下软组织肿物或肿瘤样病变。

（2）外伤性皮下软组织损伤性病变。

（3）皮下软组织炎症性病变。

肌骨超声检查的内容要求

（一）常规关节

（1）关节各构成骨皮质及软骨。

（2）关节腔、滑膜、关节软骨（如半月板等）。

（3）关节周围辅助结构：如肌腱、韧带、滑囊及关节周围组织。

（二）常规神经

（1）神经走行、连续性：有无脱位及连续性中断等。

（2）神经厚度或面积：有无局限性缩窄或肿胀，瘤样改变等。

（3）神经内部回声：有无异常改变。

（4）神经周围组织：有无相关异常改变。

（三）常规皮下软组织

（1）皮肤层厚度、回声及连续性。

（2）皮下浅筋膜层有无异常回声，走行其内的神经、血管等有无异常。

（3）深筋膜层连续性有无异常，有无局限性肿瘤样病变等。

（4）皮下肌层内肌纤维连续性，内部回声，有无连续性中断，肌间有无异常回声等，以及其肌间内神经、血管等有无异常。

肌骨超声检查的切面和图像要求

（一）常规关节

（1）双侧对比检查。

（2）根据检查部位随时调整扫查体位。

（3）根据检查部位及临床实际情况，必要时结合动态扫查。

（4）扫查时尽量保持探头垂直于扫查切面，避免各向异性伪造成假阳性诊断。

（5）发现病变需在相互垂直的两个切面均发现异常。

（6）图像应调整至适当深度，避免图像深度过浅或过深。

（7）增益适当，避免图像过亮或过暗。

（8）扫查病变时彩色多普勒血流情况。

（9）如有条件，可增加相关弹性超声相关信息。

（二）常规神经

（1）双侧对比扫查。

（2）沿神经走行部位连续扫查。

（3）发现病变部位时，纵向及横向切面扫查，以明确病变部位。

（4）如遇创伤性神经损伤难以定位，可沿正常部位神经顺行或逆行扫查至病变部位，以明确定位。

（5）神经扫查时，需同时关注神经周围组织有无异常。

（6）图像应调整至适当深度，避免图像深度过浅或过深。
（7）增益适当，避免图像过亮或过暗。
（8）扫查病变时彩色多普勒血流情况。
（9）如有条件，可增加相关弹性超声相关信息。

（三）常规皮下软组织

（1）根据需要，双侧对比扫查。
（2）根据临床或患者提供病史进行具体部位扫查。
（3）明确病变位于皮下软组织具体层次。
（4）关注病变部位周围组织有无相关异常改变。
（5）图像应调整至适当深度，避免图像深度过浅或过深。
（6）增益适当，避免图像过亮或过暗。
（7）扫查病变时彩色多普勒血流情况。
（8）如有条件，可增加相关弹性超声相关信息。

第一节　正常超声报告模板

一、正常关节

1. 肩关节

✧检查所见

（双侧对比检查）

肌腱：肱二头肌长头肌腱、冈上肌腱、肩胛下肌腱、冈下肌腱、小圆肌腱厚度未见异常，连续，内部回声均匀，腱纤维显示清晰（图7-1-1），彩色多普勒：其内未见明显血流信号。

关节囊：前关节囊、后关节囊及肩锁关节未见明显增厚，关节腔未见明确积液（图7-1-2）。

滑膜囊：三角肌-肩峰下滑囊、结节间沟滑囊未见明显增厚，未见明显扩张（提示滑囊内是否存在积液）（厚度>2 mm提示异常）。

滑膜：关节滑膜未见明显增厚。

软骨及骨皮质：软骨及骨皮质表面光滑、连续，未见异常回声。

✧超声提示

肩关节目前未见明确异常。

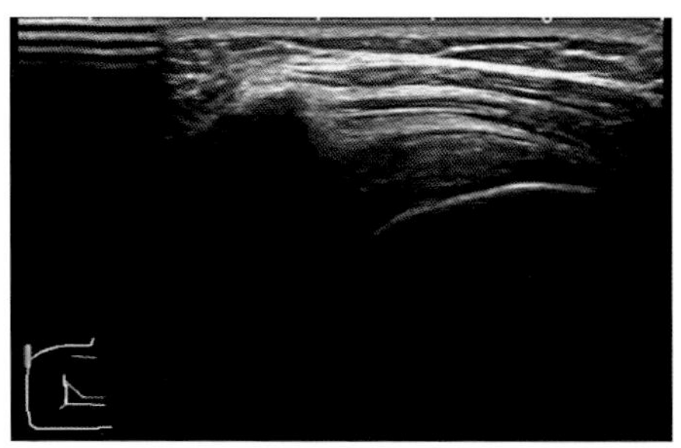

图7-1-1　正常肩胛下肌横断面：二维灰阶超声图

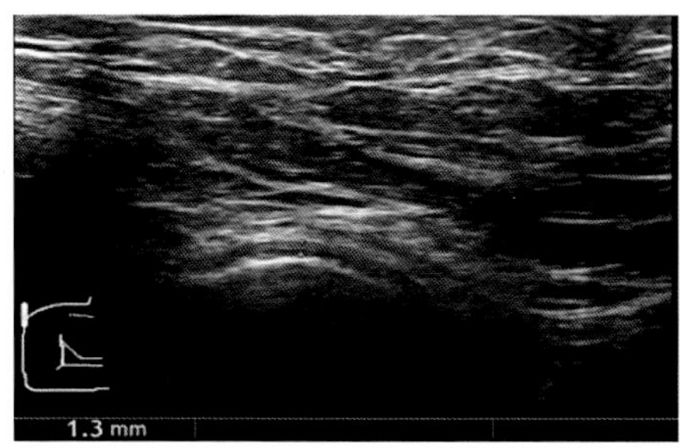

图7-1-2　正常肩关节囊：二维灰阶超声图

2. 肘关节

✧检查所见

（双侧对比检查）

肌腱：伸肌总腱、屈肌总腱、肱二头肌肌腱、肱三头肌肌腱厚度未见异常，连续，内部回声均匀，腱纤维显示清晰，彩色多普勒：内未见明显血流信号（图7-1-3，图7-1-4）。

韧带：内侧副韧带、外侧副韧带、环状韧带厚度未见明显异常，连续，内部回声均匀，彩色多普勒：其内未见明显血流信号。

关节囊：肘关节前、后关节囊未见明显增厚，关节腔未见明确积液。

滑膜囊：鹰嘴下滑囊未见明显增厚，未见明显扩张（正常时超声不显示）。

滑膜：关节滑膜未见明显增厚。

软骨及骨皮质：软骨及骨皮质表面光滑、连续，未见明显异常回声。

✧超声提示

肘关节目前未见明确异常。

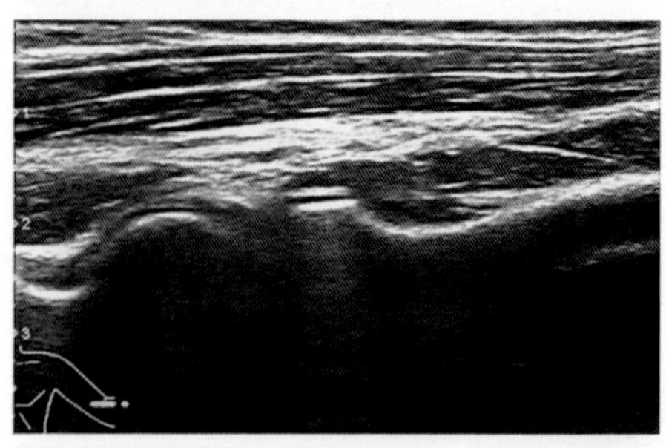

图7-1-3　正常肘关节前面纵断面：二维灰阶超声图

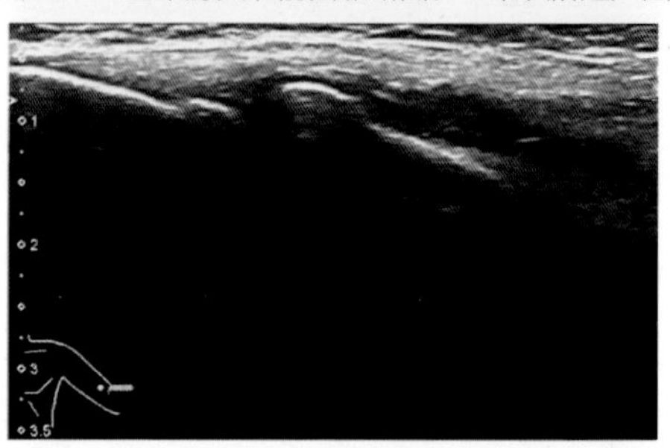

图7-1-4　正常肘关节外侧面纵断面：二维灰阶超声图

3. 腕关节

✧检查所见

（双侧对比检查）

肌腱（结合患者手部主动或被动动作）

掌侧：拇长屈肌腱、指浅屈肌、指深屈肌（腕管内）、掌长肌腱、桡侧腕屈肌腱、尺侧腕屈肌腱厚度未见明显异常，连续，内部回声均匀，腱纤维显示清晰（图7-1-5），彩色多普勒：其内未见明显血流信号；腱鞘未见明显增厚。

正中神经未见明显增厚、肿胀，内呈“筛网状”，内未见明显异常回声。

背侧：拇长展肌腱、拇短伸肌腱（第一腔室）、桡侧腕短伸肌腱、桡侧腕长伸肌腱（第二腔室）、拇长伸肌腱（第三腔室）、示指伸肌腱、指伸肌腱（第四腔室）、小指伸肌腱（第五腔室）、尺侧腕伸肌腱（第六腔室）厚度未见明显异常，连续，内部回声均匀，腱纤维显示清晰（图7-1-6），彩色多普勒：其内未见明显血流信号；腱鞘未见明显增厚。

韧带：腕横韧带厚度未见明显异常，连续。

关节腔：关节腔内未见明确积液。

滑膜：关节滑膜未见明显增厚。

软骨及骨皮质：软骨及骨皮质表面光滑、连续，未见明显异常回声。

✧超声提示

腕关节目前未见明确异常。

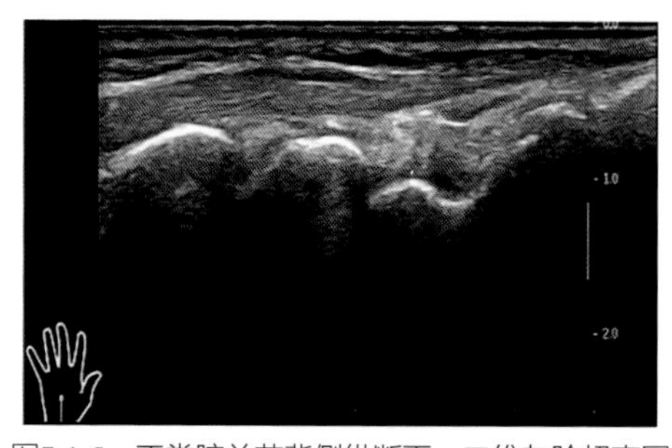

图7-1-5　正常腕关节背侧纵断面：二维灰阶超声图

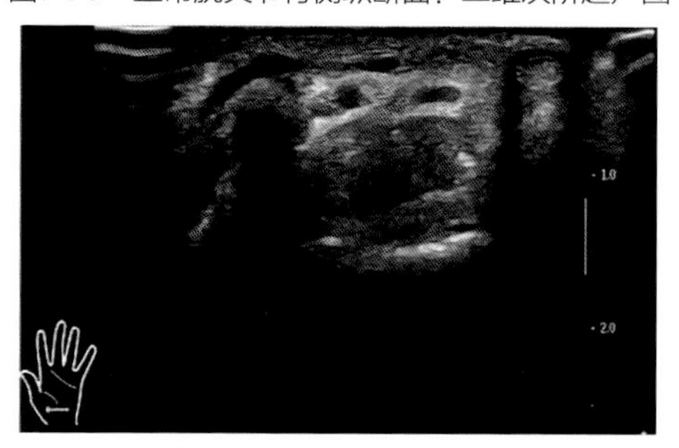

图7-1-6　正常腕关节掌侧横断面：二维灰阶超声图

4. 手指关节

✧检查所见

（双侧对比检查）（结合患者手部屈伸运动检查）

掌指关节、近端指间关节、远端指间关节。

滑膜：关节滑膜未见明显增厚。

关节腔：关节腔内未见明确积液。

肌腱：指屈肌腱厚度未见明显异常，连续，内部回声均匀，腱纤维显示清晰，彩色多普勒：其内未见明显血流信号；腱鞘未见明显增厚。

✧超声提示

掌指关节、近端指间关节、远端指间关节目前未见明确异常（图7-1-7，图7-1-8）。

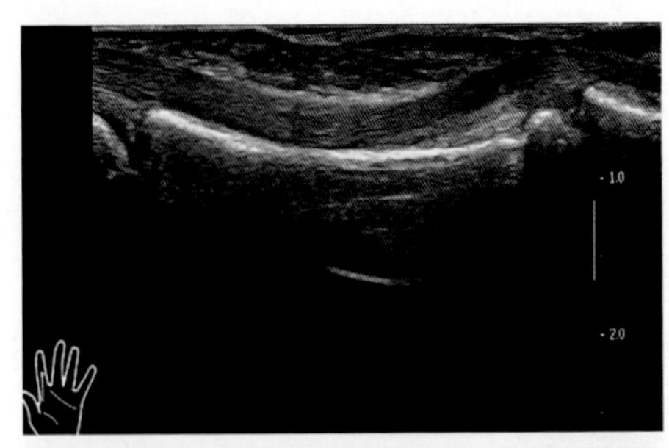

图7-1-7 第二指间关节屈侧纵断面：二维灰阶超声图

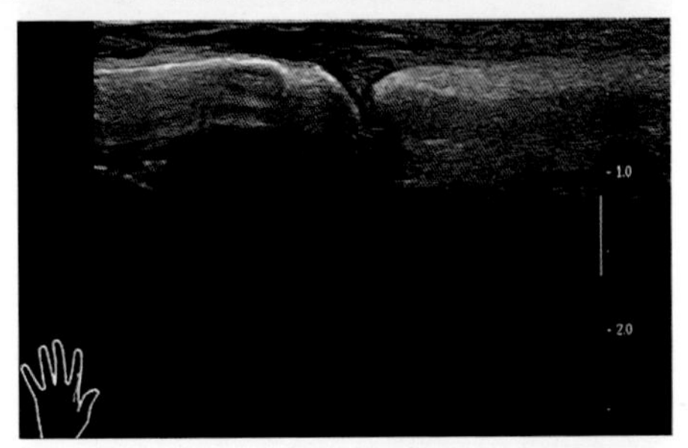

图7-1-8 第二指间关节背侧纵断面：二维灰阶超声图

5. 髋关节

✧检查所见

（双侧对比检查）

前部：髋关节滑囊未见明显增厚，滑膜未见明显增厚，关节腔未见明确积液，软骨及骨皮质表面光滑、连续（图7-1-9）。

髂腰肌肌腱厚度未见异常，连续，内部回声均匀，未见异常回声，彩色血流未见异常，其肌腱下滑囊未见明显增厚、扩张。

股直肌起始处（直头、外侧头）厚度未见异常，内回声均匀，未见异常回声，彩色多普勒：其内未见明显血流信号（注意检查外侧头时应及时调整探头位置，避免各向异性伪像造成假阳性改变）。

内侧部：内收肌（耻骨肌、长收肌、短收肌、大收肌及股薄肌）起始处未见异常，肌层内未见异常回声。

外侧部：臀中肌肌腱、臀小肌肌腱、髂胫束及臀大肌肌腱度未见异常，连续，内部回声均匀，未见异常回声，彩色血流未见异常，其肌腱下滑囊未见明显增厚，扩张（图7-1-10）。

后部：坐骨结节滑囊未见明显增厚，扩张，内未见明显积液。

腘绳肌（股二头肌的长头、半腱肌和半膜肌组成）肌腱起始处厚度未见异常，连续，内部回声均匀，未见异常回声，彩色多普勒：其内未见明显血流信号。

坐骨神经未见明显肿胀、增粗，内呈“筛网状”，内未见明显异常回声。

✧超声提示

髋关节目前未见明显异常。

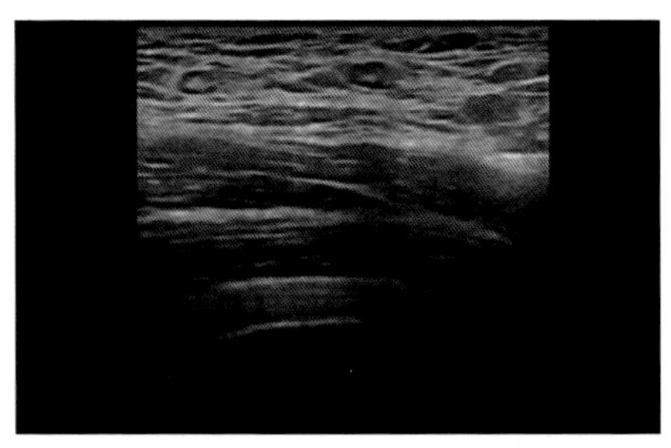

图7-1-9　正常髋关节前方扫查：二维灰阶超声图

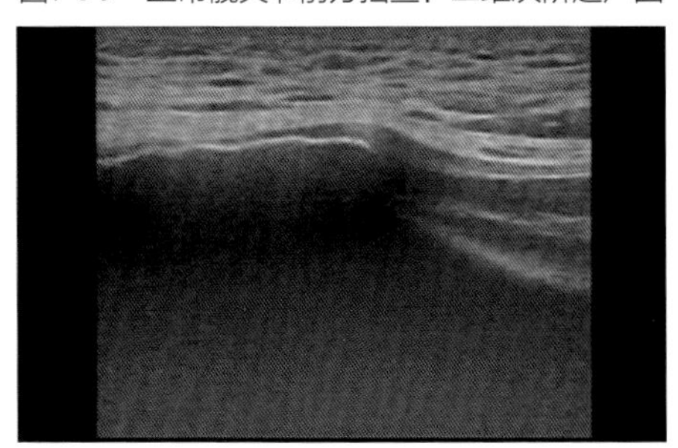

图7-1-10　正常髋关节外侧面扫查：二维灰阶超声图

6. **膝关节**

✧检查所见

（双侧对比检查）

前部：股四头肌肌腱、髌腱厚度未见异常，连续，内部回声均匀，未见异常回声，彩色血流未见异常（图7-1-11）。

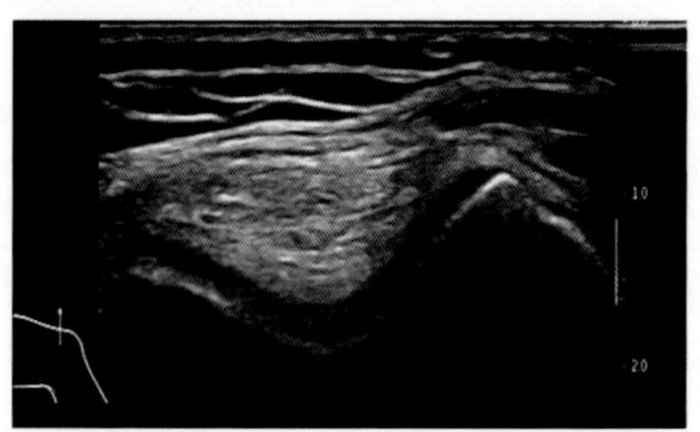

图7-1-11　正常膝关节膝上横断面：二维灰阶超声图

髌上囊、髌周滑囊未见明显增厚、扩张。

股骨髁间软骨连续，厚度未见异常，内回声均匀，未见异常回声。

内侧部：髌内侧支持带连续，厚度未见异常。

胫侧副韧带连续，未见明显增厚，内未见明显异常回声（图7-1-12）。

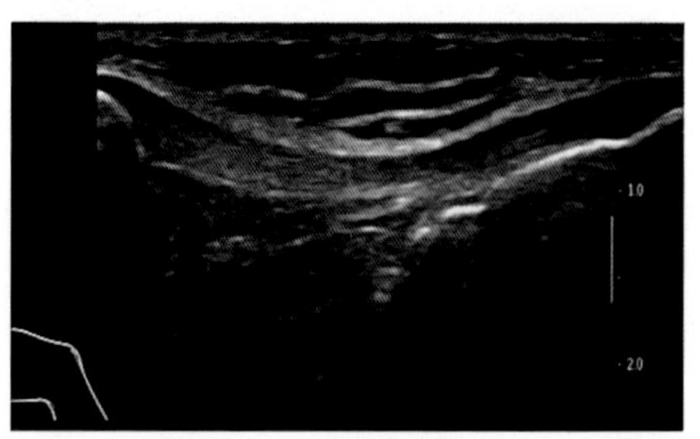

图7-1-12　正常膝关节髌韧带纵断面：二维灰阶超声图

内侧半月板回声均匀，内未见明显异常回声。

鹅足腱厚度未见异常，连续，内部回声均匀，未见异常回声，彩色血流未见异常。

其下滑囊未见明显增厚、扩张。

外侧部：髌外侧支持带连续，厚度未见异常。

腓侧副韧带连续，未见明显增厚，内未见明显异常回声。

外侧半月板回声均匀，内未见明显异常回声，彩色血流未见异常。

髂胫束连续，厚度未见异常。其下滑囊未见明显增厚、扩张。

后部：股二头肌肌腱厚度未见异常，连续，内部回声均匀，未见异常回声，彩色血流未见异常。

半膜肌–腓肠肌滑囊未见明显增厚、扩张。

半月板后角回声均匀，内未见明显异常回声。

胫神经未见明显肿胀、增粗，内呈“筛网状”，内未见明显异常回声。

腓总神经未见明显肿胀、增粗，内呈“筛网状”，内未见明显异常回声

✧超声提示

膝关节目前未见明确异常。

7. 踝关节

✧超声报告

（双侧对比检查）

前部：胫骨前肌肌腱、拇长伸肌肌腱、趾长伸肌肌腱厚度未见异常，连续，内部回声均匀，未见异常回声，彩色血流未见异常。腱鞘未见明显增厚（图7-1-13）。

关节滑膜未见明显增厚。关节腔未见明显积液。

关节软骨及骨皮质表面光滑、连续，未见异常回声。

内侧部：胫骨后肌肌腱、趾长屈肌腱、拇长屈肌腱腱厚度未见异常，连续，内部回声均匀，未见异常回声，彩色血流未见异常。腱鞘未见明显增厚（图7-1-14）。

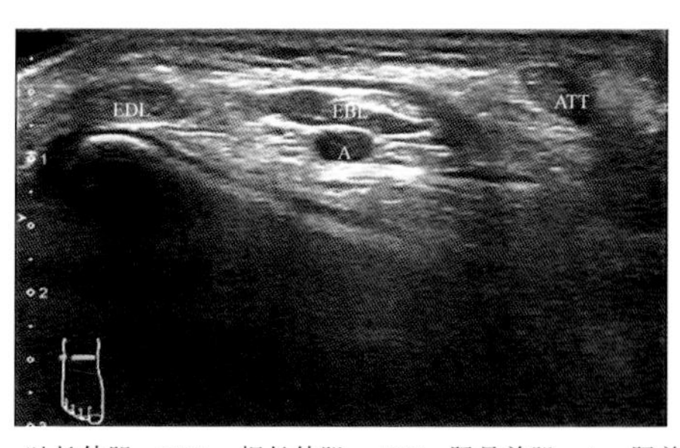

EDL：趾长伸肌；EBL：拇长伸肌；ATT：胫骨前肌；A：胫前动脉

图7-1-13　正常踝关节前方横断面：二维灰阶超声图

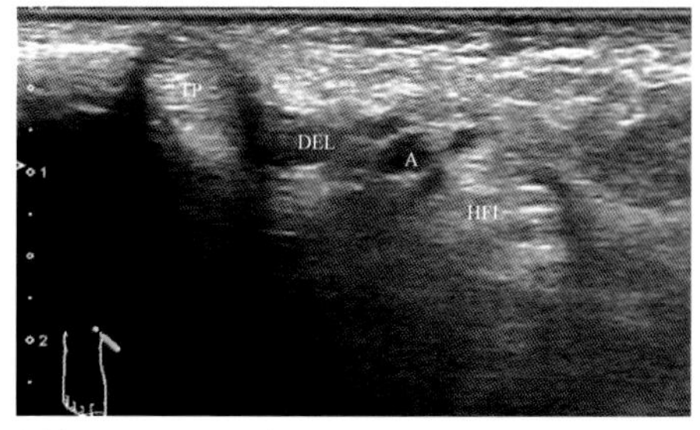

TP：胫骨后肌；DEL：趾长屈肌；HEL：拇长屈肌；A：胫前动脉

图7-1-14　正常踝关节内侧斜纵断面：二维灰阶超声图

胫后神经未见明显肿胀、增粗，内呈“筛网状”，内未见明显异常回声。

三角韧带连续，未见肿胀、增厚，回声均匀，内未见明显异常回声，彩色血流未见异常。

外侧部：腓骨长肌腱、腓骨短肌腱厚度未见异常，连续，内部回声均匀，未见异常回声，彩色血流未见异常。腱鞘未见明显增厚。

距腓前韧带、跟腓韧带、距腓后韧带连续，未见肿胀、增厚，回声均匀，内未见明显异常回声，彩色血流未见异常。

后部：跟腱厚度未见异常，连续，内部回声均匀，未见异常回声，彩色血流未见异常。

跟腱下滑囊及跟腱皮下滑囊未见明显增厚、扩张。

足底跖筋膜未见明显增厚，内未见明显异常回声。

✧超声提示

踝关节目前未见明确异常。

二、正常神经

1. 臂丛神经

✧检查所见

（横断面+纵断面连续扫查）（双侧对比扫查）

椎旁区：（颈椎横突前、后结节间，由下至上连续扫查，常规检查C_5~C_8，T_1位置深，不做常规检查）所示臂丛神经（C_5~C_8）（横断面）呈低回声结节，连续（纵断面），未见局限性肿胀或缩窄（图7-1-15）。

肌间沟区：（锁骨中线上方前、中斜角肌间，可呈三个圆形的低回声结节，从浅至深为上干、中干、下干，或多个低回声结节，由浅至深为C_5~C_8和T_1）所示臂丛神经（上、中、下干或C_5~C_8、T_1）（横断面）呈低回声结节，连续（纵断面），未见局限性肿胀或缩窄。

锁骨上区：（锁骨下动脉短轴外上方）所示臂丛神经呈椭圆形“筛网状”回声，连续（纵断面），未见局限性肿胀或缩窄（图7-1-16）。

锁骨下区：（锁骨下旁矢状切面示腋动静脉短轴，于腋动脉周围显示臂丛神经三束，外侧束于腋动脉外侧、腋动静脉之间为内侧束，后束位于腋动脉深方）所示臂丛神经三束呈“筛网状”

回声，连续（纵断面），未见局限性肿胀或缩窄。（有时三束不一定在一个切面内同时显示，需适当调整探头）。

腋窝区：（腋窝区显示腋动静脉短轴，正中神经位于腋动脉外上，尺神经位于腋动静脉之间，桡神经位于腋动脉后方）所示三束呈“筛网状”回声，连续（纵断面），未见局限性肿胀或缩窄。

✧超声提示

扫及臂丛神经目前未见明显异常。

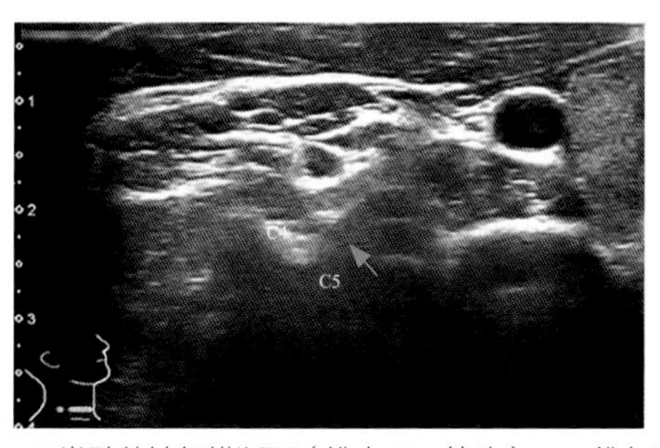

图7-1-15　正常臂丛神经横断面（椎旁区，箭头）：二维灰阶超声图

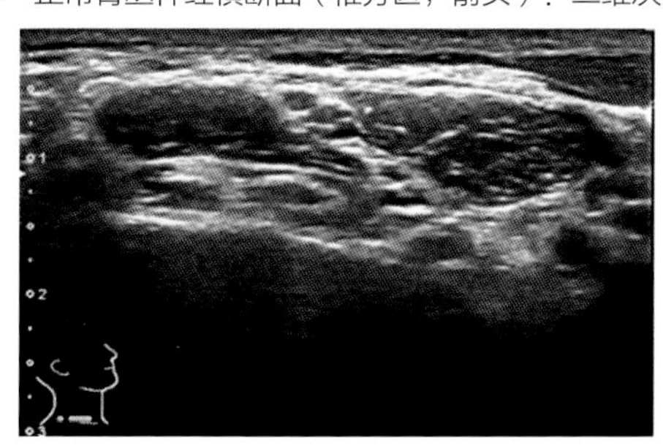

图7-1-16　正常臂丛神经横断面（锁骨上区）：二维灰阶超声图

2. 正中神经

✧检查所见

（横断面+纵断面连续扫查）（双侧对比扫查）

上臂段：（肱动脉旁）厚约__mm（对侧厚约__mm），内呈“筛网状”结构，未见局限性肿胀或缩窄。

肘前部：（肱动脉内侧）厚约__mm（对侧厚约__mm），内呈“筛网状”结构，未见局限性肿胀或缩窄。

前臂段：（浅层及深层屈肌之间）厚约__mm（对侧厚约__mm），内呈“筛网状”结构，未见局限性肿胀或缩窄（图7-1-17）。

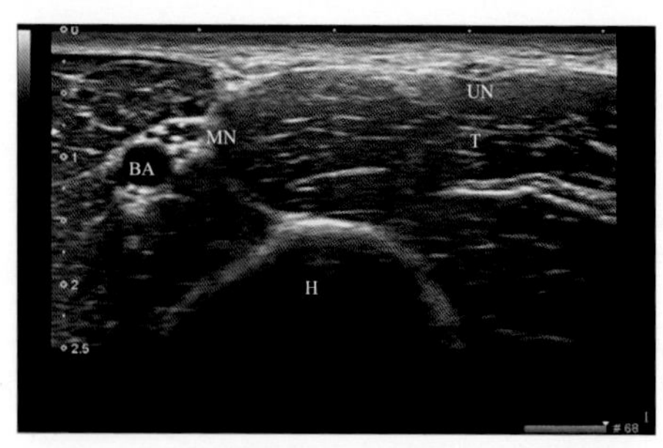

BA：肱动脉；MN：正中神经；UN：尺神经；T：肱三头肌；H：肱骨

图7-1-17　正常正中神经前臂上段横断面：二维灰阶超声图

腕部：（掌侧腕横韧带下方）厚约__mm（对侧厚约__mm），内呈“筛网状”结构，未见局限性肿胀或缩窄（图7-1-18）。

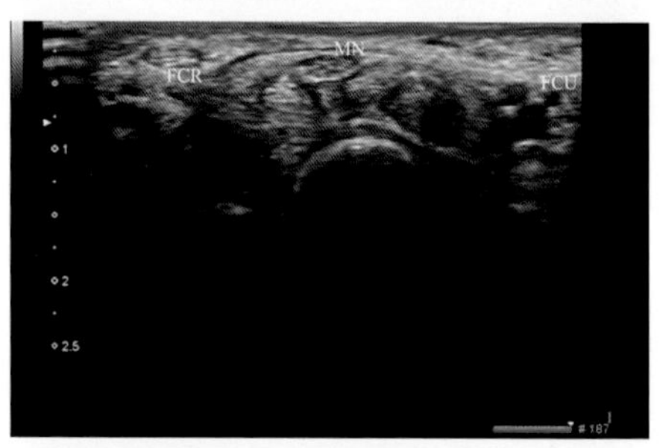

FCR：桡侧腕屈肌；MN：正中神经；FCU：尺侧腕屈肌

图7-1-18　正常正中神经腕关节腕部横断面：二维灰阶超声图

纵断面：神经走行连续（纵切面呈数条粗细不均的低回声，外被高回声神经束膜）。

补充说明：探查时沿正中神经走行连续扫查，横断面结合纵断面连续扫查，发现异常部位记录位置并描述病变声像图改变。

✧超声提示

扫及正中神经目前未见明显异常。

3. 桡神经

✧检查所见

（横断面+纵断面连续扫查）（双侧对比扫查）

桡神经沟处：（上臂中段后外侧，肱骨表面浅侧，肱深动静脉旁）厚约__mm（对侧厚约__mm），内呈“筛网状”结构，未见局限性肿胀或缩窄（图7-1-19）。

肘前部：（肘关节桡侧，桡骨小头和肱骨滑车骨性结构前方低回声的肱肌和肱桡肌之间，即为桡神经主干末端）厚约__mm（对侧厚约__mm），内呈"筛网状"结构，未见局限性肿胀或缩窄（图7-1-20）。

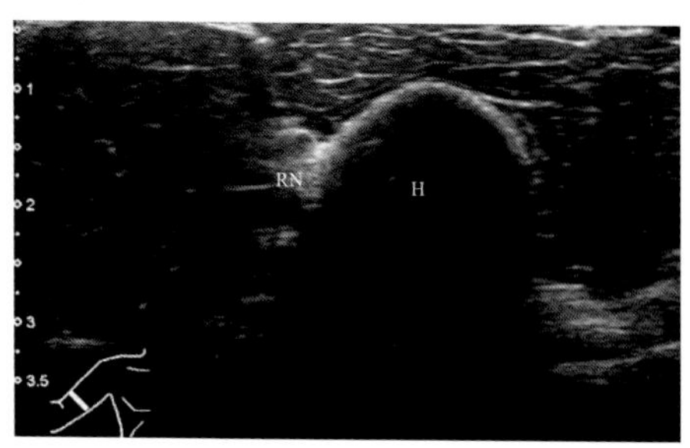

RN：桡神经；H：肱骨

图7-1-19 正常桡神经上臂段横断面（桡神经沟处）：二维灰阶超声图

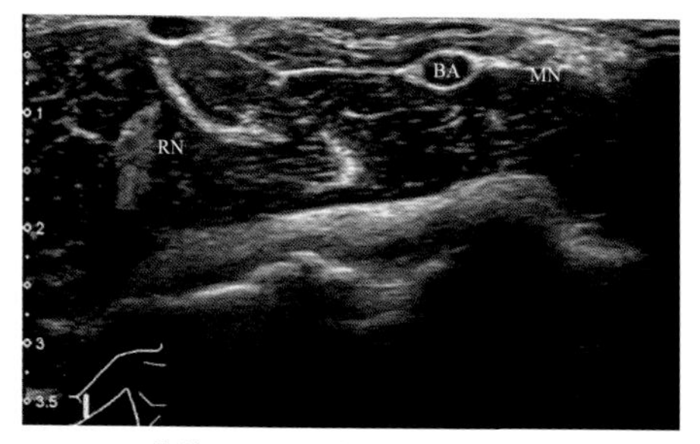

RN：桡神经；BA：肱动脉；MN：正中神经

图7-1-20 正常桡神经肘前部段横断面：二维灰阶超声图

前臂段：（从肘部桡神经连续扫查，浅支伴行桡动脉较易显示）深支厚约__mm、浅支厚约__mm（对侧厚约__mm，相同位置测量），内呈"筛网状"结构，未见局限性肿胀或缩窄。

纵断面：神经走行连续。

✧超声提示

扫及桡神经目前未见明显异常。

4. 尺神经

✧检查所见

（横断面+纵断面连续扫查）（双侧对比扫查）

肘管处：（肱骨内上髁与尺骨鹰嘴之间的尺神经沟内，在该出向上或向下连续扫查）厚约__mm（对侧厚约__mm），内呈"筛网状"结构，未见局限性肿胀或缩窄（图7-1-21）。

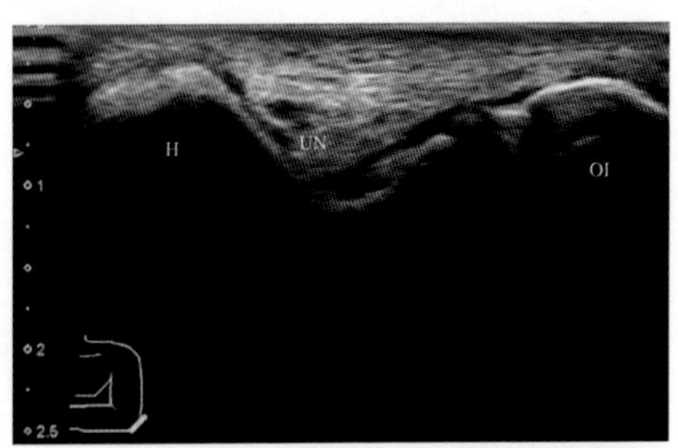

H：肱骨；UN：尺神经；OI：鹰嘴

图7-1-21　正常尺神经沟段：二维灰阶超声图

前臂中段和尺管：（尺动脉旁）中段处厚约__mm（对侧厚约__mm，相同位置），尺管处厚约__mm（对侧厚约__mm）内呈“筛网状”结构，未见局限性肿胀或缩窄（图7-1-22）。

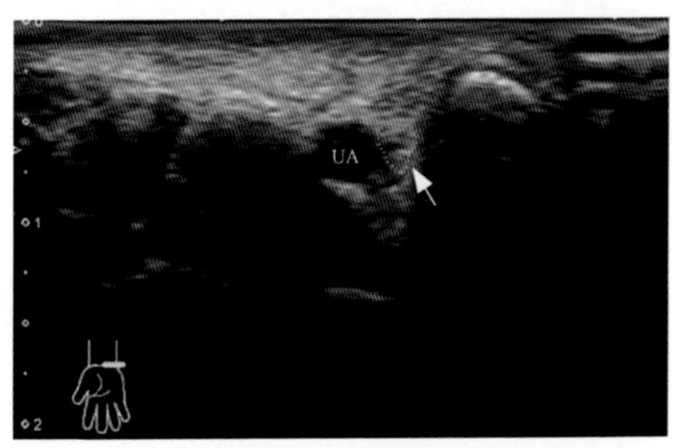

UA：尺动脉

图7-1-22　正常尺神经尺管段（箭头）：二维灰阶超声图

纵断面：神经走行连续。

✧**检查所见**

扫及尺神经目前未见明显异常。

5. **坐骨神经**

✧**超声报告**

（横断面+纵断面连续扫查）（双侧对比扫查，动态扫查）

臀部：（坐骨结节与股骨大转子之间，该位置向上追踪至梨状肌水平，观察梨状肌与坐骨神经的关系，该处可探及臀下动脉或其分支位于坐骨神经旁，可作为定位标志）厚约__mm，面积约__mm^2（对侧厚约__mm，面积约__mm^2），内呈“筛网状”结构，未见局限性肿胀或缩窄，髋关节内收外展活动时，坐骨神经未见明显受压（图7-1-23，图7-1-24）。

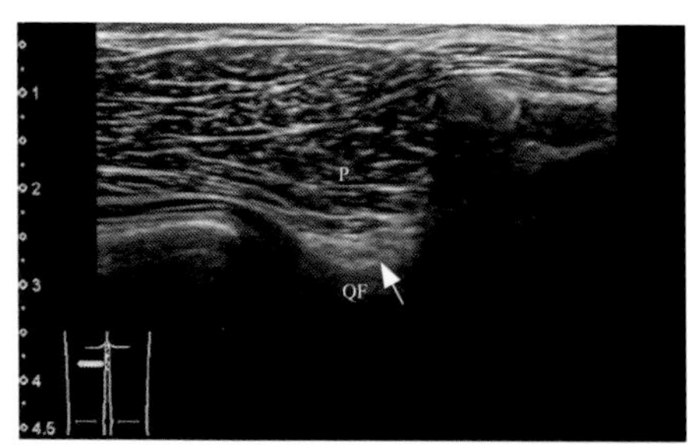

P：臀大肌；QF：股方肌

图7-1-23　正常坐骨神经臀部横断面（箭头）：二维灰阶超声图

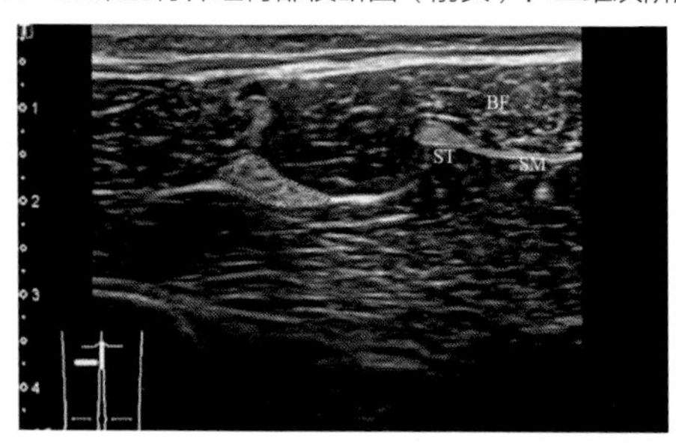

BF：肱二头肌长头；ST：半腱肌；SM：半膜肌

图7-1-24　正常坐骨神经臀部周长：二维灰阶超声图

大腿后部：（股二头肌与大收肌之间，也可沿臀部连续向下扫查至该处）厚约__mm，面积约__mm^2（对侧厚约__mm，面积约__mm^2，相同位置测量），内呈“筛网状”结构，未见局限性肿胀或缩窄。

纵断面：神经走行连续。

✧超声提示

扫及坐骨神经目前未见明显异常。

6. 隐神经

✧检查所见

（横断面+纵断面连续扫查）（双侧对比扫查）

大腿中段：（股动脉外侧、缝匠肌深方）厚约__mm（对侧厚约__mm，相同位置），内呈“筛网状”结构，未见局限性肿胀或缩窄（图7-1-25）。

小腿段：（小腿段大隐静脉周围可显示）厚约__mm（对侧厚约__mm，相同位置），内呈“筛网状”结构，未见局限性肿胀或缩窄（图7-1-26）。

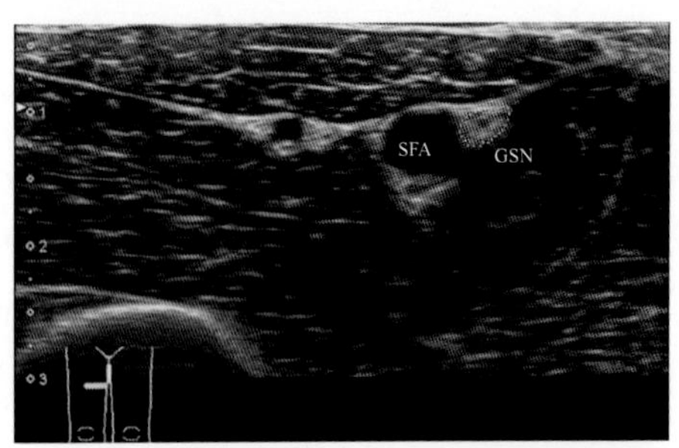

SFA：股动脉；GSN：隐神经

图7-1-25 隐神经大腿中段横断面周长：二维灰阶超声图

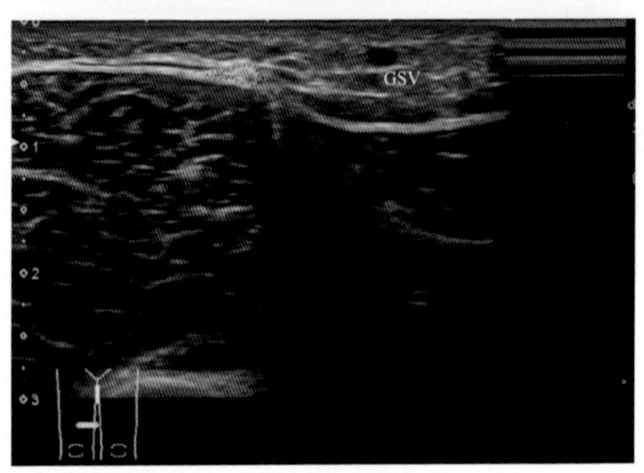

GSV：大隐静脉

图7-1-26 正常隐神经小腿段横断面周长：二维灰阶超声图

纵断面：神经走行连续。

✧超声提示

扫及隐神经目前未见明显异常。

7. 胫神经

✧超声报告

（横断面+纵断面连续扫查）（双侧对比扫查）

腘窝处：（腘动脉短轴旁）厚约__mm（对侧厚约__mm，相同位置），内呈“筛网状”结构，未见局限性肿胀或缩窄（图7-1-27）。

小腿段：（胫后动脉旁）厚约__mm（对侧厚约__mm，相同位置），内呈“筛网状”结构，未见局限性肿胀或缩窄（图7-1-28）。

纵断面：神经走行连续。

✧检查所见

扫及胫神经目前未见明显异常。

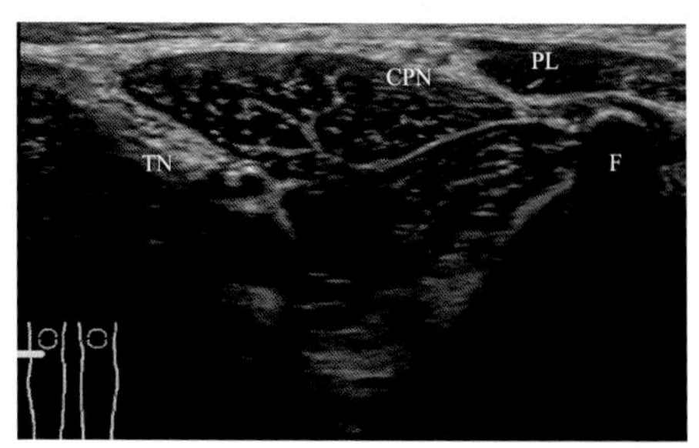

TN：胫神经；CPN：腓总神经；PL：腓骨长肌；F：腓骨

图7-1-27　近腘窝处胫神经横断面：二维灰阶超声图

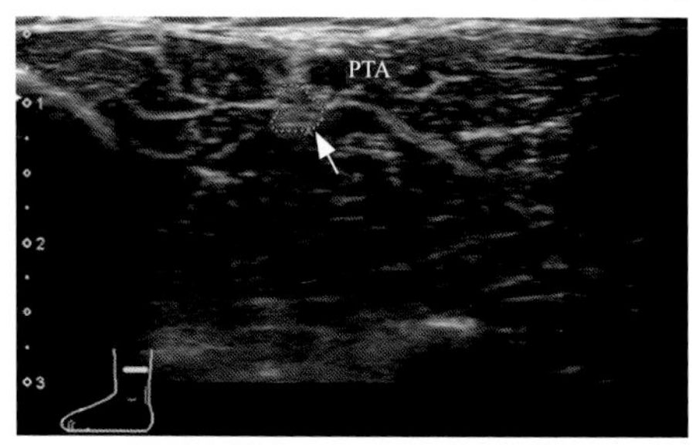

PTA：胫后动脉

图7-1-28　小腿下段胫后动脉旁胫神经横断面（箭头）：二维灰阶超声图

8. 腓总神经、腓深神经、腓浅神经

✧超声报告

（横断面+纵断面连续扫查）（双侧对比扫查）

腓总神经：（腘窝处股二头肌内侧缘至腓骨小头旁，可先显示胫神经后连续向下扫查至股二头肌内侧缘显示“筛网状”腓总神经）厚约__mm（对侧厚约__mm，相同位置），内呈“筛网状”结构，未见局限性肿胀或缩窄（图7-1-29）。

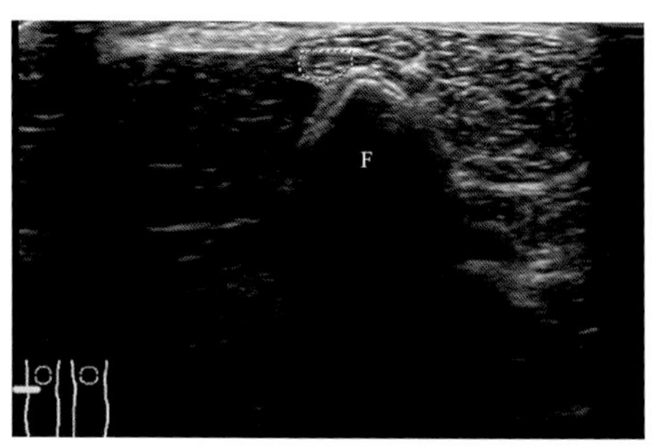

F：腓骨

图7-1-29　正常腓骨头旁腓总神经横断面周长

腓深神经：（走行约胫骨前肌与趾长伸肌之间，后在拇长伸肌与胫骨前肌之间下行至足背，可于足背动脉旁显示腓深神经下段）厚约__mm（对侧厚约__mm），内呈“筛网状”结构，未见局限性肿胀或缩窄（图7-1-30）。

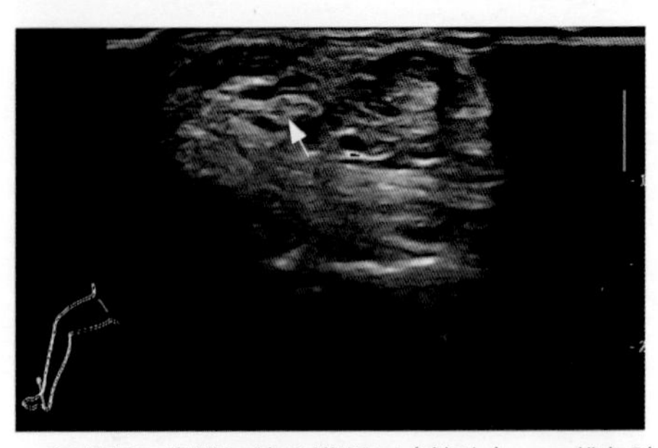

图7-1-30　踝前部正常腓深伸肌横断面（箭头）：二维灰阶超声图

腓浅神经：（先行于腓骨长短肌之间，后下降到腓骨短肌与趾长伸肌之间，在小腿中下段1/3交界处浅出为皮支，可于小腿中下段外侧显示腓骨短肌与趾长伸肌两者浅层间隙内显示）厚约__mm（对侧厚约__mm），内呈“筛网状”结构，未见局限性肿胀或缩窄。

纵断面：神经走行连续。

✧超声提示

扫及腓总神经、腓浅神经、腓深神经目前未见明显异常。

三、正常皮下软组织

✧检查所见

皮肤层连续，回声均匀，内未见明显异常回声。

皮下脂肪层（浅筋膜层）内未见明显异常回声（图7-1-31）。

筋膜层连续，厚度未见明显增厚，内未见明显异常回声。

肌层内肌纤维连续，未见明确中断，内未见明显异常回声（图7-1-32）。

彩色多普勒：皮下软组织内未见明显异常回声。

✧超声提示

（患者所示处）皮下软组织目前未见明显异常。

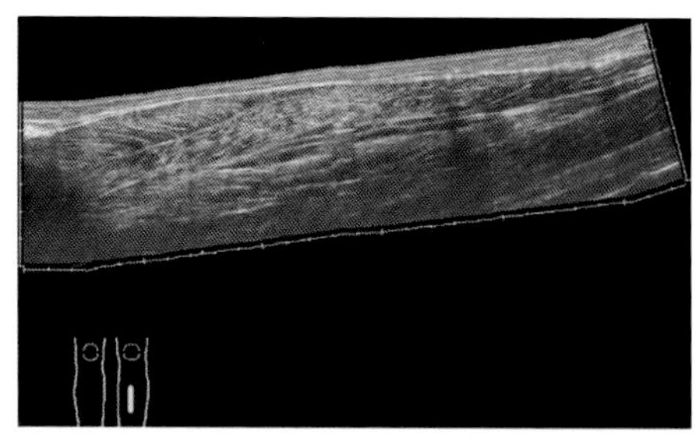

图7-1-31　小腿段正常皮下软组织宽景成像：二维灰阶超声图

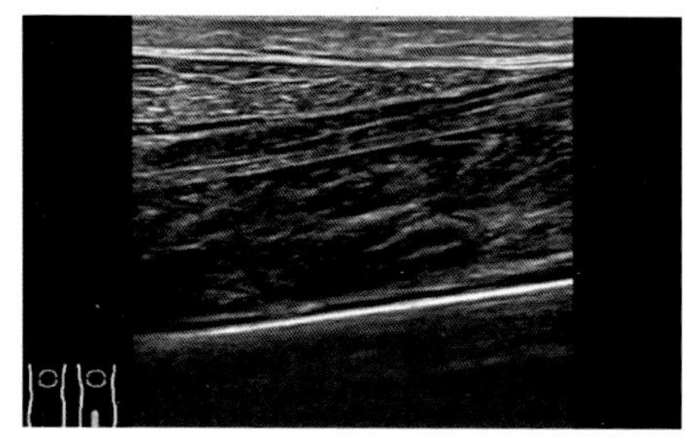

图7-1-32　小腿段正常皮下软组织：二维灰阶超声图

第二节　异常超声报告模板

一、关节异常

1. 肩关节钙化性肌腱炎

✧超声报告

（双侧对比检查）

冈上肌腱增厚，厚约__mm（左侧厚约__mm），回声减低、不均匀，内可见散在强回声后伴声影（图7-2-1）；

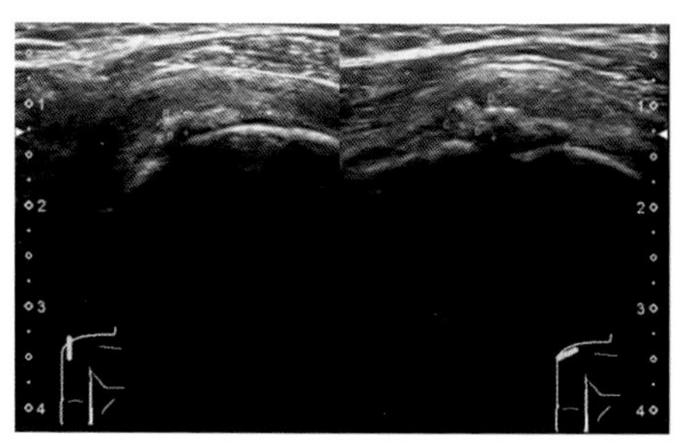

图7-2-1　肩关节钙化性肌腱炎：冈上肌腱增厚、局部回声减低、不均匀，内伴散在强回声

小圆肌近肌腱附着处肌腱增厚，厚约__mm（左侧厚约__mm），回声减低、不均匀，内可见斑块样强回声后伴声影，彩色多普勒：其内未见明显血流信号（图7-2-2）。余肩关节未见明显异常。

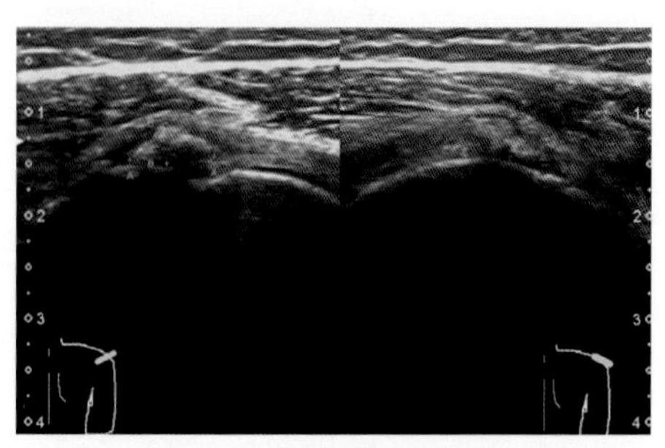

图7-2-2　肩关节钙化性肌腱炎：小圆肌肌腱近附着处增厚、局部回声减低、不均匀，内伴散在强回声

✧超声提示

冈上肌腱及小圆肌腱内异常回声——考虑钙化性肌腱炎。

2. 肩袖撕裂

✧检查所见

（双侧对比检查）

冈上肌腱近肱骨大结节附着处可见低回声区，范围约__mm×__mm，厚度约__mm，边界欠清晰，形态欠规则，未达肌腱全层。彩色多普勒：其内未见明显血流信号（图7-2-3）。

右侧肩关节结节间沟（横切面探查）内未探及肱二头肌长头腱，（纵切面探查）右侧肱骨长轴未探及肱二头肌长头肌腱回声（图7-2-4）。

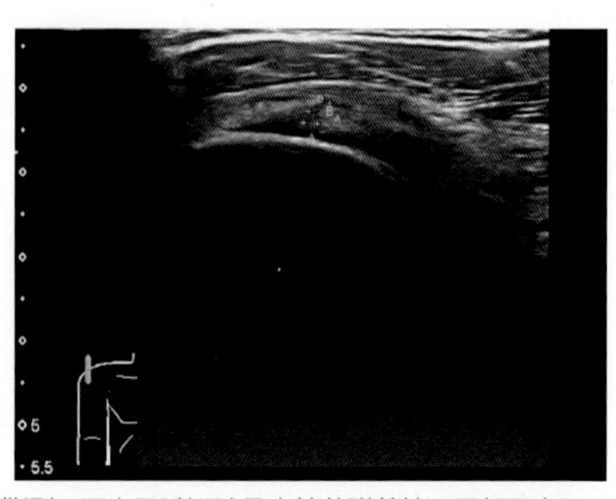

图7-2-3　肩袖撕裂：冈上肌腱近肱骨大结节附着处可见低回声区，未达肌腱全层

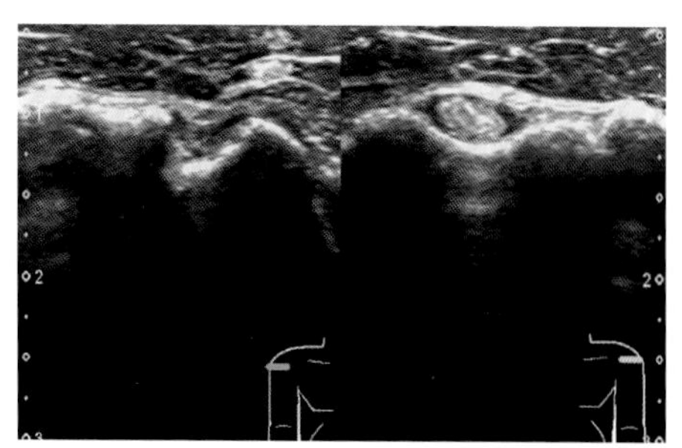

图7-2-4　肩袖撕裂：右侧结节间沟内肱二头肌长头腱缺失

余肩关节未见明显异常。

✧超声提示

右侧冈上肌腱内异常回声——考虑部分撕裂。

右侧肱二头肌长头腱异常回声——考虑肱二头肌长头腱断裂（完全性）。

注意：（肩袖部分撕裂的临床分度）

Ⅰ度：深度小于3 mm；

Ⅱ度：深度3~6 mm；

Ⅲ度：深度大于6 mm或大于肌腱厚度50%。

3. 冻结肩

✧检查所见

（双侧对比检查）

肩关节前盂肱关节囊明显增厚，厚约__mm（左侧厚约__mm），肩关节肩袖间隙回声减低、不均匀，血供增多（图7-2-5）。

肱二头肌长头腱腱鞘内可见无回声区（图7-2-6）。

余肩关节未见明显异常。

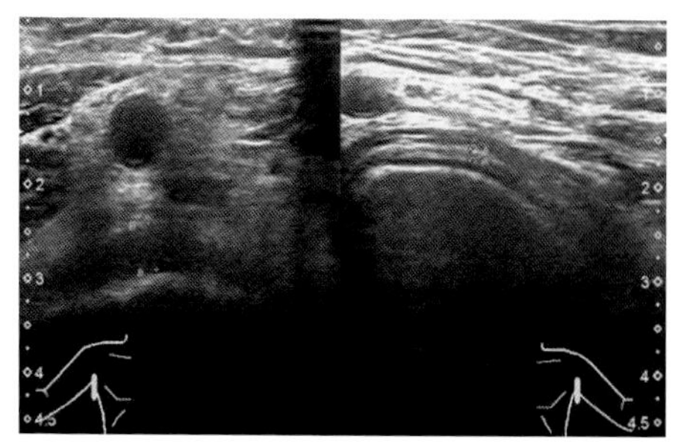

图7-2-5　冻结肩：左侧肩关节前盂肱关节囊较对侧明显增厚

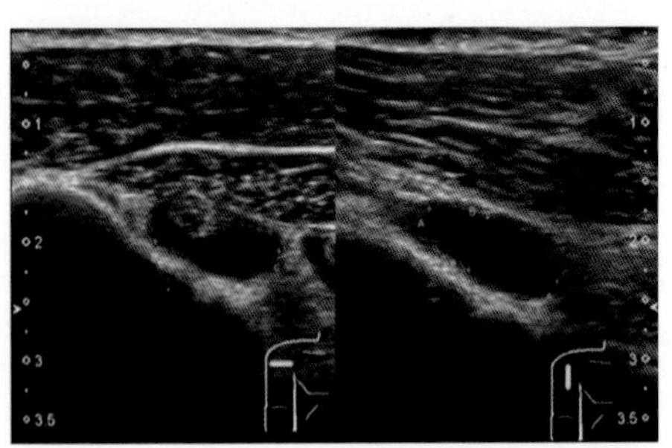

图7-2-6　冻结肩：肱二头肌长头腱腱鞘周围积液

✧超声提示

肩关节囊增厚——考虑“冻结肩”；肱二头肌长头腱腱鞘积液。

4. 肱二头肌长头腱腱鞘炎

✧检查所见

（双侧对比检查）

肱二头肌腱未见明显增粗，厚约2.0 mm，周围可见液暗区，较大范围约__mm × __mm，内透声差，未见明显血流信号（图7-2-7）。

余肩关节未见明显异常。

✧超声提示

肱二头肌长头腱腱鞘积液（图7-2-8）。

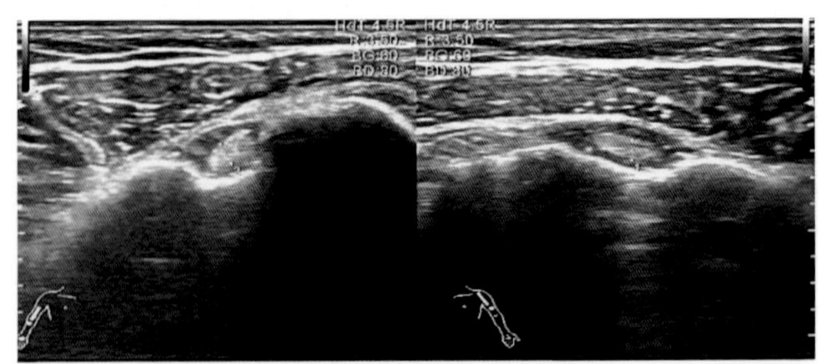

图7-2-7　肱二头肌长头腱腱鞘炎：双侧结节间沟处肱二头肌长头腱横断面

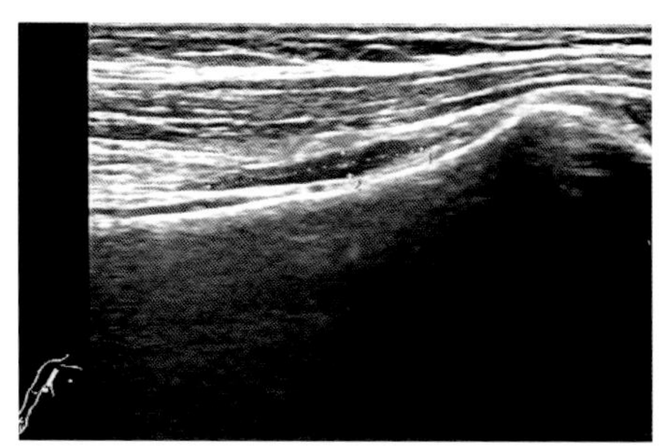

图7-2-8　肱二头肌长头腱腱鞘炎：右侧肱二头肌长头腱腱鞘周围少量积液

5. 伸肌总腱炎

✧检查所见

（双侧对比检查）

肘关节伸肌总腱肿胀增厚，较厚约__mm（对侧厚约__mm），内部回声减低、欠均匀，可见散在强回声，肌腱纤维结构模糊，超声触诊疼痛加剧（图7-2-9），彩色多普勒内可见血流信号增多。其附着部位骨皮质连续、欠光滑（图7-2-10）。

余肘关节未见明显异常。

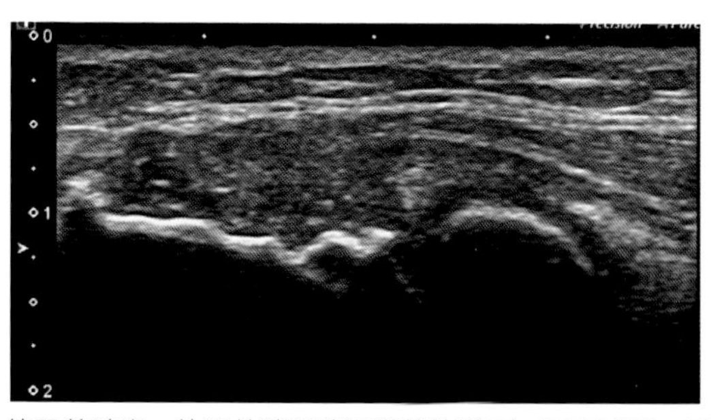

图7-2-9　伸肌总腱炎：伸肌总腱肌腱近附着处增厚、回声减低、不均匀，散在强回声，腱纤维结构模糊

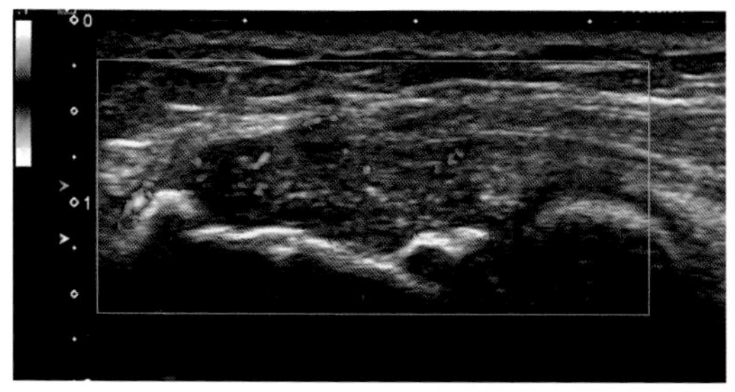

图7-2-10　伸肌总腱炎：能量多普勒扫查显示肿胀增厚的伸肌总腱内可见血流信号

✧超声提示

肘关节伸肌总腱异常回声——考虑伸肌总腱炎（网球肘）。

6. 屈肌总腱炎

✧超声检查

（双侧对比检查）

肌腱：肘关节屈肌总腱肿胀增厚，较厚约__mm（左侧厚约__mm），内部回声减低、不均匀，肌腱纤维结构模糊，其附着点处可见强回声后伴声影（图7-2-11），彩色多普勒内可见血流信号（图7-2-12）。

余肘关节未见明显异常。

✧超声提示

肘关节屈肌总腱异常回声——考虑屈肌总腱炎（高尔夫球肘、学生肘）。

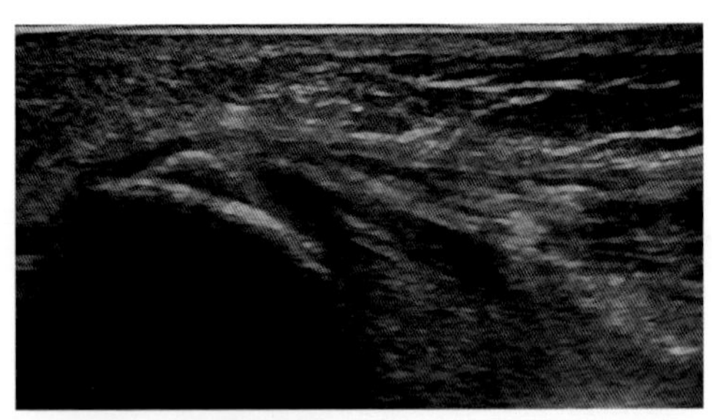

图7-2-11 屈肌总腱炎：屈肌总腱肿胀增厚，内部回声减低、不均匀，肌腱纤维结构模糊，其附着点处可见强回声

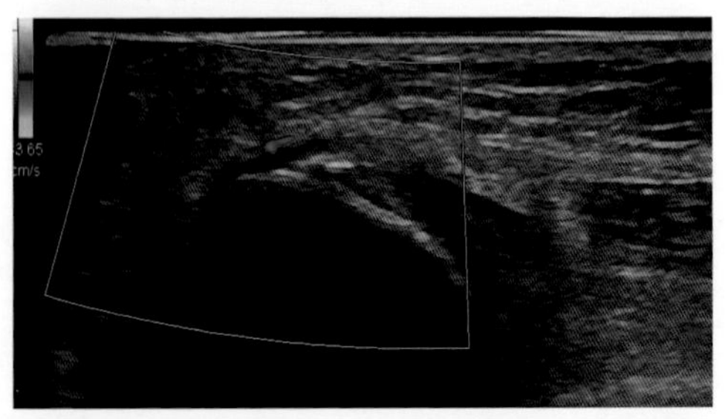

图7-2-12 屈肌总腱炎：彩色多普勒显示肿胀增厚屈肌总腱可见少许血流信号

7. 鹰嘴下滑囊炎

✧超声报告

（双侧对比检查）

滑膜囊：鹰嘴下滑囊扩张，内可见无回声区，范围约__mm×__mm，滑囊壁不均匀增厚，较厚约__mm，彩色多普勒：增厚的滑囊壁上可探及血流信号（图7-2-13，图7-2-14）。

余肘关节未见明显异常。

✧超声提示

肘关节后方鹰嘴下滑囊异常回声——考虑鹰嘴下滑囊炎伴滑囊积液。

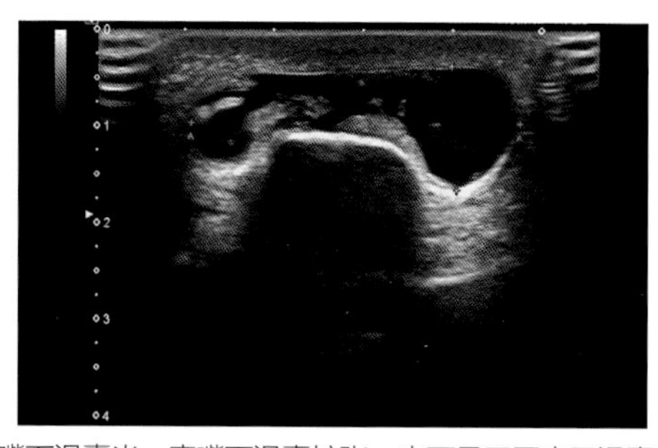

图7-2-13　鹰嘴下滑囊炎：鹰嘴下滑囊扩张，内可见无回声区滑囊壁不均匀增厚

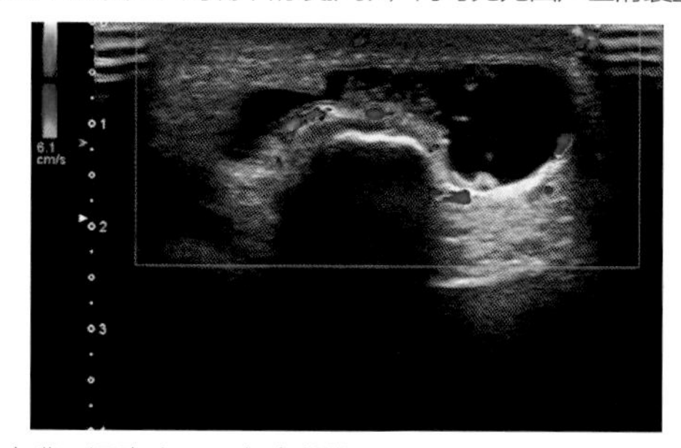

图7-2-14　鹰嘴下滑囊炎：彩色多普勒显示增厚的滑囊壁上可探及血流信号

8. 腕关节滑膜增厚

✧检查所见

（双侧对比检查）

滑膜：腕关节滑膜不均匀增厚，较厚位于腕掌侧，厚约__mm，内回声减低，尚均匀（图7-2-15），彩色多普勒：局部内可探及血流信号（图7-2-16）。

余腕关节未见明显异常。

✧超声提示

腕关节滑膜不均匀增厚——考虑滑膜炎可能。

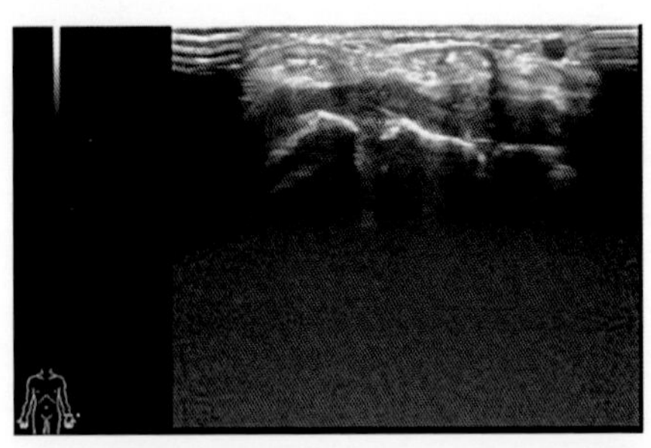

图7-2-15　腕关节滑膜增厚：腕关节滑膜不均匀增厚

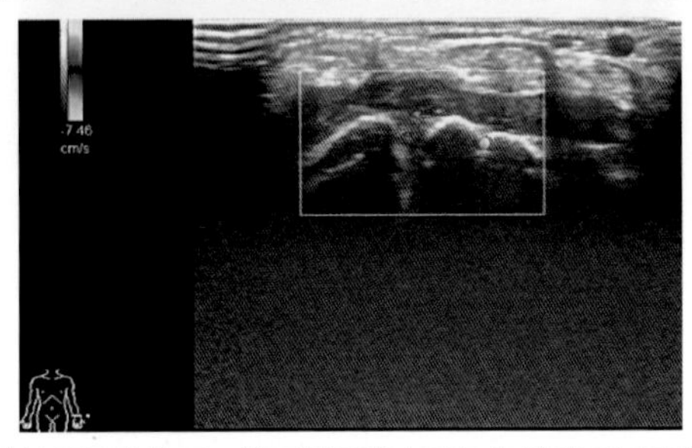

图7-2-16　腕关节滑膜增厚：增厚的滑膜内彩色多普勒可探及散在血流信号

9. 滑膜囊肿

✧检查所见

（双侧对比检查）

腕背侧可见范围约__mm × __mm无回声，边界清晰，形态不规则，其与腕关节腔相通，彩色多普勒：探查内未见明显血流信号（图7-2-17，图7-2-18）。

余腕关节未见明显异常。

✧超声提示

腕背侧皮下无回声——考虑滑膜囊肿可能。

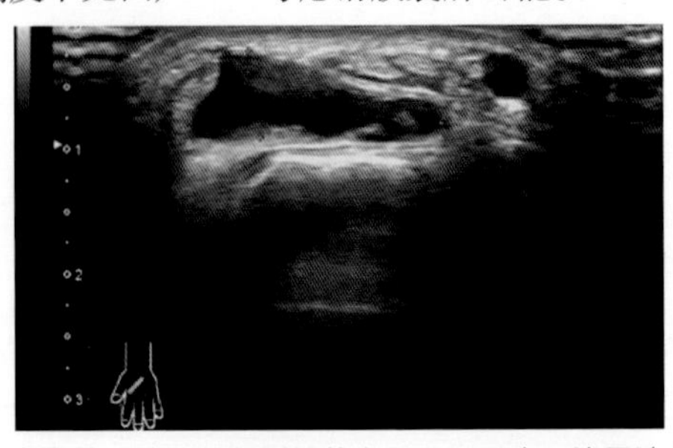

图7-2-17　滑膜囊肿：腕关节背侧关节旁可见无回声，边界清晰，形态不规则，其与关节腔相通，后方回声增强

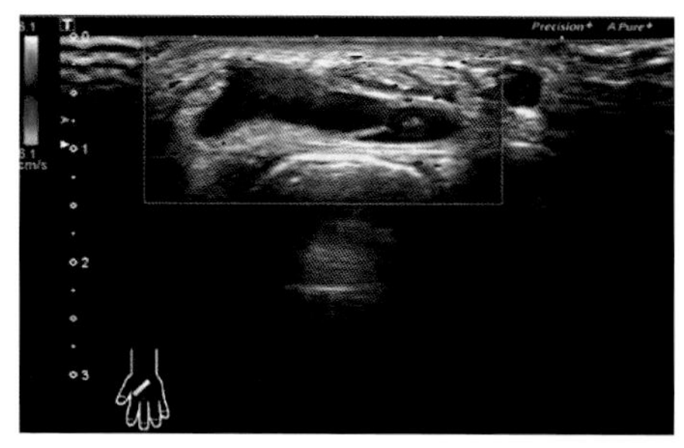

图7-2-18 滑膜囊肿：彩色多普勒探查内未见明显血流信号

10. 髋关节滑膜炎

✧检查所见

前部：髋关节腔内可见低声区，较厚约__mm（对侧厚约__mm），内回声减低（图7-2-19），彩色多普勒内未见明显血流信号，软骨及骨皮质表面尚光滑、连续（图7-2-20）。

余髋关节未见明显异常。

✧超声提示

髋关节前部异常回声——考虑髋关节滑膜炎可能。

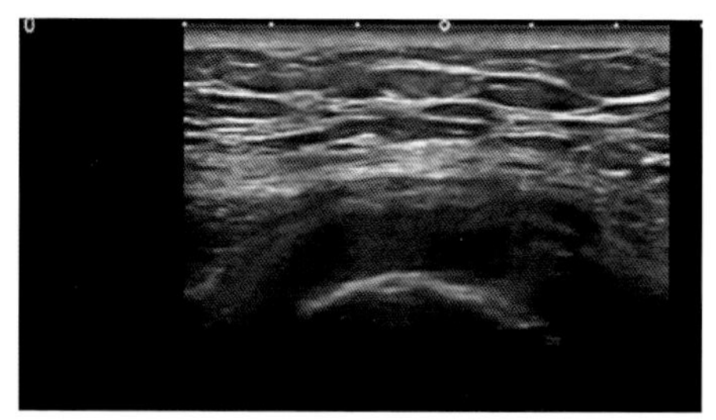

图7-2-19 髋关节滑膜炎：髋关节前部关节腔内可见低回声区

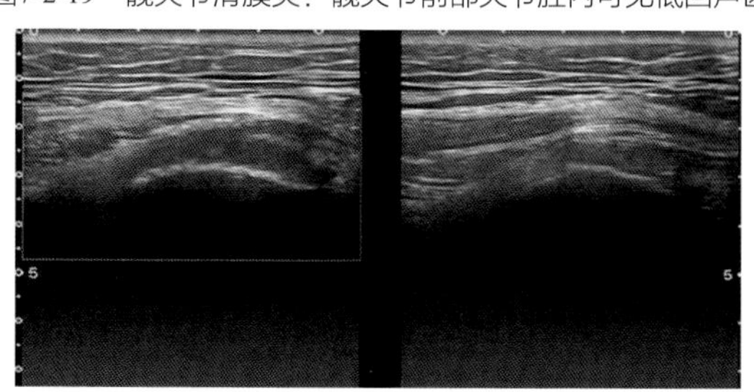

图7-2-20 髋关节滑膜炎：双侧对比检查，彩色多普勒显示增厚的滑膜内未探及血流信号

11. 股直肌钙化性肌腱病

✧检查所见

（双侧对比检查）

前部：股直肌起始处厚度约__mm（对侧厚约__mm），内回声不均匀，可见散在较大或较小钙化，腱纤维结构显示欠清晰（图7-2-21），彩色多普勒：内血流信号无明显增加（图7-2-22）。

余膝关节未见明显异常。

✧超声提示

股直肌起始处内异常回声——考虑钙化性肌腱病（炎）。

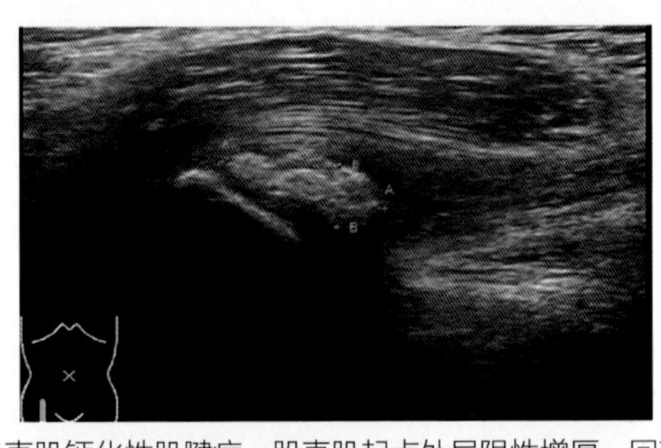

图7-2-21　股直肌钙化性肌腱病：股直肌起点处局限性增厚，回声减低，不均匀，内可见强回声，腱纤维结构显示浅清晰

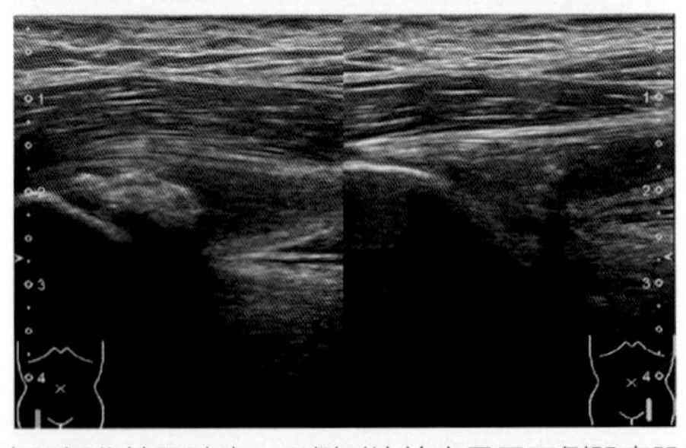

图7-2-22　股直肌钙化性肌腱病：双侧对比检查显示双侧股直肌起点处声像图

12. 坐骨结节滑囊炎

✧检查所见

（双侧对比检查）

后部：坐骨结节旁探及大小约__mm×__mm低回声区，边界欠清晰，形态欠规则，内部回声不均匀，可见无回声区及密集点状等回声（图7-2-23），彩色多普勒：周边见点状血流信号，其内未见明显血流信号（图7-2-24）。

余膝关节未见明显异常。

✧**超声提示**

坐骨结节旁异常回声——考虑坐骨结节滑囊炎。

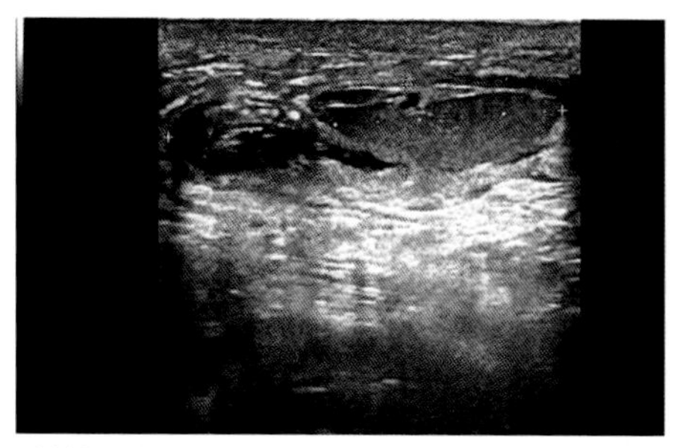

图7-2-23　坐骨结节滑囊炎：坐骨结节旁可见低回声区，边界欠清晰，内回声不均，可见密集点状中等回声及无回声区

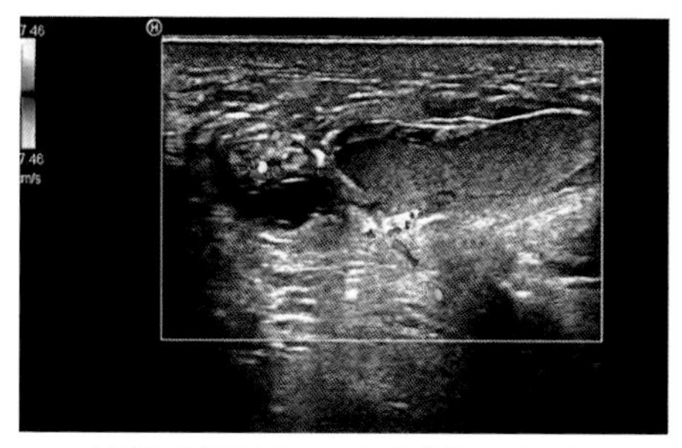

图7-2-24　坐骨结节滑囊炎：彩色多普勒周边可探及血流信号

13. **髌腱撕裂伴局部撕脱骨折**

✧**检查所见**

（双侧对比检查）

前部：髌腱远端肌腱止点处增厚，较厚约__mm，回声不均匀，局部回声减低，腱纤维局部不连续（图7-2-25），彩色多普勒：内可探及点状血流信号；胫骨粗隆骨皮质不连续（图7-2-26）。

余膝关节未见明显异常。

✧**超声提示**

髌腱下端异常回声——髌腱部分撕裂伴局部骨皮质撕脱骨折。

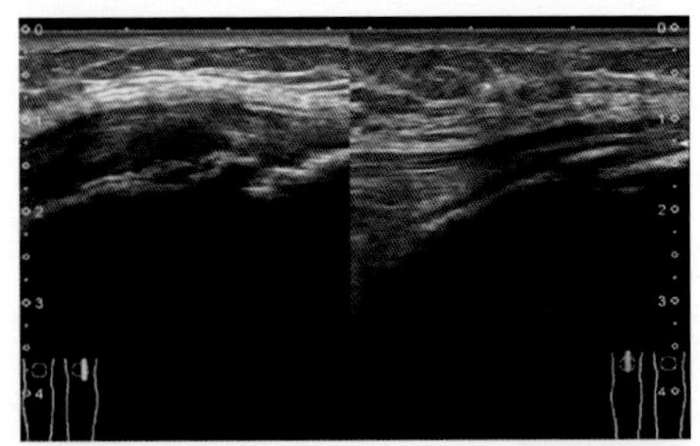

图7-2-25 髌腱撕裂伴局部撕脱骨折：左侧髌韧带远端肌腱近止点处肿胀增厚，回声减低、不均匀，腱纤维连续性差，胫骨粗隆局部骨皮质不连续

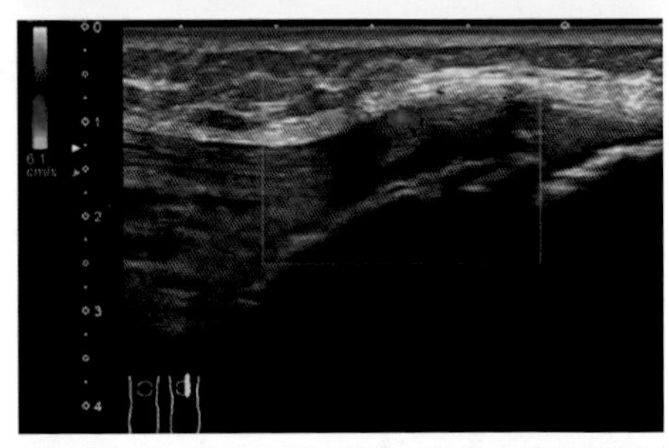

图7-2-26 髌腱撕裂伴局部撕脱骨折：彩色多普勒内局部可探及点状血流信号

14. 胫侧副韧带损伤

✧检查所见

（双侧对比检查）

内侧部： 膝关节内侧副韧带回声减低，边界欠清晰，纤维连续尚可（图7-2-27），彩色多普勒：内未见明显血流信号。膝关节内侧半月板局部回声减低，分布不均匀（图7-2-28）。

余膝关节未见明显异常。

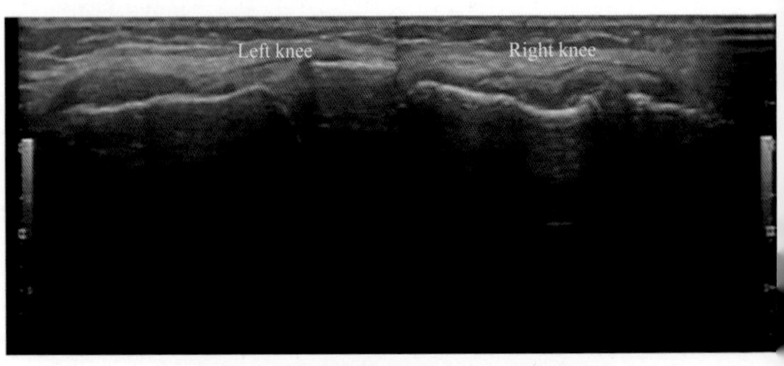

Left knee：左侧膝关节；Right knee：右侧膝关节

图7-2-27 胫侧副韧带损伤：右侧膝关节内侧副韧带肿胀增厚，回声减低

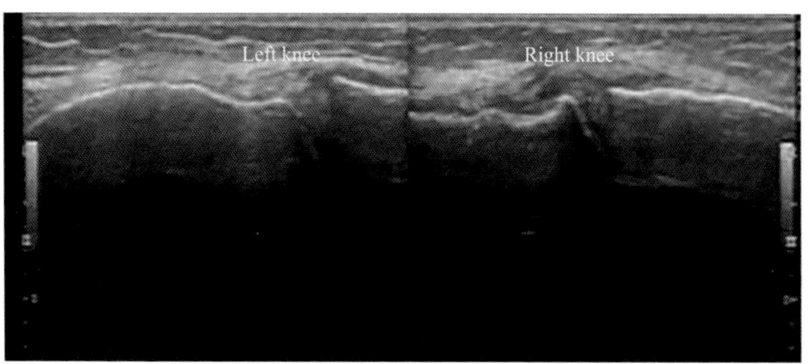

Left knee：左侧膝关节；Right knee：右侧膝关节

图7-2-28 胫侧副韧带损伤：双侧对比检查，彩色多普勒内可探及较丰富血流信号

✧**超声提示**

胫侧副韧带异常回声——考虑慢性损伤可能；膝关节内侧半月板回声减低，考虑损伤可能。

15. **腘窝囊肿**

✧**检查所见**

（双侧对比检查）

后部：腘窝后方可见无回声区，范围约__mm×__mm，其深方伸入膝关节腔内，内透声可（图7-2-29），彩色多普勒：内未见明显血流信号（图7-2-30）。

余膝关节未见明显异常。

✧**超声提示**

膝关节后方异常回声——考虑腘窝囊肿。

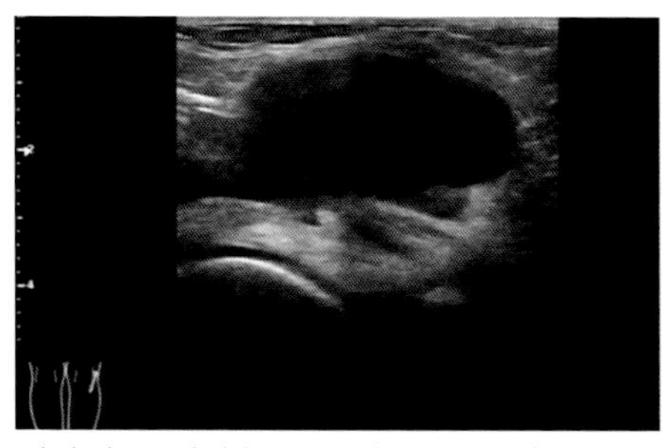

图7-2-29 腘窝囊肿：腘窝内探及无回声区，伸入膝关节腔内，内透声可

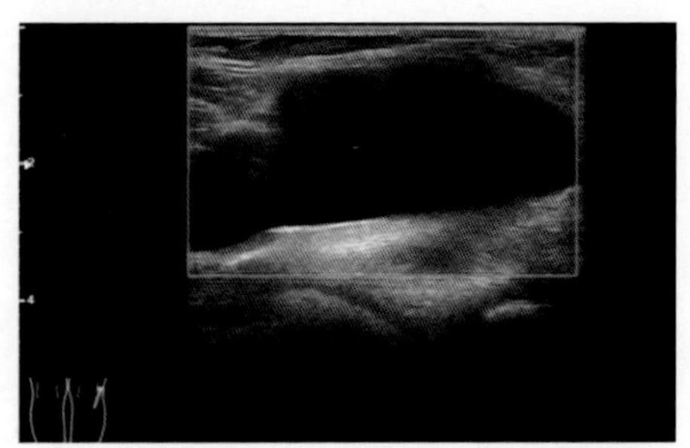

图7-2-30　腘窝囊肿：彩色多普勒内未探及血流信号

16. 距腓前韧带损伤

✧检查所见

（双侧对比检查）

外侧部：距腓前韧带回声连续性尚可，较对侧增厚，厚约__mm（对侧厚约__mm），回声减低，彩色多普勒：内未见明显血流信号（图7-2-31，图7-2-32）。

余踝关节未见明显异常。

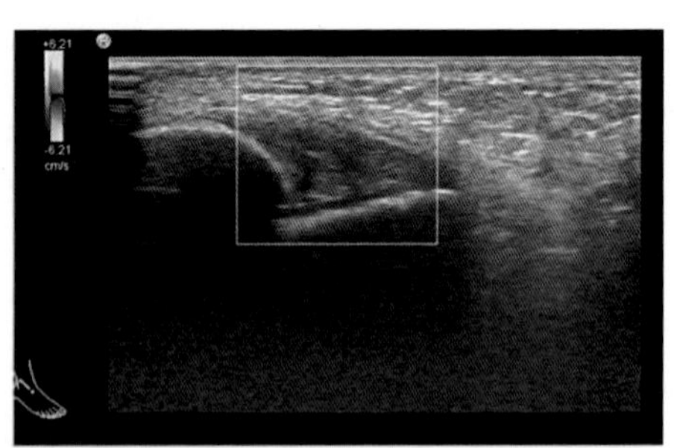

图7-2-31　距腓前韧带损伤：右侧距腓前韧带回声连续性尚可，肿胀增厚，回声减低，彩色多普勒内未见明显血流信号

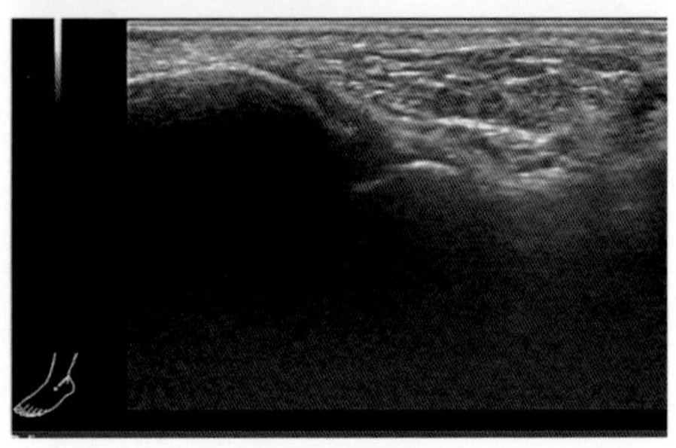

图7-2-32　左侧正常距腓前韧带：灰阶超声图

✧超声提示

距腓前韧带异常所见——考虑损伤后炎性改变并挫伤。

注意：韧带损伤临床分度（供参考）

Ⅰ度：微小撕裂或疲劳损伤；

Ⅱ度：韧带实质性损伤，但尚未达到全层（部分性）；

Ⅲ度：韧带完全性断裂（完全性）。

17. 踝关节滑膜增厚（滑膜炎、关节腔积液）

✧检查所见

（双侧对比检查）

前部：踝关节滑膜不均匀增厚，较厚约__mm，内回声减低，彩色多普勒：内未见明显血流信号；关节腔内可见无回声区，范围约__mm × __mm（图7-2-33）。

余踝关节未见明显异常（图7-2-34）。

✧超声提示

踝关节滑膜不均增厚——考虑滑膜炎、踝关节腔积液。

第七章

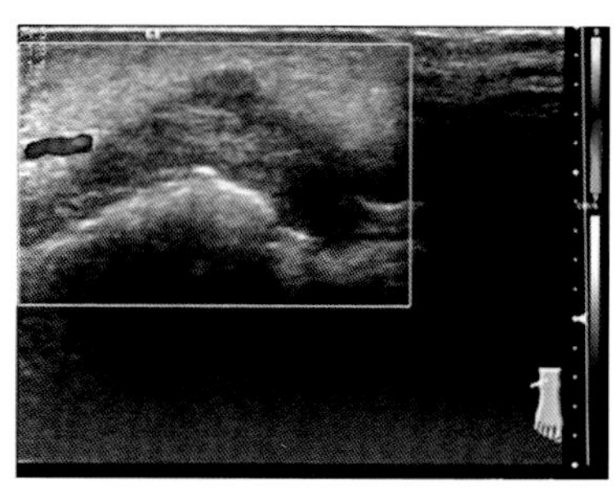

图7-2-33　滑膜炎、关节腔积液：踝关节前方滑膜不规则增粗，彩色多普勒内未探及血流信号

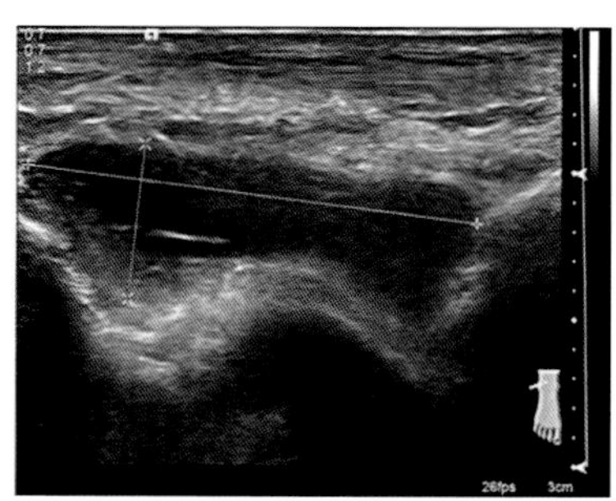

图7-2-34　滑膜炎、关节腔积液：踝关节腔内另可探及无回声区

18. 跟腱撕裂

✧检查所见

（双侧对比检查）

后部：跟腱局部连续性中断，断端增厚、回声增强，其间可见范围约__mm × __mm极低回声区，内透声差，探头加压可见密集点状等回声浮动（图7-2-35），彩色多普勒：内未见明显血流信号（图7-2-36）。

余踝关节未见明显异常。

✧超声提示

跟腱异常回声——考虑跟腱撕裂并血肿形成。

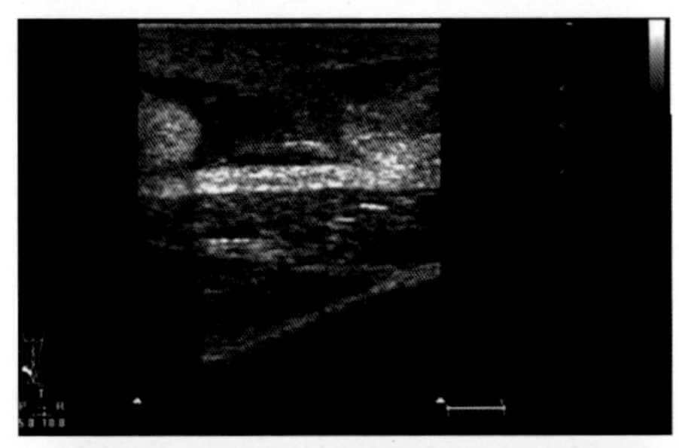

图7-2-35　跟腱撕裂：跟腱局部连续性中断，断端间可见低回声区

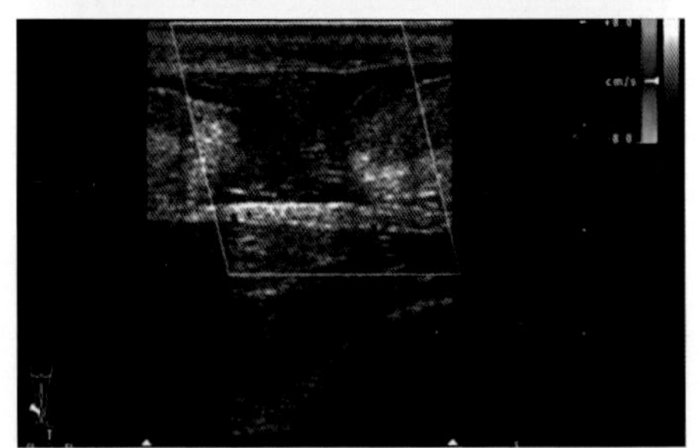

图7-2-36　跟腱撕裂：彩色多普勒内未见明显血流信号

二、神经异常

1. 腕管综合征

✧检查所见

腕部：腕管内正中神经厚约__mm（对侧厚约__mm），面积约__mm²（对侧面积约__mm²），内回声减低，“筛网状”结构

消失，纵断面扫查可见其受压近端肿胀增厚，受压处变细，内未见明显血流信号（图7-2-37，图7-2-38）。

✧超声提示

腕管处正中神经异常回声——考虑腕管综合征。

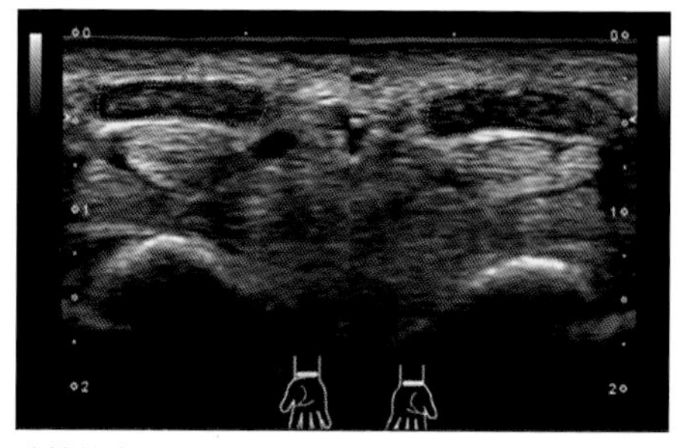

图7-2-37　腕管综合征：双侧正中神经肿胀增厚，回声减低，面积增大

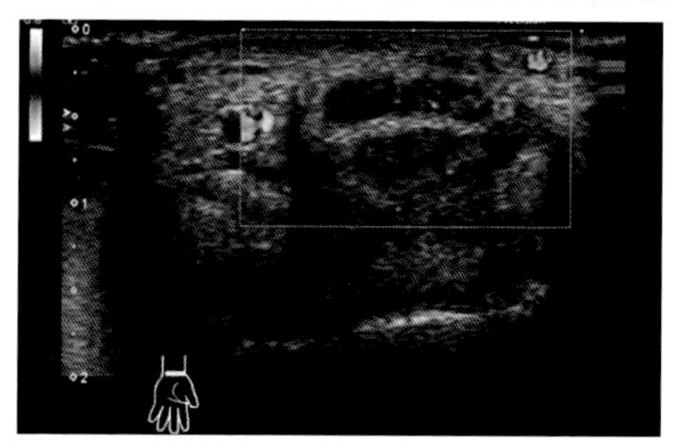

图7-2-38　腕管综合征：能量多普勒内可见血流信号

2. 坐骨神经纤维瘤

✧检查所见

坐骨神经中下段（大腿后部）局限性增粗，回声减低，"筛网状"结构消失，呈"鼠尾状"，范围约__mm × __mm（图7-2-39），彩色多普勒：内未见明显血流信号（图7-2-40）。

✧超声提示

坐骨神经中下段异常回声——神经纤维瘤可能。

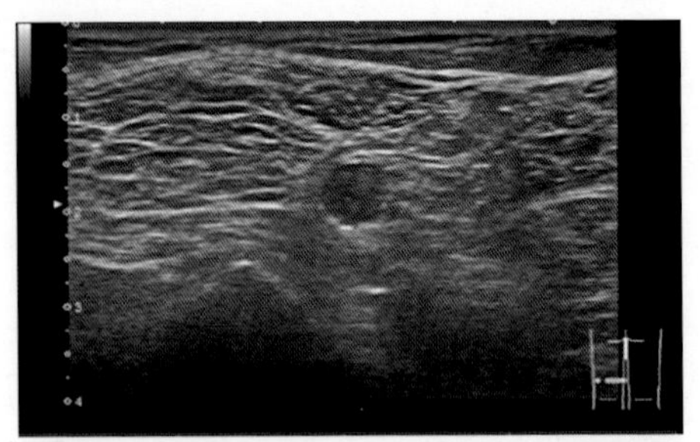

图7-2-39 坐骨神经纤维瘤：坐骨神经中下段局限性肿胀增厚，回声减低

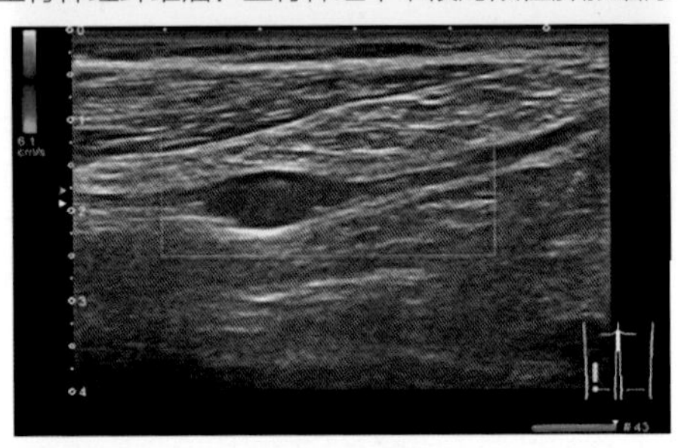

图7-2-40 坐骨神经纤维瘤：纵断面扫查显示其局部肿胀区与神经相连续，彩色多普勒内未见血流信号

3. 臂丛神经受压（胸廓出口综合征）

✧检查所见

（双侧对比检查）

肌间区：臂丛神经上干于前、中斜角肌受卡压，增粗，略靠中线位置前斜角肌浅层可见两个淋巴结，向外上推挤上干（图7-2-41，图7-2-42）。

✧超声提示

臂丛神经上干受压增粗——考虑胸廓出口综合征。

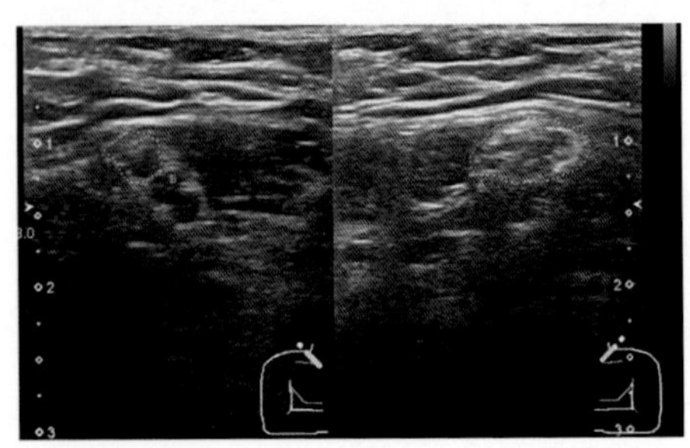

图7-2-41 胸廓出口综合征：双侧对比检查显示左侧臂丛神经上干于前、中斜角肌间肿胀增粗

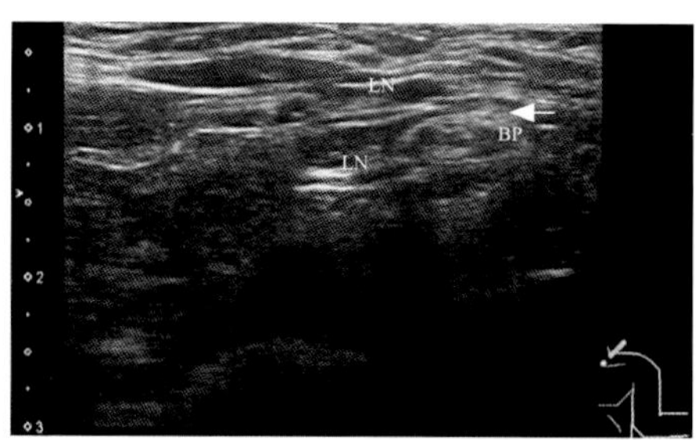

LN：淋巴结；BP：臂丛

图7-2-42　胸廓出口综合征：于肿胀增厚的臂丛神经上干内上方前斜角肌浅方可见两个淋巴结（箭头）

4. 梨状肌综合征

✧检查所见

（双侧对比检查）

（臀部）侧坐骨神经横断面稍肿胀，周长约__mm（对比周长约__mm），纵断面显示坐骨神经不均匀肿胀增厚，内回声局部稍减低，欠均匀，彩色多普勒：内未见明显血流信号，其浅层梨状肌回声减低，较对侧肿胀；屈膝内旋髋关节时，该处坐骨神经被推挤，且与股二头肌挤压（图7-2-43，图7-2-44）。

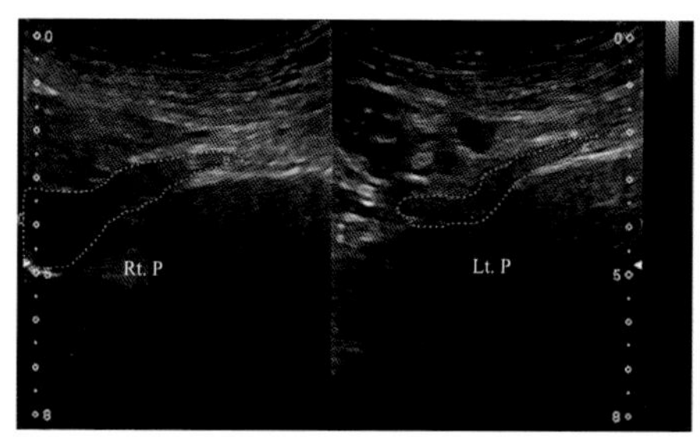

Rt.P：右侧梨状肌；Lt.P：左侧梨状肌

图7-2-43　梨状肌综合征：右侧梨状肌肿胀增厚

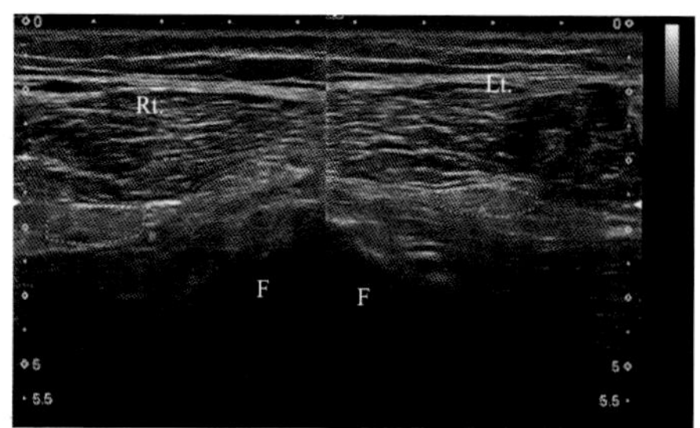

Rt：右侧梨状肌；Lt：左侧梨状肌；F：腓骨

图7-2-44　梨状肌综合征：右侧坐骨神经肿胀，增厚，周长较对侧增大

✧超声提示

梨状肌肿胀伴坐骨神经异常回声——考虑梨状肌综合征。

三、皮下软组织异常

1. 表皮样囊肿

✧检查所见

（病变部位）皮肤层深方至皮下浅筋膜层内可见大小约__mm × __mm低回声，边界清晰，形态规则，内回声不均匀（图7-2-45），彩色多普勒：内未见明显血流信号（图7-2-46）。

✧超声提示

皮肤层深方至皮下浅筋膜层内异常回声——考虑表皮样囊肿可能。

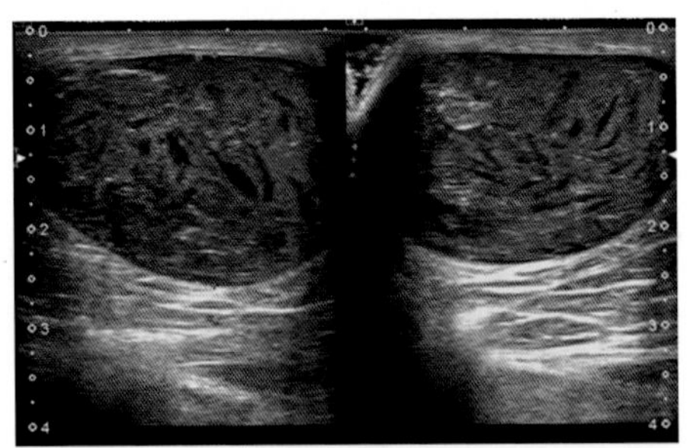

图7-2-45 表皮样囊肿：臀部皮肤层深方可探及低回声肿物，边界清晰，形态规则，内回声不均

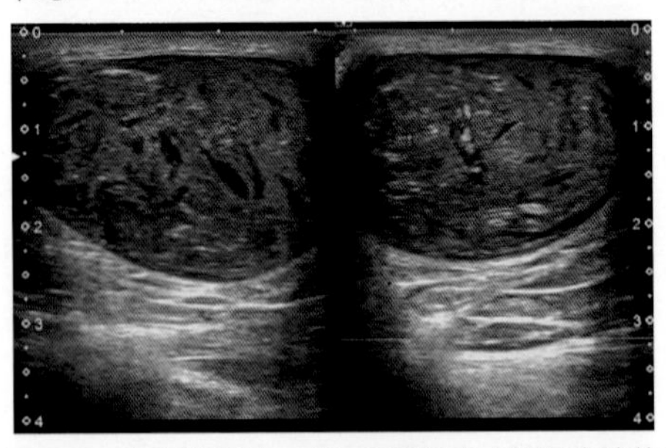

图7-2-46 表皮样囊肿：彩色多普勒内未探及血流信号

2. 纤维脂肪瘤

✧超声报告

（病变部位）皮下浅筋膜层内可见大小约__mm × __mm稍低回声，边界尚清，形态尚规则，内回声不均（图7-2-47），彩色多普勒内未见明显血流信号（图7-2-48）。

✧超声提示

皮下浅筋膜层内异常回声——考虑纤维脂肪瘤。

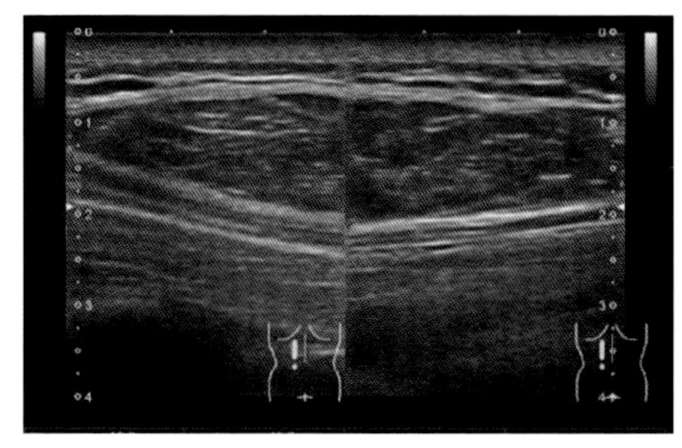

图7-2-47　纤维脂肪瘤：背部皮下浅筋膜层内可见稍低回声区，边界尚清，形态尚规则，内回声不均匀，可见条索样高回声

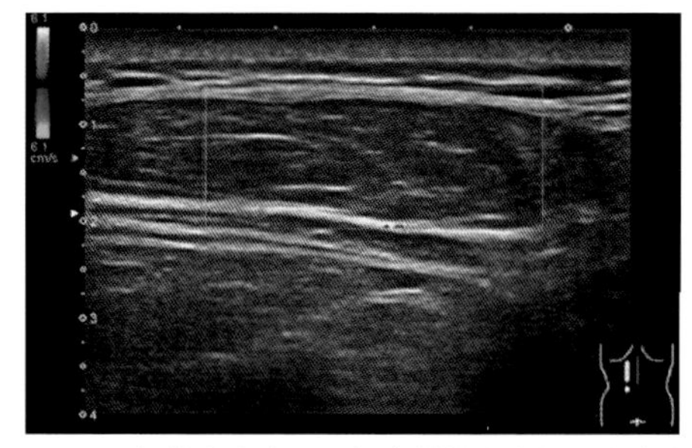

图7-2-48　纤维脂肪瘤：彩色多普勒内未探及血流信号

3. 结节性筋膜炎

✧检查所见

（病变部位）皮下筋膜层内可见大小约__mm × __mm低回声，边界尚清，欠光滑，形态尚规则，内回声欠均匀（图7-2-49），彩色多普勒：内未见明显血流信号（图7-2-50）。

✧超声报告

皮下筋膜层内异常回声——考虑结节性筋膜炎可能。

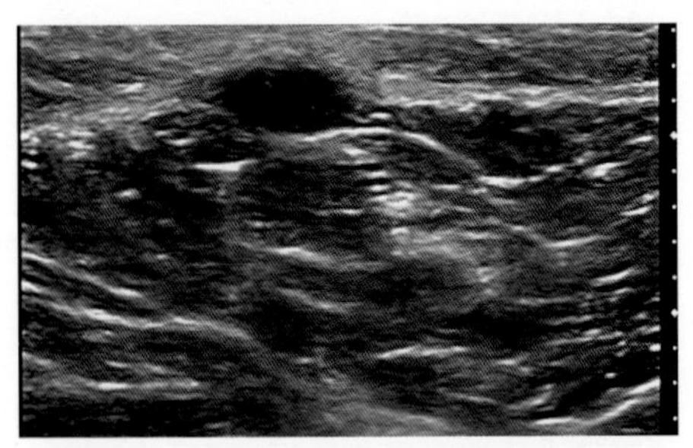

图7-2-49 结节性筋膜炎：上臂皮下筋膜层内可见低回声区，边界尚清，形态尚规则

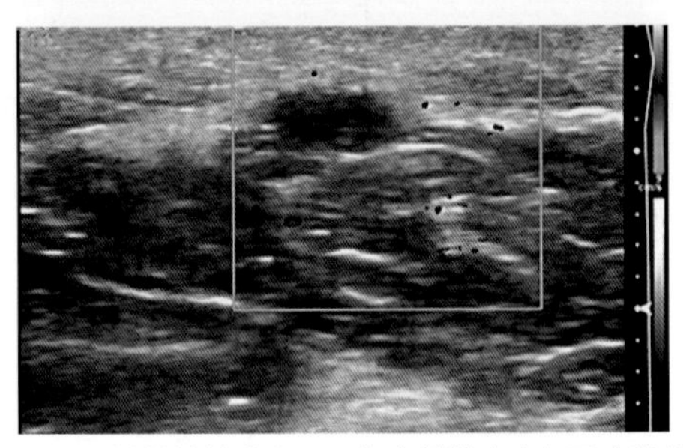

图7-2-50 结节性筋膜炎：彩色多普勒内未探及血流信号

4. 肌间血管瘤

✧检查所见

（病变部位）小腿肌间内可见范围约__mm×__mm混合回声，边界不清晰，形态不规则，内可见无回声区，加压其大小可变化（图7-2-51），彩色多普勒：内可见血流信号，加压后内血流信号增多（图7-2-52）。

✧超声报告

小腿肌间内异常回声——考虑肌间血管瘤。

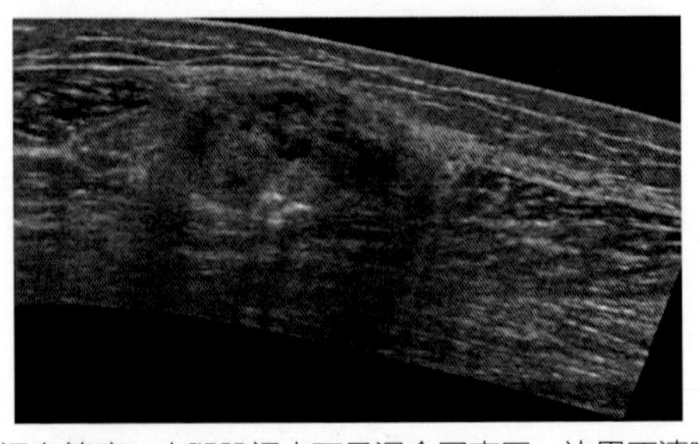

图7-2-51 肌间血管瘤：小腿肌间内可见混合回声区，边界不清晰，形态不规则，内可见小无回声区

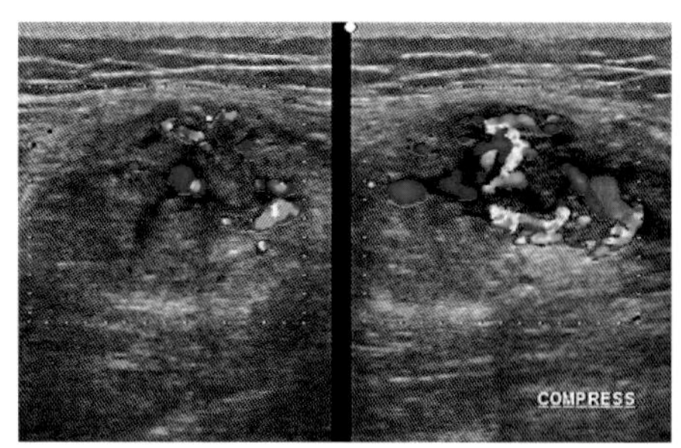

图7-2-52　肌间血管瘤：彩色多普勒内可探及血流信号，加压后其内血流信号增多

5. 软组织肉瘤

✧检查所见

（病变部位）肌间内可见大小约__mm×__mm低回声，边界欠清晰，形态欠规则，内回声不均匀，内可见血流信号（图7-2-53），脉冲波多普勒可探及动脉血流频谱（图7-2-54）。

✧超声提示

肌间内肿物——软组织肉瘤可能。

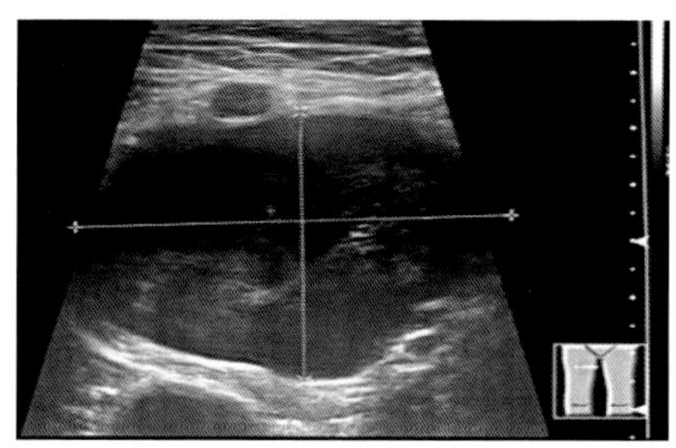

图7-2-53　软组织肉瘤：大腿内侧肌层内低回声实性肿物

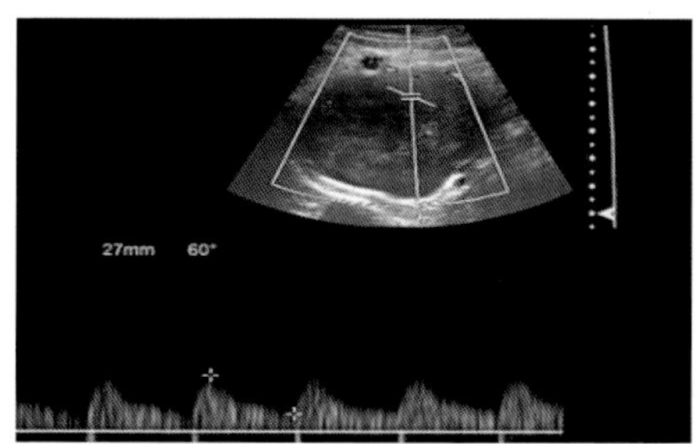

图7-2-54　软组织肉瘤：彩色多普勒内可见血流信号，频谱多普勒内可探及动脉样血流频谱

6. 肌肉撕裂

✧检查所见

（病变部位）小腿腓肠肌远端内侧头局部肌纤维连续性中断，范围约__mm×__mm，彩色多普勒：内未见明显血流信号；其旁可见范围约__mm×__mm无回声，边界清晰，内透声欠佳，可见条索状等回声，彩色多普勒：内未见明显血流信号（图7-2-55，图7-2-56）。

✧超声诊断

小腿腓肠肌远端内侧头异常回声——考虑肌肉部分撕裂伴肌间血肿。

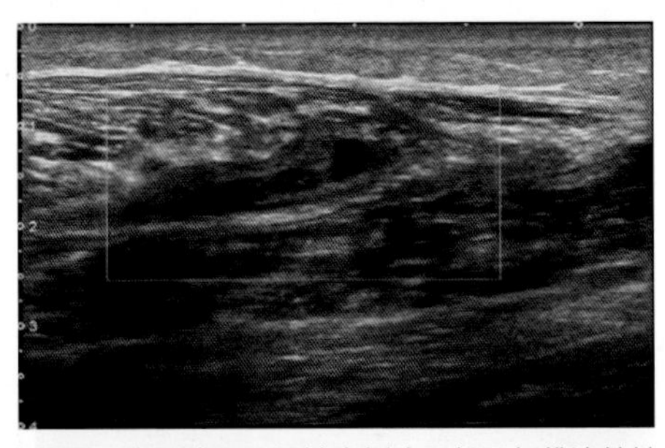

图7-2-55　肌肉撕裂：小腿腓肠肌远端内侧头局部肌纤维连续性中断，局部回声减低，彩色多普勒内未见明显血流信号

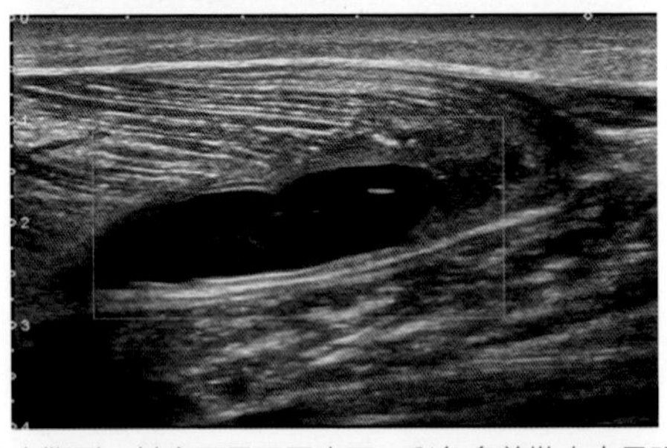

图7-2-56　肌肉撕裂：其旁可见无回声区，彩色多普勒内未见明显血流信号

第八章

小儿心脏超声报告模板

第一节 房间隔缺损超声报告模板

一、Ⅰ孔房间隔缺损

✧检查所见

（1）心房正位，心室右襻，右心房、右心室正常（增大），左心室内径正常。

（2）室间隔及室壁厚度正常，运动及幅度正常（室间隔与左心室后壁呈同向运动）。

（3）房间隔上段Ⅰ孔处回声中断约__mm；彩色多普勒：房水平可见左向右分流。

（4）室间隔连续性完整；彩色多普勒：室水平未探及分流信号。

（5）三尖瓣环扩大，开放尚可，关闭欠佳；二尖瓣瓣叶未探及明确裂隙，余瓣膜形态结构、启闭大致正常；彩色多普勒：三尖瓣可探及__量反流；连续波多普勒：反流速度__cm/s，压差__mmHg（图8-1-1）。

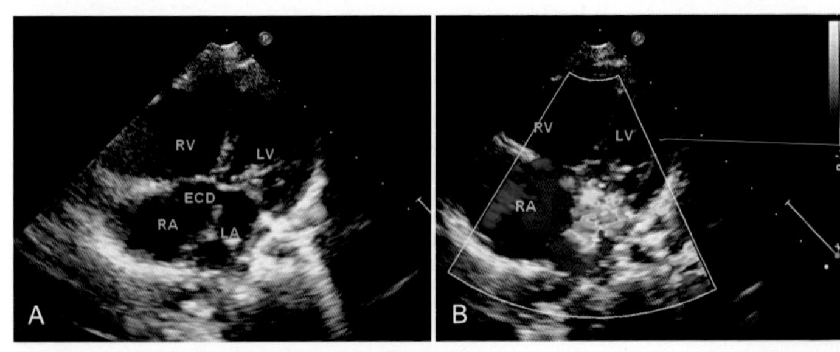

RA：右心房；RV：右心室；LA：左心房；LV：左心室；ECD：心内膜垫缺损

图8-1-1 Ⅰ孔房间隔缺损：A. 胸骨旁四腔心切面显示房间隔下端近十字交叉处回声失落，左右心房室瓣位于同一水平；B. 彩色多普勒显示房间隔下端左向右的红色五彩过隔血流信号

（6）两条大动脉呈正常包绕关系，主肺动脉及左右肺动脉发育好；彩色多普勒：大动脉水平未探及分流信号。

（7）主动脉弓降部未见异常，流速正常范围。

（8）心包腔内未见明显积液。

✧超声提示

◆ 先天性心脏病；

- Ⅰ孔房间隔缺损；
- 房水平左向右分流；
- 三尖瓣反流（__量）。

二、Ⅱ孔房间隔缺损（中央型）

✧检查所见

（1）心房正位，心室右襻，右心房、右心室正常（增大），左心室内径正常。

（2）室间隔及室壁厚度正常，运动及幅度正常（室间隔与左心室后壁呈同向运动）。

（3）房间隔中部回声中断约__mm；彩色多普勒：房水平可见左向右分流。

（4）室间隔连续性完整；彩色多普勒：室水平未探及分流信号。

（5）三尖瓣环扩大，开放尚可，关闭欠佳；余瓣膜形态结构、启闭大致正常；彩色多普勒：三尖瓣可探及__量反流；连续波多普勒：反流速度__cm/s，压差__mmHg（图8-1-2）。

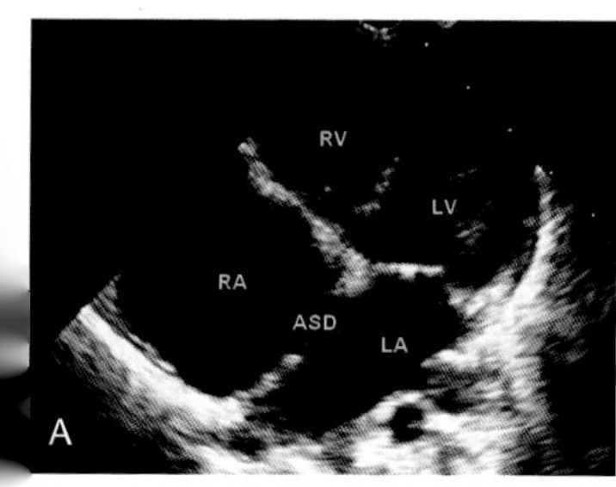

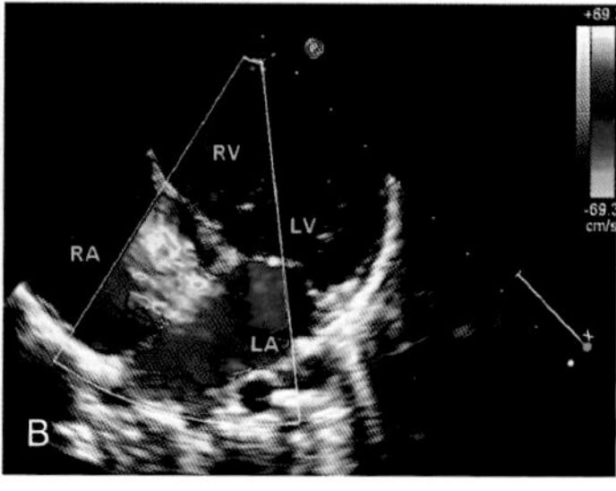

RA：右心房；RV：右心室；LA：左心房；LV：左心室；ASD：房间隔缺损

图8-1-2 中央型房间隔缺损：A. 胸骨旁四腔心切面显示房间隔缺损位置及周围残端情况；B. 彩色多普勒显示房水平过隔血流信号

（6）两条大动脉呈正常包绕关系，主肺动脉及左右肺动脉发育好；彩色多普勒：大动脉水平未探及分流信号。

（7）主动脉弓降部未见异常，流速正常范围。

（8）心包腔内未见明显积液。

✧超声提示

- 先天性心脏病；
- Ⅱ孔房间隔缺损（中央型）；
- 房水平左向右分流；

◆ 三尖瓣反流（__量）。

三、Ⅱ孔房间隔缺损（上腔型/下腔型）

✧检查所见

（1）心房正位，心室右襻，右心房、右心室正常（增大），左心室内径正常。

（2）室间隔及室壁厚度正常，运动及幅度正常（室间隔与左心室后壁呈同向运动）。

（3）房间隔后上部近上腔静脉处（后下部近下腔静脉处）回声中断约__mm，上腔静脉构成缺损的顶部（下腔静脉构成缺损的底部）；彩色多普勒：房水平可见左向右分流（图8-1-3，图8-1-4）。

（4）室间隔连续性完整；彩色多普勒：室水平未探及分流信号。

（5）三尖瓣环扩大，开放尚可，关闭欠佳；余瓣膜形态结构、启闭大致正常；彩色多普勒：三尖瓣可探及__量反流；连续波多普勒：反流速度__cm/s，压差__mmHg。

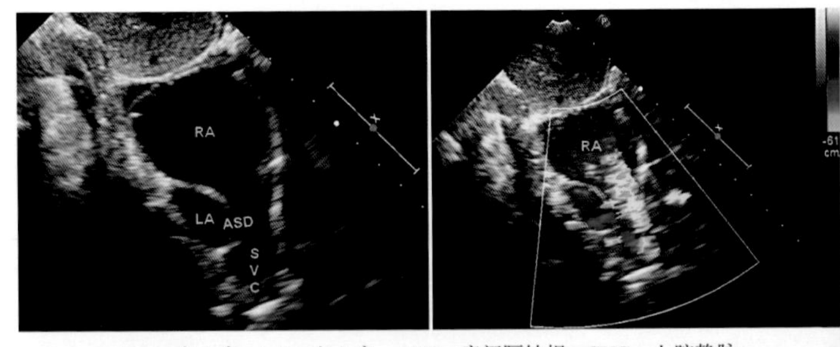

RA：右心房；LA：左心房；ASD：房间隔缺损；SVC：上腔静脉

图8-1-3 上腔型房间隔缺损：剑突下双房切面显示房间隔后上部近上腔静脉处回声中断；彩色多普勒显示房水平过隔血流信号

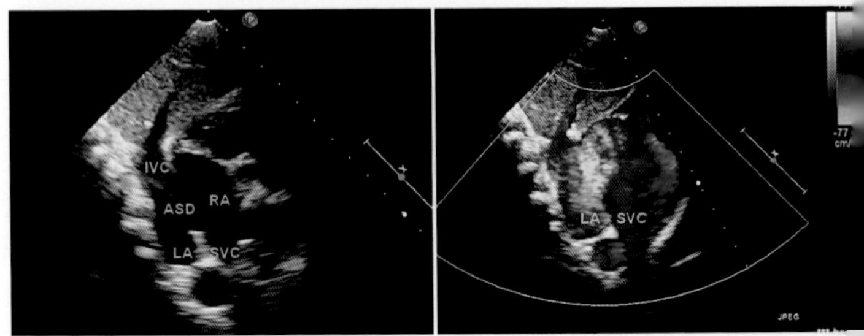

RA：右心房；RV：右心室；LA：左心房；LV：左心室；ASD：房间隔缺损；SVC：上腔静脉；IVC：下腔静脉

图8-1-4 下腔型房间隔缺损：剑突下双房短轴切面显示房间隔后下部近下腔静脉处回声中断；彩色多普勒显示房水平过隔血流信号

（6）两条大动脉呈正常包绕关系，主肺动脉及左右肺动脉发育好；彩色多普勒：大动脉水平未探及分流信号。

（7）主动脉弓降部未见异常，流速正常范围。

（8）心包腔内未见明显积液。

✧超声提示

◆ 先天性心脏病；

◆ Ⅱ孔房间隔缺损（上腔型/下腔型）；

◆ 房水平左向右分流；

◆ 三尖瓣反流（__量）。

四、冠状窦型房间隔缺损

✧检查所见

（1）心房正位，心室右襻，右心房、右心室正常（增大），左心室内径正常。

（2）室间隔及室壁厚度正常，运动及幅度正常（室间隔与左心室后壁呈同向运动）。

（3）房间隔后下部于冠状静脉窦的右心房开口处回声中断约__mm；彩色多普勒：房水平可见左向右分流。

（4）室间隔连续性完整；彩色多普勒：室水平未探及分流信号。

（5）三尖瓣环扩大，开放尚可，关闭欠佳；余瓣膜形态结构、启闭大致正常；彩色多普勒：三尖瓣可探及__量反流；连续波多普勒：反流速度__cm/s，压差__mmHg（图8-1-5）。

（6）两条大动脉呈正常包绕关系，主肺动脉及左右肺动脉发育好；彩色多普勒：大动脉水平未探及分流信号。

（7）主动脉弓降部未见异常，流速正常范围。

（8）心包腔内未见明显积液。

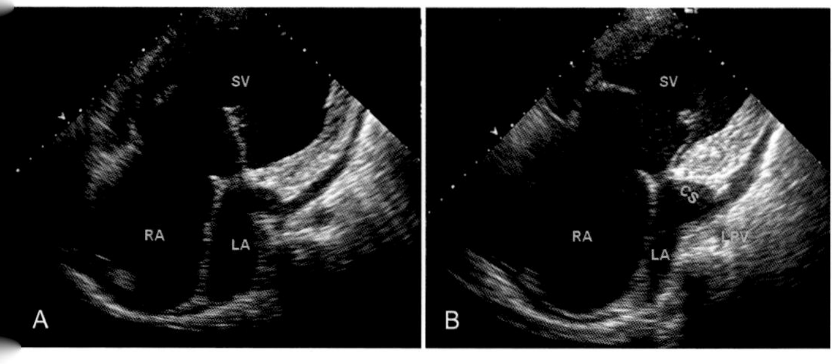

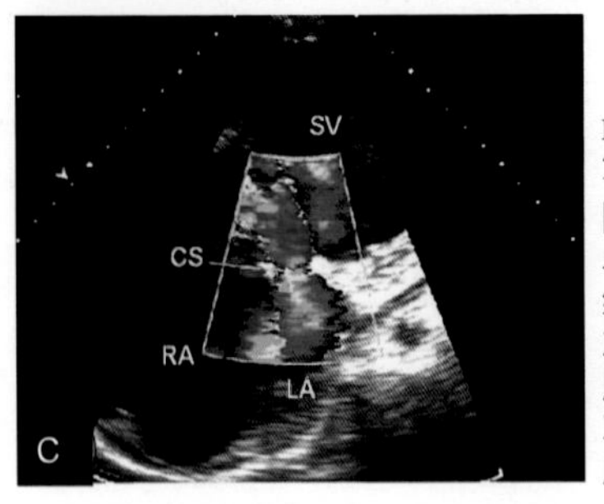

RA：右心房；LA：左心房；SV：单心室；CS：冠状静脉窦；LPV：左肺静脉

图8-1-5　冠状静脉窦型房间隔缺损，单心室：A. 四腔心切面显示房间隔连续性完整；（B、C）低位四腔心显示左心房与冠状静脉顶部相通，冠状静脉窦开口于右心房；彩色多普勒显示左心房与冠状静脉顶部相通，冠状静脉窦开口于右心房

✧超声提示

- 先天性心脏病；
- Ⅱ孔房间隔缺损（冠状窦型）；
- 房水平左向右分流；
- 三尖瓣反流（__量）。

五、混合型房间隔缺损

✧检查所见

（1）心房正位，心室右襻，右心房、右心室扩大，左心室内径正常。

（2）室间隔及室壁厚度正常，运动及幅度正常（室间隔与左心室后壁呈同向运动）。

（3）房间隔中部累及后上（后下）部回声中断约__mm，上腔（下腔）静脉构成缺损的顶部/底部；彩色多普勒：房水平可见左向右分流。

（4）室间隔连续性完整；彩色多普勒：室水平未探及分流信号。

（5）三尖瓣环扩大，开放尚可，关闭欠佳；余瓣膜形态结构、启闭大致正常；彩色多普勒：三尖瓣可探及__量反流；连续波多普勒：反流速度__cm/s，压差__mmHg。

（6）两条大动脉呈正常包绕关系，主肺动脉及左右肺动脉发育好；彩色多普勒：大动脉水平未探及分流信号。

（7）主动脉弓降部未见异常，流速正常范围。

（8）心包腔内未见明显积液。

✧超声提示

- 先天性心脏病；

◆ Ⅱ孔房间隔缺损（混合型）；
◆ 房水平左向右分流；
◆ 三尖瓣反流（__量）。

六、房间隔缺损修补术后

1. 术后房水平分流消失

✧检查所见

（1）心房正位，心室右襻，各房室腔内径正常。

（2）室间隔及室壁厚度正常，运动及幅度正常。

（3）房间隔中（中上/中下）部可探及补片强回声，周围无明显裂隙；彩色多普勒：房水平分流消失（图8-1-6）。

（4）室间隔连续性完整；彩色多普勒：室水平未探及分流信号。

（5）各瓣膜形态结构及启闭活动正常；彩色多普勒：各瓣膜未探及异常血流信号。

（6）两条大动脉呈包绕关系，主肺动脉及左右动脉发育好；彩色多普勒：大动脉水平未探及分流信号。

（7）主动脉左弓左降；彩色多普勒：弓降部可见段血流速度未见明显异常。

（8）心包腔内未见明显积液。

✧超声提示

◆ 先天性心脏病；
◆ 房间隔缺损修补术后；
◆ 房水平分流消失。

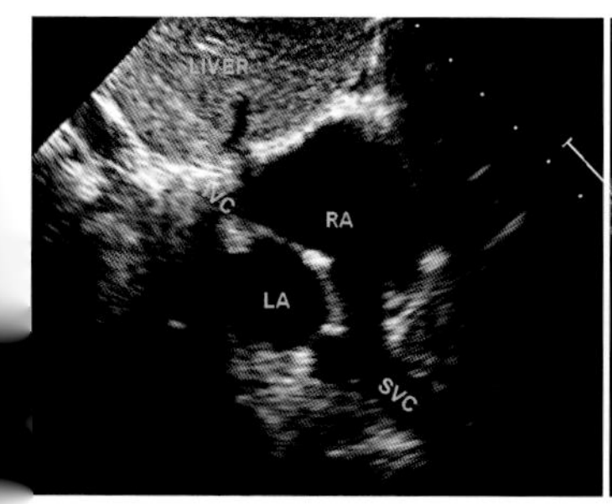

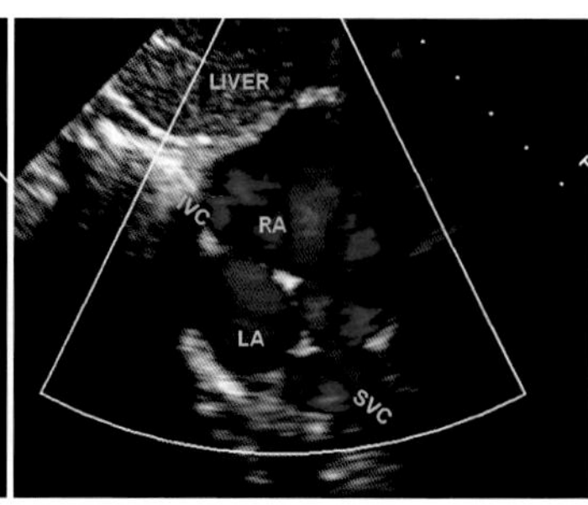

RA：右心房；LA：左心房；SVC：上腔静脉；IVC：下腔静脉；LIVER：肝

图8-1-6 房间隔缺损修补术后：双房上下腔切面显示房间隔近上腔静脉处可见补片强回声；彩色多普勒显示房水平分流消失

2. 术后房水平残余分流

✧检查所见

（1）心房正位，心室右襻，各房室腔内径正常。

（2）室间隔及室壁厚度正常，运动及幅度正常。

（3）房间隔中（中上/中下）部可探及补片强回声，补片前上（前下/后上/后下）缘探及裂隙约__mm；彩色多普勒：补片__缘房水平探及少量残余分流。

（4）室间隔连续性完整；彩色多普勒：室水平未探及分流信号。

（5）各瓣膜形态结构及启闭活动正常；彩色多普勒：各瓣膜未探及异常血流信号。

（6）两条大动脉呈包绕关系，主肺动脉及左右动脉发育好；彩色多普勒：大动脉水平未探及分流信号。

（7）主动脉左弓左降；彩色多普勒：弓降部可见段血流速度未见明显异常。

（8）心包腔内未见明显积液。

✧超声提示

◆ 先天性心脏病；

◆ 房间隔缺损修补术后；

◆ 房水平残余分流。

七、房间隔缺损封堵术后

1. 房水平分流消失

✧检查所见

（1）心房正位，心室右襻，各房室腔内径正常。

（2）室间隔及室壁厚度正常，运动及幅度正常。

（3）房间隔中部可探及封堵器强回声，位置固定；彩色多普勒：房水平分流消失（图8-1-7）。

（4）室间隔连续性完整；彩色多普勒：室水平未探及分流信号。

（5）各瓣膜形态结构及启闭活动正常；彩色多普勒：各瓣膜未探及异常血流信号。

（6）两条大动脉呈包绕关系，主肺动脉及左右动脉发育好；彩色多普勒：大动脉水平未探及分流信号。

（7）主动脉左弓左降；彩色多普勒：弓降部可见段血流速度未见明显异常；

（8）心包腔内未见明显积液。

✧超声提示

◆ 先天性心脏病；

◆ 房间隔缺损封堵术后；

◆ 房水平分流消失。

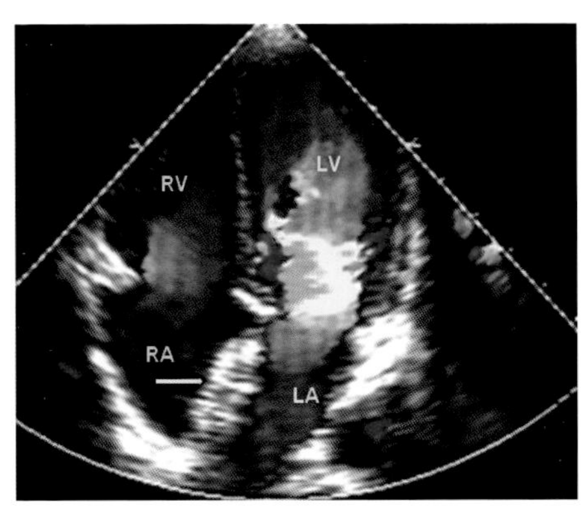

RA：右心房；RV：右心室；LA：左心房；LV：左心室

图8-1-7 房间隔封堵器术后：箭头示封堵器位置固定，右侧房室腔大小恢复正常；彩色多普勒显示房水平分流消失

2. 房水平残余分流

✧检查所见

（1）心房正位，心室右襻，各房室腔内径正常。

（2）室间隔及室壁厚度正常，运动及幅度正常。

（3）房间隔中部可探及封堵器强回声；彩色多普勒：封堵器上（下/前/后）缘房水平探及少量左向右残余分流。

（4）室间隔连续性完整；彩色多普勒：室水平未探及分流信号。

（5）各瓣膜形态结构及启闭活动正常；彩色多普勒：各瓣膜未探及异常血流信号。

（6）两条大动脉呈包绕关系，主肺动脉及左右动脉发育好；彩色多普勒：大动脉水平未探及分流信号。

（7）主动脉左弓左降；彩色多普勒：弓降部可见段血流速度未见明显异常。

（8）心包腔内未见明显积液。

✧超声提示

◆ 先天性心脏病；
◆ 房间隔缺损封堵术后；
◆ 房水平残余分流。

第二节　室间隔缺损超声报告模板

一、膜周部室间隔缺损

✧检查所见

（1）心房正位，心室右襻，左心房、左心室内径正常（增大），右心房室内径正常。

（2）室间隔及室壁厚度正常，运动及幅度正常。

（3）室间隔膜部（嵴下部/隔瓣下）流入道部回声中断约__mm；彩色多普勒：收缩期室水平探及左向右分流信号；连续波多普勒测左向右分流最大速度__cm/s，压差__mmHg。

（4）房间隔连续完整；彩色多普勒：房水平未见分流信号。

（5）各瓣膜形态、结构、启闭正常；彩色多普勒：各瓣膜未探及异常血流信号（图8-2-1）。

（6）两条大动脉呈包绕关系，主肺动脉及左右动脉发育好；彩色多普勒：大动脉水平未探及分流信号。

（7）主动脉弓降部正常；彩色多普勒：可见段血流速度未见明显异常。

（8）心包腔内未见心包积液。

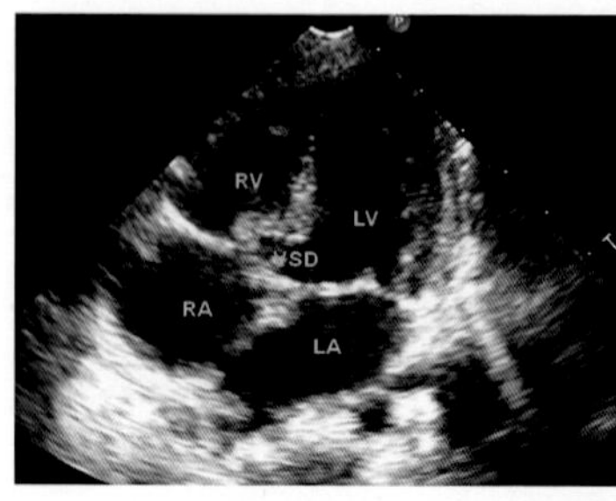

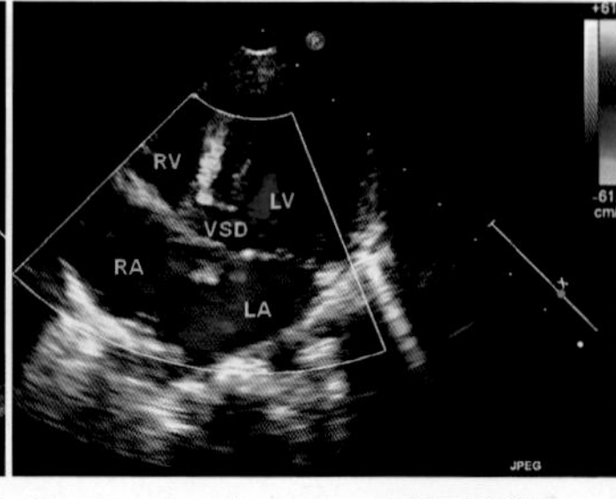

RV：右心室；RA：右心房；LA：左心房；LV：左心室；VSD：室间隔缺损

图8-2-1　膜部室间隔缺损：胸骨旁五腔心切面显示室间隔缺损位于主动脉右冠瓣、无冠瓣交界的下方

✧超声提示

◆ 先天性心脏病；
◆ 室间隔缺损（膜部/嵴下型/隔瓣下型）；
◆ 室水平左向右分流。

二、流出道（漏斗部）室间隔缺损

1. 嵴内型室间隔缺损

✧检查所见

（1）心房正位，心室右襻，左心房、左心室内径正常（增大），右心房室内径正常。

（2）室间隔及室壁厚度正常，运动及幅度正常。

（3）漏斗部室上嵴内回声中断约__mm，缺损处与肺动脉瓣间有肌肉组织分隔；彩色多普勒：收缩期右心室流出道内室水平探及左向右分流信号；连续波多普勒测左向右分流最大速度__cm/s，压差__mmHg。

（4）房间隔连续完整；彩色多普勒：房水平未见分流信号。

（5）各瓣膜形态结构、启闭正常；彩色多普勒：各瓣膜未探及异常血流信号。

（6）两条大动脉呈包绕关系，主肺动脉及左右动脉发育好；彩色多普勒：大动脉水平未探及分流信号。

（7）主动脉弓降部正常；彩色多普勒：可见段血流速度未见明显异常。

（8）心包腔内未见心包积液。

✧超声提示

◆ 先天性心脏病；
◆ 室间隔缺损（嵴内型）；
◆ 室水平左向右分流。

2. 干下型室间隔缺损

✧检查所见

（1）心房正位，心室右襻，左心房、左心室内径正常（增大），右心房室内径正常。

（2）室间隔及室壁厚度正常，运动及幅度正常。

（3）室间隔缺损位于肺动脉瓣（与主动脉瓣）下，回声中断约__mm；彩色多普勒：收缩期右心室流出道内室水平探及左向右分流信号；连续波多普勒测左向右分流最大速度__cm/s，压差__mmHg。

（4）房间隔连续完整；彩色多普勒：房水平未见分流信号。

（5）各瓣膜形态结构、启闭正常；彩色多普勒：各瓣膜未探及异常血流信号（图8-2-2）。

（6）两条大动脉呈包绕关系，主肺动脉及左右动脉发育好；彩色多普勒：大动脉水平未探及分流信号。

（7）主动脉弓降部正常；彩色多普勒：可见段血流速度未见明显异常。

（8）心包腔内未见心包积液。

✧超声提示

◆ 先天性心脏病；
◆ 室间隔缺损（干下型/双动脉干下型）；
◆ 室水平左向右分流。

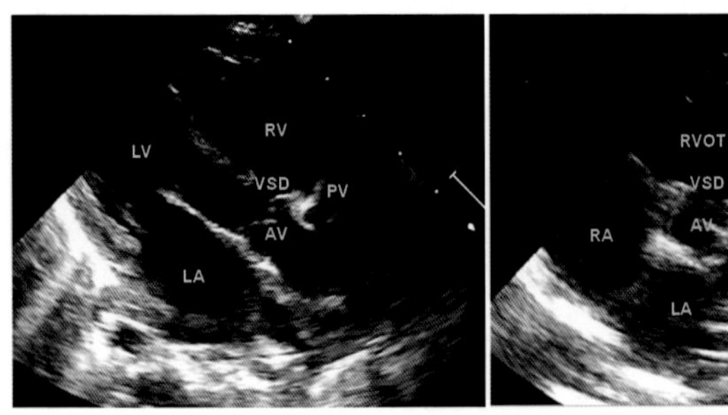

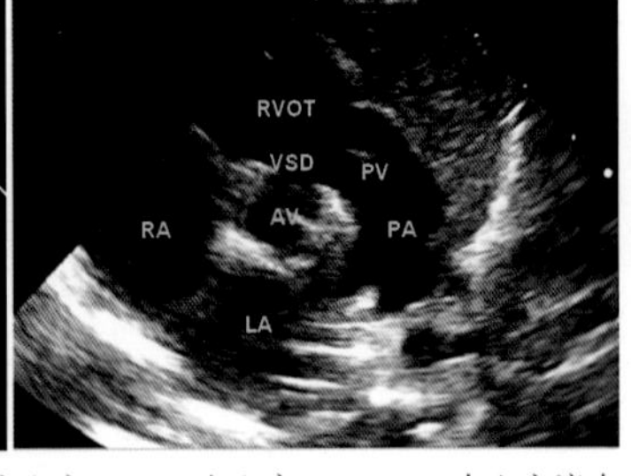

VSD：室间隔缺损；RV：右心室；LV：左心室；LA：左心房；RVOT：右心室流出道；PV：肺动脉瓣；PA：肺动脉；AV：主动脉瓣

图8-2-2　双动脉干下室间隔缺损：多切面显示室间隔缺损既位于主动脉瓣下，又位于肺动脉瓣下，主动脉瓣与肺动脉瓣趋于同一水平

3. 干下型室间隔缺损+主动脉瓣脱垂

✧检查所见

（1）心房正位，心室右襻，左心房、左心室内径正常（增大），右心房室内径正常。

（2）室间隔及室壁厚度正常，运动及幅度正常（增强）。

（3）室间隔缺损位于肺动脉瓣下，回声中断约__mm，缺损紧邻主动脉瓣叶，右冠瓣脱入缺损；彩色多普勒：收缩期右心室流出道内室水平探及左向右分流信号，有效分流束宽度约__mm；连续波多普勒测左向右分流最大速度__cm/s，压差__mmHg。

（4）房间隔连续完整；彩色多普勒：房水平未见分流信号。

（5）主动脉瓣右冠瓣脱入室间隔缺损处，致关闭不佳，余瓣膜形态结构、启闭正常；彩色多普勒：舒张期主动脉瓣可见__量偏心反流，余瓣膜未探及异常血流信号。

（6）两条大动脉呈包绕关系，主肺动脉及左右动脉发育好；彩色多普勒：大动脉水平未探及分流信号。

（7）主动脉弓降部正常；彩色多普勒：可见段血流速度未见明显异常。

（8）心包腔内未见心包积液。

✧超声提示

- 先天性心脏病；
- 室间隔缺损（干下型）；
- 室水平左向右分流；
- 主动脉右冠瓣轻度脱垂；
- 主动脉瓣__量反流。

三、肌部室间隔缺损（肌小梁部、流出道型、流入道型）

✧检查所见

（1）心房正位，心室右襻，左心房、左心室内径正常（增大），右心房室内径正常。

（2）室间隔及室壁厚度正常，运动及幅度正常（增强）。

（3）室间隔小梁肌部近流出道（流入道）探及一（多处）回声中断，回声中断（最大者）约__mm；彩色多普勒：收缩期室水平探及左向右分流信号；连续波多普勒测左向右分流最大速度__cm/s，压差__mmHg（图8-2-3）。

（4）房间隔连续完整；彩色多普勒：房水平未见分流信号。

（5）各瓣膜形态结构、启闭正常；彩色多普勒：各瓣膜未探及异常血流信号。

（6）两条大动脉呈包绕关系，主肺动脉及左右动脉发育好；彩色多普勒：大动脉水平未探及分流信号。

（7）主动脉弓降部正常；彩色多普勒：可见段血流速度未见明显异常。

（8）心包腔内未见心包积液。

✧超声提示

◆ 先天性心脏病；

◆ 室间隔缺损（肌部）；

◆ 室水平左向右分流。

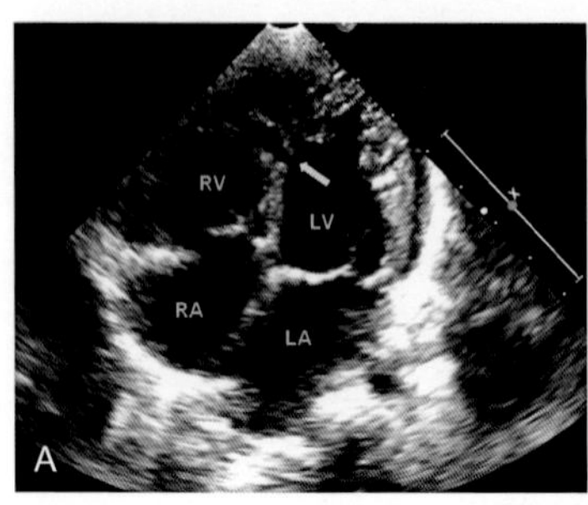

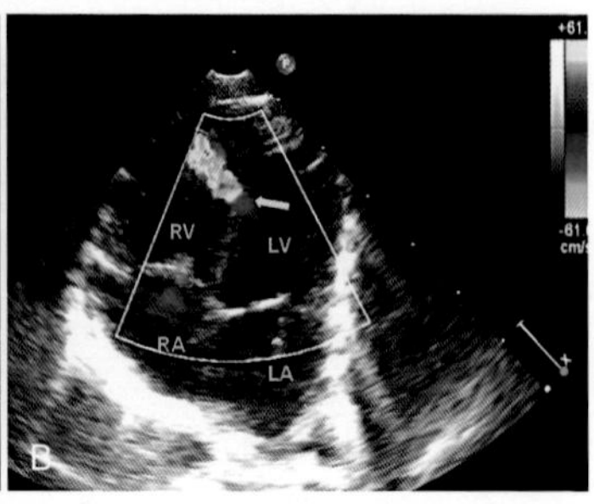

RA：右心房；LA：左心房；RV：右心室；LV：左心室

图8-2-3 肌部室间隔缺损：A. 二维灰阶超声显示室间隔中部回声中断（箭头）；B. 彩色多普勒显示室水平左向右的红色五彩过隔血流信号（箭头）

四、巨大室间隔缺损+肺动脉高压（艾森曼格综合征）

✧检查所见

（1）心房正位，心室右襻，左心房、左心室内径正常（增大），右心房室内径增大，右心室流出道增宽。

（2）右心室壁增厚，室间隔运动低平（与左心室后壁呈同向运动）。

（3）室间隔干下部（嵴下部/膜周）部累及肌部巨大回声中断约__mm，主动脉瓣轻度骑跨于室间隔之上；彩色多普勒：收缩期室水平探及左向右（右向左/双向）低速分流信号；连续波多普勒测左向右分流最大速度__cm/s，压差__mmHg。

（4）房间隔连续完整；彩色多普勒：房水平未见分流信号。

（5）各瓣膜形态结构正常，三尖瓣环增宽；彩色多普勒：三尖瓣__量反流信号；舒张期肺动脉瓣__量反流信号；连续波多普勒：三尖瓣反流最大速度__cm/s，压差__mmHg；肺动脉瓣反流最大速度__cm/s，压差__mmHg。

（6）两条大动脉呈包绕关系，主肺动脉（及左、右分支）内径增宽；彩色多普勒：大动脉水平未探及分流信号。

（7）主动脉弓降部正常；彩色多普勒：可见段血流速度未见明显异常。

（8）心包腔内未见心包积液。

✧超声提示

◆ 先天性心脏病；
◆ 室间隔巨大缺损（干下部/嵴下部/膜周部累及肌部）；
◆ 室水平右向左（左向右/双向）分流；
◆ 肺动脉高压（重度）。

五、室间隔缺损修补（封堵）术后

1. 术后分流消失

✧检查所见

（1）心房正位，心室右襻，左心房、左心室内径正常（较术前缩小），右心房室内径正常。

（2）室间隔及室壁厚度正常，室间隔运动幅度较低（大致正常）。

（3）室间隔__部可见补片（封堵器）强回声，与周围组织无明显裂隙（封堵器位置固定），对周围组织无明显不良影响；彩色多普勒：室水平未探及分流信号（图8-2-4）。

（4）房间隔连续完整；彩色多普勒：房水平未见分流信号。

（5）各瓣膜形态结构、启闭正常；彩色多普勒：各瓣膜未探及异常血流信号。

（6）两条大动脉呈包绕关系，主肺动脉及左右动脉发育好；彩色多普勒：大动脉水平未探及分流信号。

（7）主动脉弓降部正常；彩色多普勒：可见段血流速度未见明显异常。

（8）心包腔内未见心包积液。

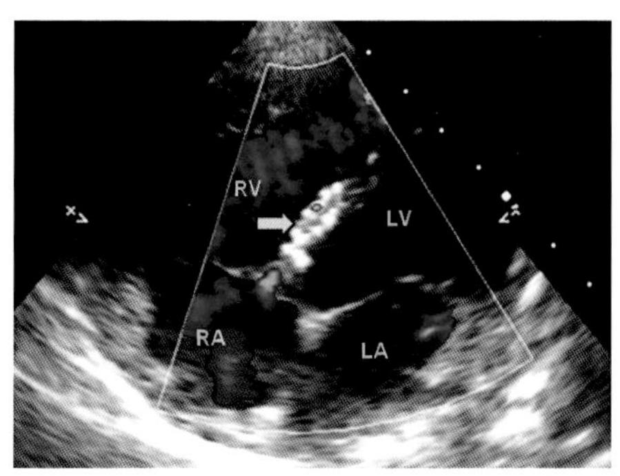

RA：右心房；LA：左心房；LV：左心室；RV：右心室

图8-2-4　室间隔缺损修补术后：室间隔可见补片强回声（箭头）；彩色多普勒显示室水平分流消失

✧超声提示

◆ 先天性心脏病；
◆ 室间隔缺损修补（封堵）术后；
◆ 室水平分流消失。

2. **术后残余分流**

✧检查所见

（1）心房正位，心室右襻，左心房、左心室内径正常（较术前缩小），右心房室内径正常。

（2）室间隔及室壁厚度正常，室间隔运动幅度较低（大致正常）。

（3）室间隔__部可见补片（封堵器）强回声，补片（封堵器）上（下）缘探及裂隙约__mm；彩色多普勒：室水平探及分流信号。

（4）房间隔连续完整；彩色多普勒：房水平未见分流信号。

（5）各瓣膜形态结构、启闭正常；彩色多普勒：二（三）尖瓣__量反流信号，余瓣膜未探及异常血流信号。

（6）两条大动脉呈包绕关系，主肺动脉及左右动脉发育好；彩色多普勒：大动脉水平未探及分流信号。

（7）主动脉弓降部正常；彩色多普勒：可见段血流速度未见明显异常。

（8）心包腔内未见心包积液。

✧超声提示

◆ 先天性心脏病；
◆ 室间隔缺损修补（封堵）术后残余漏；
◆ 室水平少量残余分流。

第三节　动脉导管未闭超声报告模板

一、新生儿期动脉导管未闭

✧检查所见

（1）心房正位，心室右襻，各房室内径正常（右心形态略饱满）。

（2）室间隔及室壁厚度正常，运动及幅度正常。

（3）房、室间隔连续完整；彩色多普勒：房、室水平未探及分流信号。

（4）各瓣膜形态结构及启闭活动正常；彩色多普勒：三尖瓣微/少量反流，余瓣膜未探及异常血流信号。

（5）两条大动脉呈包绕关系，主肺动脉及左右动脉发育好；于主动脉弓降部与肺动脉分叉处可见一漏斗型（管型）异常交通，肺动脉端内径约__mm；彩色多普勒：大动脉水平可探及左向右（右向左/双向）分流信号；连续波多普勒测量分流最大流速__cm/s，压差__mmHg。

（6）主动脉左弓左降；彩色多普勒：弓降部可见段血流速度未见明显异常。

（7）心包腔内未见明显积液。

✧超声提示

◆ 新生儿期；
◆ 动脉导管未闭；
◆ 大动脉水平左向右（右向左/双向）分流；
◆ 肺动脉高压（轻/中/重度）；
◆ 建议近期复查。

二、动脉导管未闭（非新生儿期）

✧检查所见

（1）心房正位，心室右襻，各房室内径正常（左心房室内径增大）。

（2）室间隔及室壁厚度正常，运动及幅度正常。

（3）房、室间隔连续完整；彩色多普勒：房、室水平未探及分流信号。

（4）各瓣膜形态结构及启闭活动正常；彩色多普勒：三尖瓣微（少）量反流，余瓣膜未探及异常血流信号。

（5）两条大动脉呈包绕关系，主肺动脉及左右动脉发育好；于主动脉弓降部与肺动脉分叉处可见一漏斗型（管型/窗型）异常交通，肺动脉端内径约__mm，主动脉端内径约__mm，长约__mm；彩色多普勒：大动脉水平可探及左向右（右向左/双向）分流信号；连续波多普勒测量分流最大流速__cm/s，压差__mmHg。

（6）主动脉左弓左降；彩色多普勒：弓降部可见段血流速度未见明显异常。

（7）心包腔内未见明显积液。

✧超声提示

◆ 先天性心脏病；
◆ 动脉导管未闭；
◆ 动脉水平左向右（右向左/双向）分流。

三、动脉导管未闭合并肺动脉高压

（1）心房正位，心室右襻，各房室内径正常（左心房室内径增大）。

（2）室间隔及室壁厚度正常，运动及幅度正常。

（3）房、室间隔连续完整；彩色多普勒：房、室水平未探及分流信号。

（4）各瓣膜形态结构及启闭活动正常；彩色多普勒：三尖瓣微（少）量反流，余瓣膜未探及异常血流信号。

（5）两条大动脉呈包绕关系，主肺动脉及左右动脉发育好；于主动脉弓降部与肺动脉分叉处可见一漏斗型（管型/窗型）异常交通，肺动脉端内径约__mm，主动脉端内径约__mm，长约__mm；彩色多普勒：大动脉水平可探及左向右（右向左/双向）分流信号；连续波多普勒测量分流最大流速__cm/s，压差__mmHg（图8-3-1）。

（6）主动脉左弓左降；彩色多普勒：弓降部可见段血流速度未见明显异常。

（7）心包腔内未见明显积液。

✧超声提示

◆ 先天性心脏病；
◆ 动脉导管未闭；
◆ 动脉水平左向右（右向左/双向）分流。

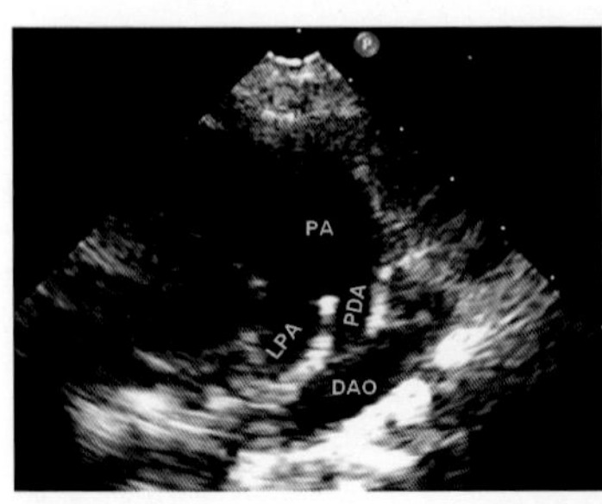

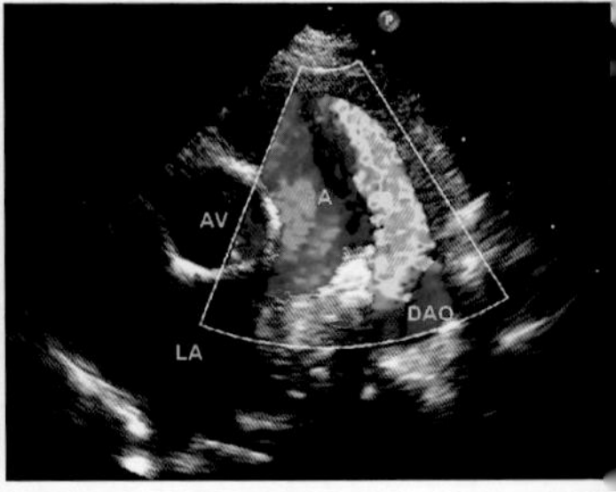

LA：左心房；AV：主动脉瓣；PA：肺动脉；DAO：降主动脉；LPA：左肺动脉，PDA：动脉导管

图8-3-1 动脉导管未闭（管型）：胸骨旁大动脉短轴切面显示降主动脉与左肺动脉之间的异常交通；彩色多普勒显示大动脉水平高速分流信号

四、动脉导管未闭封堵术后

1. 术后分流消失

✧检查所见

（1）心房正位，心室右襻，各房室内径正常（左心房室内径较术前缩小）。

（2）室间隔及室壁厚度正常，运动及幅度正常。

（3）房、室间隔连续完整；彩色多普勒：房、室水平未探及分流信号。

（4）各瓣膜形态结构及启闭活动正常；彩色多普勒：各瓣膜未探及异常血流信号。

（5）两条大动脉呈包绕关系，主肺动脉及左右动脉发育好；于主动脉峡部与肺动脉间探及封堵器强回声，封堵器位置及形态正常；彩色多普勒：动脉水平分流信号消失（图8-3-2）；脉冲波多普勒测量降主动脉流最大速度__cm/s，左肺动脉流最大速度__cm/s。

（6）心包腔内未见明显积液。

✧超声提示

◆ 先天性心脏病；

◆ 动脉导管未闭封堵术后；

◆ 动脉水平分流消失。

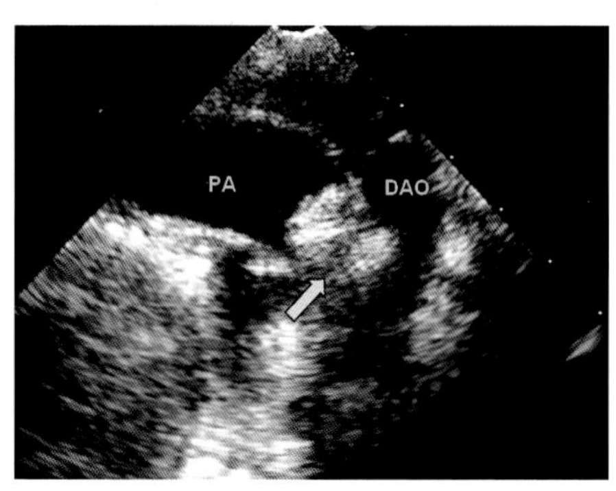

PA：肺动脉；DAO：降主动脉；箭头：封堵器

图8-3-2　动脉导管未闭封堵术后：封堵器位置固定（箭头）；彩色多普勒显示大动脉水平分流消失。术后应关注降主动脉与左肺动脉起始部有无封堵装置导致的继发狭

2. 术后残余分流

✧检查所见

（1）心房正位，心室右襻，左心房室内径较术前缩小（增大），右心房室内径正常范围。

（2）室间隔及室壁厚度正常，运动及幅度正常。

（3）房、室间隔连续完整；彩色多普勒：房、室水平未探及分流信号。

（4）各瓣膜形态结构及启闭活动正常；彩色多普勒：各瓣膜未探及异常血流信号（图8-3-3）。

（5）两条大动脉呈包绕关系，主肺动脉及左右动脉发育好；于主动脉峡部与肺动脉间探及封堵器强回声，封堵器位置及形态正常（异常）；彩色多普勒：动脉水平探及__量左向右分流信号，分流束宽约__mm；脉冲波多普勒测量降主动脉及左肺动脉前向流速正常范围。

（6）心包腔内未见明显积液。

✧超声提示

- 先天性心脏病；
- 动脉导管未闭封堵术后；
- 动脉水平__量残余分流。

五、动脉导管未闭缝扎术后

1. 术后分流消失

✧检查所见

（1）心房正位，心室右襻，各房室内径正常（左心房室内径较术前缩小）。

（2）室间隔及室壁厚度正常，运动及幅度正常。

（3）房、室间隔连续完整；彩色多普勒：房、室水平未探及分流信号。

（4）各瓣膜形态结构及启闭活动正常；彩色多普勒：各瓣膜未探及异常血流信号。

（5）两条大动脉呈包绕关系，主肺动脉及左右动脉发育好；主动脉峡部与肺动脉间导管消失；彩色多普勒：动脉水平分流信号消失。

（6）心包腔内未见明显积液。

✧超声提示

◆ 先天性心脏病；
◆ 动脉导管未闭缝扎术后；
◆ 动脉水平分流消失。

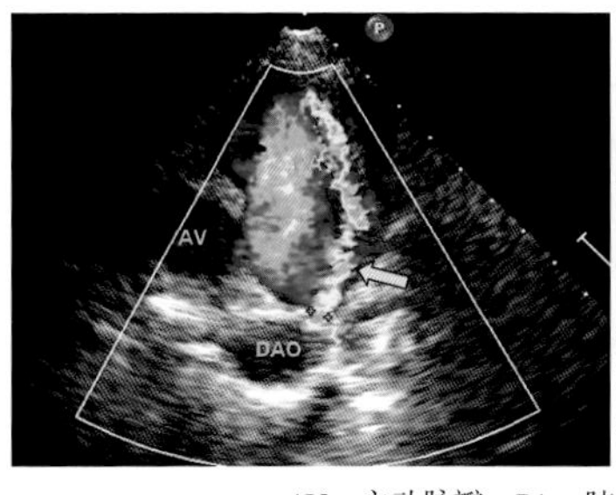

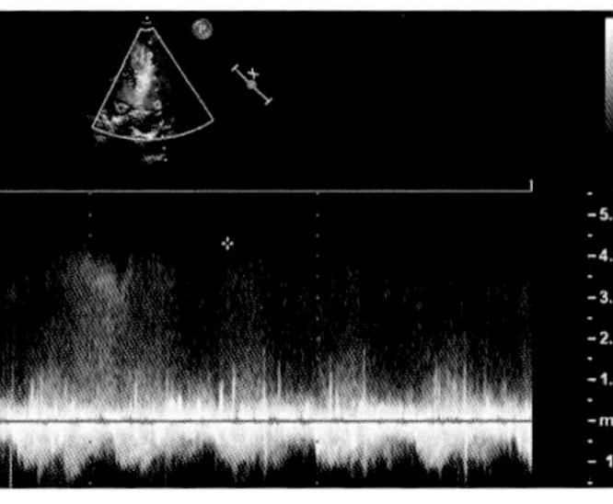

AV：主动脉瓣；PA：肺动脉；DAO：降主动脉

图8-3-3 动脉导管未闭（漏斗型）：胸骨旁大动脉短轴切面显示降主动脉与左肺动脉之间的异常交通，彩色多普勒显示大动脉水平左向右高速分流信号（箭头）

2. **术后残余分流**

✧检查所见

（1）心房正位，心室右襻，左心房室内径较术前缩小（增大），右心房室内径正常范围。

（2）室间隔及室壁厚度正常，运动及幅度正常。

（3）房、室间隔连续完整；彩色多普勒：房、室水平未探及分流信号。

（4）各瓣膜形态结构及启闭活动正常；彩色多普勒：各瓣膜未探及异常血流信号。

（5）两条大动脉呈包绕关系，主肺动脉及左右动脉发育好；彩色多普勒：动脉水平探及__量左向右分流信号，分流束宽约__mm；脉冲波多普勒测量降主动脉及左肺动脉前向流速正常范围。

（6）心包腔内未见明显积液。

✧超声提示

◆ 先天性心脏病；
◆ 动脉导管未闭缝扎术后；
◆ 动脉水平__量残余分流。

第四节　心内膜弹力纤维增生症超声报告模板

✧检查所见

（1）心房正位，心室右襻，全心扩大（以左心房室扩大为著），左心室呈球形改变，心尖正常形态消失，左心室流出道增宽；左心室__部位心内膜增厚、回声增强，最厚处位于__，厚约__mm；左心室心尖部有（无）附壁血栓形成（图8-4-1）。

（2）室间隔及左心室壁厚度变薄（增厚），室间隔向右心室侧膨隆，室壁运动幅度减弱。

（3）房、室间隔连续完整；彩色多普勒：房、室水平未探及分流信号。

（4）二尖瓣乳头肌、腱索和二尖瓣叶可增厚、回声增强；二尖瓣环扩张致二尖瓣关闭欠佳；彩色多普勒：二尖瓣__量反流；脉冲波多普勒：二尖瓣E峰<A峰；TDI显示二尖瓣环e’<a’，e’<8 mm。

（5）两条大动脉呈包绕关系，主肺动脉及左右动脉发育好；彩色多普勒：大动脉水平未探及分流信号。

（6）主动脉左弓左降；彩色多普勒：弓降部可见段血流速度未见明显异常；心包腔内未见明显积液。

（7）双侧冠状动脉起源及内径未见明显异常。

✧超声提示

◆ 全心扩大（以左心房室球形扩大），心内膜增厚，符合心内膜弹力纤维增生症改变；

◆ 二尖瓣__量反流；

◆ 左心室收缩功能（及舒张功能）减低。

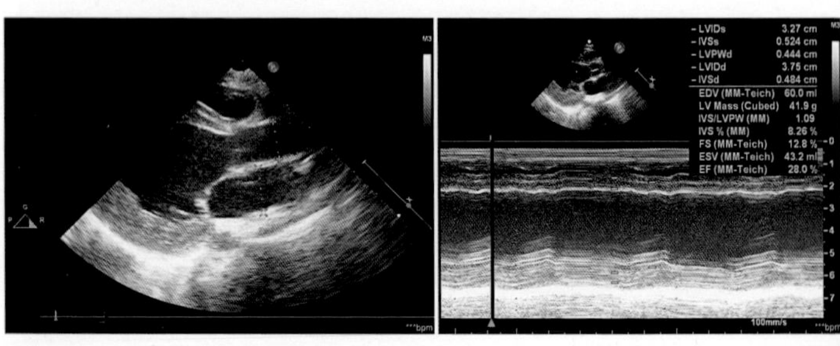

图8-4-1　心内膜弹力纤维增生症：全心扩大，左心室球形扩大，心内膜增厚；左心室收缩功能减低

第五节　心肌病超声报告模板

一、肥厚型心肌病

1. 梗阻性肥厚型心肌病

✧检查所见

（1）左心房扩大，左心室腔内径相对略小，右心房室内径正常。

（2）前室间隔明显增厚，最厚处约__mm；后室间隔明显增厚，最厚处约__mm；全室间隔增厚，以中部增厚为著，最厚处约__mm；病变处心肌回声粗糙，呈斑点样改变，心肌纹理排列紊乱，运动减低；M型可见二尖瓣前叶完全（部分）SAM征（图8-5-1）。

（3）左心室流出道内径狭窄，最窄处位于室间隔基底部（二尖瓣远端/左心室中部），内径约__mm；彩色多普勒：左心室流出道内可见收缩期高速射流延伸至主动脉腔内；连续波多普勒测量最高最大流速__cm/s，压差__mmHg。

（4）主动脉瓣收缩期中期提前关闭，余瓣膜形态结构、启闭正常；彩色多普勒：收缩期左心房内二尖瓣口__量反流信号，余瓣膜未探及异常血流信号；脉冲波多普勒：二尖瓣口血流E峰/A峰<1；TDI：二尖瓣环e’<a’。

（5）房、室间隔连续完整；彩色多普勒：房室水平未见分流信号。

（6）两条大动脉呈包绕关系，主肺动脉及左右动脉发育好；彩色多普勒：大动脉水平未探及分流信号。

（7）主动脉弓降部正常；彩色多普勒：可见段血流速度未见明显异常。

（8）心包腔内未见心包积液。

✧超声提示

◆ 符合梗阻性肥厚型心肌病改变；

◆ 左心室舒张功能减低。

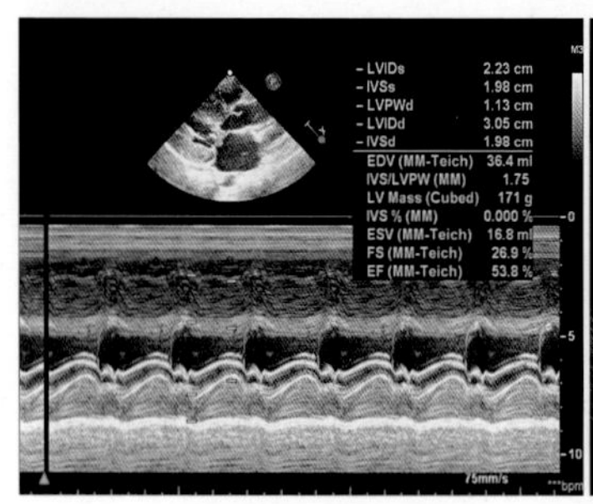

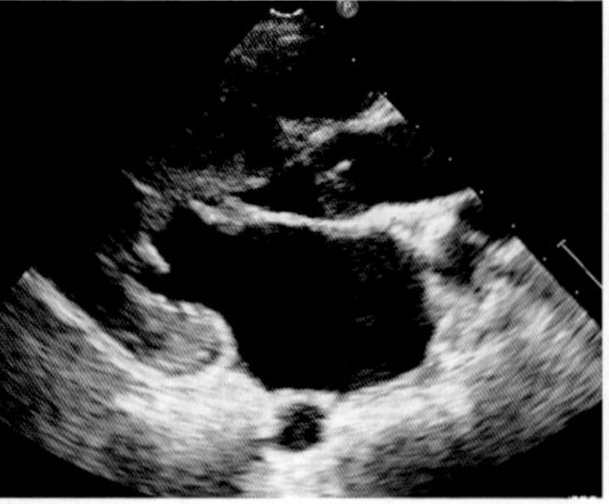

图8-5-1　梗阻型肥厚型心肌病：M型超声可见二尖瓣前叶完全（部分）SAM征（+）；主动脉瓣收缩期中期提前关闭

2. 非梗阻性肥厚型心肌病

✧检查所见

（1）左心房扩大，左心室腔内径相对略小，右心房室内径正常。

（2）前室间隔明显增厚，最厚处约__mm；后室间隔明显增厚，最厚处约__mm；全室间隔增厚，以中部增厚为著，最厚处约__mm；室间隔与左心室壁呈均匀性增厚；病变处心肌回声粗糙，呈“斑点样”改变，心肌纹理排列紊乱，室间隔及左心室壁运动幅度及收缩期增厚率运动减低（正常）。

（3）静息状态下，左心室流出道内径正常；脉冲波多普勒：左心室流出道流速正常范围。

（4）二尖瓣关闭欠佳；彩色多普勒：二尖瓣__量反流信号，余瓣膜未探及异常血流信号；脉冲波多普勒：二尖瓣口血流E峰/A峰<1；TDI：二尖瓣环e’<a’。

（5）房室间隔连续完整；彩色多普勒：房室水平未见分流信号。

（6）两条大动脉呈包绕关系，主肺动脉及左右动脉发育好；彩色多普勒：大动脉水平未探及分流信号。

（7）主动脉弓降部正常；彩色多普勒：可见段血流速度未见明显异常。心包腔内未见心包积液。

✧超声提示

- 符合非梗阻性肥厚型心肌病对称性（非对称性）改变；
- 左心室舒张功能减低。

二、扩张型心肌病

✧检查所见

（1）全心扩大，以左心为著，左心室流出道增宽（图8-5-2）。

（2）室间隔及左、右心室游离壁变薄（厚度正常），左、右心室室壁运动幅度呈弥漫性减弱（左心室下后壁为著），室壁收缩期增厚率减低。

（3）房、室间隔连续完整；彩色多普勒：房、室水平未探及分流信号。

（4）二尖瓣形态正常，瓣环扩张，开放幅度减小，闭合不良，EPSS明显增大；三尖瓣环扩张，瓣叶开放幅度减小，关闭欠佳，TAPSE__mm；余瓣膜形态结构及启闭活动正常；彩色多普勒：收缩期二尖瓣口可见__量反流，三尖瓣口可见__量反流；连续波多普勒：三尖瓣反流速度约__mm/s，压差__mmHg。TDI：二尖瓣环e’<a’<1。

（5）两条大动脉呈包绕关系，主肺动脉及左右动脉发育好；彩色多普勒：大动脉水平未探及分流信号。

（6）主动脉左弓左降；彩色多普勒：弓降部可见段血流速度未见明显异常。

（7）心包腔内未见明显积液。

（8）冠状动脉起源未见明显异常。

✧超声提示

- 全心扩大，室壁变薄，考虑扩张型心肌病；
- 二尖瓣反流（__量）；
- 三尖瓣反流（__量）；
- 全心功能减低；
- 肺动脉高压（__度）。

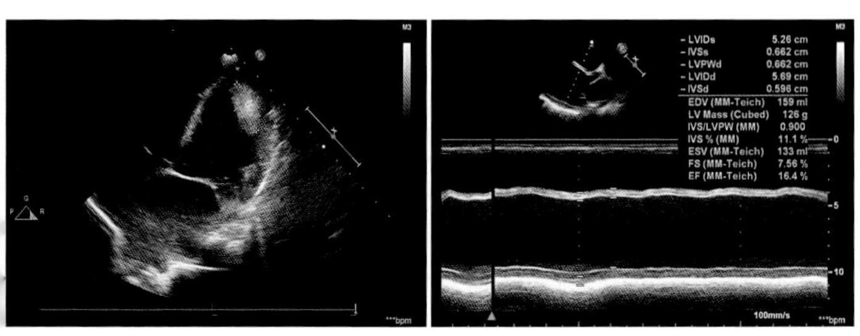

图8-5-2　扩张型心肌病：全心扩大，以左心为著，左心室心尖部占位性病变；左心室收缩功能减低

三、限制型心肌病

1. 左心室型

✧检查所见

（1）左心房明显扩大，右心房扩大，左心室腔尤其是心尖区明显缩小；左心室心内膜不均匀性增厚，回声致密增强。

（2）左心室壁无明显增厚，运动幅度减低，舒张明显受限。

（3）房、室间隔连续完整；彩色多普勒：房、室水平未探及分流信号。

（4）二尖瓣叶增厚，回声增强，瓣环扩张，开放幅度减小，腱索增厚、缩短，闭合不良；三尖瓣环扩张，闭合欠佳；余瓣膜形态结构及启闭活动正常；彩色多普勒：收缩期二尖瓣口可见__量反流，三尖瓣口可见__量反流；连续波多普勒：三尖瓣反流速度约__mm/s，压差__mmHg；TDI：二尖瓣环e'＜a'＜1（图8-5-3）。

（5）两条大动脉呈包绕关系，主肺动脉内径及右心室流出道增宽；彩色多普勒：大动脉水平未探及分流信号。

（6）主动脉左弓左降；彩色多普勒：弓降部可见段血流速度未见明显异常。

（7）心包腔内未见明显积液（可见__量积液）。

（8）冠状动脉起源未见明显异常。

✧超声提示

- 符合限制型心肌病（左心室型）超声改变；
- 二尖瓣反流（__量）；
- 三尖瓣反流（__量）；
- 肺动脉高压（__度）；
- 心包积液（__量）。

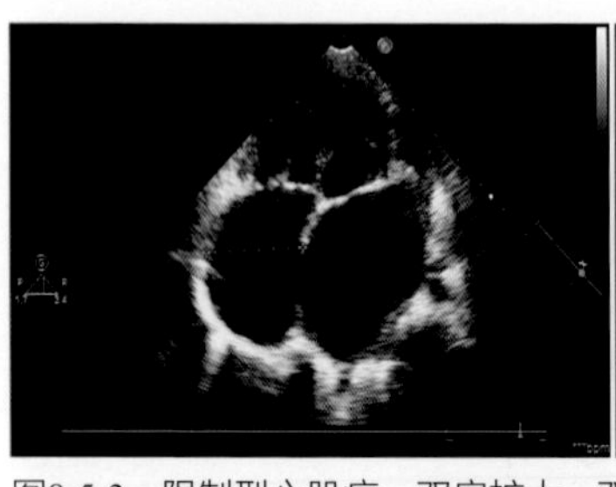
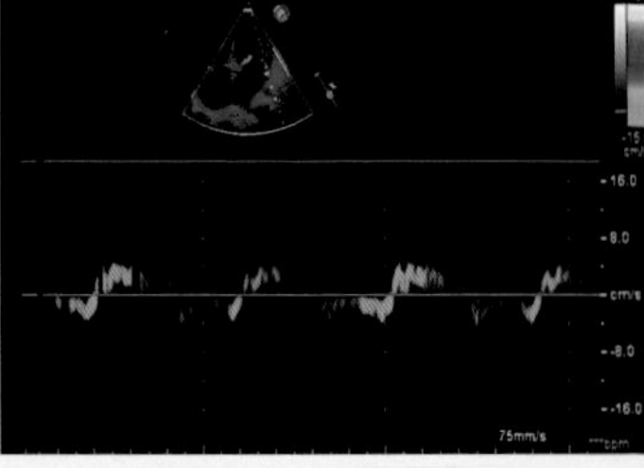

图8-5-3　限制型心肌病：双房扩大，双侧心室腔缩小；TDI显示二尖瓣环e'＜a'＜1。

2. 右心室型

✧检查所见

（1）右心房明显扩大，左心房轻度扩大，双室腔内径缩小（正常）；右心室心内膜不均匀性增厚，回声致密性增强。

（2）右心室壁无明显增厚，运动幅度减低，舒张明显受限。

（3）房、室间隔连续完整；彩色多普勒：房、室水平未探及分流信号。

（4）三尖瓣隔叶（后叶）与室间隔粘连，瓣环受压移位，瓣环明显扩张，腱索增厚、缩短，闭合不良；余瓣膜形态结构及启闭活动正常；彩色多普勒：三尖瓣口可见__量反流；连续波多普勒：三尖瓣反流速度约__mm/s，压差__mmHg。

（5）两条大动脉呈包绕关系，主肺动脉及左右分支内径正常；彩色多普勒：大动脉水平未探及分流信号。

（6）主动脉左弓左降；彩色多普勒：弓降部可见段血流速度未见明显异常。

（7）心包腔内未见明显积液（可见__量积液）。

（8）冠状动脉起源未见明显异常。

（9）下腔静脉和肝静脉内径扩张。

✧超声提示

◆ 符合限制型心肌病（右心室型）超声改变；
◆ 三尖瓣反流（__量）；
◆ 心包积液（__量）。

四、致心律失常右心室心肌病

✧检查所见

（1）右心房室扩大，左心房室内径缩小（正常）。

（2）右心室壁基底部、游离壁、流出道呈局限性膨隆，右心室壁变薄，呈节段性运动减低；右心室壁变薄，呈弥漫性运动减低；室间隔厚度正常，呈矛盾运动。

（3）三尖瓣瓣叶正常，三尖瓣环扩张，致三尖瓣闭合欠佳；余瓣膜形态结构及启活动正常；彩色多普勒：收缩期三尖瓣口可探及__量反流信号；余瓣膜未探及异常血流信号。

（4）房、室间隔连续完整；彩色多普勒：房、室水平未探及分流信号。

（5）两条大动脉呈包绕关系，主肺动脉及左右动脉发育好；彩色多普勒：大动脉水平未探及分流信号。

（6）主动脉左弓左降；彩色多普勒：弓降部可见段血流速度未见明显异常。

（7）心包腔内未见明显积液（可见__量积液）。

（8）冠状动脉起源未见明显异常。

（9）下腔静脉和肝静脉内径扩张。

✧超声提示

◆ 符合致心律失常右心室心肌病改变；
◆ 右心扩大；
◆ 三尖瓣反流（__量）；
◆ 右心功能减低；
◆ 心包积液（__量）。

五、孤立性心室肌致密化不全

（1）心房正位，心室右襻，左心室增大（正常），心尖略圆隆，左心室心尖可见增多的肌小梁突入心腔，肌小梁间可见小梁隐窝；彩色多普勒：隐窝间隙内可见血流信号与心腔相通，小梁化区占据大部心尖。

（2）左心室心尖部受累心腔室壁运动幅度减低，局部呈节段性室壁运动异常。

（3）房间隔、室间隔连续完整；彩色多普勒：房水平、室水平未探及分流信号。

（4）各瓣膜形态结构及启闭活动正常；彩色多普勒：二尖瓣__量反流，余瓣膜未探及异常血流信号。

（5）两条大动脉呈包绕关系，主肺动脉及左右动脉发育好；彩色多普勒：大动脉水平未探及分流信号。

（6）主动脉左弓左降；彩色多普勒：弓降部可见段血流速度未见明显异常。

（7）心包腔内未见明显积液。

✧超声提示

◆ 符合心肌致密化不全改变；
◆ 左心室增大（正常）；
◆ 二尖瓣反流（__量）。

第六节　川崎病超声报告模板

一、冠状动脉未扩张

✧检查所见

（1）左侧冠状动脉起源于左冠窦，走行及内径未见明显异常；左侧冠状动脉主干内径__mm，左前降支内径__mm，左侧回旋支内径__mm，管壁光滑，可视段未见明显异常回声。

（2）右侧冠状动脉起源于右冠窦，走行及内径未见明显异常；右侧冠状动脉近端内径__mm，中段内径__mm，远端内径__mm，管壁光滑，可视段未见明显异常回声。

✧超声提示

双侧冠状动脉走行及内径正常

二、冠状动脉瘤样扩张

✧检查所见

（1）左侧冠状动脉起源于左冠窦，走行及内径未见明显异常；左侧冠状动脉主干增宽（纡曲扩张），内径__mm（Z=+__），左前降支增宽、纡曲扩张，内径__mm，左侧回旋支内径__mm（Z=+__），管壁欠光滑（粗糙），可视段未见（可见）明显异常（栓样）回声（图8-6-1）。

（2）右侧冠状动脉起源于右冠窦，呈"串珠样"纡曲扩张；右侧冠状动脉近端最宽内径__mm（Z=+__），中段内径__mm（Z=+__），远端内径__mm（Z=+__），管壁欠光滑（粗糙），可视段未见（可见）明显异常（栓样）回声（图8-6-1）。

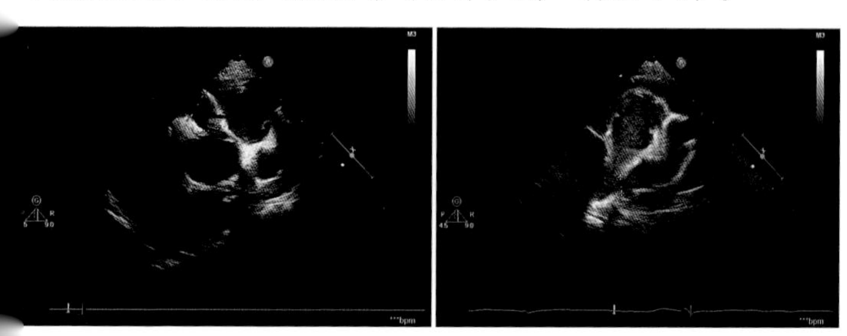

图8-6-1　冠状动脉瘤样扩张：右侧冠状动脉近中段呈瘤样扩张；左侧冠状动脉主干、前降支及回旋支瘤样扩张

✧超声提示

双侧冠状动脉扩张（瘤样扩张）。

第七节　复杂先心病超声报告模板

一、法洛四联症

✧检查所见

（1）心房正位，心室右襻。右心房、右心室扩大，右心室前壁增厚达__mm，左心内径__mm（偏小/大致正常）。

（2）室壁运动幅度正常。房间隔或卵圆孔（完整，回声分离__mm），室间隔上部（膜周部、干下部）回声脱失约__mm。主动脉增宽前移，骑跨于室间隔上，骑跨率约__%。右心室流出道肌性肥厚狭窄，肺动脉瓣增厚粘连，回声增强，开放受限，瓣环内径约__mm（图8-7-1）。主肺动脉及左（__mm）、右（__mm）肺动脉发育欠佳。余瓣膜结构、功能未见明显异常。

（3）主动脉弓降部未见异常。

（4）多普勒检查：室水平探及低速双向分流。收缩期右心室流出道及肺动脉瓣前向血流加速，峰值压差约__mmHg（房水平左向右分流）。

✧超声提示

- 先天性心脏病；
- 法洛四联症；
- 室水平双向分流。

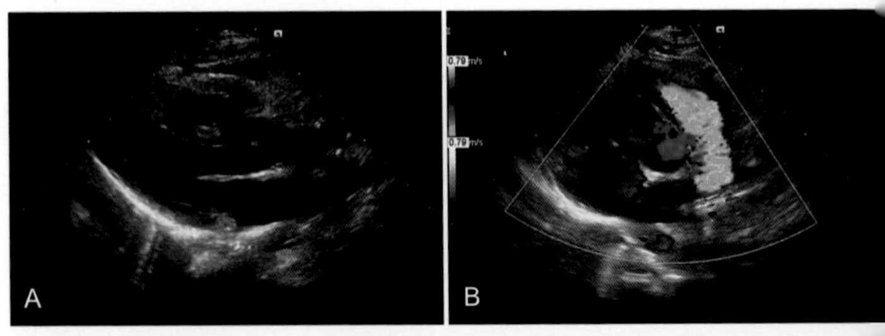

图8-7-1　法洛四联症：A. 室间隔上部回声中断，主动脉骑跨；B. 肺动脉狭窄，彩色多普勒血流显示流速明显增快

二、法洛四联症术后

✧检查所见

（1）右心房、右心室轻大，右心室壁增厚，左心内径正常。

（2）室间隔修补回声连续完整。室壁运动尚正常。右心室流出道内径约__mm，大致正常范围，主肺动脉内径__mm，肺动脉瓣开放改善，关闭欠佳，余瓣膜结构、功能正常（图8-7-2）。

（3）心包腔未见明显液性回声。

（4）彩色多普勒：室水平分流消失。收缩期右心室流出道及肺动脉瓣前向血流较术前明显减低，峰值压差约__mmHg，舒张期肺动脉瓣少（中/大）量反流（图8-7-2）。

✧超声提示

- 符合先天性心脏病；
- 法洛四联症矫治术后；
- 室水平分流消失；
- 右心室流出道梗阻减轻。

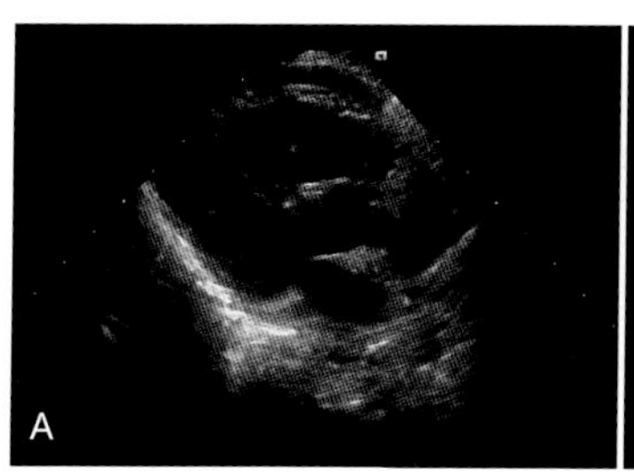

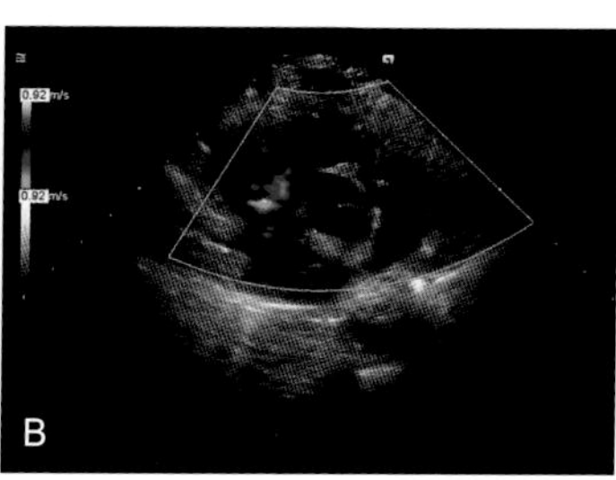

图8-7-2　法洛四联症矫治术后：A. 室间隔可见补片强回声，室水平分流消失；B. 彩色多普勒显示右心室流出道血流无明显加速

三、完全性肺静脉异位引流（心上型）

✧检查所见

（1）右心房室明显增大，左心房室相对减小，室间隔与左心室后壁同向运动。

（2）肺静脉未与左心房连接，4支肺静脉在左心房后方汇集为一主干后与左垂直静脉连接，经无名静脉回流入上腔静脉（上腔静脉下段连接，经升主动脉右后侧汇入奇静脉）；上述静脉均明显扩张，回流途径中无明显狭窄（局部狭窄）。房间隔回声部缺失__mm。

（3）三尖瓣环扩张，瓣叶无异常，肺动脉增主动脉弓降部及其他结构无明显异常。

（4）彩色多普勒：房水平低速右向左分流；肺静脉干–上腔静脉回流路径血流量增大；三尖瓣与肺动脉血流增多；三尖瓣量反流，肺动脉瓣量反流，估算肺动脉收缩压约__mmHg（图8-7-3）。

✧超声提示

◆ 先天性心脏病；

◆ 完全性心上型肺静脉异位引流（经左垂直静脉回流；经上腔静脉回流；经脐静脉回流）；

◆ Ⅱ孔房间隔缺损；

◆ 肺动脉高压。

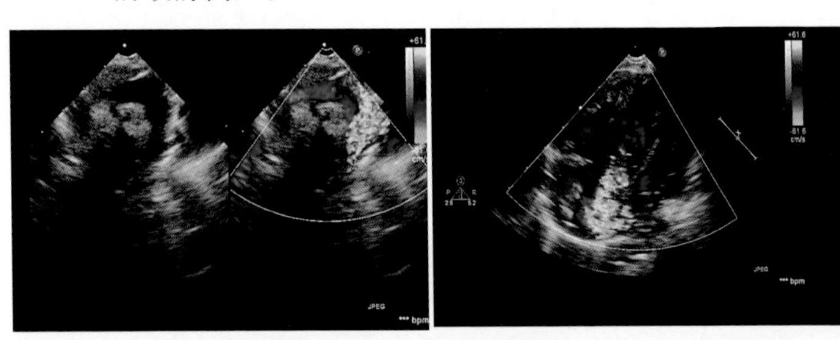

图8-7-3 完全性肺静脉异位引流（心上型）：彩色多普勒显示左垂直静脉经无名静脉回流入上腔静脉，三尖瓣可见大量反流信号

四、完全性肺静脉异位引流（心内型）

✧检查所见

（1）右心房室明显增大，左心房室相对减小，室间隔与左心室后壁同向运动，肺静脉未与左心房连接，4支肺静脉在左心房后方汇集为一主干后与明显扩张的冠状静脉窦连接；直接开口于右心房。

（2）房间隔部回声缺失__mm；三尖瓣环扩张，瓣叶无异常，肺动脉增宽，主动脉弓降部及其他结构无明显异常。

（3）彩色多普勒：房水平低速右向左分流；冠状静脉窦回流量明显增多；三尖瓣与肺动脉血流量增大；三尖瓣量反流，肺动脉瓣量反流，估算肺动脉收缩压约__mmg（图8-7-4）。

✧超声提示

◆ 先天性心脏病；

◆ 完全性心内型肺静脉异位引流（经冠状静脉窦回流；直接回流入右心房）；

◆ Ⅱ孔型房间隔缺损；

◆ 肺动脉高压。

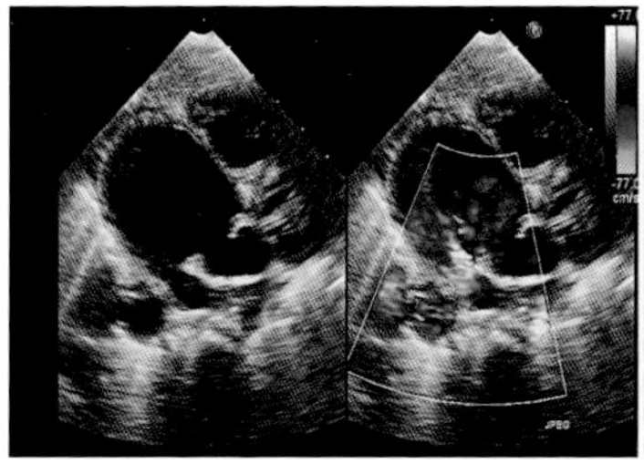
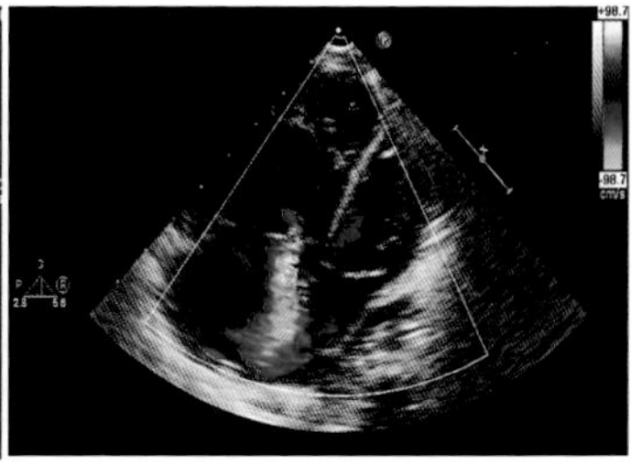

图8-7-4 完全性肺静脉异位引流（心内型）：彩色多普勒显示四支肺静脉在左心房后方汇集为一主干后与冠状静脉窦连接，直接开口于右心房；三尖瓣可见大量反流信号

五、完全性肺静脉异位引流（心下型）

✧检查所见

（1）右心房室明显增大，左心房室相对减小，室间隔与左心室后壁同向运动，肺静脉未与左心房连接，4支肺静脉在左心房后方汇集为一主干，经下行的导引静脉与下腔静脉连接，下部缺失__mm。

（2）三尖瓣环腔静脉近心端增宽。回流途径中无明显狭窄。

（3）房间隔回声扩张，瓣叶无异常，肺动脉增宽，主动脉弓降部及其他结构无明显异常。

（4）彩色多普勒：房水平低速右向左分流，肺静脉干–下腔静脉回流途径血流量增大，三尖瓣与肺动脉血流增多；三尖瓣量反流，肺动脉瓣量反流，估算肺动脉收缩压约__mmHg（图8-7-5）。

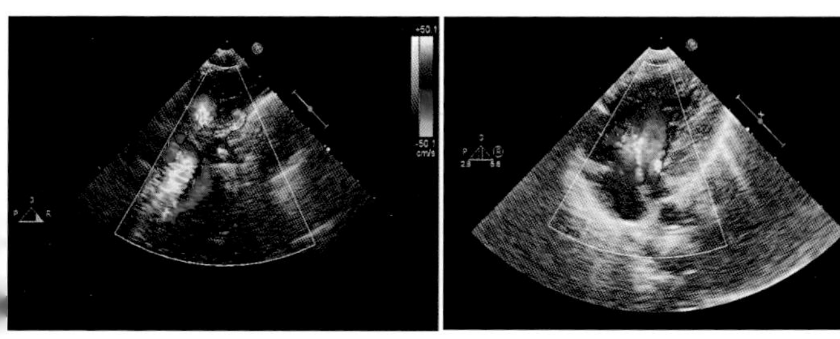

图8-7-5 完全性肺静脉异位引流（心下型）：彩色多普勒显示肺静脉干-下腔静脉回流途径血流量增大

✧超声提示

◆ 先天性心脏病；
◆ 完全性心下型肺静脉异位引流；
◆ 房间隔缺损；
◆ 肺动脉高压。

六、部分性肺静脉异位引流

✧检查所见

（1）右心房室增大，房间隔完整，回声缺失__mm，室间隔完整。

（2）左（右）上肺静脉未与左（右）心房连接（向上与左上肺静脉与左垂直静脉连接，经无名静脉回流入上腔静脉，上述静脉均扩张，回流途径中无明显狭窄；开口于房间隔右侧），三尖瓣环扩张，瓣叶无异常，肺动脉增宽，主动脉弓降部及其他结构无明显异常（图8-7-6）。

（3）彩色多普勒：房室水平分流左向右分流；三尖瓣与肺动脉血流量增大。三尖瓣量反流，肺动脉瓣量反流。估算肺动脉收缩压__mmHg（图8-7-6）。

✧超声提示

◆ 先天性心脏病；
◆ 部分性心上型肺静脉异位引流（左上肺静脉经垂直静脉回流；右上腔静脉连接右心房）；
◆ 房间隔缺损。

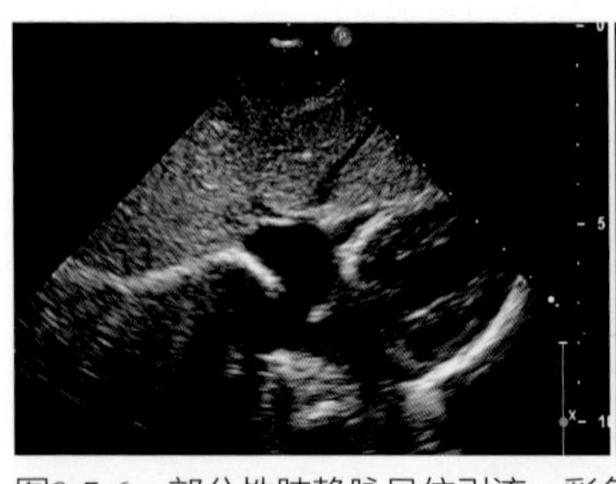
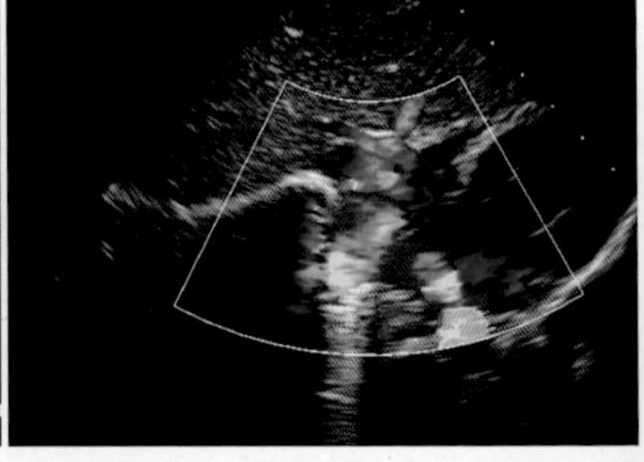

图8-7-6 部分性肺静脉异位引流：彩色多普勒显示左上肺静脉与左垂直静脉连接，经无名静脉回流入上腔静脉

七、完全型大动脉转位

✧检查所见

（1）内脏正位，心脏位于左侧胸腔，心房正位，心室右襻。右心增大，右心室壁增厚，左心内径正常（图8-7-7）。

（2）房间隔完整，继发孔除回声失落__mm，室间隔完整，膜周部回声脱失约__mm。主动脉位于右前，起源于解剖右心室。肺动脉位于左后，起源于解剖左心室，肺动脉瓣增厚，开放受限主肺动脉及左（__mm）、右（__mm）肺动脉发育欠佳。余瓣膜形态、结构、启闭未见明显异常。

（3）主动脉弓降部未见异常，主动脉峡部与左肺动脉起始处可探及内径__mm动脉导管。

（4）彩色多普勒：室水平可探及双向分流。收缩期肺动脉前向血流加速，峰值压差约__mmHg。

✧超声提示

- 先天性心脏病；
- 完全型大动脉转位；
- 房间隔缺损；
- 房水平左向右分流；
- 室间隔缺损；
- 室水平双向分流；
- 动脉导管未闭；
- 动脉水平左向右分流；
- 肺动脉瓣狭窄。

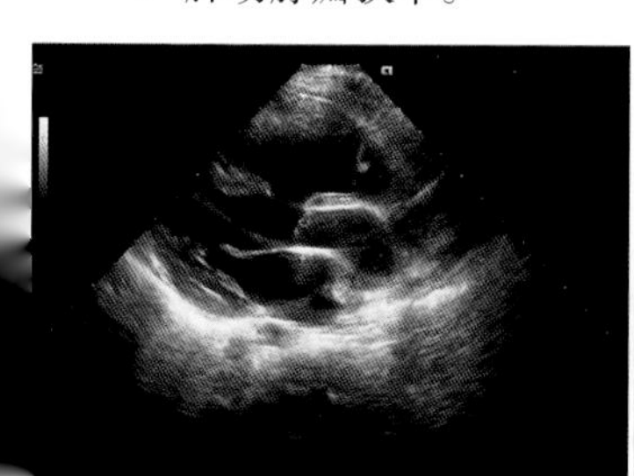
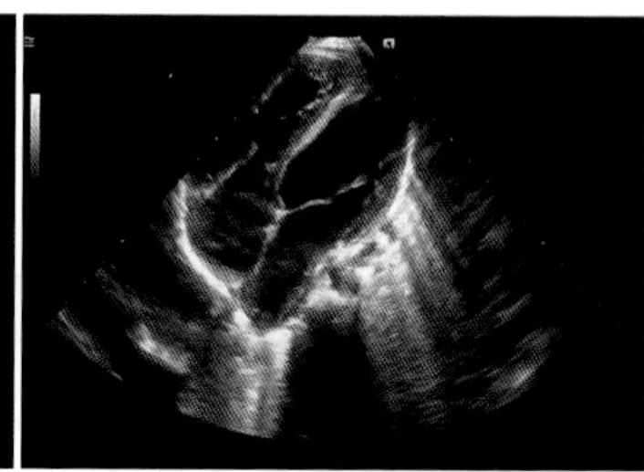

图8-7-7　完全型大动脉转位：心房正位，心室右襻；主动脉位于右前，起源于解剖右心室

八、矫正型大动脉转位

✧检查所见

（1）内脏正位，心脏位置正常，心房正位，心室左襻，呈左右并列，左侧解剖右心室增大，室壁增厚，左右径约__mm，右侧解剖左心室，左右径约__mm（图8-7-8）。

（2）房间隔完整，中部回声脱失约__mm，室间隔完整，上端回声脱失约__mm，室壁运动尚可。大动脉位置异常，主动脉位于左前，发自左侧解剖右心室，肺动脉位于右后，起源于解剖左心室，呈左心房-解剖右心室主动脉、右心房-解剖左心室-肺动脉连接关系。

（3）肺动脉瓣增厚，开放受限，肺动脉及左（__mm）、右（__mm）肺动脉发育略欠佳，余瓣膜形态、结构、启闭未见明显异常。主动脉根部及弓降部未见异常。

（4）彩色多普勒：房水平可探及左向右分流信号，室水平可探及双向分流信号。收缩期肺动脉前向血流速度增快，峰值压差约__mmHg。

✧超声提示

- 先天性心脏病；
- 矫正型大动脉转位；
- 房间隔缺损；
- 卵圆孔未闭；
- 房水平左向右分流；
- 室间隔缺损；
- 室水平双向分流；
- 肺动脉瓣狭窄。

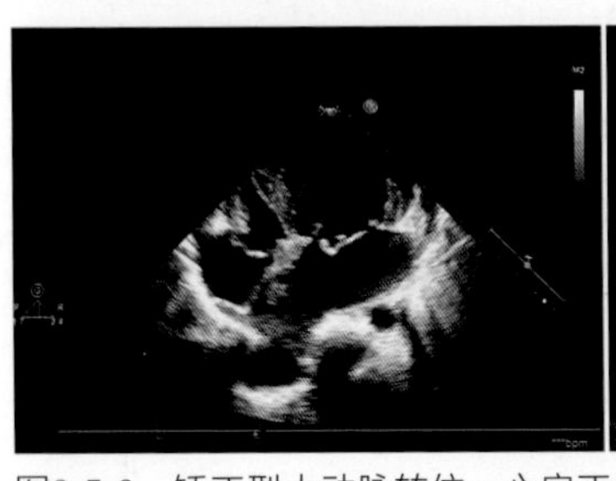
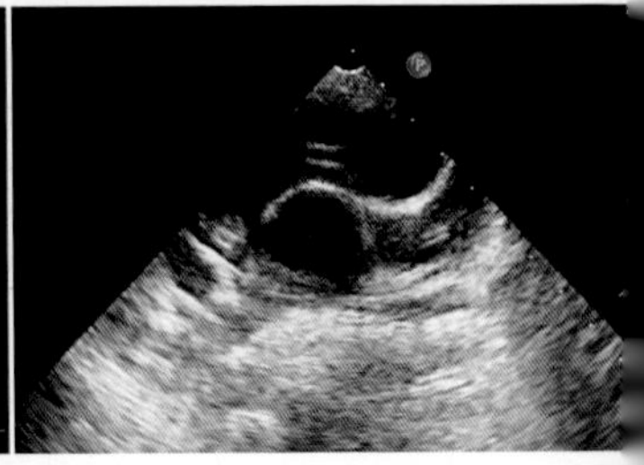

图8-7-8　矫正型大动脉转位：心房正位，心室左襻，呈左右并列，大动脉位置异常，主动脉位于左前，肺动脉位于右后

九、单心室

✧检查所见

（1）心脏位于左侧（右侧）胸腔，内脏、心房正位（不定位），房间隔大部分缺如形成功能性单心房。心室主腔（左右径__mm）为左心室型（右心室型/不定型），残腔（__mm）位于__（图8-7-9）。

（2）大动脉位置异常，主动脉位于__，肺动脉位于__，主动脉发育尚可，弓降部未见异常，肺动脉瓣增厚粘连，开放受限，肺动脉及左（__mm）、右（__mm）肺动脉发育略欠佳。房室瓣为共同房室瓣，开放尚可，关闭不良，余瓣膜结构、功能未见明显异常。

（3）心包腔未见明显异常。

（4）彩色多普勒：双侧心房血流入主心室腔。共同房室瓣少量（中量/大量）反流。收缩期肺动脉瓣前向血流增快。

✧超声提示

◆ 先天性心脏病；
◆ 单心房；
◆ 单心室（不定型）；
◆ 大动脉异位；
◆ 共同房室瓣反流（少量/中量/大量）；
◆ 肺动脉瓣狭窄。

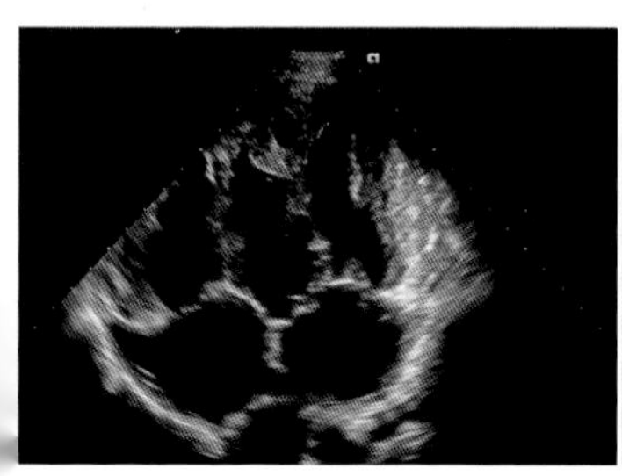
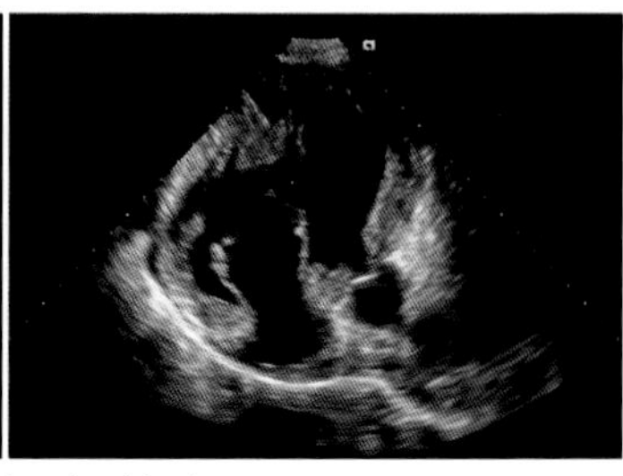

图8-7-9 单心室：灰阶超声图

十、三尖瓣闭锁

✧检查所见

（1）内脏正位，心脏位于左侧胸腔，心房正位，心室右襻。左心室扩大，右心室发育较小（尚可）。

（2）房间隔继发孔处回声中断__mm。室间隔上端回声中断__mm。十字交叉存在。未探及明确的三尖瓣叶活动（未探及三尖瓣叶的结构），三尖瓣叶呈膜样闭锁，大动脉与心室的连接关系正常（图8-7-10）。右心室流出道狭窄，内径为__mm。肺动脉瓣增厚、回声增强，开放受限。主肺动脉及左（__mm）、右（__mm）肺动脉发育尚可（欠佳）。主动脉弓降部未见异常。

（3）彩色多普勒：房水平探及右向左分流，室水平探及双向分流。三尖瓣口未能探及明确的前向血流或细小血流。收缩期右心室流出道及肺动脉瓣前向血流加快。

✧超声提示

- 先天性心脏病；
- 三尖瓣闭锁；
- 房间隔缺损；
- 房水平右向左分流；
- 室间隔缺损；
- 室水平双向分流；
- 右心室流出道及肺动脉瓣狭窄。

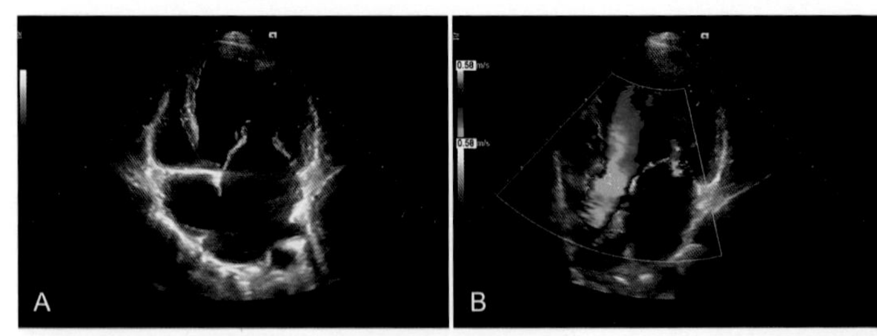

图8-7-10 三尖瓣闭锁：A. 三尖瓣叶呈膜样闭锁；B. 彩色多普勒未探及明确血流，房间隔继发孔缺损

十一、肺动脉闭锁

✧检查所见

（1）心脏位置正常，心房正位，心室右襻。右心明显扩大，右心室壁增厚。

（2）室间隔（膜周、干下）部回声脱失约__mm。房间隔延续完整（继发孔处回声失落__mm）。主动脉增宽，骑跨于室间隔之上，骑跨率__%。右心室流出道肌性狭窄，室壁最厚处约__mm，肺动脉瓣部位探及一膜样回声，未见明确瓣叶活动

（图8-7-11）。主肺动脉及左（__mm）、右（__mm）肺动脉发育尚可（发育不良）。余各瓣膜形态、启闭未见明显异常。降主动脉与左肺动脉起始部之间可探及一异常通道，内径约__mm。

（3）彩色多普勒：右心室流出道至肺动脉无血流连续性。室水平双向分流。房水平左向右分流。动脉水平左向右分流。三尖瓣少量反流。

✧超声提示

- 先天性心脏病；
- 肺动脉闭锁；
- 房间隔缺损；
- 房水平左向右分流；
- 室间隔缺损；
- 室水平双向分流；
- 动脉导管未闭；
- 动脉水平左向右分流。

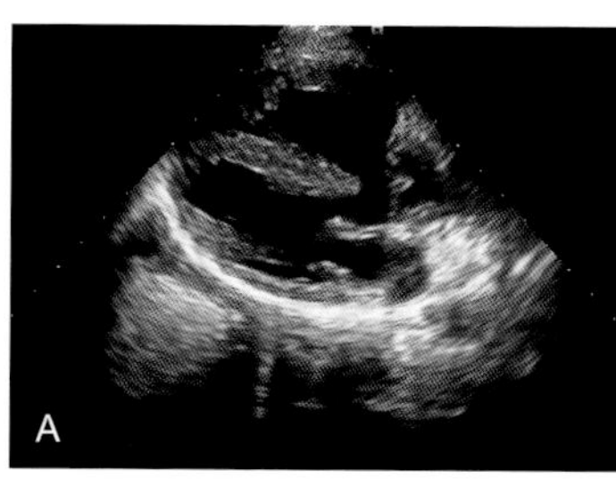

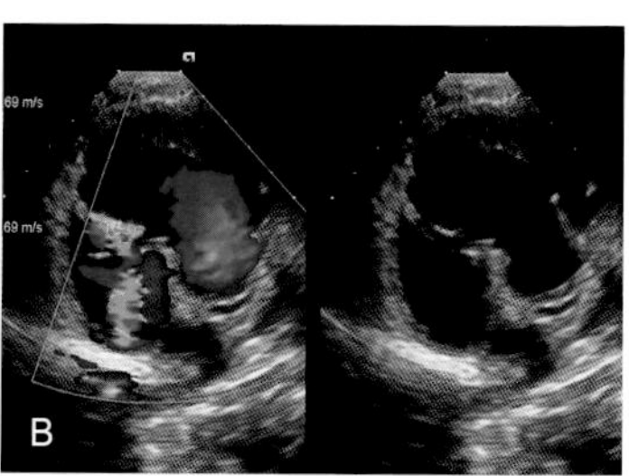

图8-7-11 肺动脉闭锁：A. 室间隔回声中断，主动脉骑跨于室间隔上；B. 彩色多普勒显示三尖瓣可见少量反流，肺动脉瓣部位探及一膜样回声，右心室流出道至肺动脉无血流连续性

十二、共同动脉干

✧检查所见

（1）内脏正位，心脏位于左侧胸腔，心房正位，心室右襻。全心扩大，室间隔及室壁厚度正常，运动协调，收缩幅度正常。

（2）心底部仅探及一条粗大的动脉干和一组半月瓣。大动脉前壁与室间隔连续性中断，动脉干骑跨于室间隔之上，骑跨率约__%（图8-7-12）。

距动脉干瓣环上约__mm处可见发出主肺动脉及左（__mm）、右（__mm）肺动脉，其内径显著扩张（狭窄）。

距动脉干瓣环上约__mm处可见于动脉干后壁直接发出左（__mm）、右（__mm）肺动脉，其内径显著扩张（狭窄）。未能探及主肺动脉。

距动脉干瓣环上约__mm处动脉干的侧壁发出左（__mm）、右（__mm）肺动脉（或仅在动脉干上发出一支肺动脉，在主动脉弓处发出另一支异常血管），未能探及主肺动脉。

动脉干瓣为二叶瓣（三叶/四叶/六叶），瓣叶边缘增厚、卷曲、开放可、关闭欠佳。室间隔（干下部/膜周部）回声脱失约__mm，房间隔连续完整。二、三尖瓣形态、结构、启闭未见异常。主动脉弓降部未见异常。心包腔未见明显异常。

（3）彩色多普勒：室水平收缩期探及双向分流。舒张期探及源于动脉干瓣的__量反流信号。

✧超声提示

- 先天性心脏病；
- 共同动脉干（Ⅰ型/Ⅱ型/Ⅲ型）；
- 室间隔缺损；
- 室水平双向分流；
- 动脉干瓣反流（量）；
- 肺动脉高压。

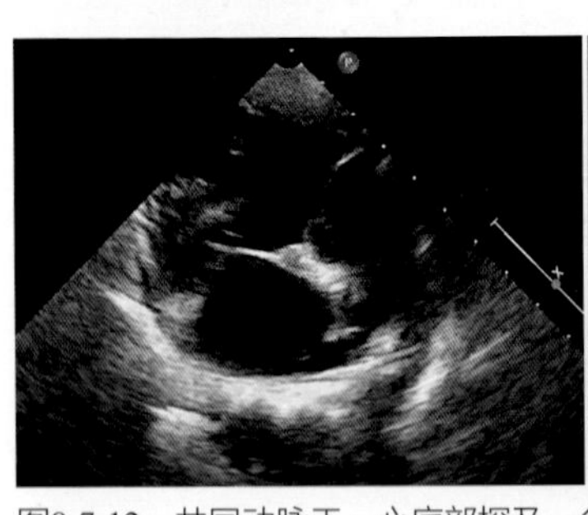

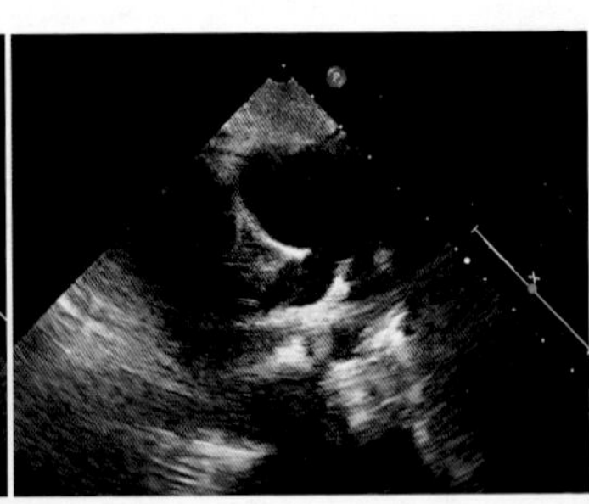

图8-7-12 共同动脉干：心底部探及一条粗大的动脉干和一组半月瓣。大动脉前壁与室间隔连续性中断，动脉干骑跨于室间隔之上

十三、右心室双出口（肺动脉高压型）

✧检查所见

（1）心房正位，心室右襻。各房室内径正常，室壁运动良好。房间隔延续完整（继发孔处回声失落__mm）。室间隔膜周部缺损（干下回声失落__mm）。

（2）两条大动脉均主要发自右心室，关系正常，主动脉位于右后，主动脉瓣与二尖瓣环肌性连接（图8-7-13）。肺动脉于左前。

（3）各瓣膜结构、功能正常。主动脉弓降部未见异常。

（4）彩色多普勒：室水平可探及左向右为主低速分流。

✧超声提示

◆ 先天性心脏病；

◆ 右心室双出口（大动脉关系正常型）；

◆ 室间隔缺损（膜周部，主动脉瓣下）；

◆ 肺动脉高压。

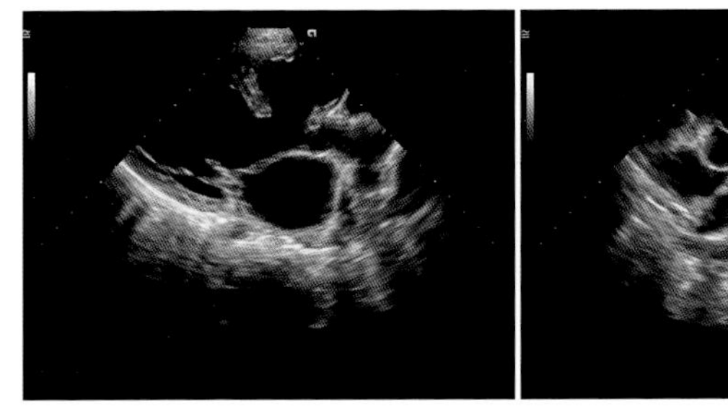
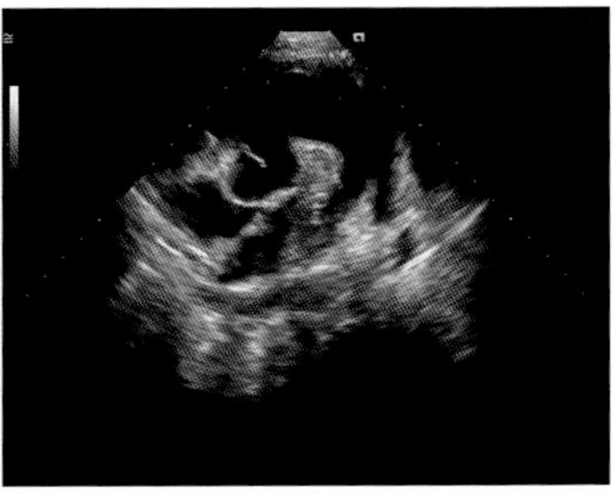

图8-7-13　右心室双出口：双动脉干下室间隔缺损，两条大动脉均主要发自右心室，主动脉位于右后，肺动脉于左前

十四、右心室双出口（法洛四联症型）

✧检查所见

（1）心房正位，心室右襻。右心房室扩大，右心室壁增厚，左心内径正常。

（2）房间隔延续完整（继发孔处回声失落__mm）。室间隔膜周部缺损（干下回声失落__mm）。大动脉关系正常，肺动脉位于左前，瓣及瓣下狭窄，主动脉位于右后，骑跨于室间隔缺损之上，骑跨率__%。余瓣膜结构、功能正常。主动脉弓降部未见异常。

（3）彩色多普勒：室水平可探及左向右为主分流信号，收缩期肺动脉瓣及瓣下前向血流加快，峰值压差约__mmHg（图8-7-14）。

✧超声提示

◆ 先天性心脏病；

◆ 右心室双出口（法洛四联症型）；

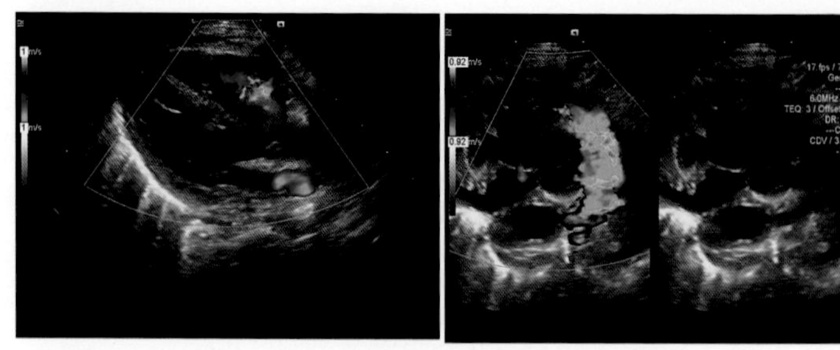

图8-7-14　右心室双出口：彩色多普勒显示室间隔回声中断，肺动脉位于左前，瓣及瓣下狭窄，主动脉位于右后，骑跨于室间隔缺损之上

十五、右心室双出口（Taussig-Bing畸形）

✧检查所见

（1）心房正位，心室右襻。各房室内径正常。房间隔延续完整（继发孔处回声失落__mm）。室间隔膜周部缺损（干下回声失落__mm）。

（2）大动脉关系异常，主动脉位于左前，瓣下肌性圆锥结构，肺动脉位于左后，内径增宽，骑跨于室间隔缺损之上，骑跨率__%（图8-7-15）。

（3）各瓣膜结构、功能正常。主动脉弓降部未见异常。

（4）彩色多普勒：室水平可探及左向右为主双向低速分流。

✧超声提示

◆ 先天性心脏病；

◆ 右心室双出口（Taussig-Bing畸形）；

◆ 肺动脉高压。

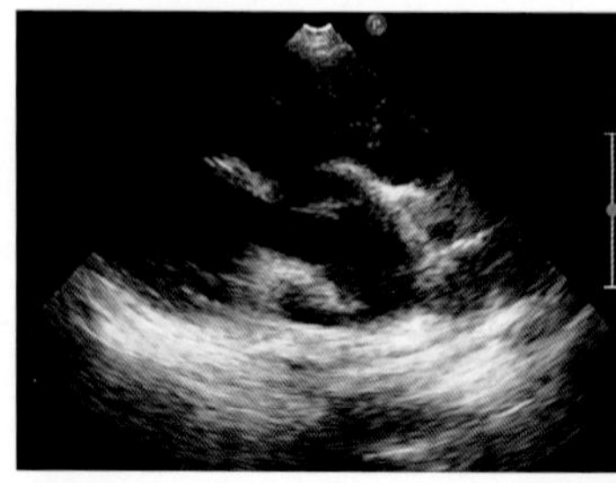

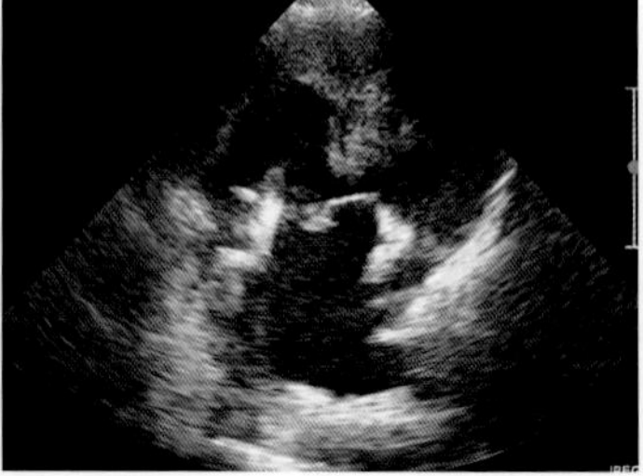

图8-7-15　右心室双出口：主动脉位于左前，肺动脉位于左后，骑跨于室间隔缺损之上

十六、右心室双出口（大动脉异位）

✧检查所见

（1）心房正位，心室右襻。左心增大，右心内径正常。房间隔延续完整（继发孔处回声失落__mm）。室间隔膜周部缺损（干下回声失落__mm）。

（2）两条大动脉均起自右心室，关系异常。瓣下无肌性圆锥结构（图8-7-16）。

（3）各瓣膜结构、功能正常。主动脉弓降部未见异常。

（4）彩色多普勒：室水平可探及左向右分流信号。

✧超声提示

◆ 先天性心脏病；

◆ 右心室双出口（大动脉关系异常型）；

◆ 肺动脉高压。

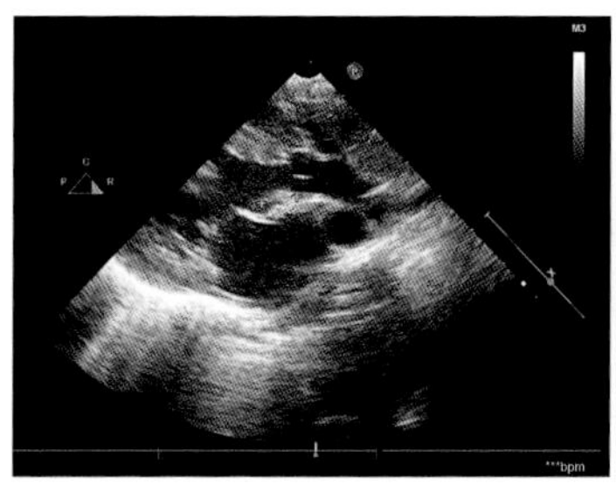

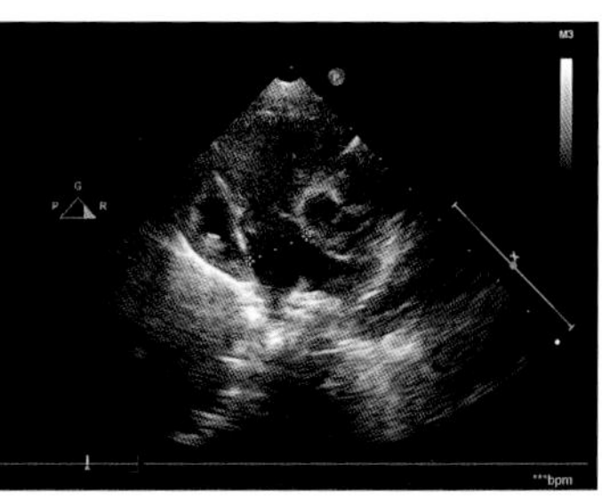

图8-7-16　右心室双出口：两条大动脉均起自右心室，关系异常

十七、右心室双出口（远离型）

✧检查所见

（1）心房正位，心室右襻。右心房室扩大，左心房室内径正常。房间隔延续完整（继发孔处回声失落__mm），室间隔流入部缺损__mm，缺损远离两条大动脉。

（2）两条大动脉均起自右心室，关系正常（异常）。各瓣膜结构、功能正常。主动脉弓降部未见异常。

（3）彩色多普勒：室水平可探及左向右为主信号（图8-7-17）。

✧超声提示

◆ 先天性心脏病；
◆ 右心室双出口［大动脉关系正常（异常）型］；
◆ 室间隔缺损（流入部，远离型）；
◆ 肺动脉高压。

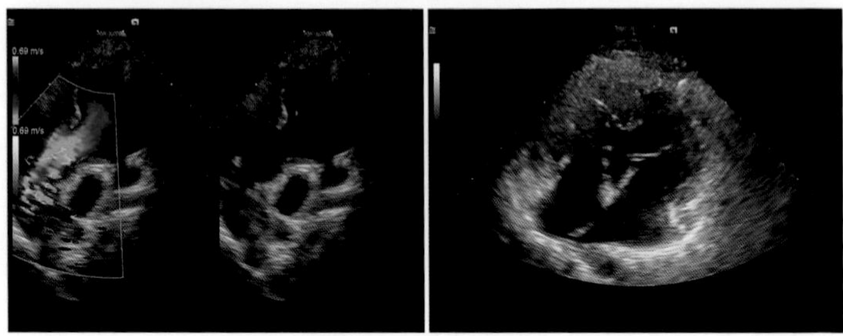

图8-7-17 右心室双出口：室间隔流入部缺损，缺损远离两条大动脉

第九章

小儿腹部超声报告模板

第一节 小儿肝超声报告模板

一、肝

（一）肝超声检查的适应证

（1）了解肝形态、大小、位置。
（2）不明原因的上腹部不适、疼痛或包块。
（3）腹部外伤。
（4）上消化道出血、腹水等。
（5）肝良、恶性包块的诊断与鉴别诊断。
（6）黄疸的诊断及鉴别诊断。
（7）产前检查肝异常。
（8）实验室检查或其他影像学检查提示泌尿系统病变。
（9）肝疾病的监控、疗效评价及随访观察。
（10）超声引导下组织学活检、细针穿刺细胞学检查。
（11）肝移植围术期肝评估。

（二）肝超声检查的内容要求

（1）肝形态、大小、位置，测量肝右叶最大斜径。
（2）肝实质回声及肝边缘光滑情况及包膜下情况。
（3）肝包块的数目、位置（S1～S8段）、形态、大小、包膜、内部回声及血流信号、动脉血流峰值流速PSV及RI；第一肝门、第二肝门受累情况；门静脉及肝静脉受累情况。
（4）肝门淋巴结情况。

（三）肝超声检查的切面和图像要求

（1）剑突下横切面扫查：胰腺水平上肝左叶的图像；肝左叶及门静脉左支横部、矢状部及左内下支、左外下支、左外上支、肝左静脉末梢的图像；第二肝门的三支肝静脉及肝左叶、肝右叶的图像。

（2）剑突下矢状切面扫查：肝左外叶、腹主动脉纵轴的图像；肝左叶、门静脉主干、胆总管、门静脉左支矢状部、肝圆韧带及下腔静脉纵轴的图像；肝左静脉、下腔静脉纵轴、肝尾状叶、肝左外叶的图像。

（3）右肋缘下斜切面扫查：肝左叶、肝右叶，门静脉右支及右前支、右后支，门静脉左支横部和矢状部的图像；肝右叶、第一肝门及胆囊的图像；肝右叶最大斜切面的图像。

（4）右肋间斜切面扫查：肝右前叶、门静脉右前上支、右前下支、肝右静脉的图像；肝右叶、门静脉右后支的图像；肝右叶、第一肝门及胆囊的图像。

（5）右侧胸壁矢状切面扫查：肝右叶的图像；肝右叶和胆囊的图像；肝右叶和右肾的图像。

（四）肝超声检查的报告模板

1. 肝母细胞瘤

✧超声描述

肝–叶–段可见卵圆形（分叶状）实性回声包块，形态不规则，呈多结节融合状，大小约__cm×__cm×__cm，包膜清楚（欠清楚），包块内部呈中低不均匀回声，见点状及块状钙化强回声，后方可见声影（未见声影）；可见散在小片状无回声区，周围正常肝组织及血管受压第一肝门受累（未受累）；第二肝门受累（未受累）；余肝实质回声均匀，未见异常回声，肝内外胆管未见扩张；肝门部见（未见）肿大淋巴结，最大长径约__cm，成团出现；门静脉（肝静脉/下腔静脉）腔内可见团状中等回声，大小约__cm×__cm×__cm；胆囊未见异常征象，脾、双肾未见明显肿大及实质异常征象，胰腺形态回声未见异常征象（图9-1-1，图9-1-2）。

彩色多普勒：包块内部可见少量（中量/大量）血流信号，动脉血流频谱为主，峰值流速PSV约__cm/s，RI__。门静脉（肝静脉/下腔静脉）局部血流信号充盈缺损。

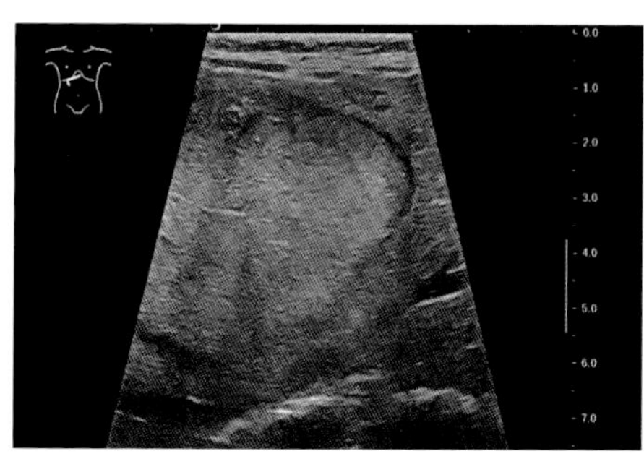

图9-1-1　肝母细胞瘤：剑突下横切面，第二肝门见中等不均匀回声包块，呈多结节融合状，肝中静脉受压

✧超声提示

肝-叶-段实性包块，呈多结节融合状，包膜清楚（欠清楚），内部呈中低不均匀回声，见点状及块状强回声，散在小片无回声区少量（中量/大量）血流信号——结合临床，考虑肝母细胞瘤的可能。

建议：进一步做血清甲胎蛋白及增强CT检查。

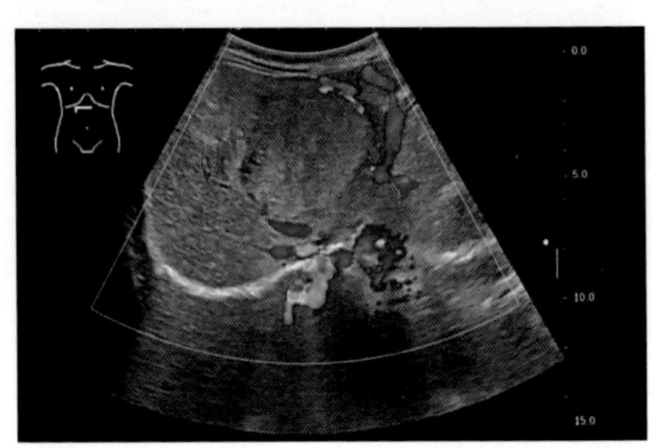

图9-1-2 肝母细胞瘤：剑突下横切面，彩色多普勒显示第二肝门包块呈多结节融合状，内部为中低不均匀回声，见点状强回声，后方见声影，包块与周围肝组织分界清晰

第二节 小儿胆管系统超声报告模板

（一）胆管系统超声检查的适应证

（1）了解胆囊形态、大小、位置；了解胆管扩张等情况。

（2）不明原因的上腹部不适、疼痛或包块。

（3）黄疸的诊断及鉴别诊断。

（4）实验室检查或其他影像学检查提示胆管系统病变。

（5）产前检查胆管系统异常。

（6）胆管系统外科手术围术期的评估及随访观察。

（7）胆管系统疾病的监控、疗效评价及随访观察。

（8）胆管系统介入性超声检查。

（二）胆管系统超声检查的内容要求

（1）胆囊的位置、形态，胆囊壁厚度、回声，胆囊内膜光滑情况，胆囊腔内回声。

（2）胆囊功能：测量空腹4~8小时胆囊大小、进食后40~60分钟胆囊大小。

（3）肝内、肝外胆管有无扩张；扩张的胆管管壁增厚情况及腔内回声。

（4）胆管系统包块的数目、位置、形态、大小、包膜、内部回声及血流信号、动脉血流峰值流速PSV及RI；门静脉受累情况。

（三）胆管系统超声检查的切面和图像要求

1. 肝内胆管

（1）剑突下横切面扫查：左肝管外叶上段支及下段支、左肝管内叶上段支的图像。

（2）右肋缘下斜切面扫查：右肝管、右肝管前段支及后段支、左肝管的图像。

（3）右肋间斜切面扫查：右肝管前叶上段支、右肝管前叶下段支的图像；右肝管后叶支的图像。

2. 肝外胆管

（1）剑突下横切面扫查：胰腺纵轴，胆总管胰头段横轴的图像。

（2）剑突下、右肋缘下矢状切面扫查：胆总管纵轴的图像；肝总管至右肝管横轴、通过胆囊、肝中静脉的下腔静脉长轴图像。

（3）右肋间斜切面扫查：胆总管上段的图像。

3. 胆囊

（1）右肋缘下、右肋间斜切面扫查：胆囊纵轴的图像。

（2）剑突下横切面扫查：显示胆囊的图像。

（四）胆管系统超声报告模板

1. 先天性胆管扩张症（Ⅰ型/Ⅱ型/Ⅲ型/Ⅳ型）

✧检查所见

门静脉主干前方见单发（多发）的囊样（梭形/憩室形）病灶，大小__cm×__cm×__cm，内部为无回声区（无回声区伴有较多点状、块状高回声），后方未见（可见）声影，囊壁未见（可见）增厚，内膜光滑（毛糙）；病灶与肝门部肝管相通，该处肝管局部轻度扩张，内径__cm，肝内肝管未见（可见）扩张，扩张的肝内肝管最大内径__cm；胆囊充盈，长约__cm，宽__cm，胆囊壁未见增厚，腔内未见异常回声（见点状、块状高回声）（图9-2-1，图9-2-2）。

病灶周围的腹腔未见无回声区。

肝形态、大小、回声未见异常征象，肝门部未见肿大淋巴结。

胰腺头部、体部、尾部形态、大小及回声未见异常征象，胰管未见扩张。

彩色多普勒：囊性（梭形）病灶内未见血流信号。囊性（梭形）病灶后方的入肝血管内为门静脉血流频谱。

✧超声提示

先天性胆管扩张症征象（Ⅰ型/Ⅱ型/Ⅲ型/Ⅳ型）。

建议：必要时进一步做逆行性胰胆管造影。

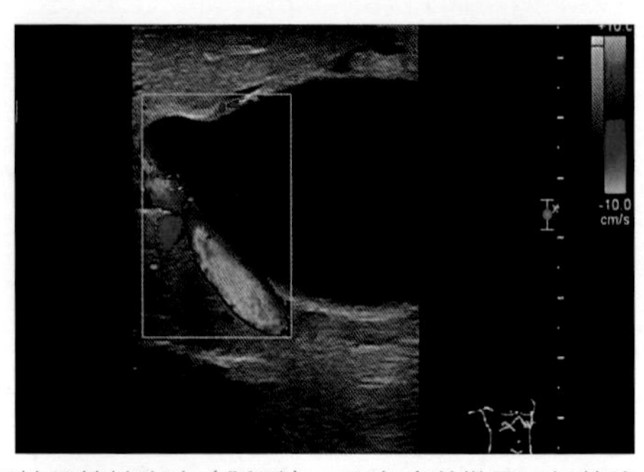

图9-2-1 先天性胆管扩张症（Ⅳ型）：彩色多普勒显示门静脉主干前方见单发囊样灶，与肝门部肝管相通

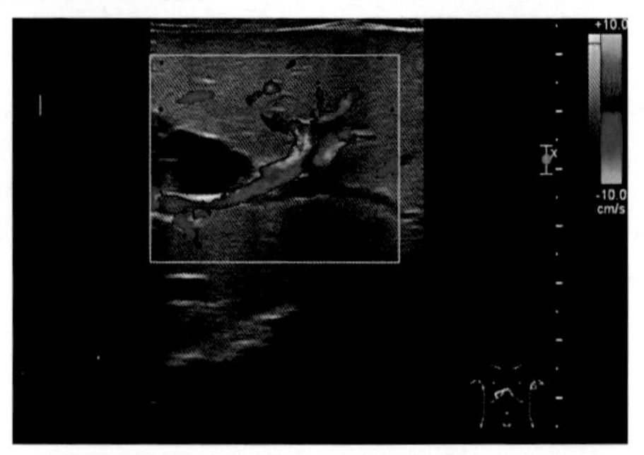

图9-2-2 先天性胆管扩张症（Ⅳ型）：彩色多普勒显示肝管左支横部可见轻度扩张

2. 先天性肝内胆管扩张症（Caroli病）

✧超声描述

肝大，肝右叶前后径__cm，肝实质回声增高，肝内见多发的大小不等的囊状及柱状无回声区，见与肝管走行一致，向肝门汇聚（图9-2-3）；部分病灶分布于肝边缘的实质内，病灶主要累及范围__cm；门静脉周围回声未见（可见）增强，肝门部未见囊、实性病灶，胆总管未见扩张。

脾增大，长径约__cm，厚径__cm，脾实质回声均匀。

胰腺头部、体部、尾部形态、大小、回声未见异常征象。

双肾形态、大小未见异常，皮髓质分界清晰，髓质未见回声增高（呈团状高回声），双肾肾盂、肾盏未见扩张。

彩色多普勒：囊状及柱状无回声内未见血流信号（图9-2-4）。

◇超声提示

先天性肝内胆管扩张症（Caroli病）征象（单纯型/门静脉周围纤维化型）。

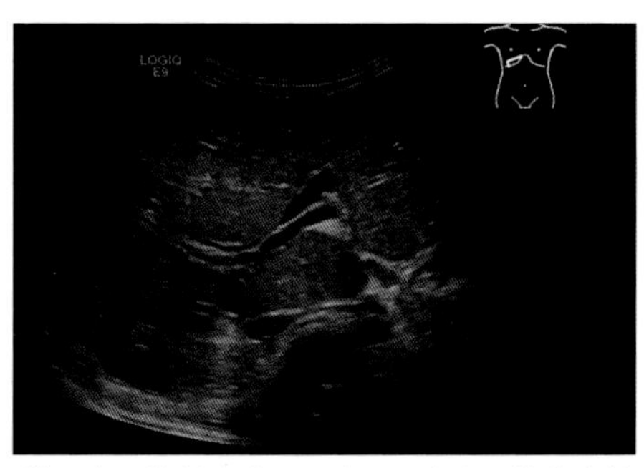

图9-2-3　先天性肝内胆管扩张症：肝内可见大小不等的囊状及柱状无回声区，紧邻门脉，与肝管走行一致

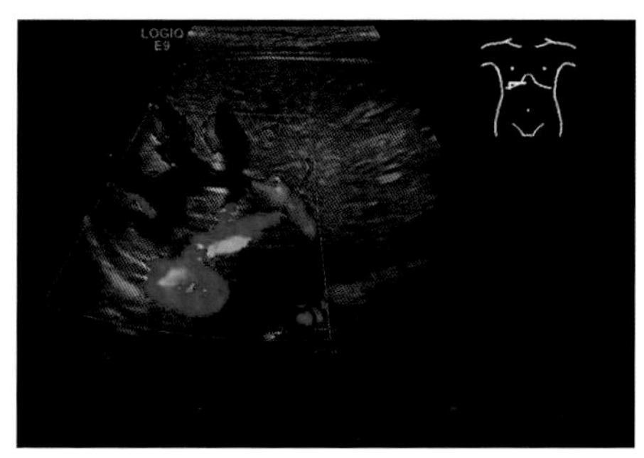

图9-2-4　先天性肝内胆管扩张症：部分扩囊状及柱状无回声区达肝边缘，彩色多普勒显示内部未见血流信号

第三节　小儿胰腺超声报告模板

（一）胰腺超声检查的适应证

（1）了解胰腺形态、大小、位置。

（2）不明原因的上腹部不适、疼痛或包块。

（3）胆汁性呕吐。

（4）上腹部外伤。

（5）胰腺良性、恶性包块的诊断与鉴别诊断。

（6）产前检查胰腺异常。
（7）实验室检查或其他影像学检查提示胰腺病变。
（8）胰腺疾病的监控、疗效评价及随访观察。

（二）胰腺超声检查的内容要求

（1）胰腺形态、大小、位置。

（2）胰腺实质回声及肝边缘光滑情况；胰管扩张情况及扩张的胰管腔内回声。

（3）胰腺包块的数目、位置、形态、大小、包膜、内部回声及血流信号、动脉血流峰值流速PSV及RI；胰管及门静脉受累情况及腹膜后淋巴结。

（三）胰腺超声检查的切面和图像要求

1. 胰头部

（1）剑突下偏右横切面扫查：胰头部、钩突的胰头长轴图像。

（2）剑突下矢状切面扫查（下腔静脉纵轴切面）：胰头、钩突部与胆管、门静脉、肠系膜上静脉之间关系的图像。

2. 胰体部、胰尾部

（1）剑突下偏左横切面扫查：胰体部、胰尾部及胰尾部与脾血管、肾上极、肾上腺关系的胰腺长轴图像。

（2）剑突下矢状切面扫查（腹主动脉纵轴切面）：胰体图像。

（3）左肋间斜切面扫查：脾门侧的胰尾的图像。

（4）左腰部矢状切面扫查：肾上极前方且紧邻肾上极的胰尾部图像。

（四）胰腺超声报告模板

1. 环状胰腺

✧检查所见

胃、十二指肠球部管腔明显扩张，蠕动增强，可见逆蠕动，十二指肠降部管腔狭窄，狭窄部肠管周围被胰腺回声完全（部分）包绕，远端肠管较萎瘪，腔内见少许气、粪回声；胃壁层次清晰，幽门肌层未见增厚，回盲部及阑尾位于右下腹（图9-3-1，图9-3-2）。

彩色多普勒：全腹肠管管壁未见异常血流信号。

第九章

✧超声提示

环状胰腺征象；

十二指肠降部梗阻征象（完全性/不完全性）。

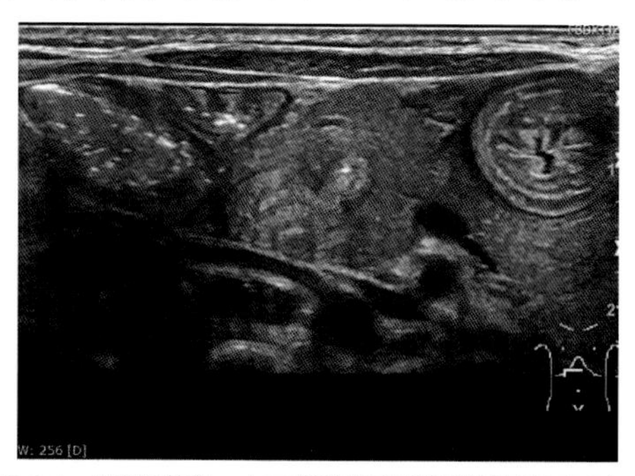

图9-3-1　环形胰腺：十二指肠降部管腔被胰腺回声包绕

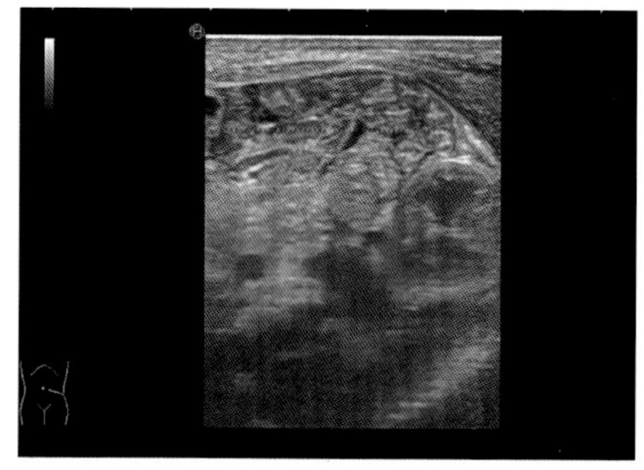

图9-3-2　环形胰腺（十二指肠降部完全性梗阻）：左中上腹的空肠较萎瘪，肠腔内未见气液回声

2. 胰母细胞瘤

✧检查所见

胰头（胰体/胰尾）部见实性回声包块，呈类圆形（形态不规则），大小约__cm × __cm × __cm，包膜完整，内部呈中低不均匀回声，见散在点、片状钙化高回声，后方见（未见）声影，见（未见）无回声区及囊性灶；包块压迫周围结构（周围结构未见明显受压），胆总管及肝管未见扩张（可见扩张），胰管未见扩张（可见扩张）。

腹膜后及腹腔内未见肿大淋巴结（可见多个肿大淋巴结），位于__，最大者长约__cm；门静脉（脾静脉）腔内未见异常回声。

肝、脾、双肾形态、大小未见异常，实质回声均匀，未见异常回声；胆囊未见异常（图9-3-3）。

第九章

CDFI：胰头（胰体/胰尾）部包块内见少量（中量/大量）血流信号，动脉血流峰值流速约__cm/s，RI__；门静脉（脾静脉）腔内未见血流信号充盈缺损（可见血流信号充盈缺损）（图9-3-4）。

✧超声提示

胰头（胰体/胰尾）部实性包块，内部呈中低不均匀回声，见散在点状强回声及少量无回声区，内见少量（中量/大量）血流信号——结合临床，考虑胰母细胞瘤的可能。

建议：进一步做增强CT检查。

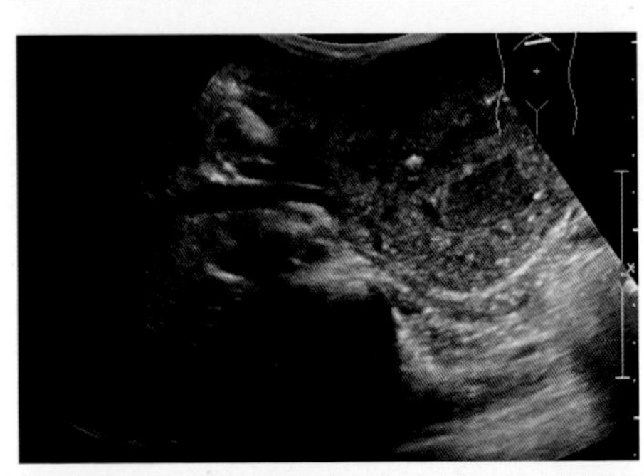

图9-3-3　胰母细胞瘤：胰尾部类圆形实性回声包块，内部呈中低不均匀回声，见散在点状、片状高回声

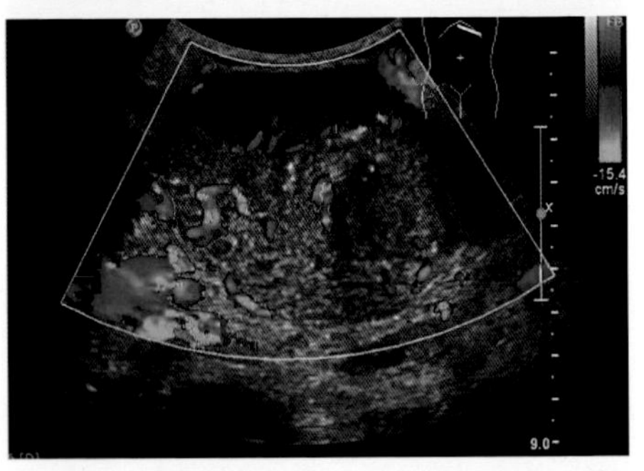

图9-3-4　胰母细胞瘤：彩色多普勒显示包块边界较清楚，内见中量血流信号

第四节　小儿泌尿系统超声报告模板

（一）泌尿系统超声检查的适应证

（1）了解肾形态、大小、位置。

（2）尿频、尿急、尿痛。

（3）遗尿。

（4）腰背部疼痛或腹部包块。

（5）腹部、腰部外伤。

（6）产前检查泌尿系统异常。

（7）实验室检查或其他影像学检查提示泌尿系统病变。

（8）泌尿外科围术期评估。

（9）泌尿系统疾病的超声随访及疗效评估。

（10）超声引导下肾穿刺活检、穿刺抽吸、造瘘等肾介入性诊断与治疗。

（二）泌尿系统超声检查的内容要求

（1）肾形态、大小、位置及数目；输尿管数目、输尿管远端开口的位置。

（2）肾皮质、髓质、肾窦回声；肾内各级血管血流情况。

（3）肾盂、肾盏、输尿管扩张情况。

（4）膀胱充盈时大小、排尿后大小；膀胱壁厚度、内膜光滑情况。

（5）泌尿系包块的数目、位置、形态、大小、包膜、内部回声及血流信号、动脉血流峰值流速PSV及RI；肾静脉受累情况及肾门、腹膜后淋巴结。

（三）泌尿系统超声检查的切面和图像要求

1. 肾

（1）腹前壁矢状切面或腰部冠状切面、背部矢状切面扫查：经肾门的肾纵轴图像。

（2）腹前壁横切面或腰部冠状切面、背部横切面扫查：经肾门的肾横轴图像。

2. 输尿管

腹壁矢状切面扫查、斜切面、腹壁横切面扫查：输尿管近端与肾盂交界处的图像；髂总动脉末端及髂外动脉前方的输尿管第二狭窄部的图像；膀胱三角区输尿管开口处的图像。

3. 膀胱

盆腔腹壁横切面扫查、矢状切面扫查：膀胱三角区、输尿管开口的膀胱横切图像；膀胱顶部、底部、后尿道的膀胱矢状切面图像。

（四）泌尿系统超声报告模板

1. 泌尿系正常

✧检查所见

双侧肾分别位于左、右肾窝内，形态未见异常。

左肾大小：长径×宽径×厚径__cm^3，右肾大小：长径×宽径×厚径__cm^3；双肾皮、髓质分界清晰，未见明显变薄或增厚，未见明显回声异常，双肾实质内未见囊性、实性病灶；双侧肾窦回声未见异常，未见囊、实性病灶；双侧肾盂、肾盏及输尿管未见扩张；膀胱充分充盈，壁未见增厚，壁及腔内未见囊性、实性病灶。

彩色多普勒：双肾肾动脉主干未见异常血流信号，双肾内血流呈“树枝状”均匀分布，血流丰富（图9-4-1，图9-4-2）。

✧超声提示

双肾、输尿管及膀胱未见明显异常征象。

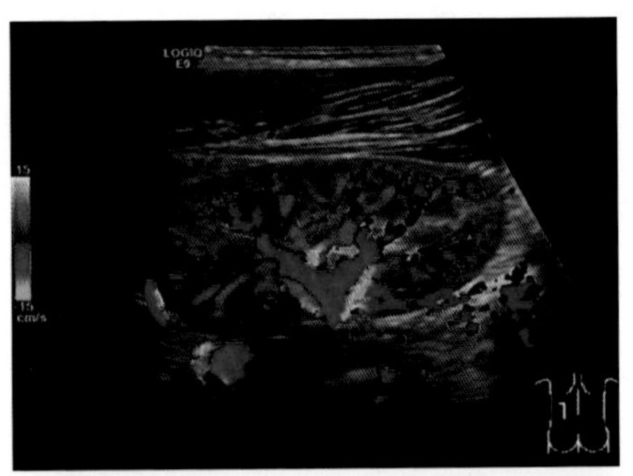

图9-4-1 背部矢状切面：正常肾彩色多普勒血流图（肾纵轴）

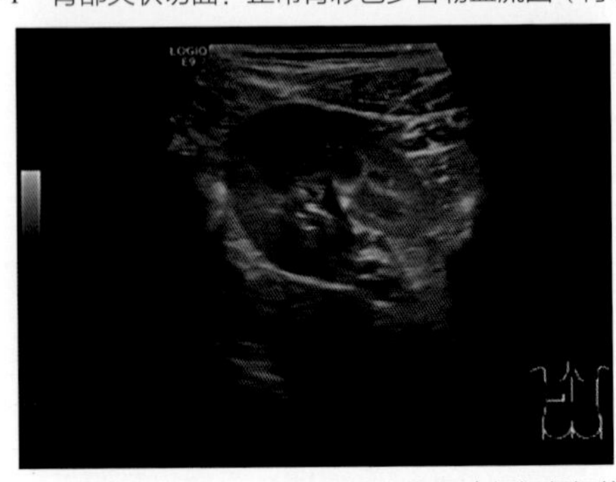

图9-4-2 背部横切面：正常肾结构声像图（肾经肾门横轴）

2. 异位肾

✧超声描述

左肾位于左中下腹（左侧髂窝/膀胱周围/左侧胸腔），大小：长径×宽径×厚径__cm^3，肾门旋转朝向__；实质回声未见异常，左侧肾盂、肾盏及输尿管未见扩张（左侧肾盂、肾盏及输尿管可见扩张），肾盂前后径__cm，肾实质厚度__cm；左侧输尿管开口位于膀胱三角区（膀胱颈/后尿道/阴道）（图9-4-3）。

右侧肾位于肾窝内，形态未见异常，大小：长径×宽径×厚径__cm^3，实质回声未见异常，右侧肾盂、肾盏及输尿管未见扩张。

膀胱充分充盈，壁未见增厚，壁及腔内未见囊性、实性病灶。

彩色多普勒：左肾动脉主干源自__，双肾肾动脉主干未见异常血流信号；双肾肾内血流呈“树枝状”均匀分布，血流丰富（图9-4-4）。

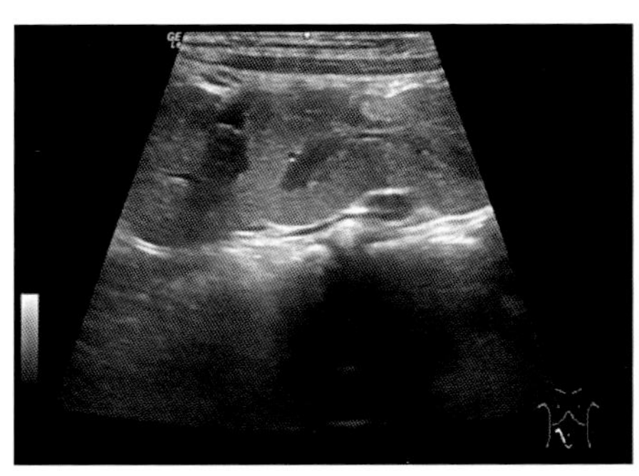

图9-4-3 异位肾：右肾位于右下腹，肾门旋转朝向腹侧

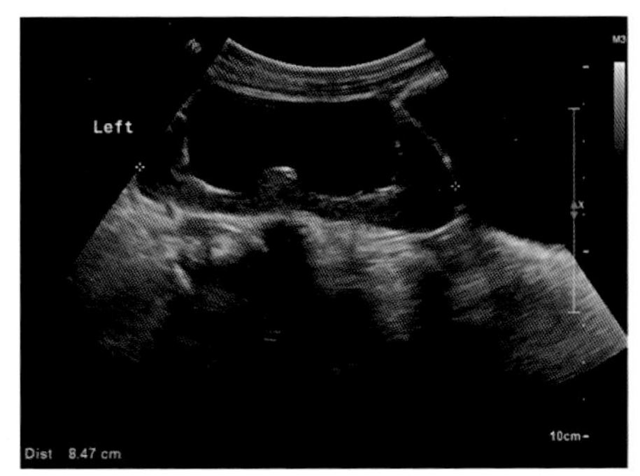

图9-4-4 异位肾：左肾位于左下腹膀胱左上方，肾门旋转朝向腹侧，肾盂、肾盏扩张

✧超声提示

左侧异位肾征象。

3. 马蹄肾

✧检查所见

双肾上极远离中线，双肾下极实质变薄并向中线延伸，于腹主动脉前方相连接融合成峡部，峡部呈低回声，未见（可见）高回声肾窦结构；双侧肾门朝向腹侧。

左肾大小：长径×宽径×厚径__cm^3，右肾大小：长径×宽径×厚径__cm^3，双肾皮髓质分界清晰，双肾实质及肾窦回声未见异常；双侧肾盂、肾盏及输尿管未见扩张，未见强回声团块；膀胱充分充盈，壁未见增厚，腔内未见明显异常回声（图9-4-5，图9-4-6）。

彩色多普勒：双肾肾动脉主干未见异常血流信号；双肾肾内血流呈“树枝状”均匀分布，血流丰富；双肾下极峡部血流分布与正常肾相似。

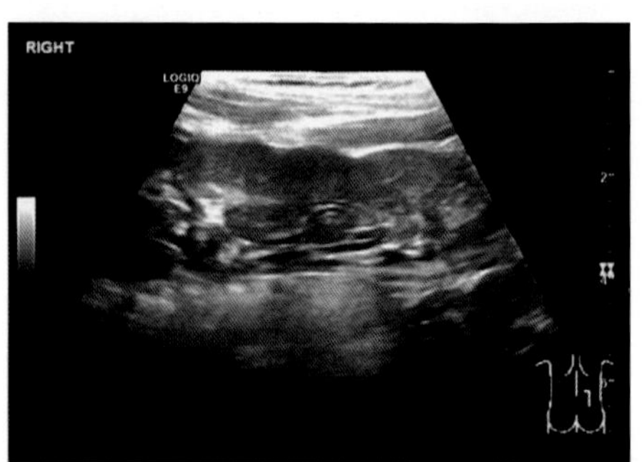

图9-4-5 马蹄肾：肾形态异常，下极变薄

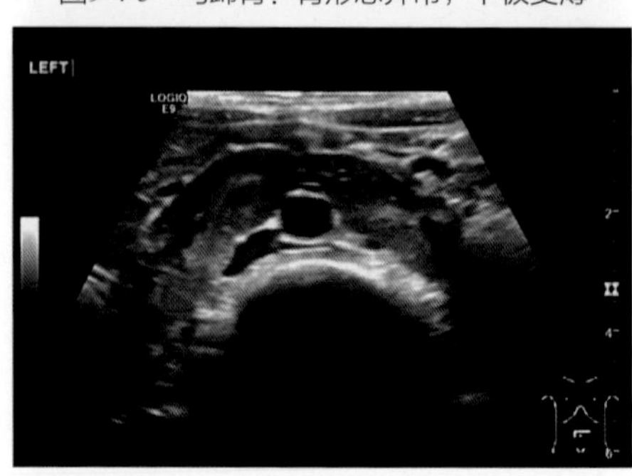

图9-4-6 马蹄肾：双肾下极实质在腹主动脉前方融合成峡部，内见肾窦样结构高回声

✧超声提示

马蹄肾征象。

4. 重复肾

✧检查所见

双侧肾分别位于左、右肾窝内。

左肾增大，形态失常，左肾内见呈上、下结构的两个独立肾窦回声，左侧上肾部大小：长径×宽径×厚径__cm^3，上肾部肾盂扩张，肾盂前后径__cm，全部（部分）肾盏扩张，肾实质见（未见）明显变薄，肾实质最薄处厚度__cm、最厚处厚度__cm，上肾部输尿管全程扩张，开口位于膀胱颈（后尿道/阴道）；下肾部大小：长径×宽径×厚径__cm^3，下肾部肾盂、肾盏及输尿管未见扩张（下肾部肾盂、肾盏见扩张），肾盂前后径__cm，全部（部分）肾盏扩张，肾实质见（未见）明显变薄，肾实质最薄处厚度__cm、最厚处厚度__cm，下肾部输尿管全程扩张（图9-4-7，图9-4-8）。

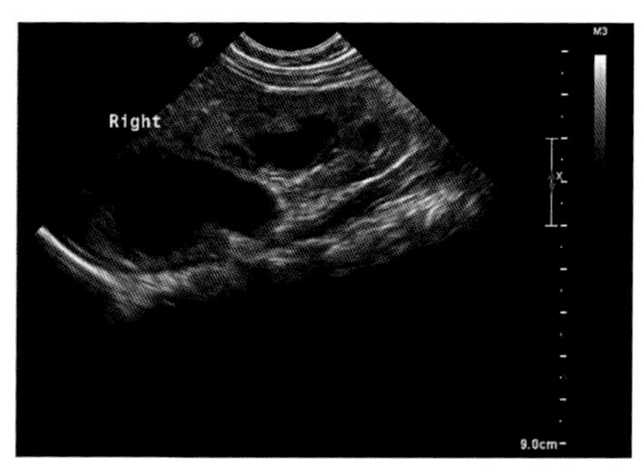

图9-4-7　重肾合并双输尿管：右肾增大，形态失常，呈上、下结构的两个独立肾窦回声，上肾部、下肾部肾盂肾盏扩张，上肾部实质变薄

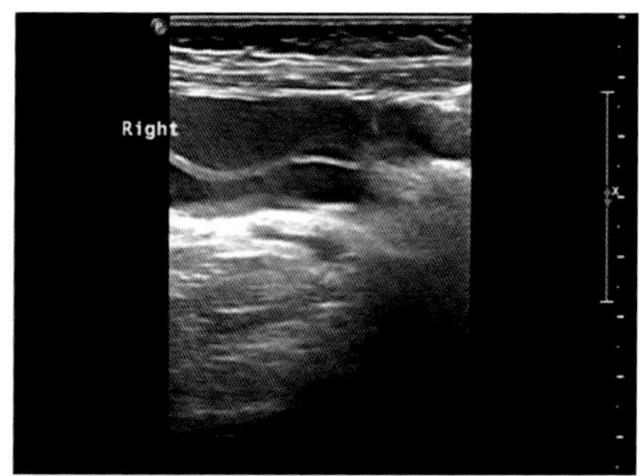

图9-4-8　重肾合并双输尿管：双输尿管呈上下结构排列

右肾形态未见异常，右肾大小：长径×宽径×厚径__cm^3，肾窦形态及回声未见异常，右肾肾盂、肾盏及输尿管未见扩张。

膀胱充分充盈，壁未见增厚，腔内未见囊性病灶。

彩色多普勒：左侧上肾部、下肾部各见一组动脉、静脉血管分布；右肾未见异常血流信号。

✧超声提示

◆ 左侧重复肾合并完全（不完全）性双输尿管；

◆ 左侧上肾部重度积水合并上肾部输尿管全程扩张；

建议：必要时进一步做静脉肾盂造影检查。

5. 单侧肾缺如

✧检查所见

右侧肾位于右侧肾窝内，体积明显增大，右肾大小：长径×宽径×厚径__cm^3，肾皮、髓质分界清晰，肾实质及肾窦未见明显回声异常，未见囊性、实性病灶；肾盂、肾盏及输尿管未见明显扩张（图9-4-9，图9-4-10）。

左侧肾窝未探及肾，腹腔、盆腔、髂窝、胸腔均未探及左肾组织回声。

膀胱充分充盈，壁未见增厚，腔内未见异常回声。

彩色多普勒：右肾动脉主干未见异常血流信号，右肾内血流呈“树枝状”均匀分布，血流丰富。

✧超声提示

◆ 左侧肾缺如?

◆ 右肾代偿性增大。

建议：进一步做静脉肾盂造影检查。

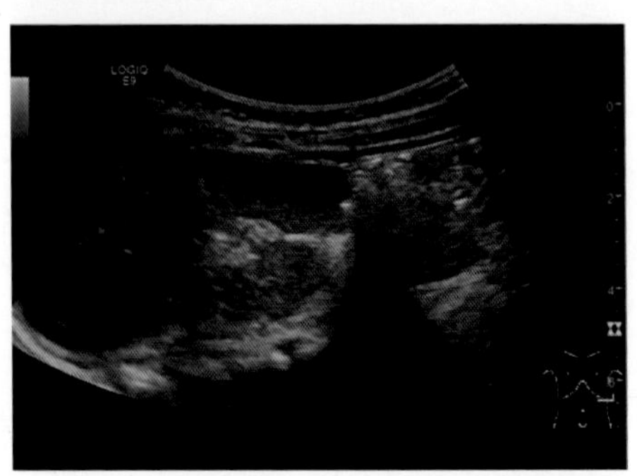

图9-4-9　单侧肾缺如：左侧肾窝未见肾结构

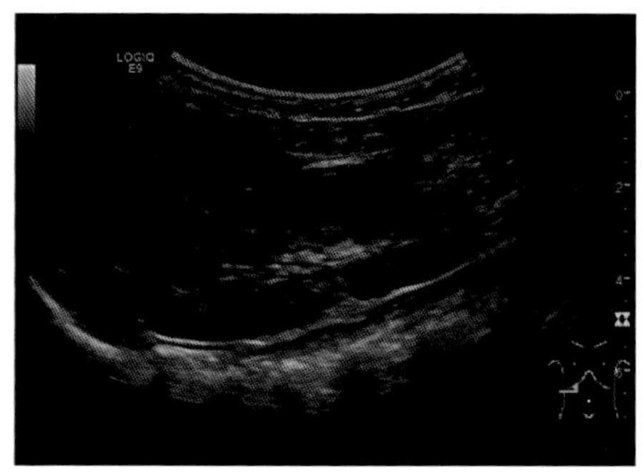

图9-4-10　单侧肾缺如：右肾代偿性增大

6. 多囊性肾发育不良

✧检查所见

左肾位于__，左肾体积小，形态失常，左肾大小：长径×宽径×厚径__cm^3，左肾内结构不清，见多个大小不等的囊肿，囊肿间不相通，未见正常肾组织回声，未见肾盂、肾盏结构回声；左侧输尿管未见扩张（可见扩张）。

右侧肾形态正常，体积明显增大，右肾大小：长径×宽径×厚径__cm^3，肾皮、髓质分界清晰，肾实质及肾窦未见明显回声异常，未见囊性、实性病灶；肾盂、肾盏及输尿管未见明显扩张（图9-4-11，图9-4-12）。

膀胱充分充盈，壁未见增厚，腔内未见囊性、实性病灶。

彩色多普勒：左肾内未见明显血流信号；右肾动脉主干未见异常血流信号，肾内血流呈“树枝状”均匀分布，血流丰富。

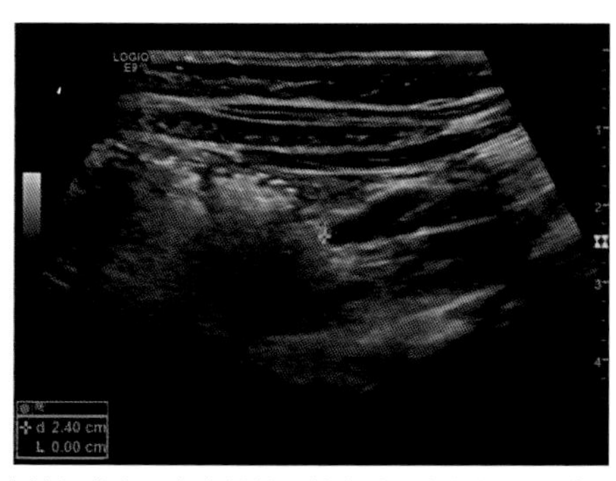

图9-4-11　多囊性肾发育不良合并输尿管囊肿：左肾体积小（测量键），见多个大小不等的囊肿，未见正常肾实质回声

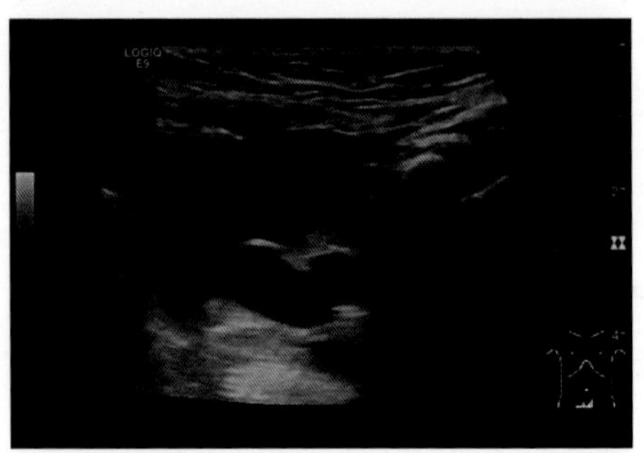

图9-4-12　多囊性肾发育不良合并输尿管囊肿：左侧输尿管囊肿

✧超声提示

◆ 左侧多囊性肾发育不良征象；
◆ 右肾代偿性增大。

7. 肾盂输尿管连接处狭窄

✧检查所见

双侧肾分别位于左、右肾窝内。

左肾大小：长径×宽径×厚径__cm^3；左侧肾盂扩张，肾盂前后径__cm，全部（部分）肾盏扩张，肾实质见（未见）明显变薄，肾实质最薄处厚度__cm、最厚处厚度__cm；左侧输尿管未见扩张。

右肾大小：长径×横径×厚径__cm^3，肾盂、肾盏无扩张，肾实质未见变薄，右侧输尿管未见扩张（图9-4-13，图9-4-14）。

膀胱充分充盈，壁未见增厚，壁及腔内未见囊性、实性病灶。

彩色多普勒：双肾肾动脉主干未见异常血流信号，双肾皮质血流丰富。

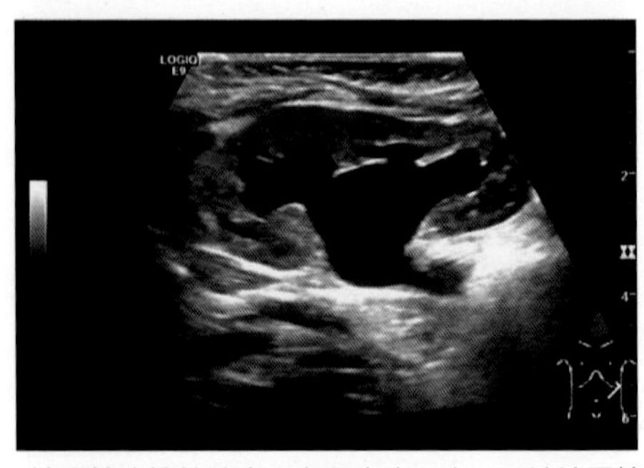

图9-4-13　肾盂输尿管连接处狭窄：左肾中度积水，近端输尿管未见明显扩张

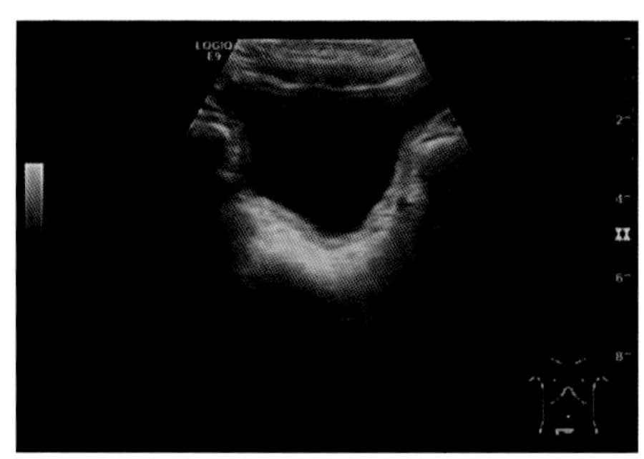

图9-4-14　左侧肾盂输尿管连接处狭窄：左侧输尿管远端未见扩张

✧超声提示

◆ 左肾轻（中/重）度积水征象；

◆ 左肾肾盂输尿管连接处狭窄征象。

建议：必要时进一步行静脉肾盂造影。

8. 膀胱输尿管连接处梗阻

✧检查所见

双侧肾分别位于左、右肾窝内。

左肾大小：长径×宽径×厚径__cm³；左侧肾盂扩张，肾盂前后径__cm，全部（部分）肾盏扩张，肾实质见（未见）明显变薄，肾实质最薄处厚度__cm、最厚处厚度__cm；左侧输尿管全程扩张。

右肾大小：长径×横径×厚径__cm³，肾盂、肾盏无扩张，肾实质未见变薄，右侧输尿管未见扩张（图9-4-15，图9-4-16）。

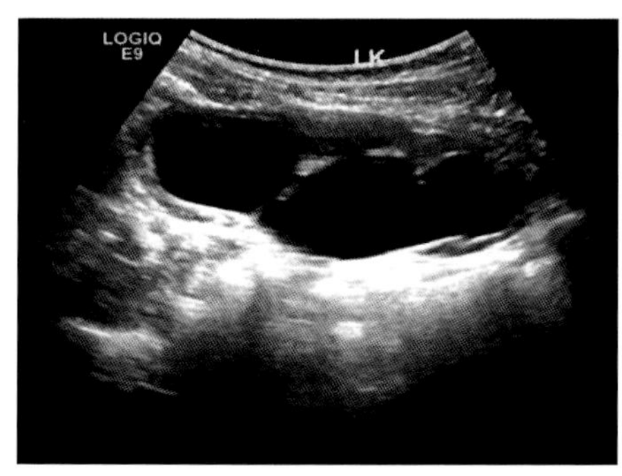

LK：左肾

图9-4-15　膀胱输尿管连接处梗阻：左肾重度积水

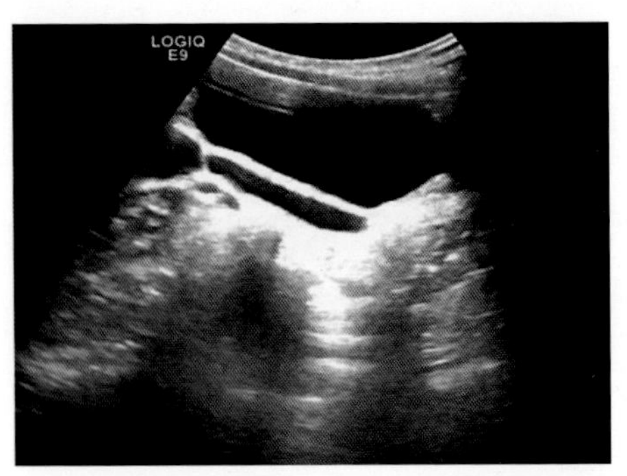

图9-4-16 膀胱输尿管连接处梗阻：左侧输尿管全程扩张

膀胱充分充盈，壁未见增厚，壁及腔内未见囊、实性病灶。

彩色多普勒：双肾肾动脉主干未见异常血流信号，双肾皮质血流丰富。

✧超声提示

- 左肾轻（中/重）度积水合并输尿管全程扩张；
- 左侧膀胱输尿管连接处梗阻征象。

建议：必要时进一步做静脉肾盂造影检查。

9. 后尿道瓣膜

✧检查所见

双肾分别位于左、右肾窝内。

左肾大小：长径×宽径×厚径__cm^3，左侧肾盂扩张，肾盂前后径__cm，全部（部分）肾盏扩张，肾实质见（未见）明显变薄，肾实质最薄处厚度__cm、最厚处厚度__cm；左侧输尿管全程扩张。

右肾大小：长径×宽径×厚径__cm^3，右侧肾盂扩张，肾盂前后径__cm，全部（部分）肾盏扩张，肾实质见轻度变薄，肾实质厚度__cm；右侧输尿管全程扩张。

膀胱充分充盈，壁增厚，厚度__cm，内膜面不平滑。

膀胱底部及会阴部探查可见后尿道扩张，内径__cm（图9-4-17~图9-4-20）。

彩色多普勒：双肾肾动脉主干未见异常血流信号，双肾肾内血流呈“树枝状”分布，血流丰富。

✧超声提示

- 左肾重度积水合并左侧输尿管全程扩张；
- 右肾中度积水合并右侧输尿管全程扩张；
- 膀胱壁增厚，后尿道扩张；
- 后尿道瓣膜。

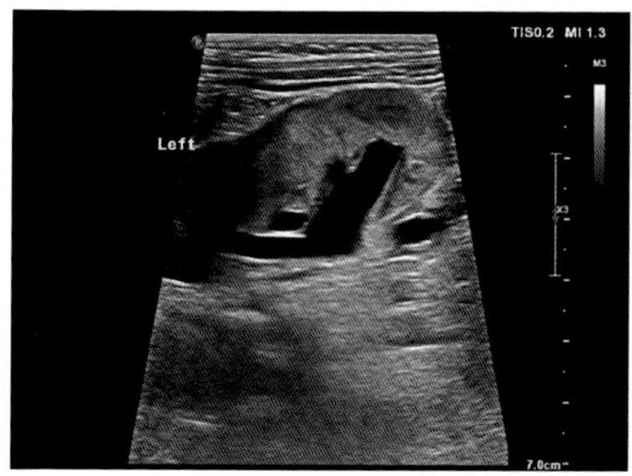

图9-4-17　后尿道瓣膜：肾轻度积水

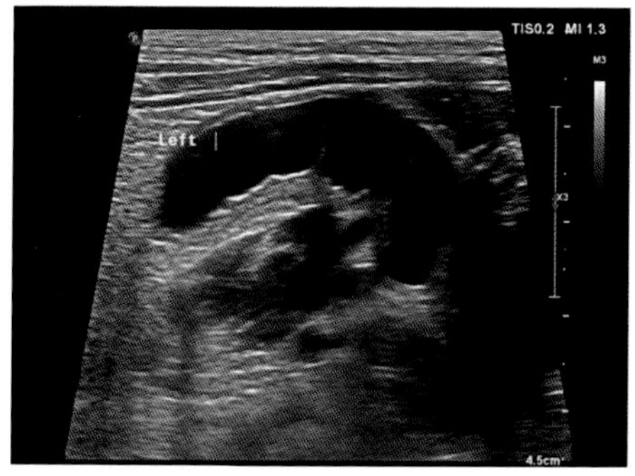

图9-4-18　后尿道瓣膜：输尿管间断扩张

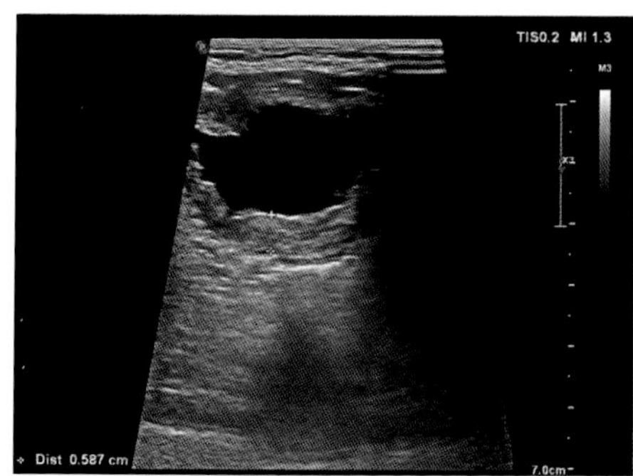

图9-4-19　后尿道瓣膜：膀胱壁增厚

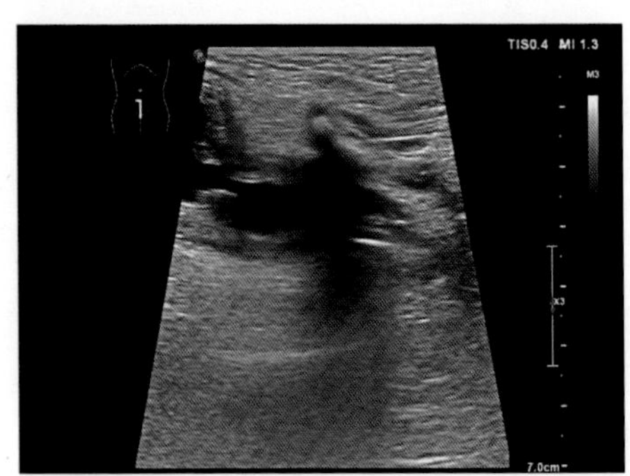

图9-4-20 后尿道瓣膜：后尿道扩张

10. **输尿管囊肿**

✧检查所见

双肾分别位于左、右肾窝内。

左肾内见呈上、下结构的两个独立肾窦回声，左侧上肾部大小：长径×宽径×厚径__cm^3，上肾部肾盂扩张，肾盂前后径__cm，全部（部分）肾盏扩张，肾实质见（未见）明显变薄，肾实质最薄处厚度__cm、最厚处厚度__cm，上肾部输尿管全程扩张；下肾部大小：长径×宽径×厚径__cm^3，下肾部肾盂、肾盏及输尿管未见扩张（下肾部肾盂、肾盏见扩张），肾盂前后径__cm，全部（部分）肾盏扩张，肾实质见（未见）明显变薄，肾实质最薄处厚度__cm、最厚处厚度__cm，下肾部输尿管未见扩张（可见扩张）（图9-4-21，图9-4-22）。

右肾大小：长径×宽径×厚径__cm^3，肾盂、肾盏无扩张，肾实质未见变薄，右侧输尿管未见扩张。

膀胱充分充盈可，左侧三角区可见圆形（椭圆形）囊性灶，基底部较宽，可见变形征，与扩张的左上肾部输尿管相通。膀胱壁未见增厚。

彩色多普勒：实时观察，见由囊腔内向膀胱腔内喷射的细束明亮彩色信号。

✧超声提示

◆ 左侧重肾；

◆ 左上肾部轻（中/重）度肾积水合并左上肾部输尿管全程扩张；

◆ 左侧上肾部输尿管囊肿。

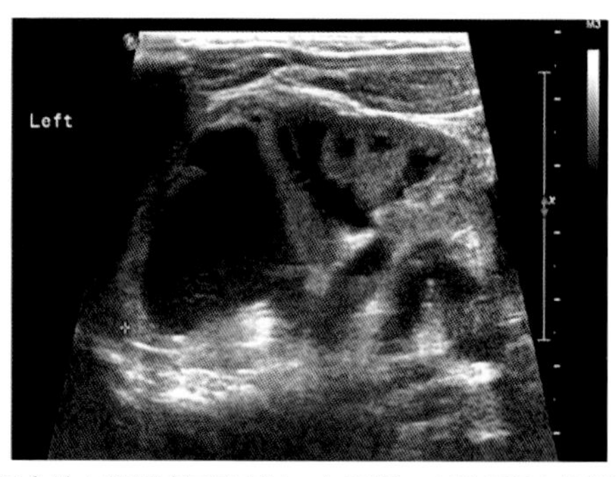

图9-4-21　重肾合并上肾部输尿管囊肿：左重肾，上肾部积水伴输尿管全程扩张

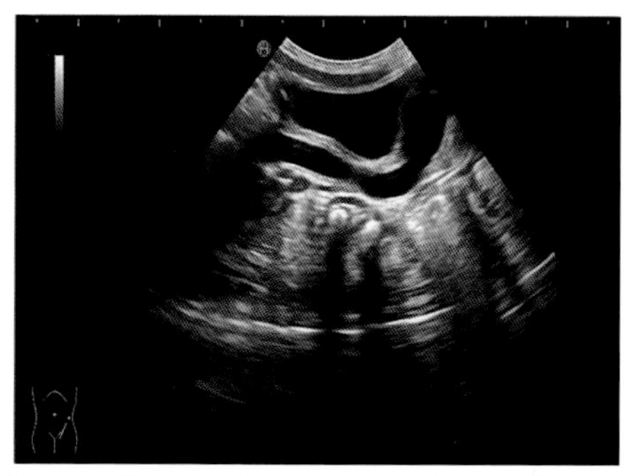

图9-4-22　重肾合并上肾部输尿管囊肿：左侧上肾部输尿管全程扩张，输尿管囊肿突入膀胱腔

11. 婴儿型多囊肾

✧检查所见

双肾分别位于左、右肾窝内。

双肾体积显著增大，左肾大小：长径×宽径×厚径__cm^3，右肾大小：长径×宽径×厚径__cm^3，双肾实质回声明显增强，皮髓质分界不清晰，肾窦显示不清晰，肾实质内无正常肾结构回声，见多发小囊肿（图9-4-23，图9-4-24）。

膀胱充分充盈，壁未见增厚，腔内未见异常回声。

彩色多普勒：双肾未见明显血流信号。

✧超声提示

婴儿型多囊肾征象。

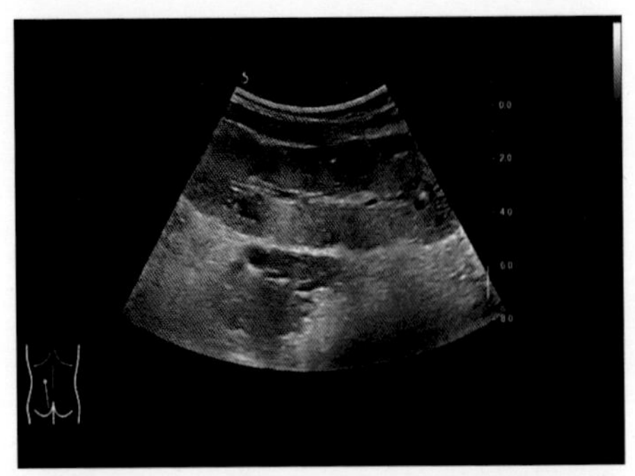

图9-4-23　婴儿型多囊肾：肾增大，实质回声明显增强，皮髓质分界不清晰，肾窦显示不清清晰

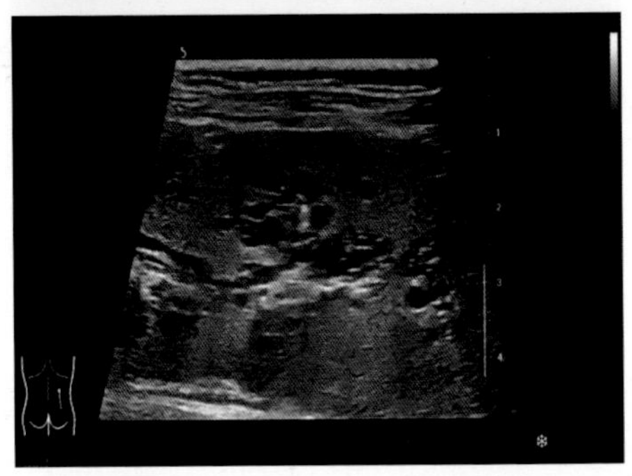

图9-4-24　婴儿型多囊肾：肾实质内无正常肾结构回声，见多发小囊肿

12. 成人型多囊肾

✧检查所见

双肾分别位于左、右肾窝内。

双肾增大，左肾大小：长径×宽径×厚径__cm^3，右肾大小：长径×宽径×厚径__cm^3，双肾皮质（实质）内可见数个（大量）大小不等的薄壁囊腔，囊间见少许肾实质回声，囊间未见相通。膀胱充盈可，壁未见增厚，内腔未见明显异常（图9-4-25）。

彩色多普勒：双肾实质内见少许血流信号。

✧超声提示

成人型多囊肾征象。

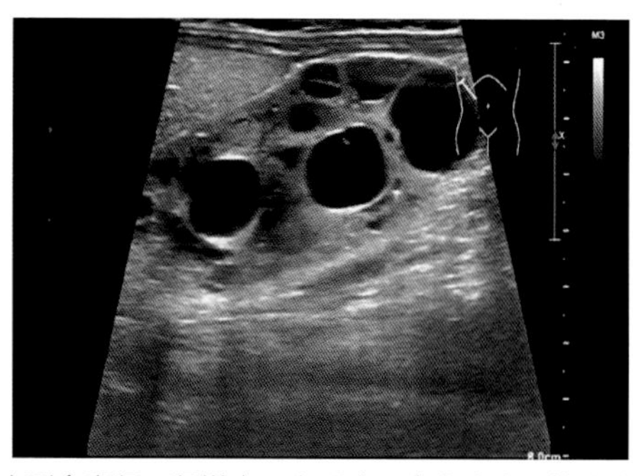

图9-4-25　成人型多囊肾：肾增大，实质内见多发大小不等的囊性灶，囊间见少许肾实质回声

13. 髓质海绵肾

✧检查所见

双肾分别位于左、右肾窝内，双肾形态、大小正常。

左肾大小：长径×宽径×厚径__cm^3，右肾大小：长径×宽径×厚径__cm^3，双肾椎体呈团状高回声，围绕肾窦呈“放射状”排列，后方见（未见）声影；肾皮质回声正常；双侧肾盂、肾盏及双侧输尿管未见扩张（图9-4-26）。

膀胱充盈可，壁未见增厚，内腔未见异常回声。

彩色多普勒：双肾动脉主干未见异常血流信号；双肾皮质血流丰富（图9-4-27）。

✧超声提示

双肾椎体呈团状高回声——髓质海绵肾？

建议：进一步做静脉肾盂造影检查。

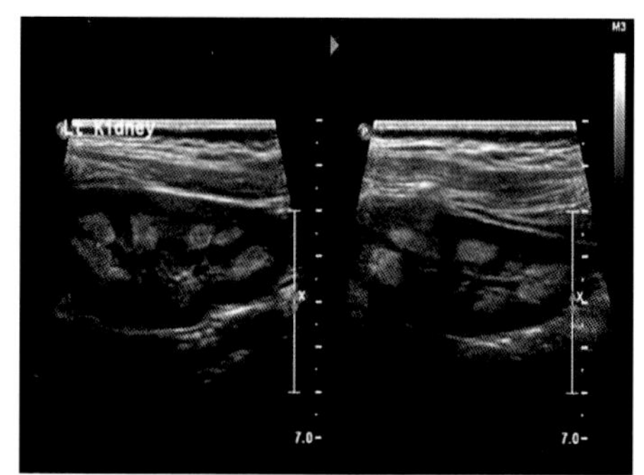

图9-4-26　髓质海绵肾：双肾椎体呈团状高回声，围绕肾窦呈“放射状”排列

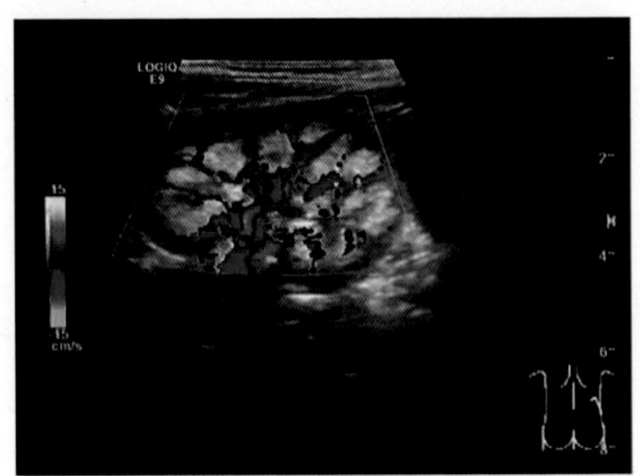

图9-4-27 髓质海绵肾：彩色多普勒显示肾皮质血流未见异常

14. 肾髓质钙质沉着症

✧检查所见

双肾分别位于左、右肾窝内，双肾形态、大小正常。

左肾大小：长径×宽径×厚径__cm^3，右肾大小：长径×宽径×厚径__cm^3，双肾椎体周边回声增强，呈强回声环，后方见（未见）声影，锥体中心呈低回声（回声稍增高）；肾皮质回声正常；肾实质及肾窦内未见囊、实性病灶；双侧肾盂、肾盏及双侧输尿管未见扩张（图9-4-28）。

膀胱充盈可，壁未见增厚，内腔未见异常回声。

彩色多普勒：双肾动脉主干未见异常血流信号，双肾内血流呈“树枝状”均匀分布，血流丰富。

✧超声提示

双侧肾椎体周边回声增强——结合临床考虑肾髓质钙质沉着症的可能。

建议：必要时进一步做相关生化检查。

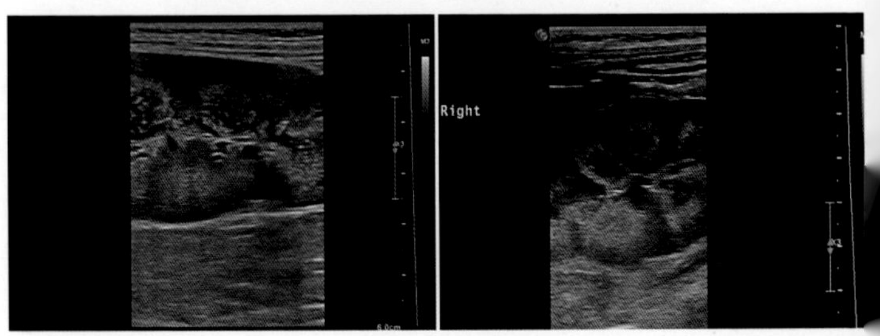

图9-4-28 肾髓质钙质沉着症：双肾肾椎体周边回声增强，中心呈低回声，见少量点状高回声

15. 肾母细胞瘤

✧检查所见

双肾分别位于左、右肾窝内。

左肾大小：长径×宽径×厚径__cm³，下极肾实质内见一实性灶，类圆形（类椭圆形），大小约长径×宽径×厚径__cm³，见完整包膜，与周围正常肾组织分界清晰，病灶内部回声不均匀，以中低回声为主，未见明显无回声液性灶或强回声钙化灶，病灶未侵及肾盂；同侧肾结构明显受压，肾盂、肾盏可见积水扩张，最宽处前后径约__cm；左侧输尿管未见明显积水扩张（图9-4-29，图9-4-30）。

右肾大小：长径×宽径×厚径__cm³，实质回声未见异常；右侧肾盂、肾盏及输尿管未见明显扩张；膀胱充分充盈，壁未见增厚，壁及腔内未见囊、实性病灶。

肾门周围未见肿大淋巴结。

左肾静脉腔内见（未见）中低不均匀回声实性团块。下腔静脉腔内见（未见）中低不均匀回声实性团块。

彩色多普勒：左肾实性病灶内见少量（中量/大量）血流信号，动脉血流流速PSV__cm/s，RI__；右肾肾内未见异常血流信号。左肾静脉腔内见（未见）血流充盈缺损征象；下腔静脉腔内见（未见）血流充盈缺损征象。

✧超声提示

左肾下极实质内实性包块，包膜完整，未见明显无回声灶及强回声灶，见少量（中量/大量）血流信号——结合临床，考虑肾母细胞瘤的可能。

建议：进一步行增强CT检查

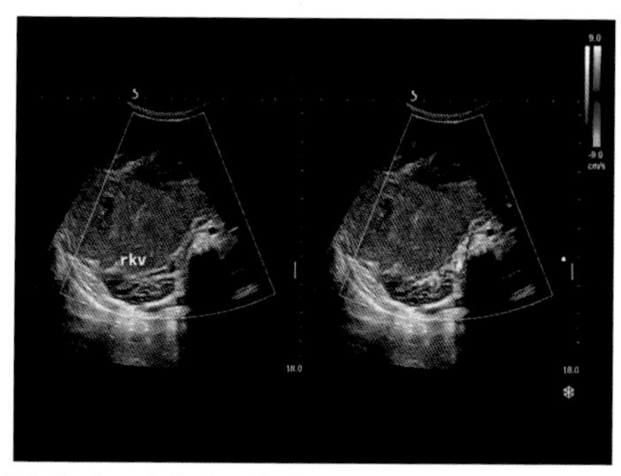

图9-4-29 肾母细胞瘤：左肾实质内实性回声包块，内部见少量小囊性灶及少量点状钙化高回声，包块周围见残余肾实质

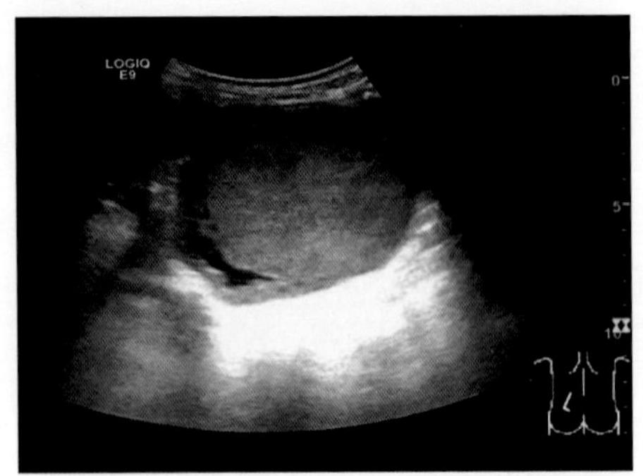

图9-4-30　肾母细胞瘤：残余肾环抱瘤体

第五节　小儿胃肠道超声报告模板

（一）胃肠道超声检查的适应证

（1）呕吐、腹痛、腹胀。
（2）血便、腹泻、大便性状改变等。
（3）消瘦、贫血。
（4）产前检查消化道异常。
（5）实验室检查或其他影像学检查提示胃肠道病变。
（6）胃肠道围术期评估。
（7）胃肠道疾病的超声随访及疗效评估。
（8）胃肠超声造影的诊断。

（二）胃肠道超声检查的内容要求

（1）胃、肠的位置及走行。
（2）胃壁、肠壁的分层、厚度、回声及血流信号。
（3）胃、肠有无扩张。
（4）胃、肠的蠕动情况。
（5）胃、肠包块的数目、位置、形态、大小、包膜、内部回声及血流信号、动脉血流峰值流速PSV及RI。

（三）胃肠道超声检查的切面和图像要求

1. 食管下段、胃、十二指肠

扫查顺序：食管下段 、胃贲门、胃底、胃体大小弯及前后壁、胃角、胃窦、十二指肠。

（1）食管下段、胃贲门

剑突下左季肋缘矢状切面及横切面扫查：食管、胃贲门的纵切面图像；食管与及胃贲门的横切图像。

（2）胃底部

左肋弓下斜切面、左肋间斜切面：胃底切面图像。

（3）胃体部

1）上腹部矢状切面连续扫查：胃体长轴切面图像。
2）上腹部横切面连续扫查：胃体短轴切面图像。
3）左上腹斜切面连续扫查：胃体冠状斜切面图像。

（4）胃角

脐上下腹部正中横切面连续扫查：胃窦、胃体交界处（“双环”交界处）的胃角图像。

（5）胃窦部

1）右上腹斜切面连续扫查：胃窦部长轴切面图像。
2）上述切面的垂直方向连续移动扫查：胃窦部短轴切面图像。

（6）十二指肠

右上腹斜切面、横切面扫查：十二指肠球部、降部图像；十二指肠水平部图像。

2. 空肠、回肠

无标准切面，以脐部为中心，向上腹、下腹、左腹、右腹连续多切面扫查。

3. 大肠

扫查顺序：直肠、乙状结肠、降结肠、结肠脾曲、横结肠、结肠肝曲、升结肠、回盲瓣、盲肠。

以沿肠管的纵轴切面扫查为主，辅以横切面和斜切面：膀胱后直肠图像；乙状结肠图像；降结肠图像；结肠脾曲图像；横结肠图像；结肠肝曲图像；升结肠图像；回盲瓣、盲肠图像。

（四）胃肠道超声报告模板

1. 胃肠道正常

✧检查所见

贲门位于膈下，空腹状态下胃无扩张，胃内未见明显滞留物，饮水后，胃壁分层清晰、未见增厚，蠕动正常；十二指肠走行未见明显异常；小肠内见散在气体强回声，走行自然；结肠走行正常，腔内见气、粪强回声；回盲部位于右下腹。全腹肠管未见扩张，肠管壁未见增厚，蠕动正常（图9-5-1～图9-5-5）。

彩色多普勒：肠管壁及肠系膜血流信号未见异常。

✧超声提示

胃肠道超声检查未见异常征象。

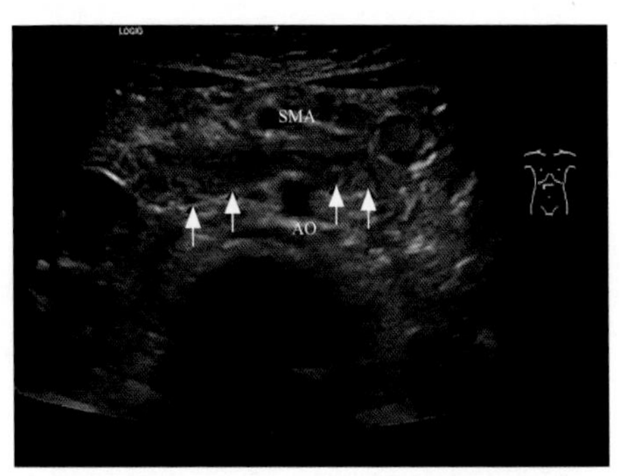

SMA：肠系膜上动脉；AO：腹主动脉

图9-5-1　十二指肠水平部：位于腹主动脉与肠系膜上动脉之间（箭头）

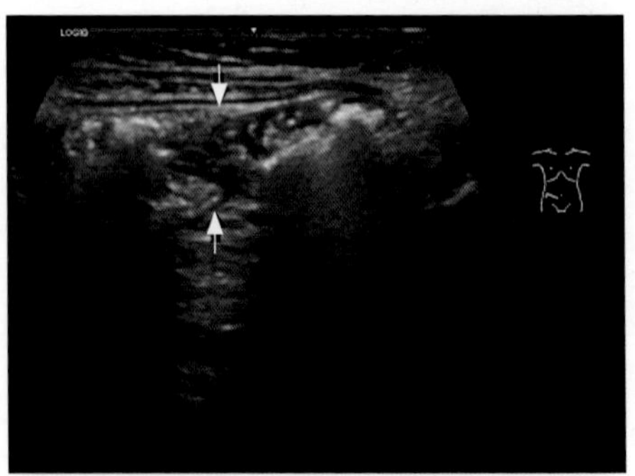

图9-5-2　回盲部：位于右下腹，形态自然（箭头）

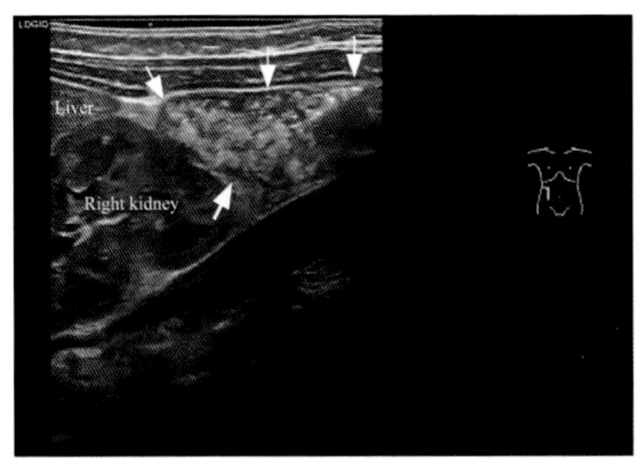

Liver：肝；Right kidney：右肾

图9-5-3　升结肠长轴切面：其上方为右肾及肝（箭头）

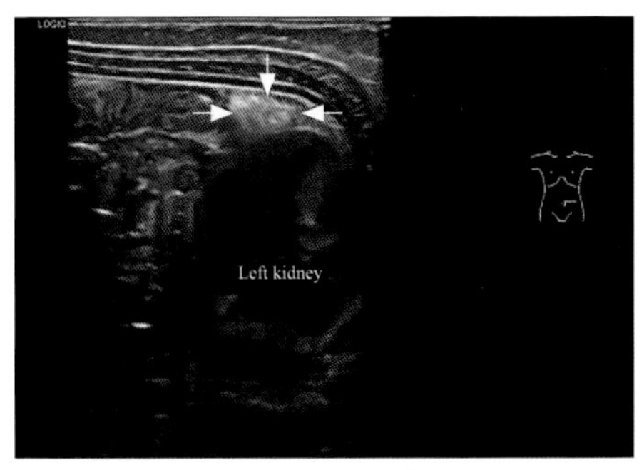

Left kidney：左肾

图9-5-4　降结肠横切面：肠腔内见气体强回声，其深方为左肾（箭头）

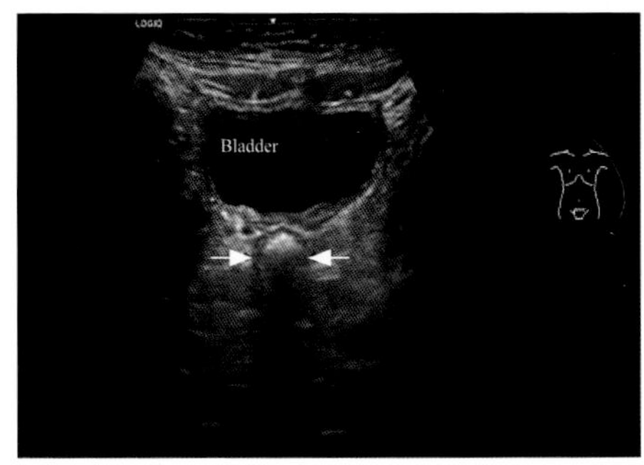

Bladder：膀胱

图9-5-5　直肠横切面：前方为充盈的膀胱（箭头）

2. 急性肠套叠

✧检查所见

右腹肝右叶下（中腹/左腹）可见分层样包块，包块短轴呈“同心圆征”（图9-5-6），直径__cm，内部强回声区内可见淋巴结回声，淋巴结长__cm；包块长轴呈“套筒征”，套鞘部肠管管壁增厚，套入部未见（可见）无回声区，套颈部、套入部、套头部未见（可见）囊、实性病灶，包块的近端肠管见（未见）明显扩张，肠蠕动可，腹腔未见明显游离无回声区（图9-5-7）。未见阑尾炎征象。余胃肠区未见明显异常征象。

彩色多普勒：包块中的肠壁血流信号增多（未见明显血流信号）（图9-5-8，图9-5-9）。

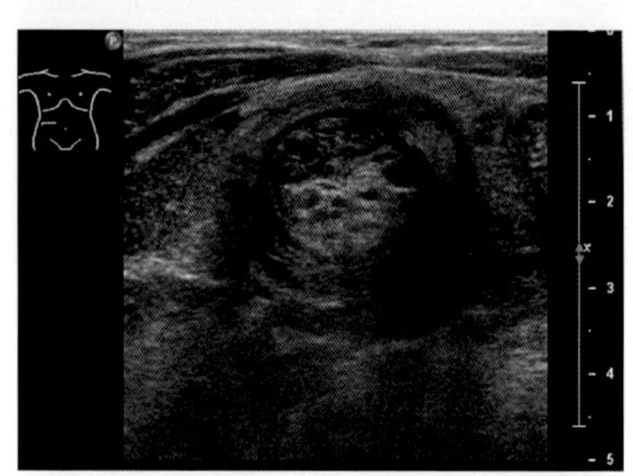

图9-5-6　回结型肠套叠：短轴呈“同心圆征”

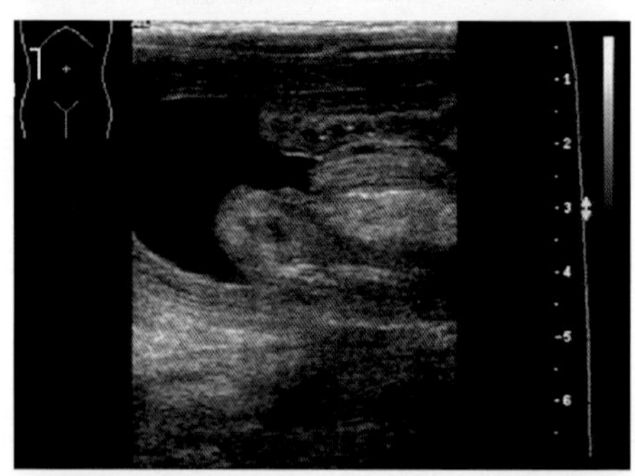

图9-5-7　回结型肠套叠：长轴呈“套筒征”，套头处见无回声区

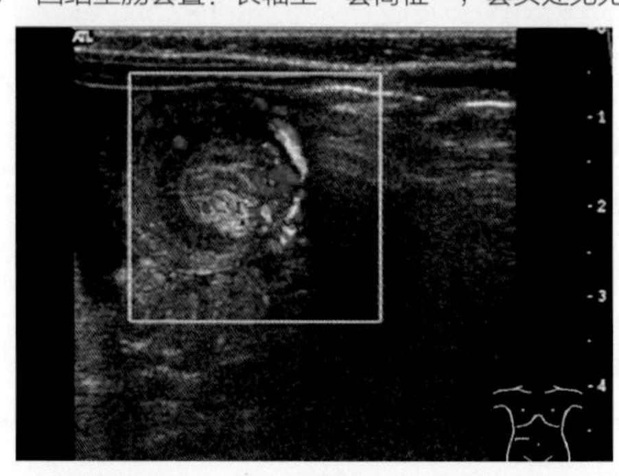

图9-5-8　回结型肠套叠：彩色多普勒显示套鞘部肠管血流较丰富

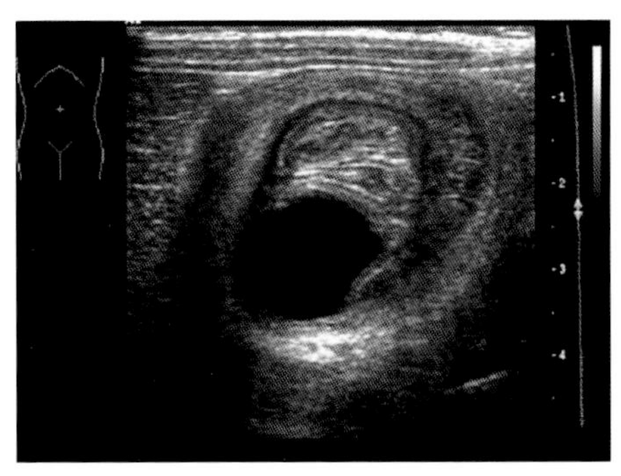

图9-5-9　肠重复畸形继发肠套叠：套入部内见肠重复畸形（囊肿型）病灶

✧超声提示

右腹肝右叶下（中腹/左腹）肠套叠征象。

3. 急性阑尾炎

✧检查所见

腹腔右下方髂血管周围（肝右叶下/右侧盆腔）可探及肿大阑尾，呈盲管结构，短轴外径约__cm，压之不变形，腔内呈无回声伴点、絮状中高回声，未见强回声团（见强回声团），后方见声影；肿大阑尾壁分层清楚（不清楚），黏膜层（全层）壁回声连续完整（中断）消失，阑尾周围未见（可见）无回声区，阑尾周围可见较强回声网膜包绕，见肿大淋巴结（图9-5-10~图9-5-13）。

腹、盆腔、膈下均未见局限性及游离性无回声区。

彩色多普勒：肿阑尾壁及周围网膜血流信号增多（未见明显血流信号）。

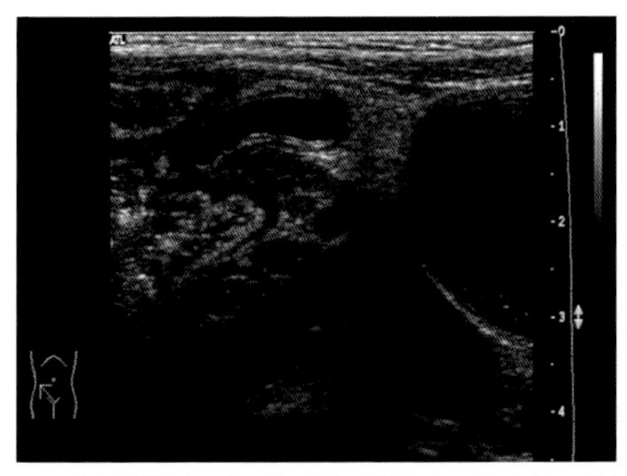

图9-5-10　单纯性阑尾炎：阑尾长轴切面，壁完整，分层清晰

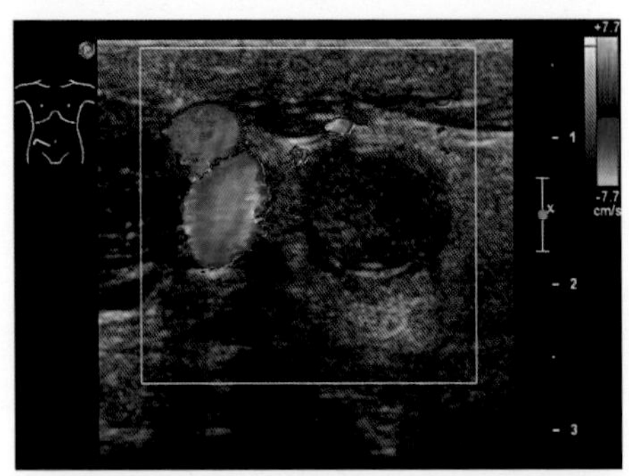

图9-5-11 单纯性阑尾炎：阑尾短轴切面彩色多普勒血流图

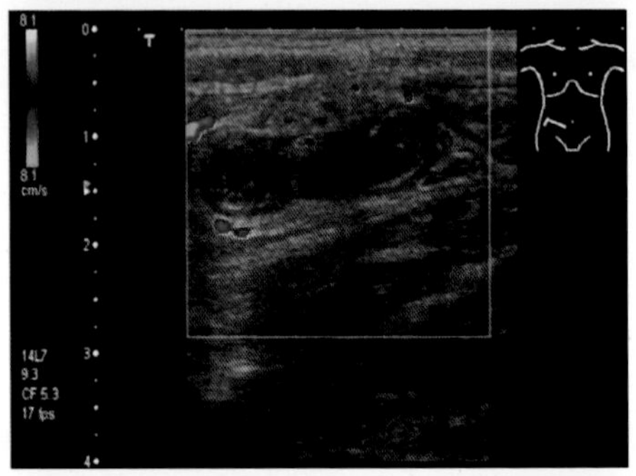

图9-5-12 急性化脓性阑尾炎：阑尾壁分层不清晰

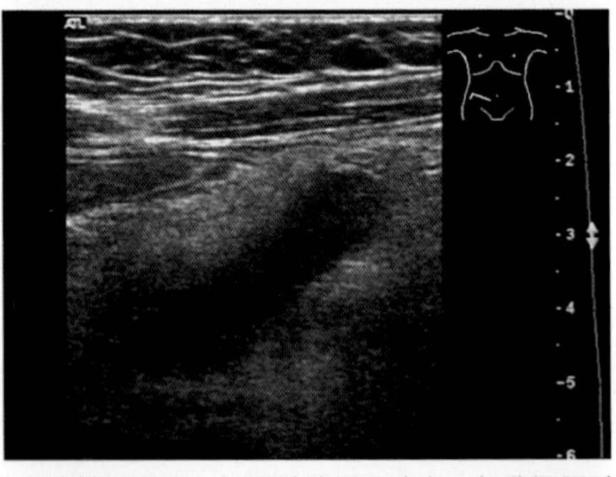

图9-5-13 急性坏疽性阑尾炎：阑尾壁分层不清晰，部分阑尾壁回声中断，周围见少许无回声

✧超声提示

急性阑尾炎征象（化脓性阑尾炎征象/坏疽性阑尾炎征象）（右下腹腔/肝右叶下腹腔/右侧盆腔）。

4. 先天性肥厚性幽门狭窄

✧检查所见

空腹状态下，胃体及胃窦腔明显扩张，腔内见大量滞留物回声，胃壁分层清晰，壁蠕动增强，局部见逆蠕动，胃幽门肌层明显增厚，幽门管明显增长，幽门管黏膜层增厚突向管腔内；均匀增厚的幽门肌层呈均匀低回声；短轴切面测幽门肌层厚度__cm，长轴切面测幽门管长度__cm；持续观察未见幽门管正常蠕动开放，未见胃内容物（仅见少量胃内容物）通过幽门管腔；胃窦腔内未见隔膜结构回声；十二指肠及小肠肠腔较萎瘪，结肠可见气、便回声，肠壁未见增厚，肠管蠕动可，未见高张力扩张积液肠襻，腹腔内未见无回声区（图9-5-14，图9-5-15）。

彩色多普勒：胃壁、肠壁血流分布均匀，未见异常血流信号。

✧超声提示

先天性肥厚性幽门狭窄征象。

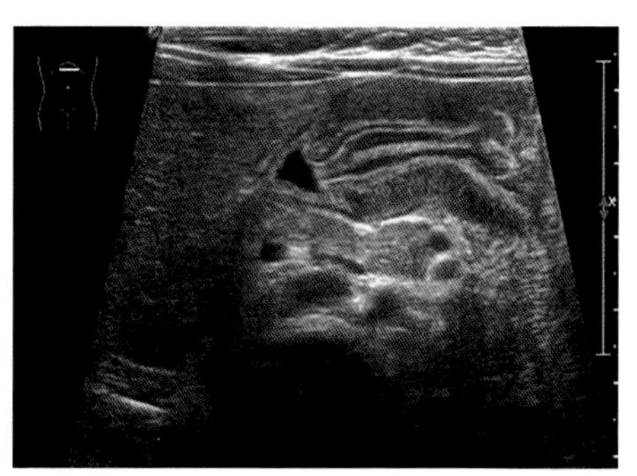

图9-5-14　先天性肥厚性幽门狭窄：幽门长轴切面，胃幽门肌层明显增厚，幽门管明显增长

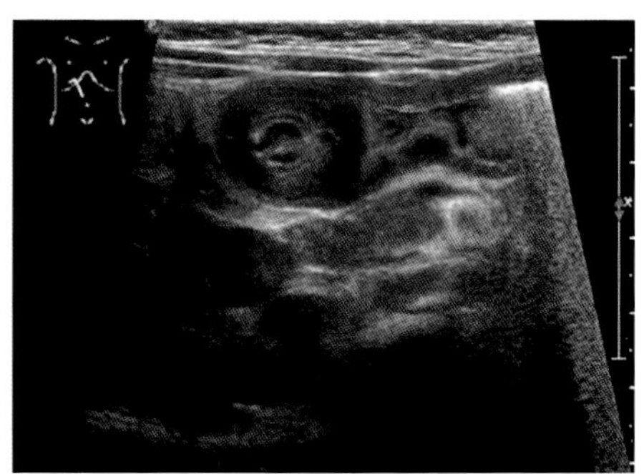

图9-5-15　先天性肥厚性幽门狭窄：幽门短轴切面，均匀增厚的幽门肌层呈较均匀低回声

5. 先天性肠旋转不良合并肠扭转

✧检查所见

胃及十二指肠球部见积液扩张，可见逆蠕动；剑下横切面扫查：肠系膜上静脉（superior mesenteric vein，SMV）根部与肠系膜上动脉（superior mesenteric artery，SMA）根部关系异常，SMV根部位于SMA根部的左前方（正前方），SMA根部下方的腹腔内见螺旋状的中低回声包块（图9-5-16）；横切面由SMA根部向下沿SMA走行连续动态扫查：包块呈现顺时针旋转的“漩涡征”；远端肠管萎瘪，腹腔、盆腔内未见（可见）游离无回声区（图9-5-17）。

彩色多普勒：横切面由SMA根部向下沿SMA走行连续动态扫查，包块呈红蓝相间的血流信号，呈现顺时针旋转的“漩涡征”。旋转度数为__°。

✧超声提示

先天性肠旋转不良合并中肠扭转征象（扭转度数__°）。

建议：必要时进一步做消化道造影检查。

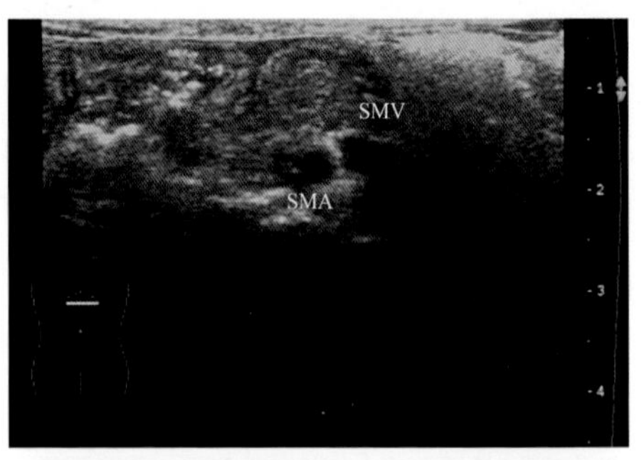

SMV：肠系膜上静脉；SMA：肠系膜上动脉

图9-5-16 先天性肠旋转不良合并中肠扭转：SMV根部位于SMA根部的左前方

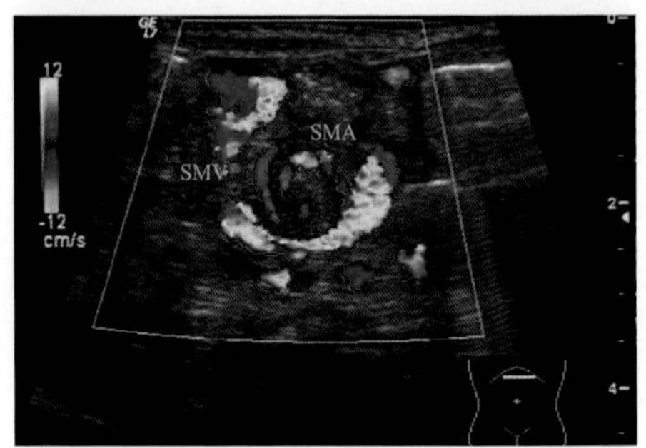

SMV：肠系膜上静脉；SMA：肠系膜上动脉

图9-5-17 先天性肠旋转不良合并中肠扭转：彩色多普勒显示“漩涡征”

6. 十二指肠膜式狭窄

✧检查所见

胃、十二指肠球部及降部显著扩张，腔内为大量胃、肠滞留物回声，扩张的十二指肠球部及降部腔内可见内容物呈往反流动；十二指肠水平部肠管较萎瘪，腔内可见（未见）气体回声，十二指肠降部与水平部交界处肠腔内见中等回声隔膜状结构，隔膜突向十二指肠水平部管腔，隔膜中部回声可见少量中断（隔膜连续未见中断）；动态观察，可见少量十二指肠降部肠腔内容物经隔膜中央回声中断处流入十二指肠水平部肠腔内（未见十二指肠降部肠腔内容物经隔膜流入十二指肠水平部肠腔内）；空肠、回肠及结肠较萎瘪，肠管内可见少量气粪回声，肠壁未见增厚，蠕动可（空肠、回肠及结肠肠管萎瘪细小，肠腔内未见气、粪回声）（图9-5-18，图9-5-19）。

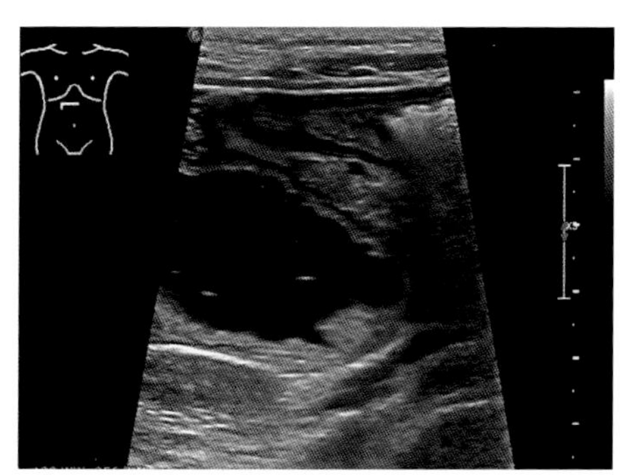

图9-5-18　十二指肠膜式狭窄：胃肠减压下，十二指肠降部扩张

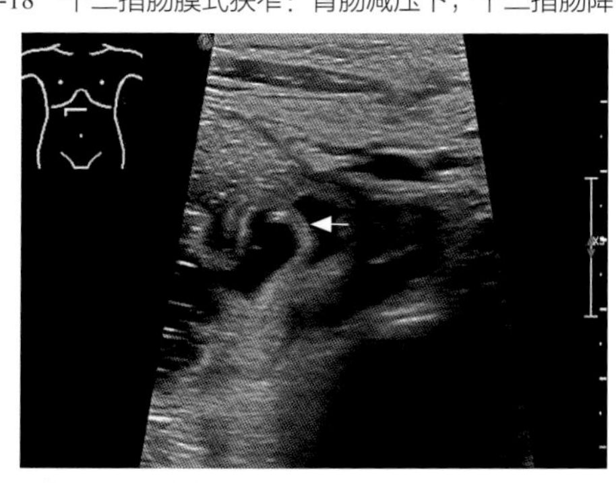

图9-5-19　十二指肠膜式狭窄：十二指肠降部与水平部交界处肠腔内见中等回声隔膜状结构，局部见少量回声中断（箭头），隔膜突向十二指肠水平部管腔

彩色多普勒：十二指肠肠壁血流信号未见异常。

✧超声提示

◆ 十二指降部与水平部交界处不完全性肠梗阻（完全性梗阻）；

◆ 十二指肠降部与水平部交界处膜式狭窄（十二指肠降部与水平部交界处膜式闭锁）。

建议：必要时进一步做消化道造影检查。

7. 小肠闭锁

✧检查所见

近端小肠扩张，左上（左下/右上/右下）腹扩张小肠盲端呈“盲袋状”，管腔内充满滞留液体回声；远端小肠、结肠肠管萎瘪、细小，结肠最大外径约__cm，远端肠腔内未见气、粪回声，肠管蠕动差（图9-5-20，图9-5-21）。

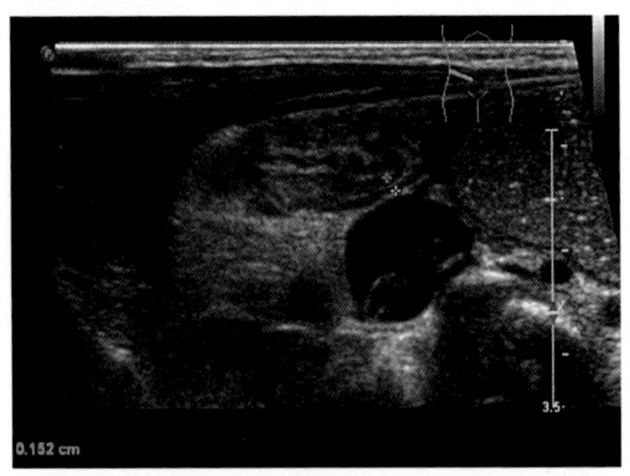

图9-5-20 小肠闭锁：右下腹扩张小肠末端呈“盲袋状”，远端小肠萎瘪细小，腔内未见气粪回声

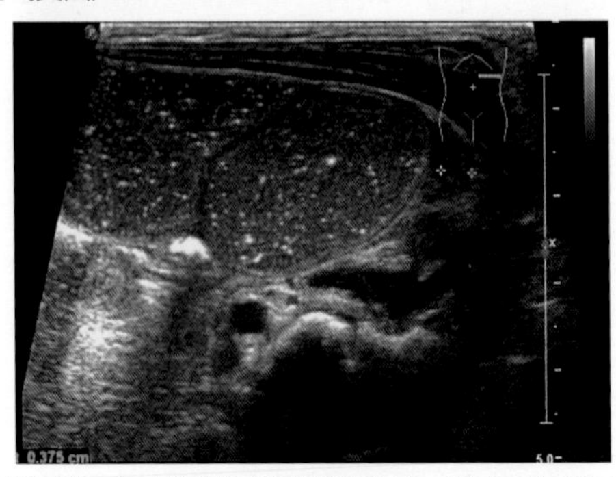

图9-5-21 小肠闭锁：左上腹结肠脾曲萎瘪细小，腔内无气粪回声，空肠明显扩张

彩色多普勒：肠壁上可见点状血流信号影。

✧超声提示

◆ 空（回）肠完全性梗阻（高/低位）；

◆ 小肠闭锁。

建议：进一步做消化道造影检查。

8. 肠重复畸形（囊肿型）

✧检查所见

腹腔内（肠腔内）见一囊性包块，类椭圆形，大小长径×宽径×厚径__cm³，壁厚，厚约__cm，呈肠壁样分层；黏膜层未见明显增厚，回声未见明显增强，腔内呈无回声，可见（未见）点样高回声，囊肿呈中等张力状态，压之稍变形，体位变动时可随相邻肠管的位置变化而移位。病灶近端肠管未见扩张（可见扩张），腹腔、盆腔未见局限性或游离性无回声区；未见肠套叠征象（图9-5-22）。

彩色多普勒：囊壁可见血流信号（图9-5-23）。

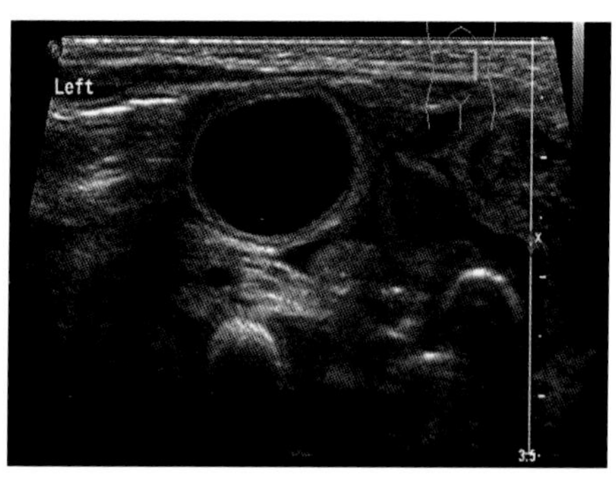

图9-5-22　肠重复畸形：左中腹（脐旁）见一囊性包块，类椭圆形，壁见分层

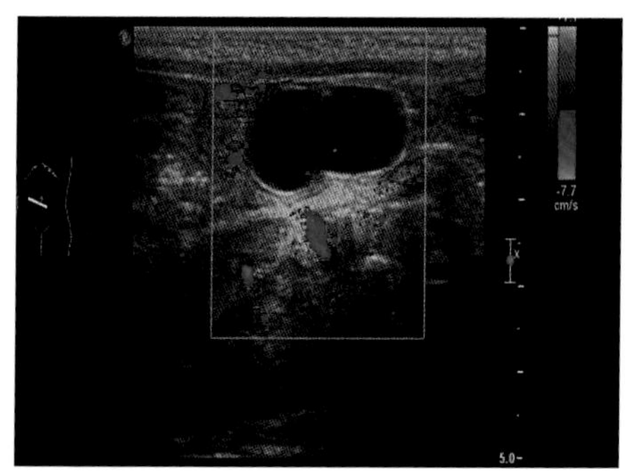

图9-5-23　肠重复畸形：彩色多普勒显示囊性包块壁上可见血流信号

✧超声提示

腹腔内（肠管内）厚壁囊性病灶，囊壁见分层——考虑肠重复畸形（囊肿型）。

建议：必要时进一步做同位素异位胃黏膜显像检查。

9. 美克耳憩室

✧检查所见

脐下偏左（偏右）腹腔可见一囊性灶，一端呈盲端，一端与相邻肠管相续，张力高（不高），大小约__cm × __cm × __cm；壁厚，厚约__cm，呈肠壁样分层，黏膜层明显增厚，回声明显增强（图9-5-24）；腔内未见（可见）中等回声团块；病灶周围肠系膜回声增强，见（未见）局限性无回声区，范围约__cm × __cm × __cm。阑尾未见（可见）肿大，阑尾外径约__cm。腹腔肠管未见扩张，肠壁未见增厚（图9-5-25）。

彩色多普勒：病灶壁内可见血流信号。

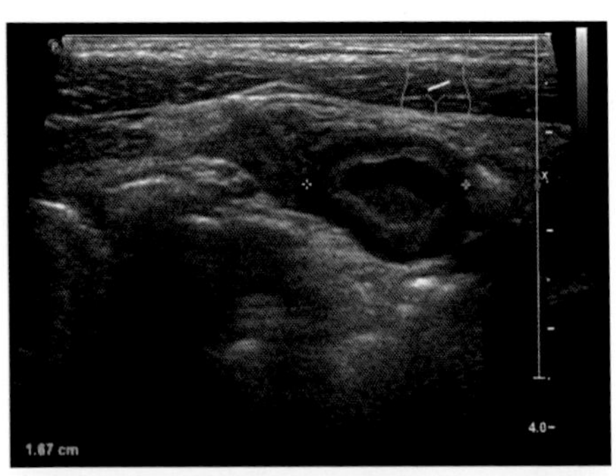

图9-5-24 美克耳憩室：脐下偏左腹腔厚壁囊性灶，一端呈盲端，一端与相邻肠管相续，壁分层，黏膜层明显增厚，回声增强

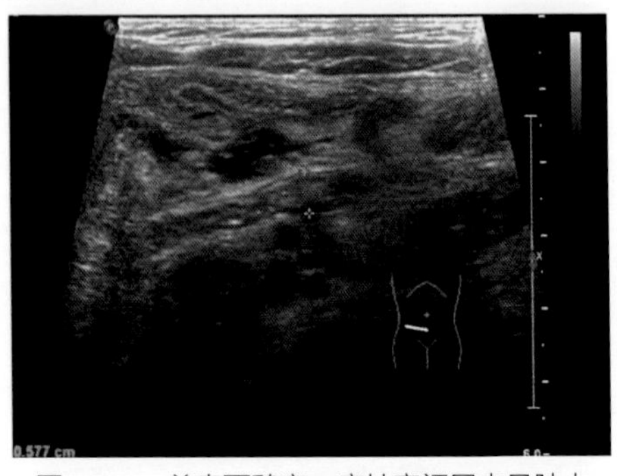

图9-5-25 美克耳憩室：病灶旁阑尾未见肿大

✧超声提示

脐下偏左（偏右）腹腔一囊性灶，一端呈盲端，壁厚呈肠壁样分层，黏膜层明显增厚，回声明显增强；腔内未见（可见）中等回声团块——考虑美克耳憩室的可能。

建议：必要时进一步做同位素异位胃黏膜显像检查。

10. 幼年性肠息肉

✧检查所见

直肠（乙状结肠/降结肠/横结肠/升结肠）腔内可见低回声结节，直径约__cm，边界清晰，内部见多发类圆形小无回声区，呈"筛网状"；结节可见蒂样结构与肠内壁相连，随肠管蠕动活动度较大，周围肠管无扩张，肠壁层次结构清晰，无明显增厚，未见肠套叠征象（图9-5-26）。

彩色多普勒：结节内血流信号丰富，呈"树枝状"分布（图9-5-27）。

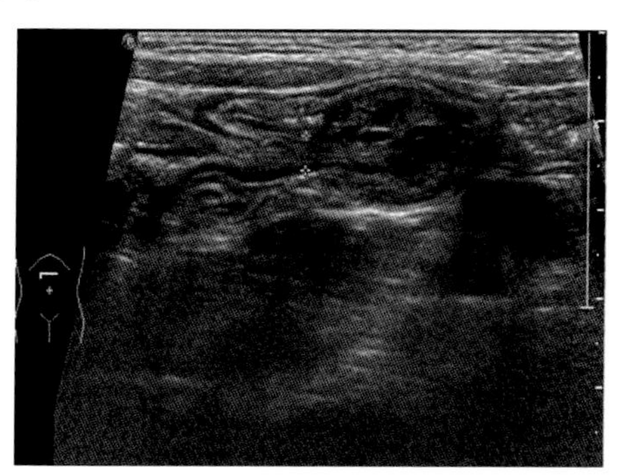

图9-5-26 幼年性肠息肉：横结肠内可见低回声"筛网状"结节，其蒂样结构（测量键）与肠内壁相连

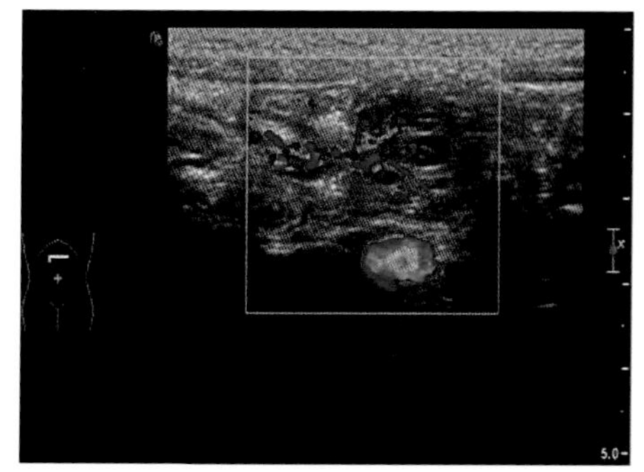

图9-5-27 幼年性肠息肉：彩色多普勒显示结节内血流信号丰富，呈"树枝状"分布

✧超声提示

幼年性息肉征象（直肠/乙状结肠/降结肠/横结肠/升结肠）。
建议：进一步做结肠镜检查。

11. 先天性巨结肠

✧检查所见

结肠积气较重，乙状结肠扩张，较宽处外径__cm，肠壁稍厚，约__cm，分层尚清晰；乙状结肠下段及直肠（直肠近端/直肠远端）细窄，外径__cm，形态僵硬，蠕动差，肠腔内见气、粪回声，细窄段肠壁未见明显增厚（可见增厚）；直肠周围未见明确占位性病变（图9-5-28，图9-5-29）。

彩色多普勒：扩张肠管的增厚肠壁内血流信号分布正常（血流信号丰富）。

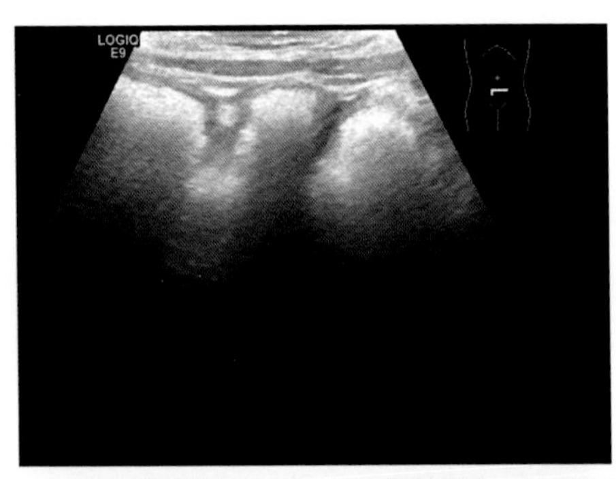

图9-5-28　先天性巨结肠：扩张的乙状结肠内大量气体强回声

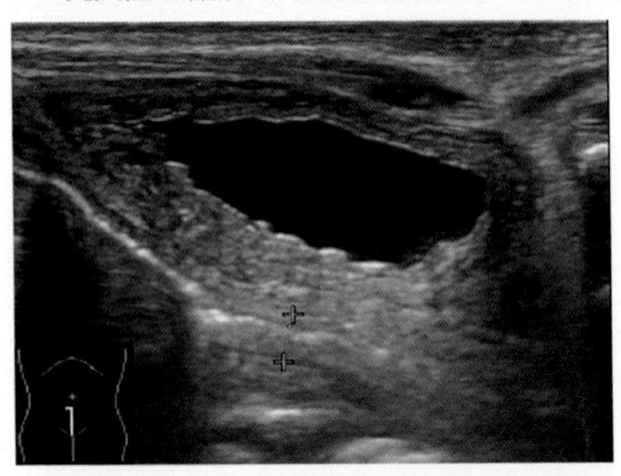

图9-5-29　先天性巨结肠：直肠细窄（测量键），腔内见气体强回声

✧超声提示

先天性巨结肠征象。

建议：进一步做下消化道造影、直肠活检检查。

12. 肛门闭锁

✧检查所见

腹腔肠管扩张积气明显，乙状结肠、直肠明显扩张，张力高，直肠肠腔内呈液、便回声，远端呈盲端结构，直肠盲端距离肛门隐窝约__cm；直肠末端未见低回声通道结构（直肠末端见低回声通道结构），与尿道前列腺部（球部/会阴部）相通，通道长__cm，通道腔内可见少许点状气体强回声。肛门括约肌结构回声存在（发育不良）（图9-5-30，图9-5-31）。

彩色多普勒：直肠肠壁可见点状血流信号。

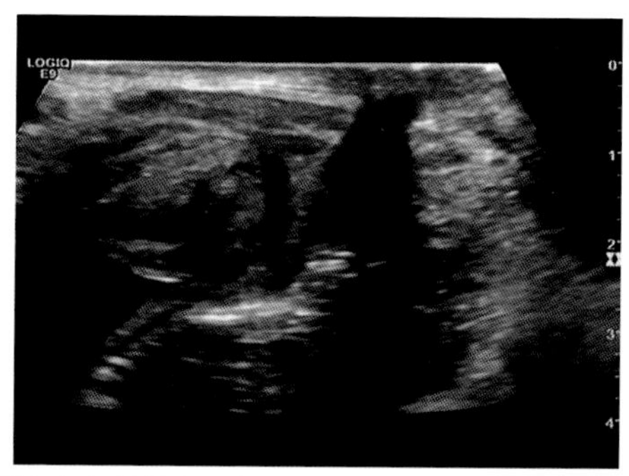

图9-5-30 低位肛门闭锁伴直肠皮肤瘘：直肠下段位置前移，开口于会阴区皮肤，开口处细小

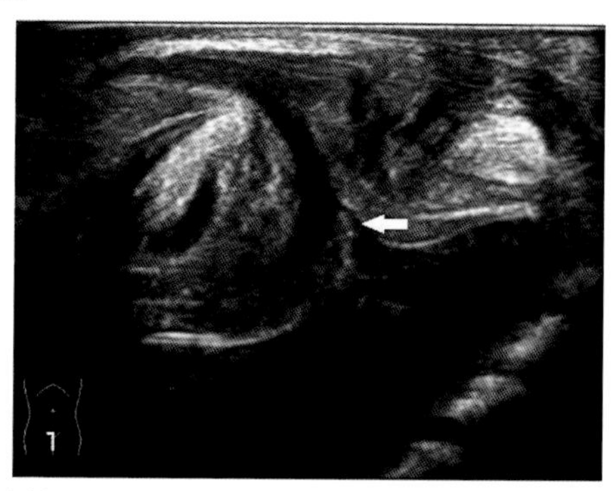

图9-5-31 中高位肛门闭锁：直肠盲端前方可见低回声通道结构（箭头）向前下与尿道球部相通

✧超声提示

◆ 肛门闭锁（高/低位）；

◆ 直肠尿道瘘（直肠会阴瘘）。

13. 坏死性小肠结肠炎

✧检查所见

右下腹回肠（回肠末端/回盲部/结肠）肠壁增厚，最厚处厚__cm（肠壁变薄）；肠壁分层不清，回声增高；肠壁内可见局限性（弥漫性）点状、线状强回声；病变肠管蠕动差，肠腔内充满肠液；病变肠襻间未见无回声区（可见无回声区），内充满点絮状不均匀回声，见分隔；肝前表面与腹壁间（肠襻间）见点状、线状强回声（腹腔肠管外未见点状、线状强回声）。阑尾未见肿大（图9-5-32，图9-5-33）。

门脉及左、右分支腔内可见点状及线状气体强回声流动，部分肝内门静脉腔见点状及线状气体强回声。

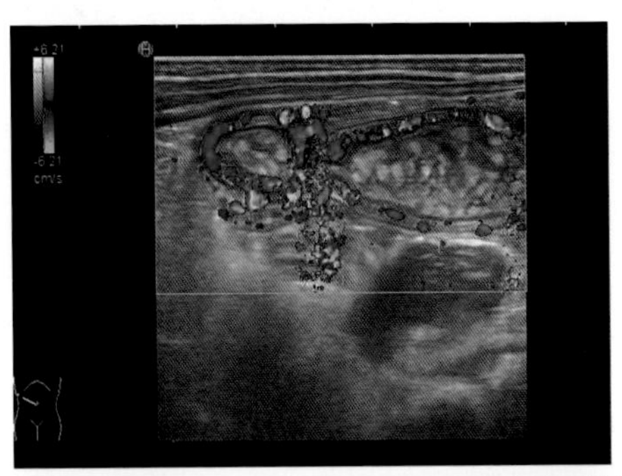

图9-5-32　坏死性小肠结肠炎：彩色多普勒显示回肠末端肠管扩张，肠壁增厚，血流信号增多

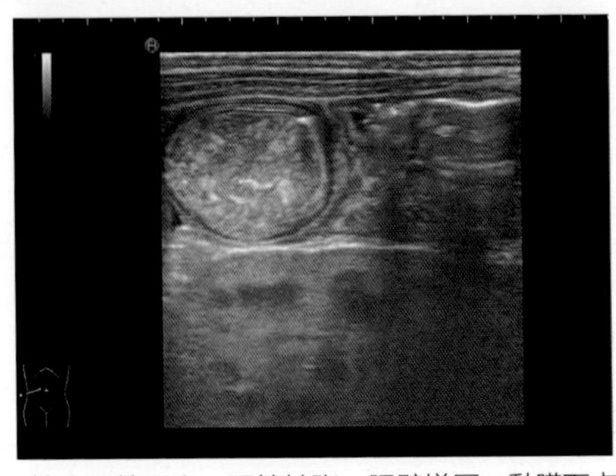

图9-5-33　坏死性小肠结肠炎：肠管扩张，肠壁增厚，黏膜下点状积气强回声

彩色多普勒：病变肠管管壁血流信号增加（减少/未探及明确血流信号）。

✧超声提示

◆ 结合临床，考虑坏死性小肠结肠炎（neonatal necrotizing enterocolitis，NEC）的可能；

◆ 病情变化及时复查。

第六节　小儿肾上腺及腹膜后超声报告模板

（一）肾上腺及腹膜后超声检查的适应证

（1）肥胖、高血压、性早熟。

（2）腹部包块。

（3）实验室检查或其他影像学检查提示肾上腺、腹膜后病变。

（4）产前检查肾上腺、腹膜后异常。

（5）肾上腺、腹膜后围术期评估。

（6）肾上腺、腹膜后疾病的超声随访及疗效评估。

（二）肾上腺及腹膜后超声检查的内容要求

（1）肾上腺形态、大小、位置及数目。

（2）肾上腺皮质、髓质厚度、回声。

（3）肾盂、肾盏、输尿管扩张情况。

（4）肾上腺、腹膜后包块的数目、位置、形态、大小、包膜、内部回声及血流信号、动脉血流峰值流速PSV及RI；腹膜后淋巴结。

（三）肾上腺及腹膜后超声检查的切面和图像要求

（1）双侧腋前线、腋中线冠状切面扫查：肾上腺长轴的图像。

（2）右上腹、左上腹近中线横切面扫查：右肾上腺与下腔静脉短轴位置关系的图像；左肾上腺与胰尾部关系的图像。

（四）肾上腺及腹膜后超声报告模板

1. 肾上腺皮质增生

✧检查所见

左（右/双）侧肾上腺体积增大，皮质增厚，呈低回声（皮髓质呈脑回样结构回声），内部回声均匀，未见囊性、实性病灶，未见无回声区及钙化强回声（图9-6-1，图9-6-2）。

彩色多普勒：肾上腺未见异常血流信号。

✧超声提示

肾上腺体积增大，皮质增厚——结合临床，考虑肾上腺皮质增生的可能。

建议：进一步做相关血生化检查。

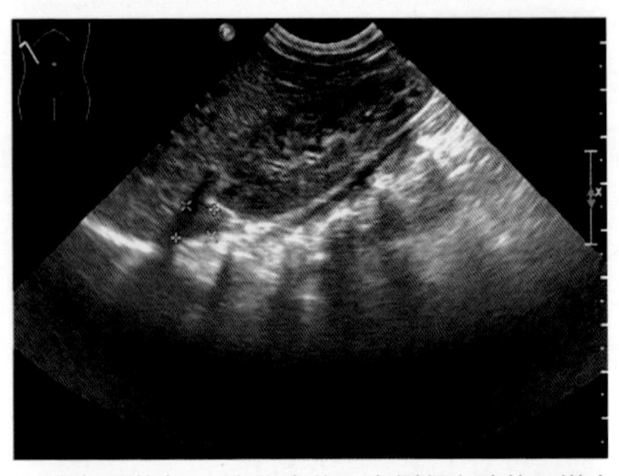

图9-6-1 肾上腺皮质增生：4个月患儿，右侧肾上腺体积增大，皮质增厚

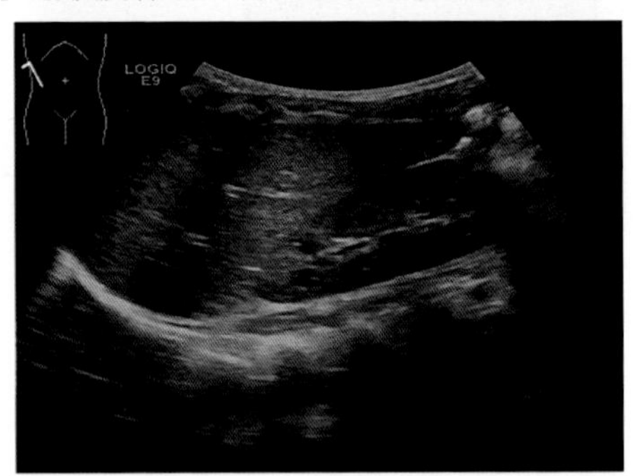

图9-6-2 肾上腺皮质增生：1岁患儿，右侧肾上腺体积增大，皮髓质呈脑回样结构回声

2. 肾上腺出血

✧检查所见

左（右）肾上腺内可见一无回声包块，大小约__cm×__cm×__cm，周围包绕肾上腺回声，内呈无回声，未见异常回声（见团絮状中高回声），未见（可见）分隔（图9-6-3）。

彩色多普勒：包块内未见明显血流信号（图9-6-4）。

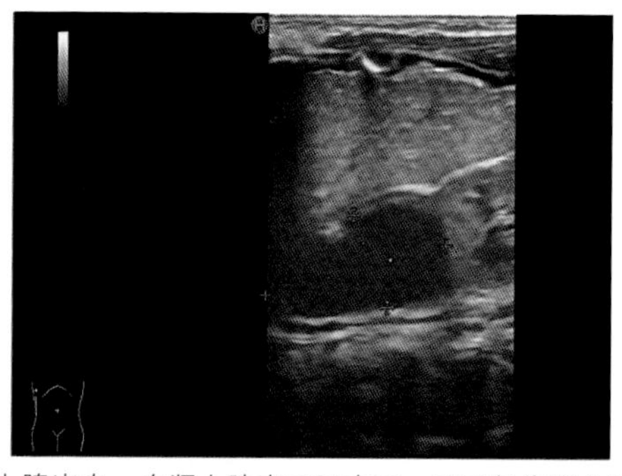

图9-6-3　肾上腺出血：右肾上腺内无回声区，周围包绕肾上腺回声，未见分隔

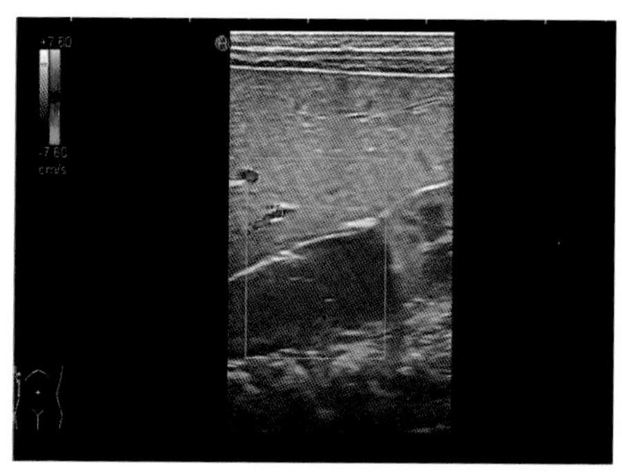

图9-6-4　肾上腺出血：彩色多普勒显示无回声区内未见明显血流信号

✧超声提示

左（右）肾上腺区无回声区——结合临床，考虑肾上腺出血的可能。

建议：定期复查，必要时进一步做增强CT、MRI检查。

3. 神经母细胞瘤

✧检查所见

肾上腺区（腹膜后脊柱旁/盆腔腹膜后椎旁）可见实性包块回声，未见包膜（见不完整包膜），大小约__cm × __cm × __cm，内部呈结节状不均匀回声，见点状（斑片状/粗大条块状）钙化强回声，后方见声影（未见声影）；未见无回声区（可见无回声区）；病灶包绕周围血管，被包绕的血管腔内未见异常团块回声；未见病灶向椎间延伸（可见病灶向椎间延伸形成“钻孔征”），腹膜后可见多发肿大淋巴结影，内可见钙化强回声，最大淋巴结约__cm × __cm × __cm。肝实质内未见异常回声（肝实质内见多发大小不等的中低回声结节灶）；双肾形态、大小、回声未见明显异常（图9-6-5~图9-6-8）。

彩色多普勒：病灶内见少量（中量/大量）血流信号，动脉血流峰值流速约__cm/s，RI__。

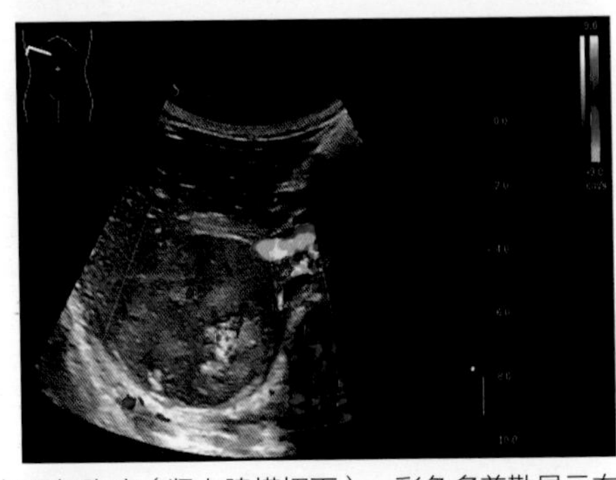

图9-6-5　神经母细胞瘤（肾上腺横切面）：彩色多普勒显示右肾上腺区实性结节融合性包块，内见"点簇状"钙化高回声

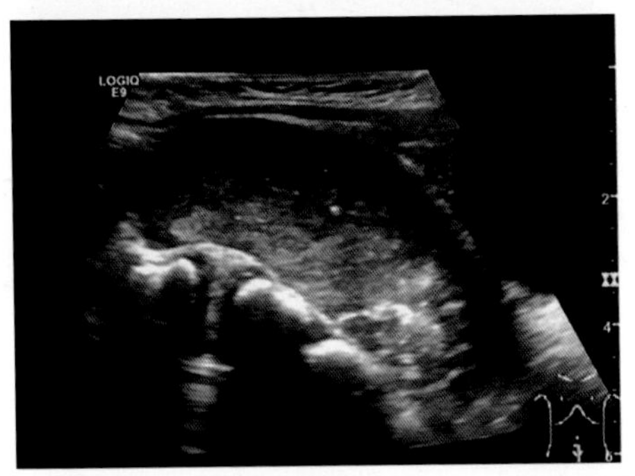

图9-6-6　神经母细胞瘤（盆腔腹膜后椎旁纵切面）：实性结节融合性包块，内见粗大条状钙化高回声

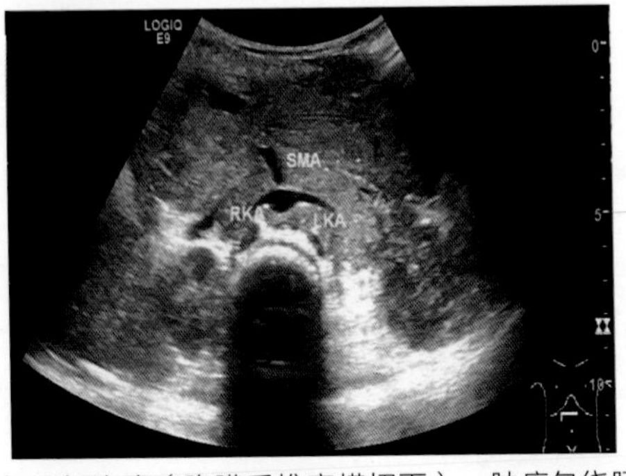

图9-6-7　神经母细胞瘤（腹膜后椎旁横切面）：肿瘤包绕肠系膜上动脉（SMA）、腹主动脉、双侧肾动脉近端（RKA、LKA），被包绕的血管内未见瘤栓样回声

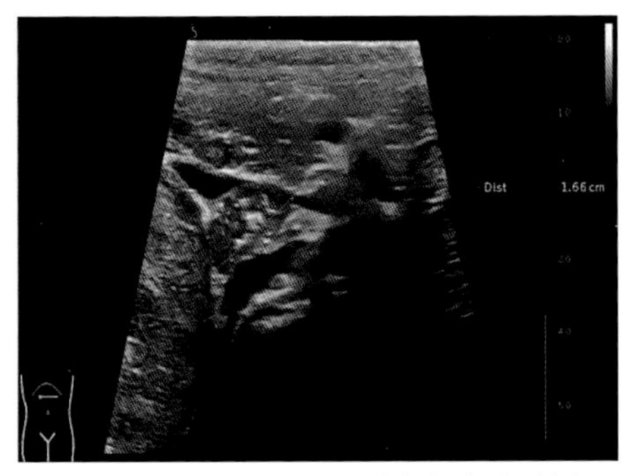

图9-6-8 神经母细胞瘤淋巴结转移：淋巴结增大（测量键），内部见点状钙化强回声

✧超声提示

肾上腺区（腹膜后脊柱旁/盆腔）腹膜后椎旁实性结节融合性包块，内部见钙化灶——考虑神经母细胞瘤可能。

建议：进一步做相关血生化检查及增强CT检查。

4. 畸胎瘤

✧检查所见

肾上腺区（腹膜后/腹腔/盆腔）可见囊实混合回声包块，类圆形，包膜完整，大小约__cm×__cm×__cm，内部见中高回声团块，见点状（斑片状/粗大条块状）钙化强回声，后方见声影（未见声影）；可见大片状无回声区，内见多发分隔回声（图9-6-9）。

彩色多普勒：病灶条索分隔内见少量血流信号动脉血流峰值流速PSV约__cm/s，RI__（图9-6-10）。

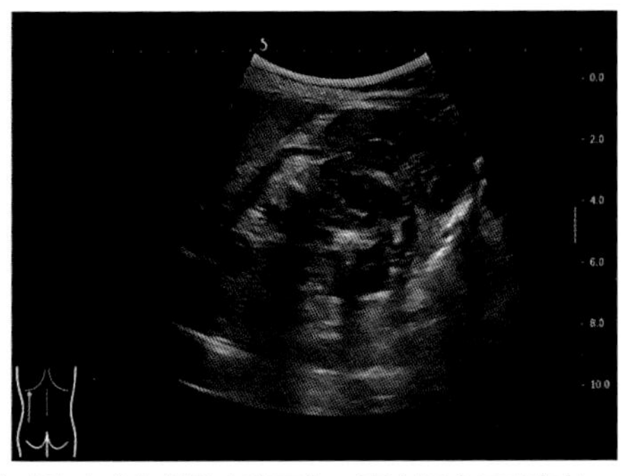

图9-6-9 成熟畸胎瘤（左侧肾上腺区）：囊实混合回声包块，包膜完整，内部见粗大钙化高回声、无回声区及中低回声团块

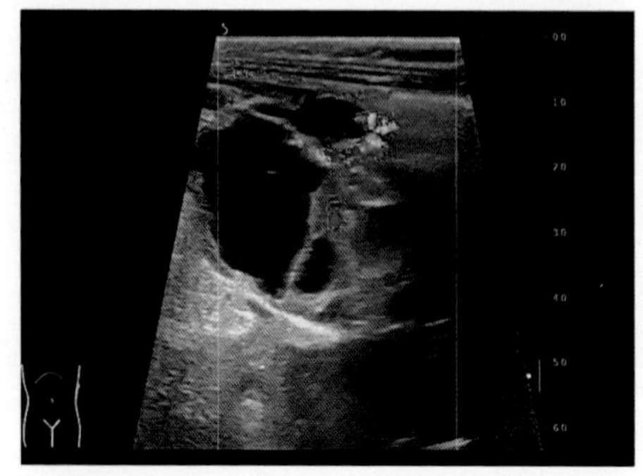

图9-6-10　成熟畸胎瘤（左侧肾上腺区）：彩色多普勒显示分隔上见少量血流信号

✧超声提示

肾上腺区（腹膜后/腹腔/盆腔）囊实混合回声类圆形包块，包膜完整，内部见高回声团块，点状（斑片状/粗大条块状）强回声及有分隔的无回声区，分隔上少量血流信号—结合临床，考虑畸胎瘤的可能。

建议：进一步做增强CT检查。

第十章

新生儿肺、颅脑及髋关节超声报告模板

第一节　新生儿肺超声报告模板

一、新生儿肺超声检查的适应证

（1）呼吸困难患儿，需要明确或除外肺部或胸腔内疾病。

（2）肺部疾病治疗后动态观察，评价治疗效果。

（3）指导呼吸机和外源性肺表面活性物质应用。

（4）指导肺部疾病的治疗与护理。

二、新生儿肺超声检查的内容要求

（1）胸模线、A线是否清晰存在。

（2）肺滑动征是否存在。

（3）有无B线、肺实变、支气管充气征、支气管充液征、肺岛、胸腔积液等病理征象。

三、新生儿肺超声检查的切面和图像要求

1. 患儿体位与探头选择

肺超声检查时，可置患儿于任何便于操作而又能保证患儿安全的体位，如仰卧、侧卧或俯卧位等。操作过程中尽可能保持患儿安静。新生儿肺超声检查宜选择频率在10.0 MHz以上的高频线阵探头；每次检查前后均应对探头和操作者的手部进行消毒，以防止院内或交叉感染；检查感染性或传染性疾病患儿时尤应注意。

2. 仪器预设与调节

操作者先选择适合小器官（如甲状腺）检查的条件，扫描深度调整至4~5 cm。把聚焦点数目调整为1~2个，并使之靠近胸膜处，尽可能选择基波成像。检查时使探头与肋骨垂直进行扫描，必要时将探头旋转90°，沿肋间隙进行平行扫描。新生儿肺超声检查以垂直扫描为准。

3. 肺分区

通常以腋前线和腋后线为界，把每侧肺分成前胸、侧胸（腋下）和背部3个区域，两侧肺即被分成6个区域；必要时，可再以两侧乳头连线为界，把肺分成上下两个肺野，从而双侧肺被分成12个区域。分区的目的是为了提醒操作者在进行肺超声检查时应

严谨规范、全面细致，以防止遗漏或误诊，对怀疑气胸、轻度肺炎或胎粪吸入综合征者尤为重要。

四、新生儿肺超声报告模板

（一）超声描述

1. 说明

由于肺超声检查尚未普及，为了便于开展，此处对肺超声检查的基本要求做一简介。

（1）患儿体位与探头选择

肺超声检查时，可置患儿于任何便于操作而又能保证患儿安全的体位，如仰卧、侧卧或俯卧位等。操作过程中尽可能保持患儿安静。新生儿肺超声检查宜选择频率在10.0 MHz以上的高频线阵探头；每次检查前后均应对探头和操作者的手部进行消毒，以防止院内或交叉感染；检查感染性或传染性疾病患儿时尤应注意。

（2）仪器预设与调节

操作者先选择适合小器官（如甲状腺）检查的条件，扫描深度调整至4～5 cm。把聚焦点数目调整为1～2个，并使之靠近胸膜处，尽可能选择基波成像。检查时使探头与肋骨垂直进行扫描，必要时将探头旋转90°，沿肋间隙进行平行扫描。

（3）肺分区

通常以腋前线和腋后线为界，把每侧肺分成前胸、侧胸（腋下）和背部3个区域，两侧肺即被分成6个区域；必要时，可再以两侧乳头连线为界，把肺分成上、下两个肺野，从而双侧肺被分成12个区域。分区的目的是为了提醒操作者在进行肺超声检查时应严谨规范、全面细致，以防止遗漏或误诊，对怀疑气胸、轻度肺炎或胎粪吸入综合征者尤为重要。

2. 报告内容

新生儿肺超声检查以垂直扫描为准，如为平行扫描需指出。

胸膜线：存在（是否光滑、清晰、规则）或消失、增粗（模糊）、连续性中断（指出哪侧肺或部位）。

A线：存在（是否光滑、清晰、规则）或消失（指出哪侧肺或部位）。

B线、融合B-线或AIS：未见或可见（指出哪侧肺或部位）。

致密B–线或白肺：未见或可见（指出哪侧肺或部位）。

肺实变：未见或可见（具体部位、累及多少肋间、大范围或是局限于胸膜下某1~2个肋间）；实变区边缘规则或不规则或呈“锯齿状”，是否可见支气管充气征（注：呼吸窘迫综合征的肺实变伴支气管充气征呈典型的“雪花征”样改变）。

胸腔积液：未见或可见无回声暗区（具体哪侧胸腔）。

实时超声：肺滑动征存在或消失、是否可见肺搏动、是否可见动态支气管充气征、是否可见肺点。

M型超声：呈“沙滩征”或“平流层征”、是否可见肺点（对诊断气胸有帮助）（必要时）。

✧超声提示

（哪侧肺或部位）（哪种超声图像）——考虑（哪种疾病）。

（二）报告模板

1. 正常肺

✧检查所见

双侧肺胸膜线与A线存在，均呈光滑、清晰、规则的线性高回声，呈“竹节征”表现；未见B线、肺实变及无回声暗区。实时超声下肺滑动征存在、未见肺点。M型超声下呈“沙滩征”，未见肺点（图10-1-1）。

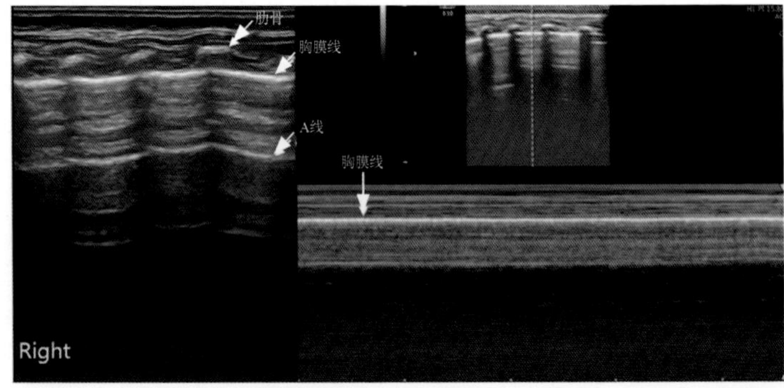

图10-1-1　正常肺超声表现：胸膜线与A线存在，均呈光滑、清晰、规则的线性高回声；未见B线、肺实变和胸腔积液；实时超声下肺滑动征存在，未见肺搏动和肺点。M型超声显示“沙滩征”

✧超声提示

双肺未见异常。

2. 新生儿呼吸窘迫综合征

✧检查所见

双侧肺野胸膜线与A线消失，可见肺实变伴密集点状支气管充气征，呈“雪花征”样改变。实时超声下双侧肺滑动征存在、未见肺点。双侧胸腔未见无回声区。M型超声下呈“沙滩征”，未见肺点（图10-1-2）。

✧超声提示

呼吸窘迫综合征（符合呼吸窘迫综合征的超声影像学改变）。

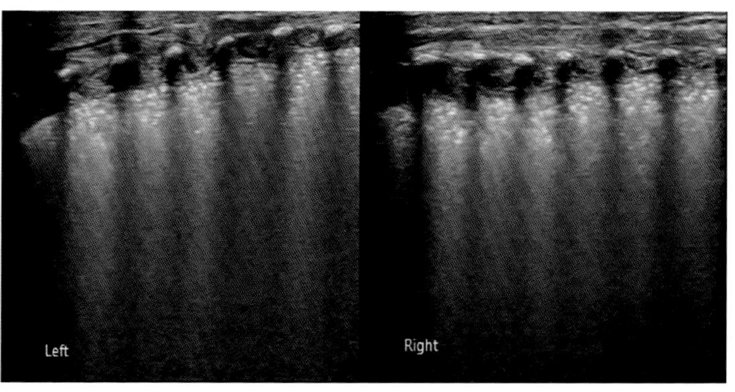

图10-1-2　新生儿呼吸窘迫综合征超声表现：胸膜线与A线消失，双肺野可见典型“雪花样”改变，未见B线，双侧胸腔未见无回声区；实时超声下肺滑动征存在，未见动态支气管充气征、未见肺点

3. 暂时性呼吸增快症（湿肺）

✧检查所见

双侧肺野胸膜线增粗、模糊、消失或连续性中断，A线消失；可见较多B线、密集B线、致密B线或肺间质综合征或白肺样改变；或可见双肺点，未见肺实变伴支气管充气征。实时超声下双侧肺滑动征存在，未见肺点。左（右/双）侧胸腔可见（未见）无回声区。M型超声下呈“沙滩征”、未见肺点（图10-1-3）。

✧超声提示

湿肺（或符合湿肺的超声影像学改变）。

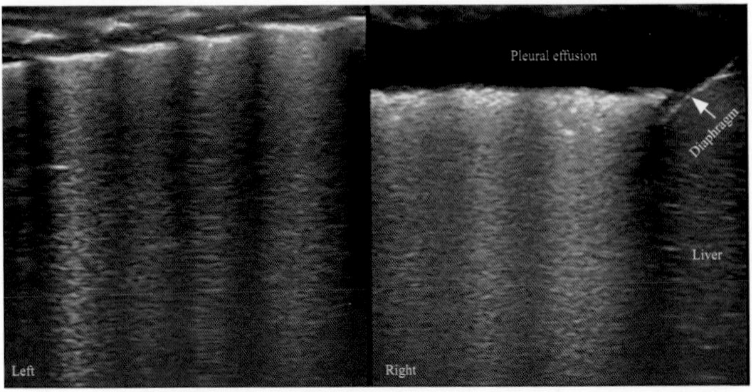

Left：左肺；Right：右肺；Liver：肝；Plcural effusion：胸腔积液；Diaphragm：膈膜

图10-1-3 湿肺超声表现：胸膜线增粗模糊，A线消失；双肺野均呈肺间质综合征改变；右侧胸腔可见无回声区；未见肺实变及支气管充气征。实时超声下肺滑动征存在，未见肺点

4. 肺炎

✧检查所见

胸膜线消失、连续性中断或增粗（模糊）；A线消失。可见较多B线、融合B-线或AIS。双侧肺野可见大面积肺实变伴支气管充气征，实变区边缘不规则或呈锯齿状。双侧胸腔内未见无回声区。实时超声肺滑动征存在、可见肺搏动和动态支气管充气征，未见肺点。M型超声下呈“沙滩征”，未见肺点（图10-1-4）。

✧超声提示

肺炎（符合肺炎的超声影像学改变）。

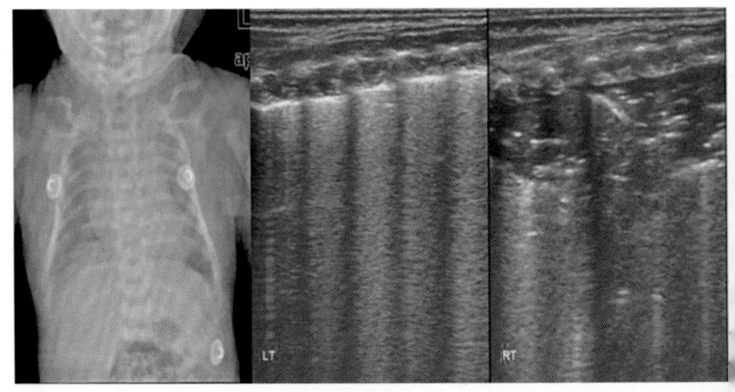

图10-1-4 肺炎超声表现：左肺野胸膜线增粗、模糊，A线消失，呈肺间质综合征改变。右肺肺野可见大面积肺实变伴支气管充气征，实变区边缘不规则，胸膜线模糊、A线消失；双侧胸腔内未见无回声区；实时超声肺滑动征存在，未见明显肺搏动和动态支气管充气征，未见肺点

5. 气胸

✧检查所见

胸膜线与A线均清晰显示，未见B线。未见肺实变，双侧胸腔未见无回声暗区。实时超声下肺滑动征消失，轻-中度气胸时可见肺点。M型超声下呈“平流层征”、可见肺点（图10-1-5）。

✧超声提示

气胸（符合气胸的超声影像学改变）。

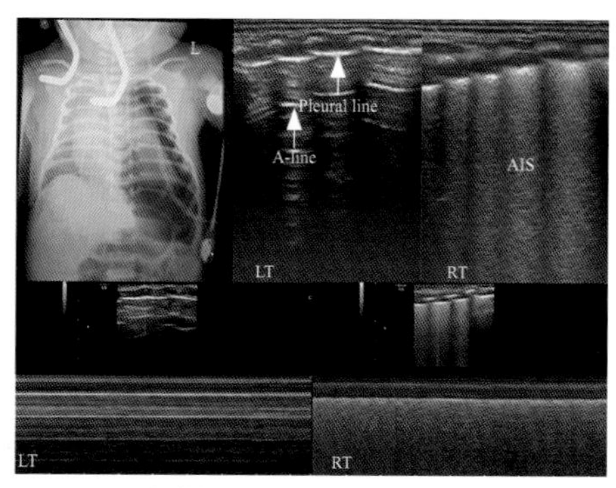

Pleural line：胸膜线；A-line：A线；LT：左肺；RT：右肺

图10-1-5　重度气胸的超声表现：左肺野胸膜线和A线清晰存在，未见B线；右肺野呈肺间质综合征改变。未见肺实变，双侧胸腔未见无回声区。实时超声下左肺肺滑动征消失、未见肺点；右肺肺滑动征存在。M型超声下左肺呈“平流层征”，未见肺点，右肺呈“沙滩征”

6. 肺不张

✧检查所见

胸膜线与A线均消失，未见B线。可见大面积肺实变伴支气管充气征，实变区边缘规则。双侧胸腔未见回声区。实时超声可见肺搏动和动态支气管充气征（图10-1-6）。

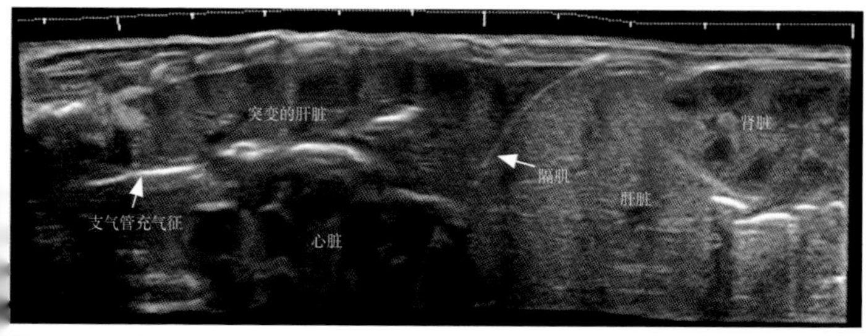

图10-1-6　肺不张超声表现：肺超声可见大面积实变区，边界较为规则，实变区内可见明显支气管充气征。双侧未见胸腔积液。实时超声可见肺搏动和动态支气管充气征

✧超声提示

肺不张（符合肺不张的超声影像学改变）。

7. 肺出血

✧检查所见

胸膜线清晰存在或消失、模糊，A线消失。可见较多B线。双肺野均可见明显肺实变伴支气管充气征，实变区边缘可见碎片征。双侧胸腔均可见少许无回声区。实时超声下肺滑动征存在，未见肺搏动和动态支气管充气征、未见肺点（图10-1-7）。

✧超声提示

肺出血（符合肺出血的超声影像学改变）。

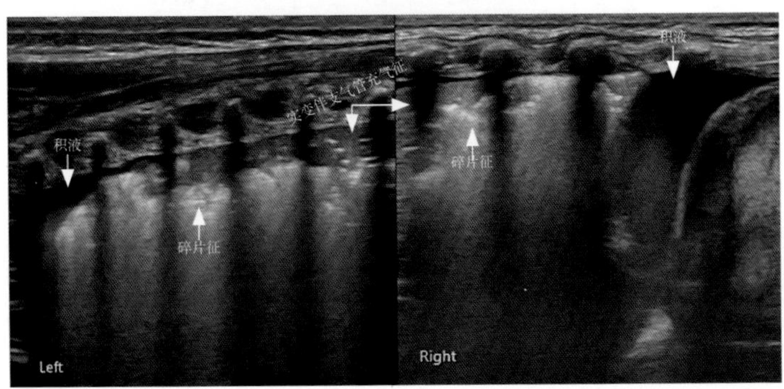

图10-1-7　肺出血的超声表现：胸膜线模糊，A线消失；双肺野均见明显实变伴支气管充气征，实变区边缘可见碎片征，左肺实变更为显著；双侧胸腔均可见明显无回声区，右侧胸腔更为显著；实时超声下肺滑动征存在，未见肺搏动和动态支气管充气征、未见肺点

第二节　新生儿颅脑超声报告模板

一、新生儿颅脑超声检查的适应证

（1）所有早产儿。

（2）有脑损伤高危因素的足月儿：如宫内窘迫、出生时窒息、产钳助产出生、呼吸机治疗、颅内感染、低血糖、出凝血障碍等。

（3）怀疑或不能除外脑损伤者。

二、新生儿颅脑超声检查的内容要求

（1）脑实质、侧脑室、脉络层、室管膜下生发基质、基底节、小脑等位重点观察部位；观察形态结构、侧脑室大小、有无异常回声及脑动脉搏动等。

（2）早产儿需在生后1天、3天和7天各做一次，以后每周复查一次直至出院；必要时及有高危因素者随时检查。

（3）建议同时进行脑血流动力学监测，尤其有窒息缺氧史、接受呼吸机治疗和PDA患儿。

三、新生儿颅脑超声检查的切面和图像要求

（1）首先进行冠状切面扫查，然后进行矢状切面扫查。

（2）一般情况下，至少保留一张标准冠状切面图谱和标准左右矢状切面图谱；必要时需保留典型病变所在位置图谱。

四、新生儿颅脑超声报告模板

（一）检查所见

脑中线居中（偏移）；

双侧侧脑室显示清晰（模糊）；侧脑室体部宽度；

双侧室管膜下可见（未见）异常强回声团，边界清晰（不清晰）；可见（未见）无回声，边界清晰；

双侧脑室内可见（未见）异常强回声团，边界清晰（不清晰）；可见（未见）无回声，边界清晰；

双侧脑实质内可见（未见）异常强回声团，边界清晰（不清晰）；可见（未见）无回声，边界清晰；

双侧脉络丛正常（增粗），形态规则（不规则），回声均匀（不均匀）；双侧脑室旁白质回声增强（未见异常）；

丘脑、基底节回声结构均匀（不均匀）（图10-2-1）；

小脑形态规则，回声未见异常；脑动脉血流动力学参数（通常监测大脑中动脉或前动脉）：左（右）收缩期峰值流速（PSFV，CM/S）、舒张末血流速度（EDFV，CM/S）、时间平均流速（TMFV，CM/S）、搏动指数（PI）和阻力指数（RI）等（图10-2-2）。

✧**超声提示**

◆ 异常超声图像——考虑疾病；

◆ 脑血流动力学（异常）——建议动态观察。

第十章

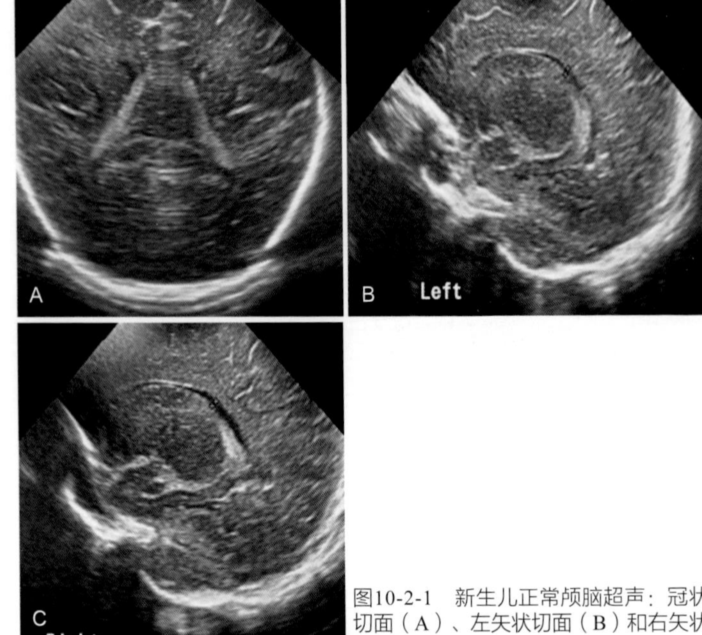

图10-2-1　新生儿正常颅脑超声：冠状切面（A）、左矢状切面（B）和右矢状切面（C）

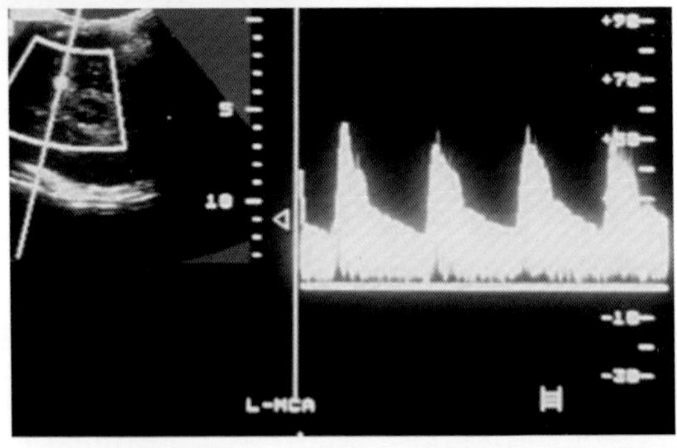

图10-2-2　新生儿正常脑血流动力学参数：左侧大脑中动脉血流动力学参数为PSFV：46 cm/s，EDFV：16 cm/s，TMFV：27 cm/s，PI：1.0，RI：0.6

（二）报告模板

1. 新生儿正常颅脑

✧超声描述

脑结构清晰，脑中线结构居中。双侧室管膜下、脑室内及脑实质内未见异常强回声团。双侧脉络丛形态规则、双侧对称，无增粗、延长。双侧丘脑、基底节结构未见异常，回声均匀。小脑形态规则，回声未见异常。

✧超声提示

颅脑超声未见异常。

2. 室管膜下出血（囊肿）

✧超声描述

脑结构清晰，脑中线居中。双侧室管膜下可见高回声，边界清，内可见多发小无回声囊腔形成，最大约__cm × __cm，右侧约__cm × __cm。双侧侧脑室显示，未见明显异常回声反射，侧脑室体部宽度__cm。双侧脉络丛形态规则，未见增粗、延长。双侧脑室旁白质回声未见异常。双侧丘脑、基底节结构未见异常，回声均匀。小脑形态规则，回声未见异常。双侧大脑中动脉血流：左侧PSV/EDV__cm/s，RI__；右侧PSFV__cm/s，EDFV__cm/s，TMFV__cm/s，RI__，PI__（图10-2-3）。

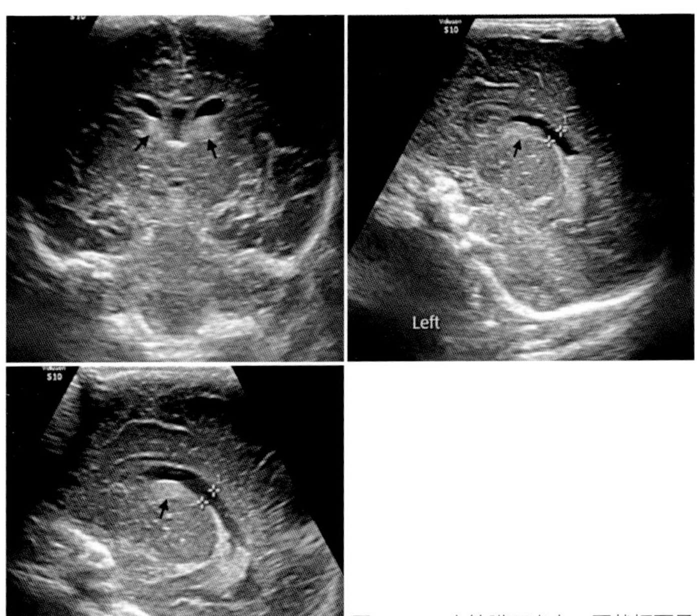

图10-2-3 室管膜下出血：冠状切面见双侧脑室前脚下方、矢状切面见双侧尾状核丘脑沟处规则强回声团块（箭头），提示为双侧室管膜下出血

✧超声提示

双侧室管膜下出血（囊肿）。

3. 脑室内出血

✧超声描述

脑中线居中。双侧室管膜下未见异常回声，双侧侧脑室扩张，左侧宽约__cm，右侧宽约__cm，双侧可见高回声团块。双侧脉络丛增粗、形态不规则，回声均匀。双侧脑室旁白质回声未见异常（图10-2-4～图10-2-6）。双侧丘脑、基底节结构未见异常，回声均匀。小脑形态规则，回声未见异常。双侧大脑中动脉血流：左侧 PSV/EDV__cm/s，RI__；右侧 PSFV__cm/s，EDFV__cm/s，TMFV__cm/s，RI__，PI__。

✧超声提示

脑室出血。

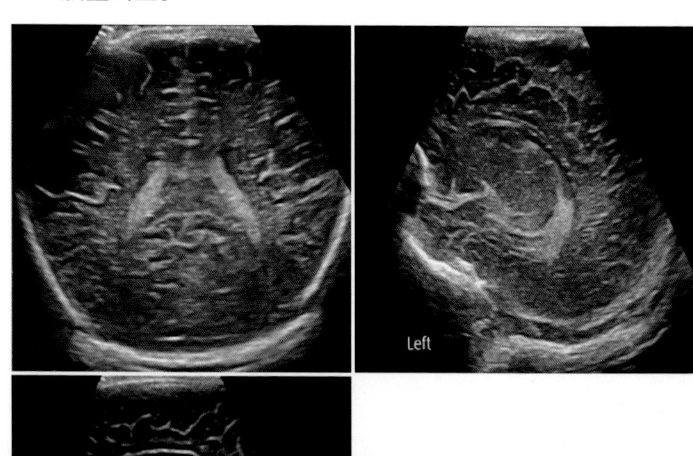

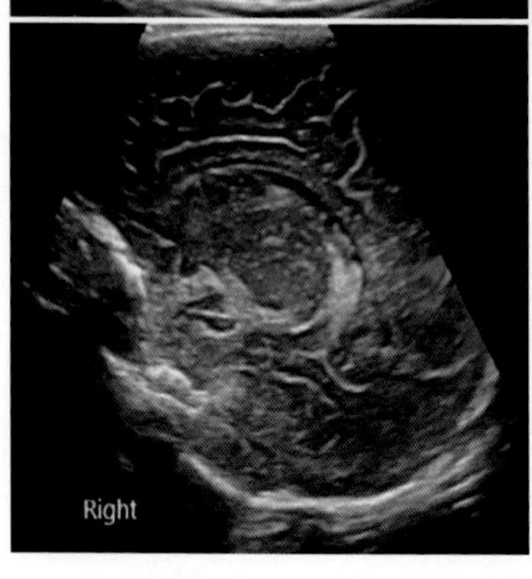

图10-2-4　脑室内出血（Ⅱ级）：脑中线居中，室管膜下及脑实质内未见异常强回声团。冠状切面右侧脉络丛中段略显增粗、矢状切面显示侧脑室内可见与脉络丛分离的细小团块状强回声；左侧脉络层光滑，无增粗及延长；双侧脑室无增宽。双侧丘脑、基底节结构未见异常；小脑形态规则，回声未见异常

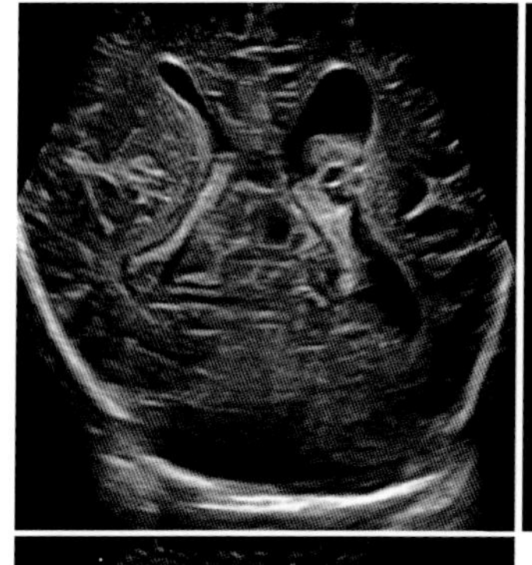

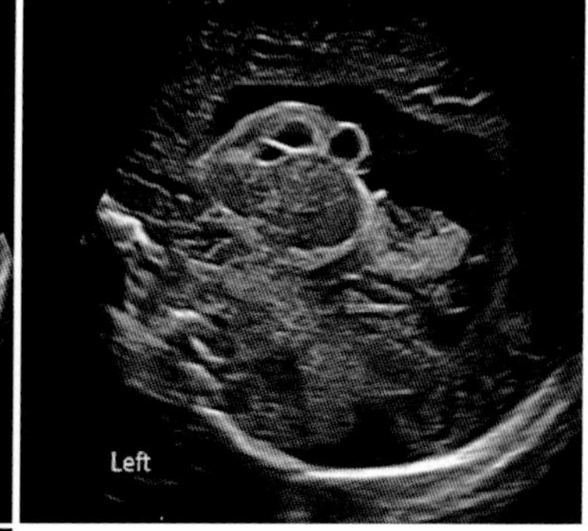

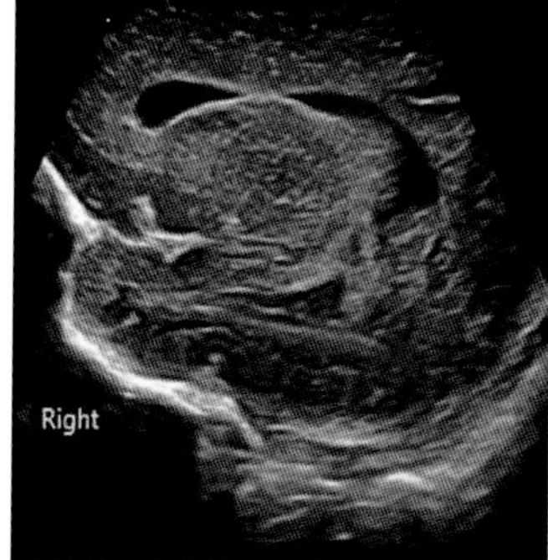

图10-2-5　脑室内出血（Ⅲ级）：冠状切面脑中线居中，侧脑室增宽、左侧明显；矢状切面左侧室管膜下可见两个囊腔形成，其中一个中间有分隔；双侧脑室均扩张、形态异常，左侧明显，侧脑室体部宽度1.4 cm；双侧脑室内均可见中高回声光团；双侧脉络丛形态不规则，左侧明显。双侧脑室周围脑实质回声未见异常；双侧丘脑、基底节受压变形，左侧明显，回声均匀；小脑形态规则，回声未见异常

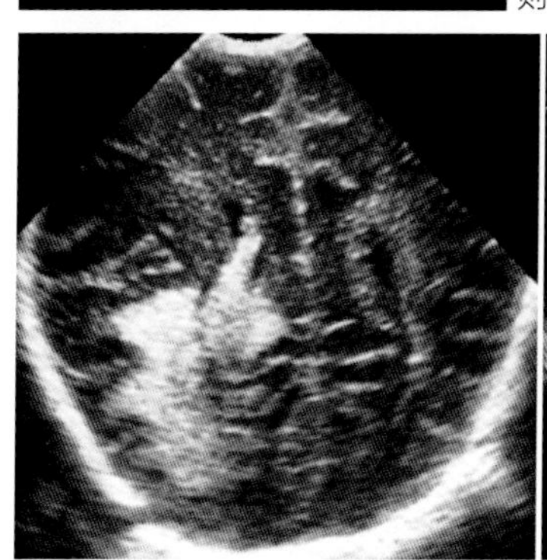

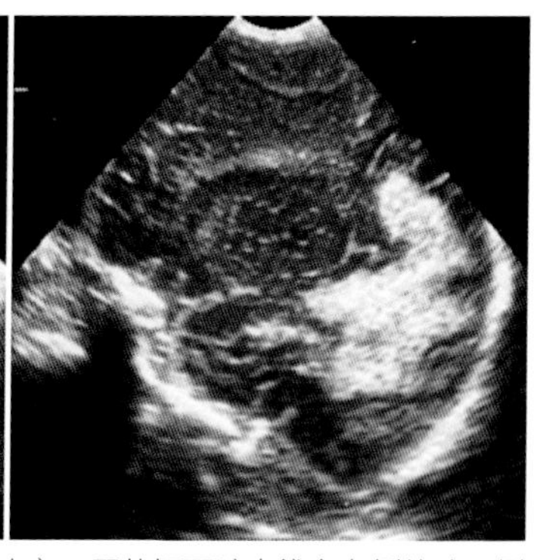

图10-2-6　颅内出血（Ⅳ级：脑实质出血）：冠状切面脑中线向左侧偏移，侧脑室无明显增宽；双侧脑室未见明显扩张，右侧脉络丛下端呈球状膨大，呈高回声反射，并累及邻近顶枕叶脑实质，呈不规则强回声反射；矢状切面所见与此相符；双侧丘脑、基底节回声正常；小脑形态规则，回声未见异常

4. 脑实质出血

✧检查所见

脑中线居中。双侧室管膜下未见异常回声。双侧侧脑室显示，未见扩张，未见明显异常回声。双侧脉络丛形态规则，未见增粗，回声均匀。双侧脑室旁白质回声未见异常。双侧丘脑、基底节结构未见异常，回声均匀。小脑形态规则，回声未见异常（图10-2-7）。双侧额颞叶可见高回声，边界清晰，左侧范围约__cm × __cm，右侧范围约__cm × __cm。双侧大脑中动脉血流：左侧PSV/EDV__cm/s，RI__；右侧 PSFV__cm/s，EDFV__cm/s，TMFV__cm/s，RI__，PI__。

✧超声提示

额颞叶高回声，考虑脑出血。

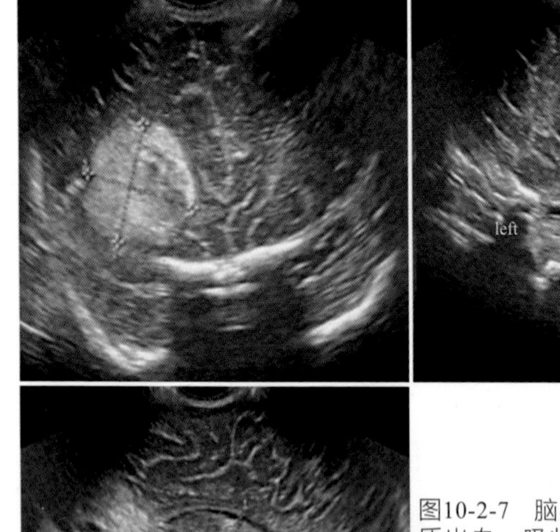

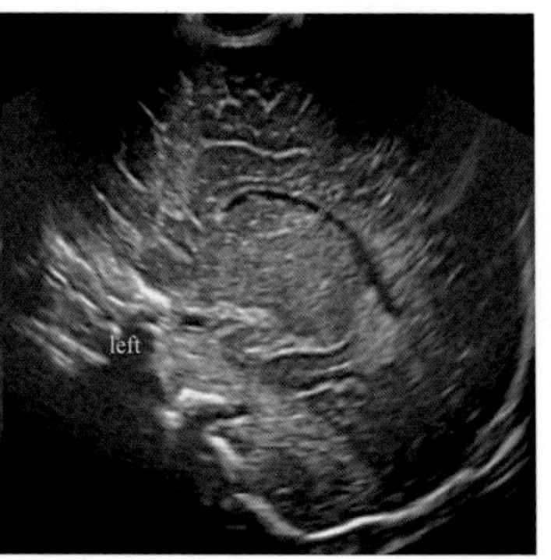

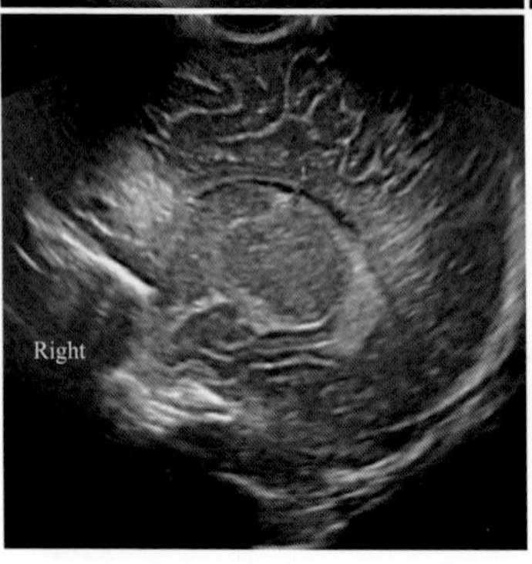

图10-2-7 脑实质出血（右额叶脑实质出血，吸收期）：冠状切面和右矢状切面均见右侧额叶脑实质内可见边界清晰、球形强回声团，直径约2.5 cm × 2.5 cm，内含不规则低回声区，脑中线结构稍向左侧偏移。侧脑室无增宽，室管膜下和脑室内未见异常强回声反射。左侧脑实质回声未见异常，丘脑与基底节回声未见异常，小脑回声未见异常

5. 脑室扩张

✧检查所见

脑中线结构居中。双侧室管膜下未见异常回声。侧脑室体部宽度，左侧__cm，右侧__cm，脑室内未见异常强回声团。双侧脉络丛形态规则，未见增粗及延长。双侧脑室旁白质回声未见异常（图10-2-8）。双侧丘脑、基底节受压变形。小脑形态规则，回声未见异常。双侧大脑中动脉血流：左侧 PSV/EDV__cm/s，RI__；右侧 PSFV__cm/s，EDFV__cm/s，TMFV__cm/s，RI__，PI__。

✧超声提示

双侧脑室扩张。

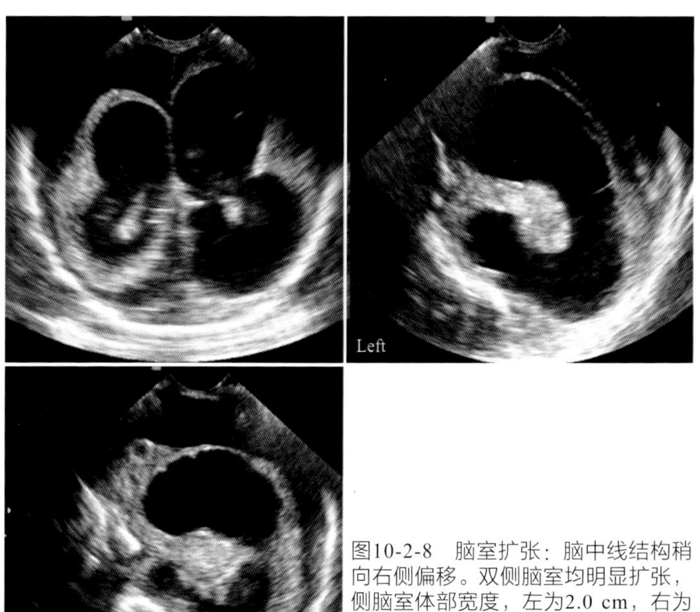

图10-2-8　脑室扩张：脑中线结构稍向右侧偏移。双侧脑室均明显扩张，侧脑室体部宽度，左为2.0 cm，右为1.5 cm；侧脑室内可见陈旧性强回声团，丘脑与基底节严重受压变形；脑室周围脑实质回声增强，右侧额叶脑室内可见小囊腔形成

第十章

6. 脑水肿

✧检查所见

脑中线居中。脑实质弥漫性回声增强，双侧脑室明显变窄，脑沟消失。双侧室管膜下未见异常回声。双侧脉络丛形态规则，未见增粗，回声均匀。双侧脑室旁白质回声增强。双侧丘脑、基底节结构未见异常，回声均匀。小脑形态规则，回声未见异常（图10-2-9）。双侧大脑中动脉血流：左侧 PSV/EDV__cm/s，RI__；右侧PSFV__cm/s，EDFV__cm/s，TMFV__cm/s，RI__，PI__。

✧超声提示

脑水肿。

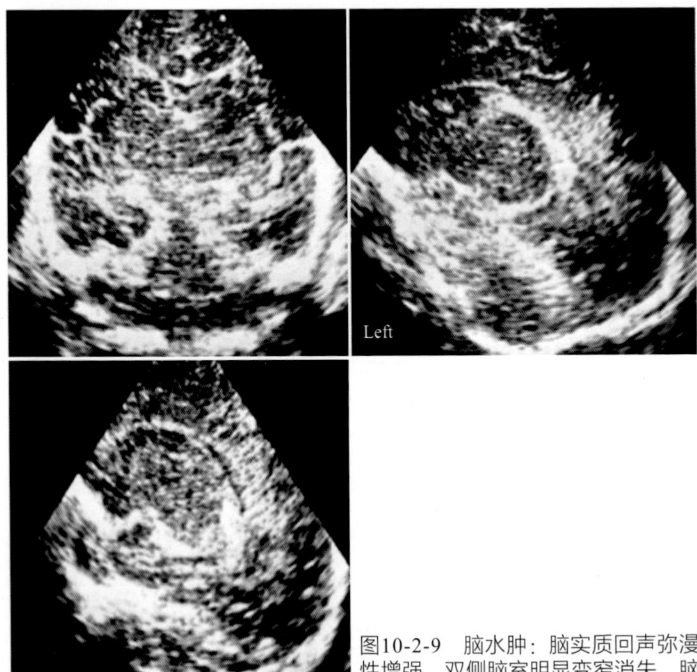

图10-2-9　脑水肿：脑实质回声弥漫性增强，双侧脑室明显变窄消失，脑沟显示不清晰，脑动脉波动减弱

7. 脑室周围白质损伤与多囊脑软化

✧检查所见

脑中线结构居中。双侧室管膜下及脑室内未见异常回声反射。双侧脉络丛形态规则，未见增粗及延长。脑室周围白质回声增强，强度低于（等于/高于）脉络丛，其内可见大小不等多形性无回声暗区。双侧丘脑、基底节结构未见异常，回声均匀（图10-2-10）。小脑形态规则，回声未见异常。双侧大脑中动脉血流：左侧 PSV/EDV__cm/s，RI__；右侧 PSFV__cm/s，EDFV__cm/s，TMFV__cm/s，RI__，PI__。

✧超声提示

脑室周围白质损伤、多囊脑软化。

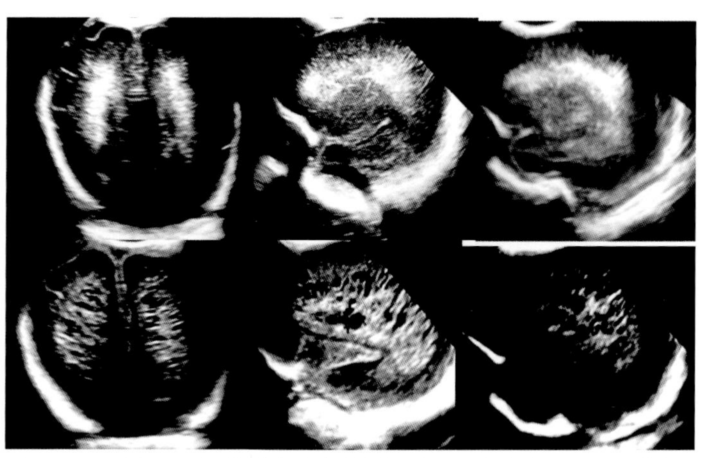

图10-2-10　脑室周围白质损伤与多囊脑软化：上层图为出生1天后显示脑室周围白质回声增强，强度高于脉络丛，提示存在脑室周围白质损伤；下层图为出生3周后显示原脑室周围回声增强区内形成多发性囊腔，部分融合，提示已经形成多囊脑软化

8. 脑血流动力学紊乱

脑血流动力学监测对脑损伤的诊断、预后判断等均具有重要价值。最容易检查的脑动脉是大脑中动脉（经颞囟）和大脑前动脉（经前囟）。常用的参数包括收缩期峰值流速（PSFV，CM/S）、舒张末血流速度（EDFV，CM/S）、时间平均流速（TMFV，CM/S）、搏动指数（PI）和阻力指数（RI）等。此处给出几种常见的血流动力学紊乱图谱（图10-2-11）。

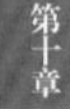

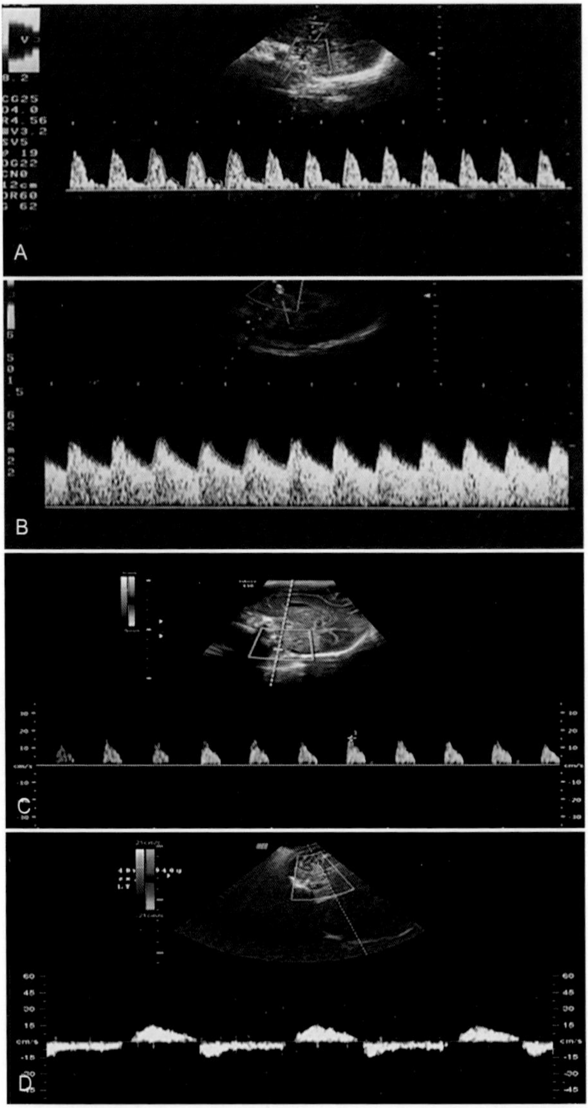

图10-2-11　几种常见脑血流动力学紊乱：A. PSFV、EDFV、TMFV均减慢，PI与RI增高，提示脑血流量减少；B. PSFV、EDFV、TMFV均显著增高，PI与RI均显著降低，提示脑血流过度灌注；C. PSFV、EDFV、TMFV均显著减慢，尤其EDFV将至0，PI与RI明显增高，EDFV=0、RI=1，提示舒张期无血流供应；D. 舒张期血流逆灌注：血流频谱呈双向，往往提示脑死亡（PDA患儿除外）

第三节　新生儿髋关节超声报告模板

一、新生儿髂关节超声检查的适应证

（1）患侧活动较健侧少；

（2）皮纹前后不对称；

（3）腿长度不等；

（4）外展活动受限；

（5）髂关节检查适用于6个月内的新生儿。

二、新生儿髂关节超声检查的内容要求

（1）体位：受检婴儿侧卧，医师将待检髋稍内旋、屈曲。

（2）扫查方式：将探头放置于髋部股骨大粗隆处，通过前后平移探头获得髋关节冠状切面。

（3）获取待测标准切面：髋臼窝内髂骨下缘点、平直的髂骨、盂唇。

三、新生儿髂关节超声检查的切面和图像要求

1. 形态描述

骨性髋臼发育情况：良好、有缺陷、严重缺陷、差（发育良好：表现髋臼窝凹状明显；发育有缺陷：表现为髋臼窝较浅，但仍呈凹状；发育严重缺陷：表现为髋臼窝平浅，凹状不明显；发育差：表现为骨性髋臼呈直线状）（图10-3-1，图10-3-2）。骨性髋臼外侧缘形态：锐利成角、稍钝、钝圆、扁平。软骨性髋臼形态：覆盖股骨头、无法覆盖股骨头、向上方移位、向下方移位。

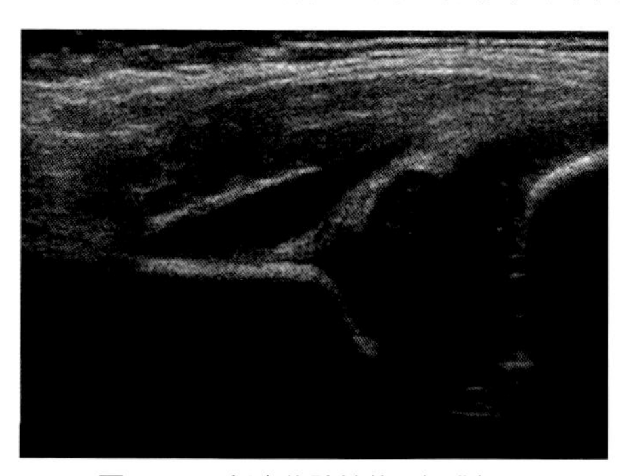

图10-3-1　新生儿髂关节：标准切面

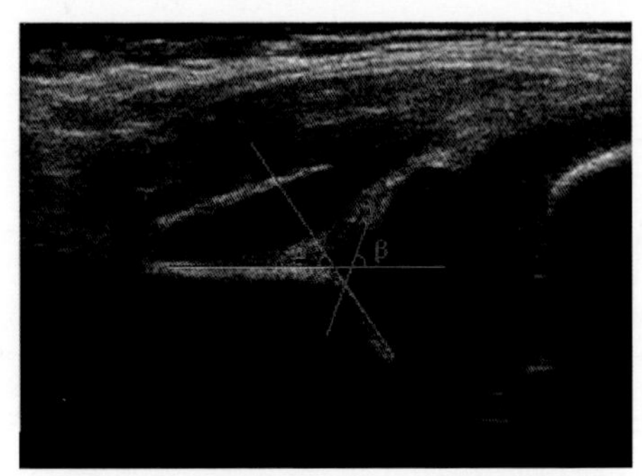

图10-3-2 新生儿髂关节：标准切面测量

2. 角度测量：α 角、β 角

α 角：基线与骨顶线相交；
β 角：基线与软骨顶线相交；
基线：平直的髂骨线；
骨顶线：髂骨下缘点与骨性髋臼外侧缘的切线；
软骨顶线：盂唇与骨性髋臼外侧缘的连线。

3. 报告模板

超声检查：髋关节屈曲位髋关节中部位置冠状切面探查，左侧髋关节 α 角60° ；右侧髋关节 α 角60° 。双侧髋关节对称，髋臼发育好。

股骨头位置：位于髋臼内。

形态：骨性髋臼形态满意，盂唇形态正常，骨化核未出现。

稳定性：加压向后推动婴儿膝关节，股骨头未见明显向后脱出。

✧超声提示

双侧髋关节 Ⅰa型（表10-3-1）。

表10-3-1　Graf法分型

<table>
<tr><th colspan="3">分型</th><th>骨性髋臼</th><th>骨性髋臼外侧缘</th><th>软骨性髋臼</th><th>α角</th><th>β角</th><th>月龄</th></tr>
<tr><td rowspan="2">Ⅰ型</td><td colspan="2">Ⅰa</td><td rowspan="2">良好</td><td>锐利成角</td><td rowspan="2">对股骨头覆盖良好</td><td rowspan="2">≥60°</td><td>≤55°</td><td rowspan="2">任何</td></tr>
<tr><td colspan="2">Ⅰb</td><td>稍钝</td><td>>55°</td></tr>
<tr><td rowspan="6">Ⅱ型</td><td rowspan="2">Ⅱa</td><td>Ⅱa（+）</td><td>稍缺陷</td><td rowspan="2">钝圆</td><td rowspan="2">覆盖股骨头</td><td>50°~59°（根据Gra标尺，达到最小成熟度）</td><td>无要求</td><td><3个月</td></tr>
<tr><td>Ⅱa（-）</td><td>有缺陷</td><td>50°~59°（根据Gra标尺，未达到最小成熟度）</td><td>无要求</td><td>6周~3个月</td></tr>
<tr><td colspan="2">Ⅱb</td><td>有缺陷</td><td>钝圆</td><td>覆盖股骨头</td><td>50°~59°</td><td>无要求</td><td>3个月~6个月</td></tr>
<tr><td colspan="2">Ⅱc</td><td>严重缺陷</td><td>钝圆</td><td>覆盖股骨头</td><td>43°~49°</td><td>≤77°</td><td>任何</td></tr>
<tr><td colspan="2">Ⅱd</td><td>严重缺陷</td><td>钝圆或扁平</td><td>无法覆盖股骨头</td><td>43°~49°</td><td>>77°</td><td>任何</td></tr>
<tr><td colspan="2">Ⅲa</td><td>差</td><td>扁平</td><td>向上方移位呈无回声</td><td><43°或无法测量</td><td>不需测量</td><td>任何</td></tr>
<tr><td rowspan="1">Ⅲ型</td><td colspan="2">Ⅲb</td><td>差</td><td>扁平</td><td>向上方移位呈低或中等回声</td><td><43°或无法测量</td><td>不需测量</td><td>任何</td></tr>
<tr><td colspan="3">Ⅳ型</td><td>差</td><td>扁平</td><td>向下方移位</td><td><43°或无法测量</td><td>不需测量</td><td>任何</td></tr>
</table>

第十一章

超声引导下介入性诊断与治疗报告模板

1. 胸腔积液穿刺

（1）术前检查（心电图、血常规及凝血四项）未见明显异常，向家属及患者交代病情及手术并发症，签署手术知情同意书。

（2）患者取坐（仰卧/左侧卧/右侧卧）位，术前超声检查确定最佳进针位置。常规消毒铺巾，2%利多卡因10 mL局麻，超声引导下16 G穿刺针沿引导线进入皮肤，皮下组织，到达左（右）侧胸腔，抽出50 mL红色（黄/棕色混浊/清亮）液体，手术顺利无出血，术毕复查未见异常，患者无不适主诉，手术部位消毒，无菌纱布包扎（图11-1-1，图11-1-2）。

（3）超声引导下左/右侧胸腔积液穿刺抽吸术后：注意血压、脉搏、胸部情况，预防出血、感染。

（4）其他请结合临床。

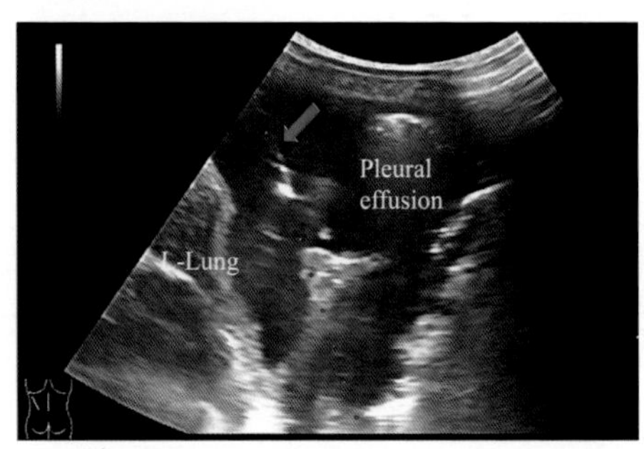

L-Lung：左肺；Pleural effusion：胸腔积液

图11-1-1 胸腔积液穿刺：左侧胸腔积液，可见肺不张。箭头为穿刺针强回声

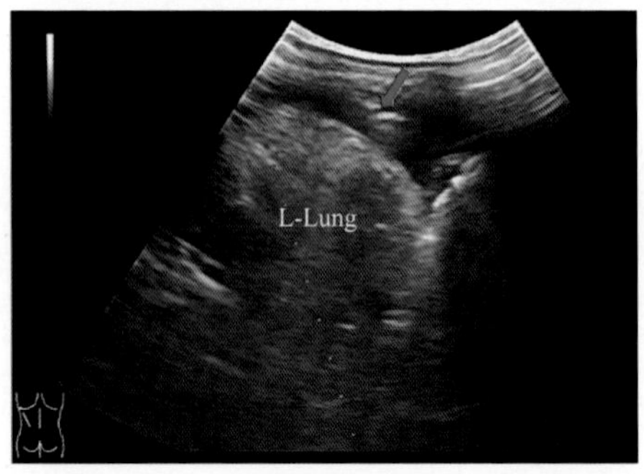

L-Lung：左肺

图11-1-2 胸腔积液穿刺：左侧胸腔积液穿刺抽吸术后，可见肺叶复张。箭头为穿刺针尖强回声

2. 超声引导下胸腔积液穿刺置管引流

（1）术前检查（心电图、血常规及凝血四项）未见明显异常，向家属及患者交代病情及手术并发症，签署手术知情同意书。

（2）患者取坐（仰卧/左侧卧/右侧卧）位，术前超声检查确定最佳进针位置。常规消毒铺巾，2%利多卡因10 mL局麻，超声引导下16 G穿刺针沿引导线进入皮肤，皮下组织，到达左（右）侧胸腔，抽出20 mL红色（黄/棕色混浊/清亮）液体，并留置引流管，手术顺利无出血，术毕复查未见异常，患者无不适主诉，手术部位消毒，无菌纱布包扎（图11-1-3，图11-1-4）。

（3）超声引导下左（右）侧胸腔积液穿刺置管术后：注意血压、脉搏、胸部情况，预防出血、感染。

（4）其他请结合临床。

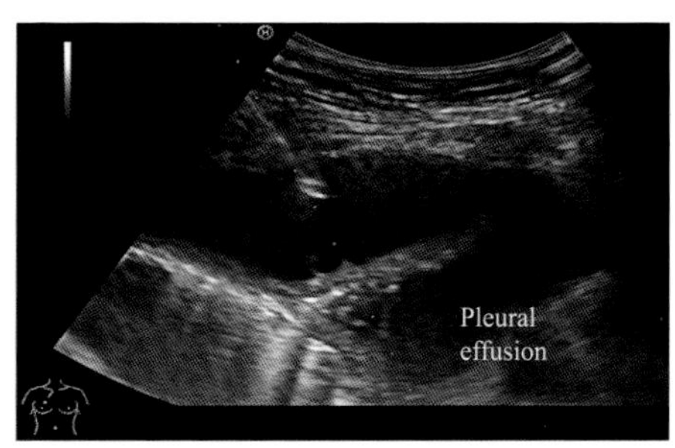

Pleural effusion：胸腔积液

图11-1-3　右侧胸腔积液：可见肺不张，强回声为穿刺针

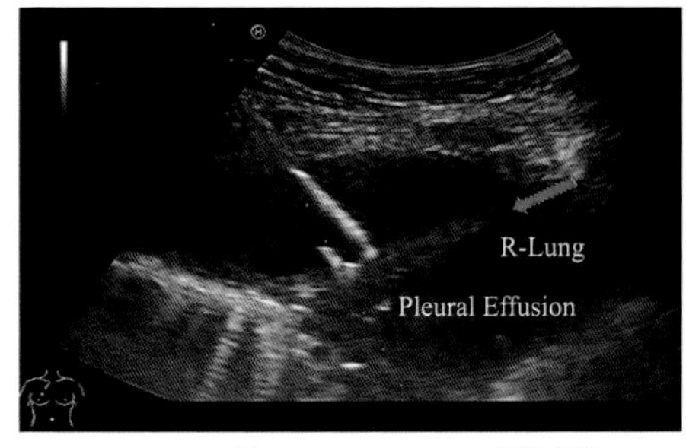

R-Lung：右肺；Pleural effusion：胸腔积液

图11-1-4　右侧胸腔积液：箭头为不张肺叶，“J”形强回声为穿刺导丝

3. 超声引导下盆腔囊性肿物穿刺抽吸

（1）术前检查（心电图、血常规及凝血四项）未见明显异常，向家属及患者交代病情及手术并发症，签署手术知情同意书。

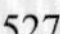

（2）患者取坐（仰卧/左侧卧/右侧卧）位，术前超声检查确定最佳进针位置。常规消毒铺巾，2%利多卡因10 mL局麻，超声引导下16 G穿刺针沿引导线进入皮肤，皮下组织，快速进针，到达左（右）侧盆腔囊性肿物，抽出220 mL红色（黄/棕色混浊/清亮）液体，手术顺利无出血，手术部位消毒，无菌纱布包扎（图11-1-5，图11-1-6）。

（3）超声引导下左/右侧盆腔囊性肿物穿刺抽吸术后：注意血压、脉搏、腹部情况，预防出血、感染。

（4）其他请结合临床。

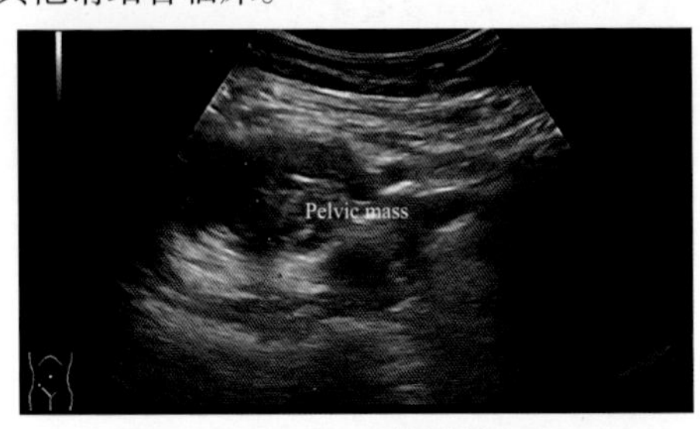

Pelvic mass：盆腔肿块

图11-1-5　右下腹阑尾周围脓肿

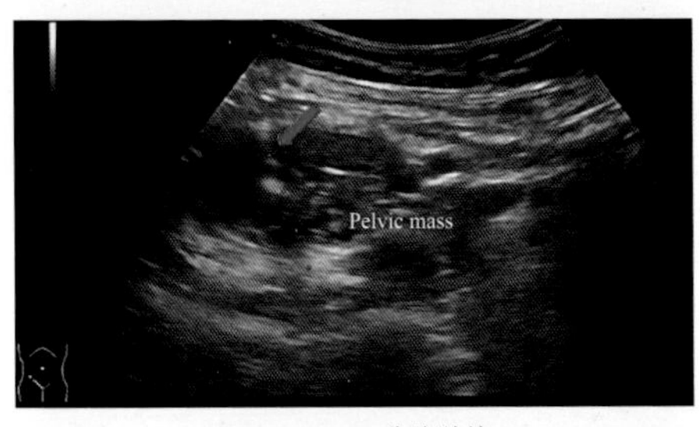

Pelvic mass：盆腔肿块

图11-1-6　右下腹阑尾周围脓肿：箭头为穿刺针强回声

4. 超声引导下胸膜肿物穿刺活检

（1）术前检查（心电图、血常规及凝血四项）未见明显异常，向家属及患者交代病情及手术并发症，签署手术知情同意书。

（2）患者取坐（仰卧/左侧卧/右侧卧）位，术前超声检查确定最佳进针位置。常规消毒铺巾，2%利多卡因10 mL局麻，超声引导下16 G穿刺针沿引导线进入皮肤，皮下组织，到达左（右）侧胸膜肿物，嘱患者屏住呼吸，快速进针，分别从不同部位取出三条组织，送病理检查，手术顺利无出血，术毕手术部位消毒，无菌纱布包扎。患者平卧安全返回病房（图11-1-7，图11-1-8）。

（3）超声引导下左（右）侧胸膜肿物穿刺活检术后：注意血压、脉搏、局部情况，预防出血、感染。

（4）其他请结合临床。

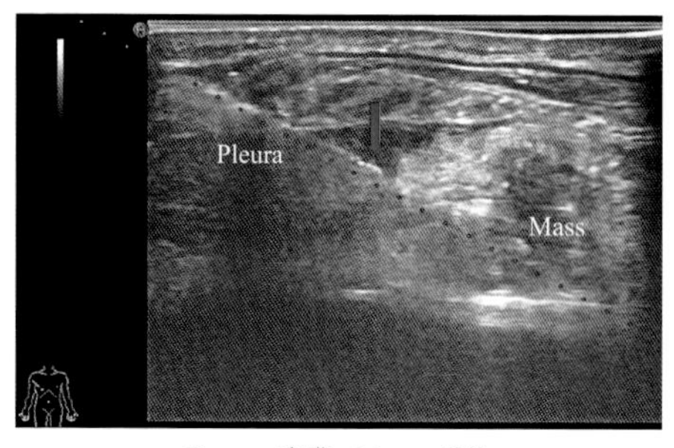

Pleura：胸膜；Mass：肿块

图11-1-7 右侧胸膜占位性病变：箭头为穿刺针强回声

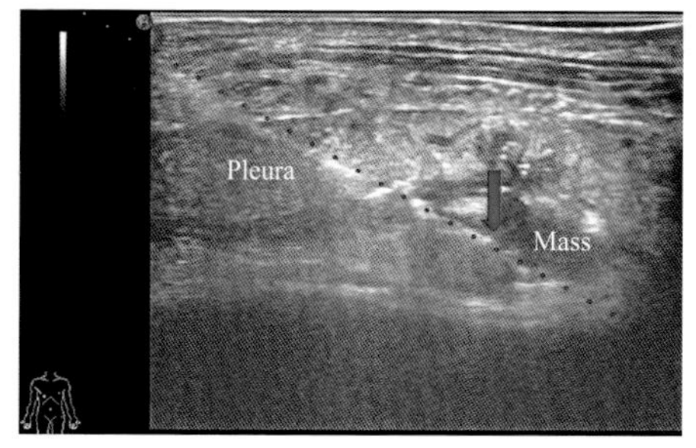

Pleura：胸膜；Mass：肿块

图11-1-8 右侧胸膜占位性病变：箭头为穿刺针强回声

5. 超声引导下肝囊肿穿刺引流

（1）术前检查（心电图、血常规及凝血四项）未见明显异常，向家属及患者交代病情及手术并发症，签署手术知情同意书。

（2）患者取坐（仰卧/左侧卧/右侧卧）位，术前超声检查确定最佳进针位置。常规消毒铺巾，2%利多卡因10 mL局麻，超声引导下18 G穿刺针沿引导线进入皮肤，皮下组织，到达左（右）肝囊肿，抽出900 mL红色（黄/棕色混浊/清亮）液体，手术顺利无出血，术毕复查未见异常，患者无不适主诉，手术部位消毒，无菌纱布包扎（图11-1-9，图11-1-10）。

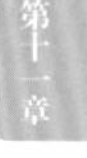

（3）超声引导下肝囊肿穿刺抽吸术后：注意血压、脉搏、腹部情况，预防出血、感染。

（4）其他请结合临床。

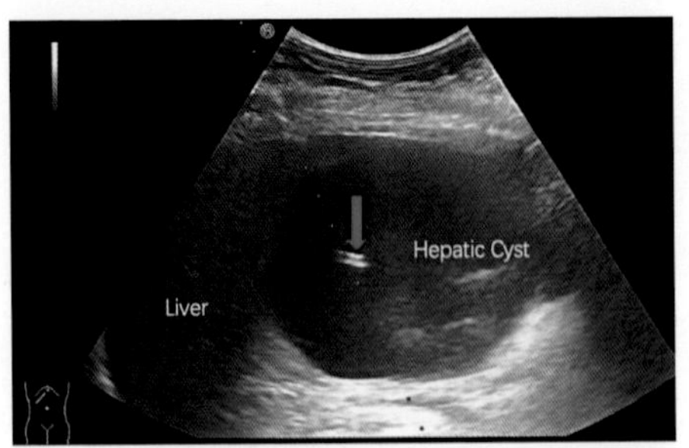

Liver：肝；Hepatic Cyst：肝囊肿

图11-1-9 肝右叶囊肿：箭头为穿刺针尖强回声

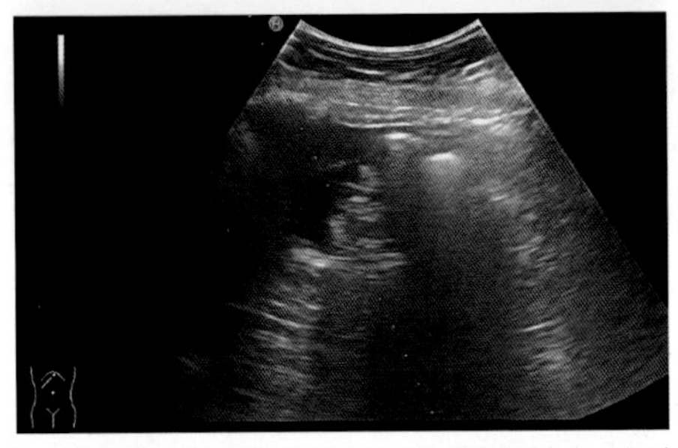

图11-1-10 肝右叶囊肿：穿刺抽吸术后，可见囊肿缩小，肝实质受压解除

6. 超声引导下肝穿刺活检

（1）术前检查（*心电图、血常规及凝血四项*）未见明显异常，向家属及患者交代病情及手术并发症，签署手术知情同意书。

（2）患者取坐（*仰卧/左侧卧/右侧卧*）位，术前超声检查确定最佳进针位置。常规消毒铺巾，2%利多卡因10 mL局麻，超声引导下18 G穿刺针沿引导线进入皮肤，皮下组织，到达左（*右*）肝，嘱患者屏住呼吸，快速进针，分别从不同部位取出两条肝组织，送病理检查，手术顺利无出血，术毕复查肝周及腹腔未见积液，手术部位消毒，无菌纱布包扎。患者平卧安全返回病房（图11-1-11，图11-1-12）。

（3）超声引导下肝穿刺活检术后：注意血压、脉搏、腹部情况，预防出血、感染，卧床休息24小时。

（4）其他请结合临床。

Liver：肝

图11-1-11　肝右叶穿刺活检：彩色多普勒显示此处肝实质未见明显粗大血管

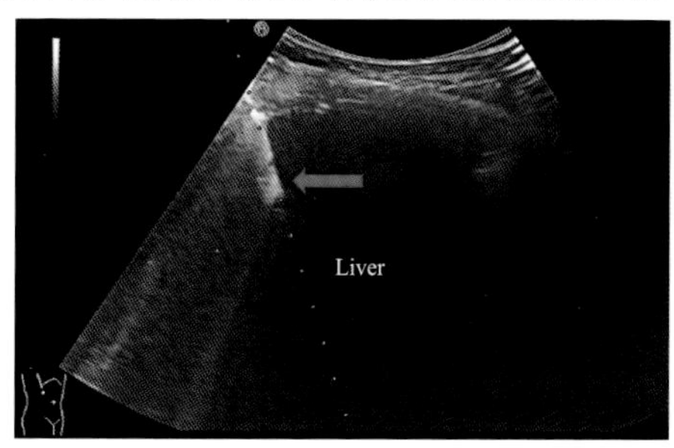

Liver：肝

图11-1-12　肝右叶穿刺活检：箭头为穿刺针强回声（注意：严格要求的角度考虑！这种进针选点和进针方向不值得提倡！容易伤及肺组织，应该选择自肝下缘朝后上方的刺入）

7. 超声引导下甲状腺穿刺

（1）术前检查（心电图、血常规及凝血四项）未见明显异常，向家属及患者交代病情及手术并发症，签署手术知情同意书。

（2）患者取坐（仰卧/左侧卧/右侧卧）位，术前超声检查确定最佳进针位置。常规消毒铺巾，2%利多卡因10 mL局麻，超声引导下23 G穿刺针沿引导线进入皮肤，皮下组织，到达左（右）甲状腺组织，抽吸取出甲状腺组织细胞，分别送组织、细胞及液基检查，手术顺利无出血，术毕复查甲状腺及周边未见积液，手术部位消毒，无菌纱布包扎（图11-1-13，图11-1-14）。

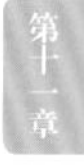

（3）超引导下甲状腺穿刺术后：注意血压、脉搏、颈部情况，如有声音嘶哑、喘憋、肿胀、出血等症状，随时复诊。

（4）其他请结合临床。

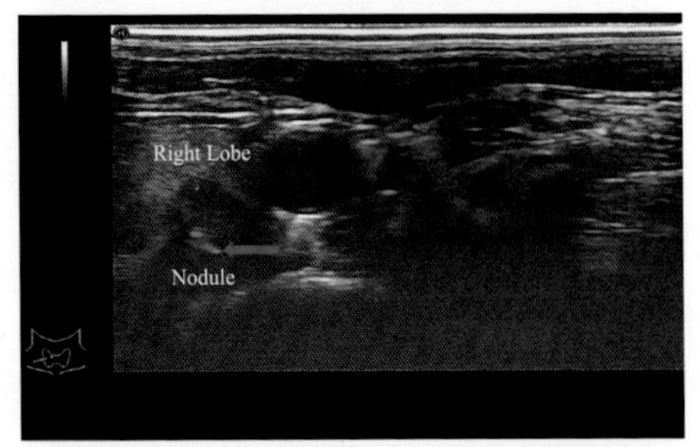

Right Lobe：甲状腺右叶；Nodule：结节

图11-1-13 甲状腺右叶实性占位：箭头为针尖强回声

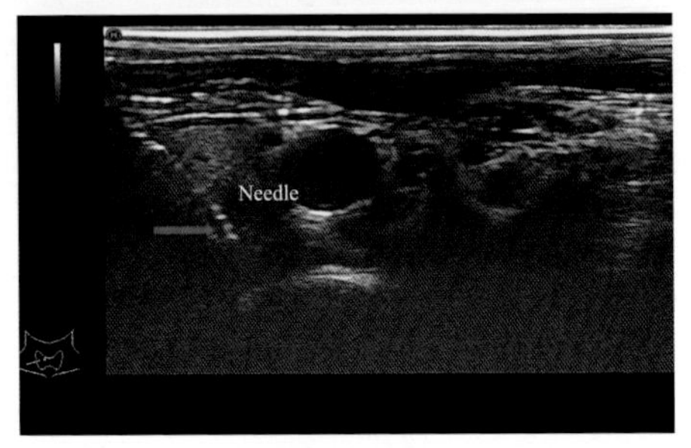

Needle：针头

图11-1-14 甲状腺右叶实性占位：箭头为针道

8. 超声引导下肩关节穿刺注药

（1）术前检查（*心电图、血常规及凝血四项*）未见明显异常，向家属及患者交代病情及手术并发症，签署手术知情同意书。

（2）患者取坐（*仰卧/左侧卧/右侧卧*）位，术前超声检查确定最佳进针位置。常规消毒铺巾，2%利多卡因10 mL局麻，超声引导下18 G穿刺针沿引导线进入皮肤，皮下组织，到达左（*右*）侧肩峰下滑囊，并注入1 mL得宝松+1 mL利多卡因混合溶液，手术顺利无出血，术毕复查未见异常，患者无不适主诉，手术部位消毒，无菌纱布包扎（图11-1-15，图11-1-16）。

（3）超声引导下左（*右*）侧肩关节穿刺注药术后：注意血压、脉搏，预防出血、感染，三日内请勿沐浴。

（4）其他请结合临床。

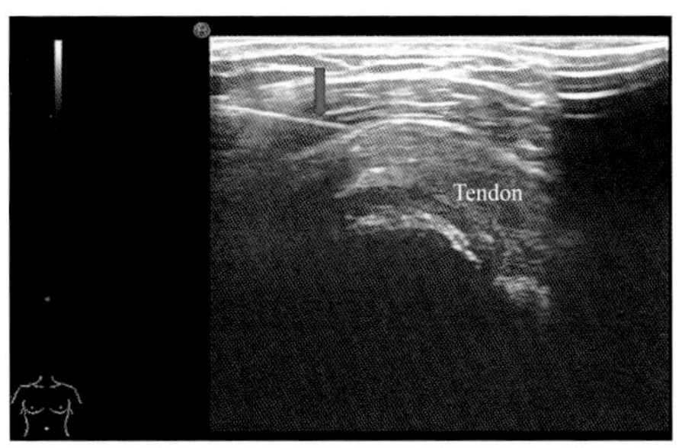

Tendon：肌腱

图11-1-15　右侧肩关节盂肱关节囊注射：箭头为穿刺针强回声，可见针尖到达盂肱关节囊内

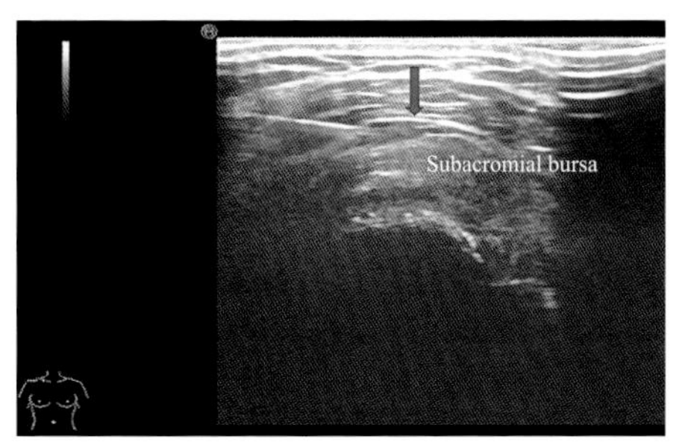

Subacromial bursa：肩峰下滑囊

图11-1-16　右侧肩关节盂肱关节囊注射：箭头为穿刺针强回声，可见液体注入盂肱关节囊腔

9. 超声引导下肝脓肿穿刺抽吸

（1）术前检查（心电图、血常规及凝血四项）未见明显异常，向家属及患者交代病情及手术并发症，签署手术知情同意书。

（2）患者取坐（仰卧/左侧卧/右侧卧）位，术前超声检查确定最佳进针位置。常规消毒铺巾，2%利多卡因10 mL局麻，超声引导下18 G穿刺针沿引导线进入皮肤，皮下组织，到达左（右）肝脓肿，抽出40 mL红色（黄棕）色脓性液体，并用生理盐水反复冲洗，手术顺利无出血，术毕复查未见异常，患者无不适主诉，手术部位消毒，无菌纱布包扎（图11-1-17，图11-1-18）。

（3）超声引导下左（右）肝脓肿穿刺抽吸术后：注意血压、脉搏、腹部情况，预防出血、感染。

（4）其他请结合临床。

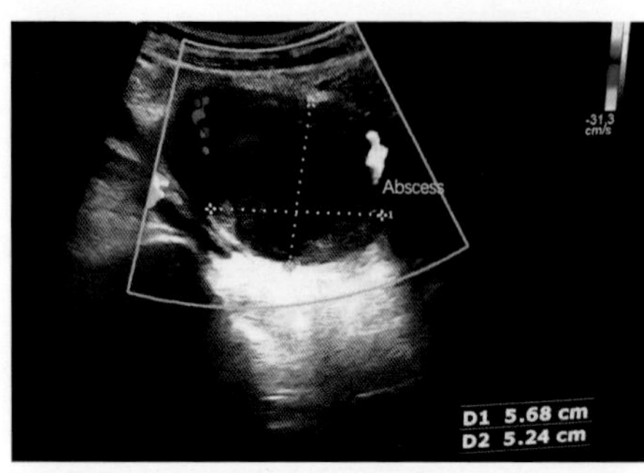

Abscess：脓肿

图11-1-17 肝脓肿：彩色多普勒显示周边血流信号

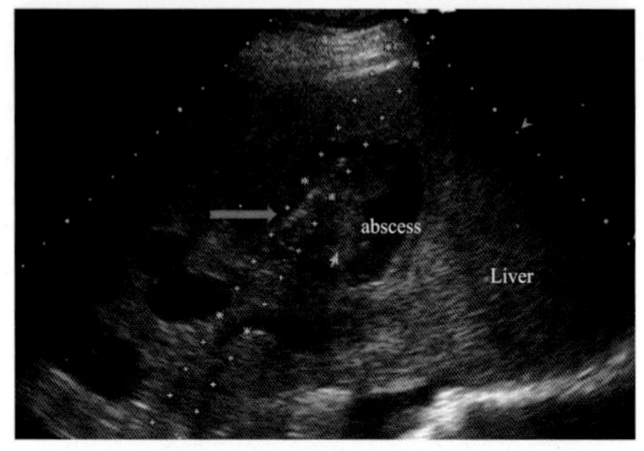

abscess：脓肿；Liver：肝

图11-1-18 肝脓肿：抽吸术后，可见脓肿液性成分减少，箭头为穿刺针强回声

10. 超声引导下肌肉穿刺活检

（1）术前检查（心电图、血常规及凝血四项）未见明显异常，向家属及患者交代病情及手术并发症，签署手术知情同意书。

（2）患者取坐（仰卧/左侧卧/右侧卧）位，术前超声检查确定最佳进针位置。常规消毒铺巾，2%利多卡因10 mL局麻，超声引导下18 G穿刺针沿引导线进入皮肤，皮下组织，到达左（右）侧股四头肌，快速进针，分别从不同部位取出两条组织，手术顺利，术毕复查未见明显积液，手术部位消毒，无菌纱布包扎。患者平卧安全返回病房（图11-1-19，图11-1-20）。

（3）超声引导下左（右）侧股四头肌穿刺活检术后：注意血压、脉搏、局部情况，预防出血、感染，病情变化随时来诊。

（4）其他请结合临床。

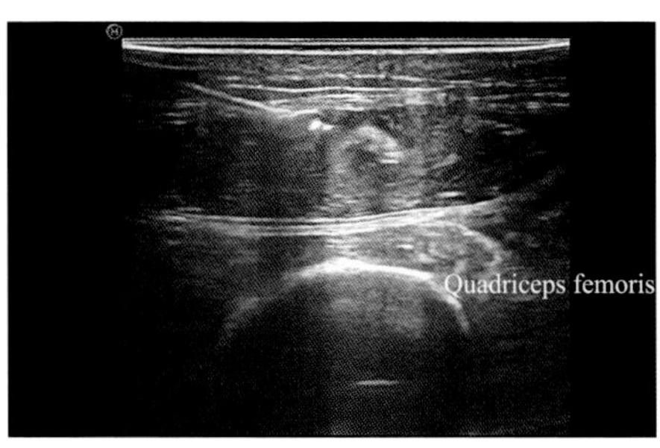

Quadriceps femoris：股四头肌

图11-1-19　股四头肌

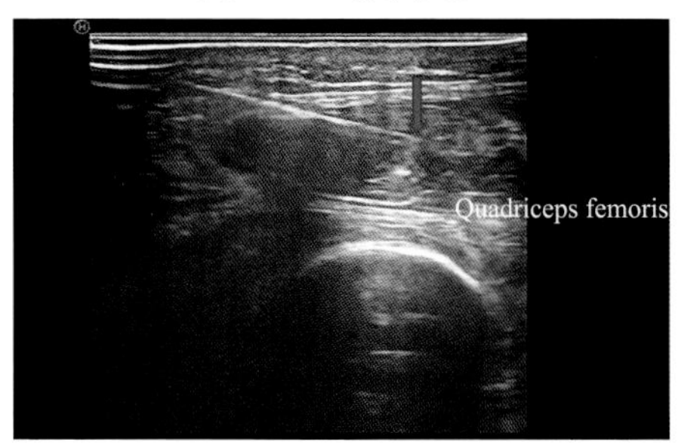

Quadriceps femoris：股四头肌

图11-1-20　股四头肌穿刺活检：箭头为穿刺针强回声

11. 超声引导下乳腺肿物穿刺活检

（1）术前检查（心电图、血常规及凝血四项）未见明显异常，向家属及患者交代病情及手术并发症，签署手术知情同意书。

（2）患者取坐（仰卧/左侧卧/右侧卧）位，术前超声检查确定最佳进针位置。常规消毒铺巾，2%利多卡因10 mL局麻，超声引导下18 G穿刺针沿引导线进入皮肤，皮下组织，到达左（右）乳肿物，嘱患者屏住呼吸，快速进针，分别从不同部位取出两条组织，手术顺利，术毕复查未见明显积液，手术部位消毒，无菌纱布包扎。患者平卧安全返回病房（图11-1-21，图11-1-22）。

（3）超声引导下左（右）乳肿物穿刺活检术后：注意血压、脉搏、局部情况，预防出血、感染，病情变化随时来诊。

（4）其他请结合临床。

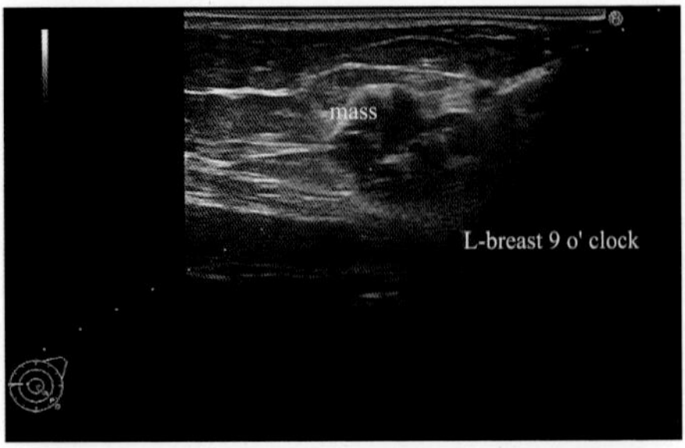

L-breast 9 o’clock：左乳9点钟方向；mass：肿块

图11-1-21　左乳9点钟方向实性占位

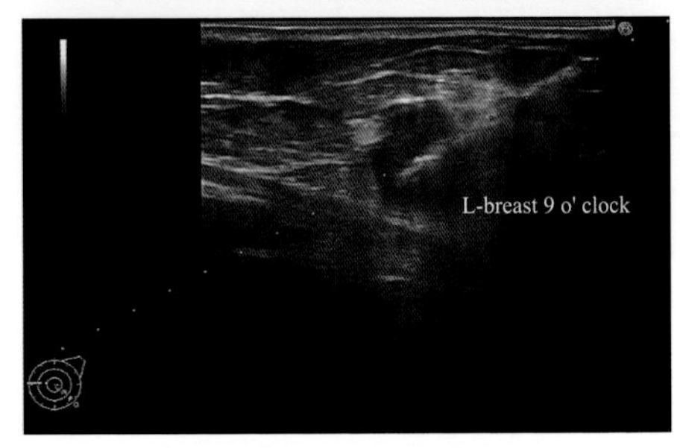

L-breast 9 o’clock：左乳9点钟方向

图11-1-22　左乳9点钟方向实性占位穿刺活检，可见穿刺针强回声

12. 超声引导下肾穿刺

（1）术前检查（心电图、血常规及凝血四项）未见明显异常，向家属及患者交代病情及手术并发症，签署手术知情同意书。

（2）患者取坐（仰卧/左侧卧/右侧卧）位，术前超声检查确定最佳进针位置。常规消毒铺巾，2%利多卡因10 mL局麻，超声引导下18 G穿刺针沿引导线进入皮肤，皮下组织，到达左（右）肾下极，嘱患者屏住呼吸，快速进针，分别从不同部位取出两条肾组织（见肾组织颜色发白），分别送病理进行光镜、电镜及免疫荧光检查，手术顺利无出血，术毕复查肾周及腹腔未见积液，手术部位消毒，无菌纱布包扎（图11-1-23，图11-1-24）。患者平卧安全返回病房。

（3）超声引导下左（右）肾穿刺术后：注意血压、脉搏、腹部情况，预防出血、感染，卧床休息24小时。

（4）其他请结合临床。

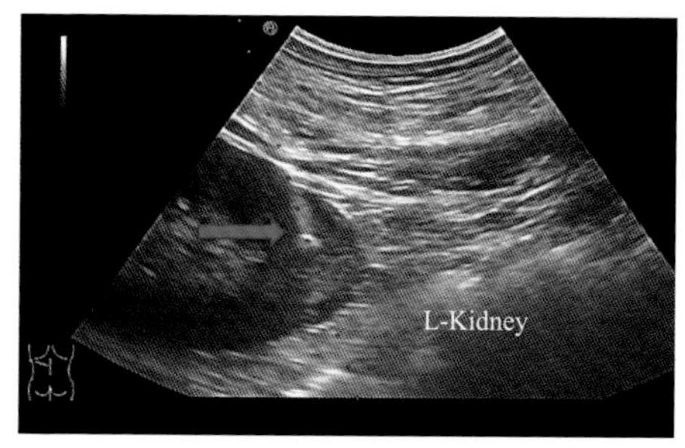

L-Kidney：左肾

图11-1-23　左肾下极穿刺活检：箭头为穿刺针强回声

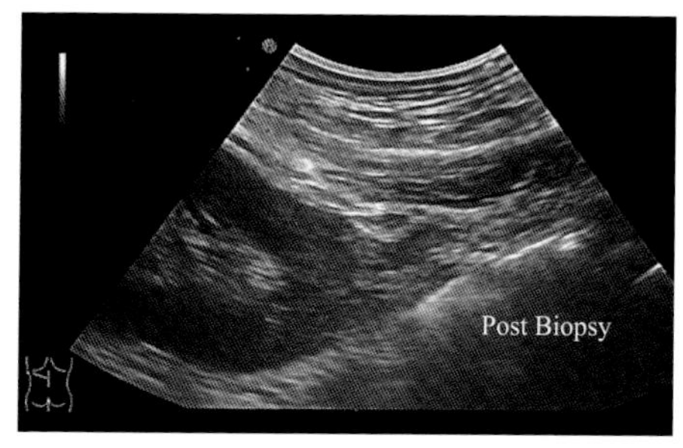

Post Biopsy：活检后

图11-1-24　左肾下极穿刺活检：穿刺后即刻复查，肾周未见明显积液

13. 超声引导下腹腔积液穿刺抽吸

（1）术前检查（心电图、血常规及凝血四项）未见明显异常，向家属及患者交代病情及手术并发症，签署手术知情同意书。

（2）患者取坐（仰卧/左侧卧/右侧卧）位，术前超声检查确定最佳进针位置。常规消毒铺巾，2%利多卡因10 mL局麻，超声引导下16 G穿刺针沿引导线进入皮肤，皮下组织，到达左（右）腹腔，抽出900 mL红色（黄/棕色混浊/清亮）液体，手术顺利无出血，术毕复查未见异常，患者无不适主诉，手术部位消毒，无菌纱布包扎（图11-1-25，图11-1-26）。

（3）超声引导下腹腔积液穿刺抽吸术后：注意血压、脉搏、腹部情况，预防出血、感染。

（4）其他请结合临床。

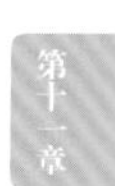

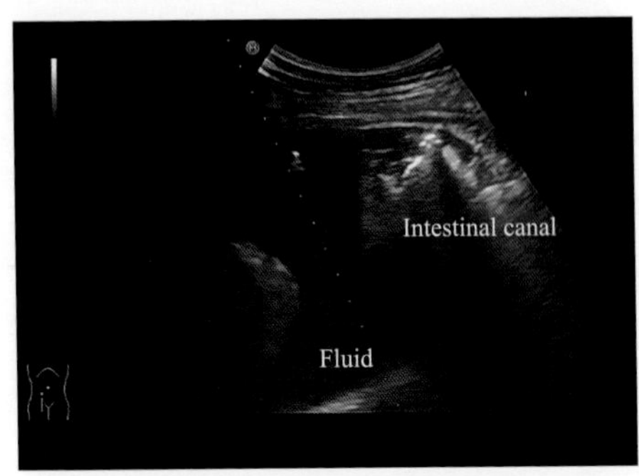

Intestinal canal：肠管；Fluid：积液

图11-1-25 腹腔积液：可见漂浮于其中的含气肠管，近场强回声为穿刺针针尖

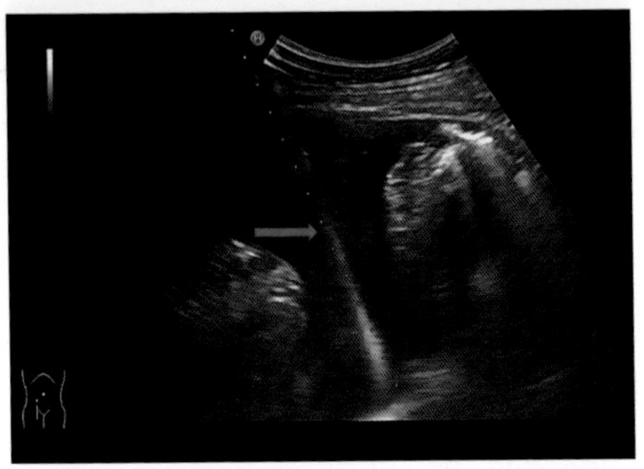

图11-1-26 腹腔积液：箭头为穿刺导丝强回声

14. 超声引导下血肿抽吸

（1）术前检查（心电图、血常规及凝血四项）未见明显异常，向家属及患者交代病情及手术并发症，签署手术知情同意书。

（2）患者取坐（仰卧/左侧卧/右侧卧）位，术前超声检查确定最佳进针位置。常规消毒铺巾，2%利多卡因10 mL局麻，超声引导下16 G穿刺针沿引导线进入皮肤，皮下组织，到达左（右）侧小腿囊性肿物处，抽出110 mL淡红色黏稠液体，手术顺利无出血，术毕复查未见异常，患者无不适主诉，手术部位消毒，无菌纱布包扎（图11-1-27，图11-1-28）。

（3）超声引导下左（右）侧小腿囊性肿物穿刺抽吸术后：注意血压、脉搏、腿部情况，预防出血、感染。

（4）其他请结合临床。

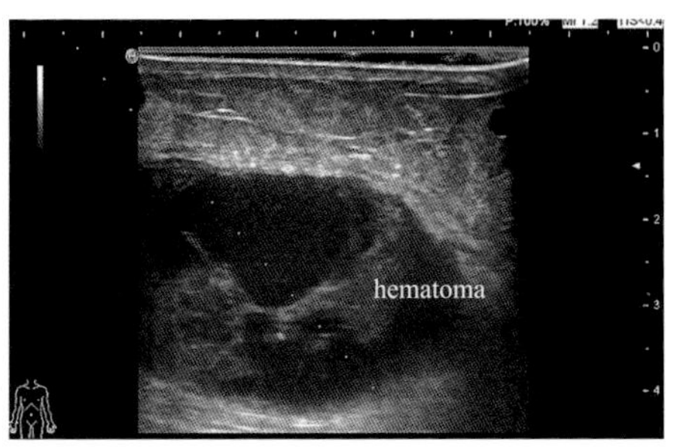

hematoma：血肿

图11-1-27　右侧小腿血肿：内可见条索样高回声

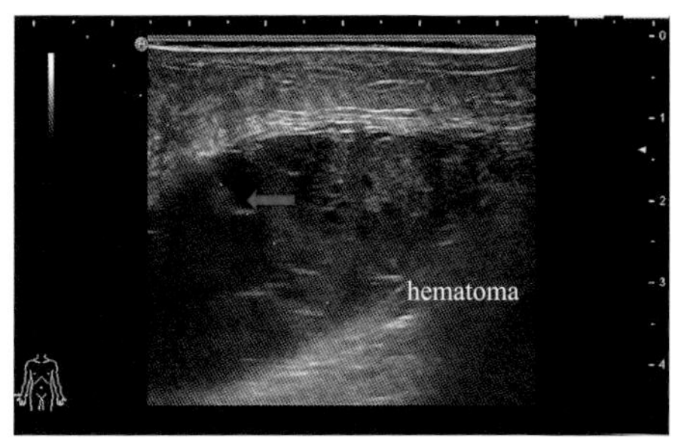

hematoma：血肿

图11-1-28　右侧小腿血肿：箭头为穿刺针强回声

15. 超声引导下心包腔积液穿刺抽吸置管

（1）术前检查（心电图、血常规及凝血四项）未见明显异常，向家属及患者交代病情及手术并发症，签署手术知情同意书。

（2）患者取坐（仰卧/左侧卧/右侧卧）位，术前超声检查确定最佳进针位置。常规消毒铺巾，2%利多卡因10 mL局麻，超声引导下16 G穿刺针沿引导线进入皮肤，皮下组织，快速进针，到达心包腔，抽出5 mL红色（黄/棕色混浊/清亮）液体，并置留引流管，手术顺利无出血，手术部位消毒，无菌纱布包扎。术毕患者平卧安全返回病房（图11-1-29，图11-1-30）。

（3）超声引导下心包腔积液穿刺抽吸置管术后：注意血压、脉搏、胸部情况，预防出血、感染。

（4）其他请结合临床。

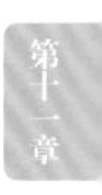

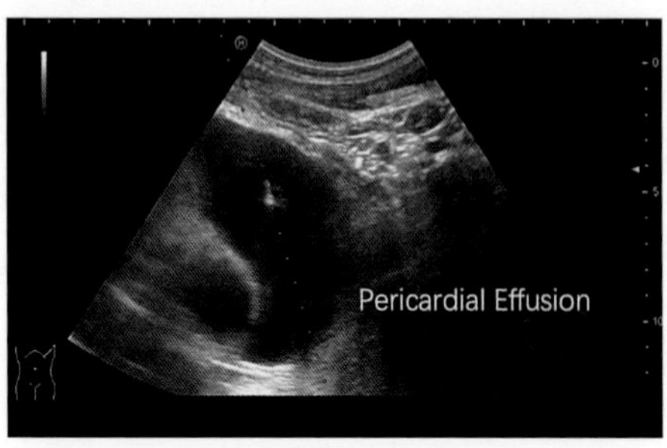

Pericardial Effusion：心包积液

图11-1-29　心包腔大量积液：可见针尖强回声

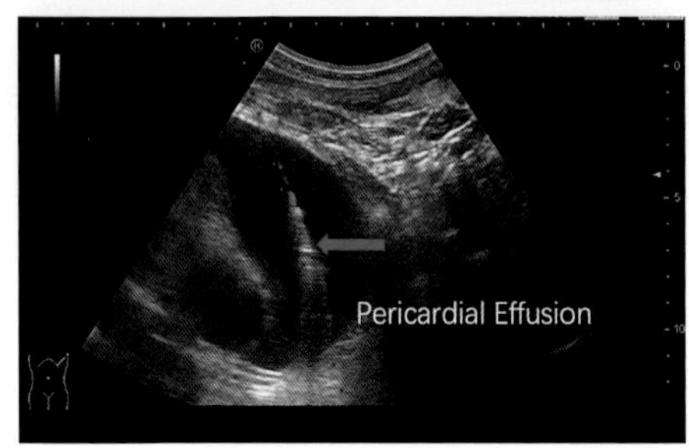

Pericardial Effusion：心包积液

图11-1-30　心包腔大量积液：箭头为穿刺导丝强回声

16. 超声引导下心包腔积液穿刺抽吸术

（1）术前检查（心电图、血常规及凝血四项）未见明显异常，向家属及患者交代病情及手术并发症，签署手术知情同意书。

（2）患者取坐（仰卧/左侧卧/右侧卧）位，术前超声检查确定最佳进针位置。常规消毒铺巾，2%利多卡因10 mL局麻，超声引导下16 G穿刺针沿引导线进入皮肤，皮下组织，快速进针，到达心包腔，抽出360 mL红色（黄/棕色混浊/清亮）液体，手术顺利无出血，手术部位消毒，无菌纱布包扎。术毕患者平卧安全返回病房（图11-1-31）。

（3）超声引导下心包腔积液穿刺抽吸术后：注意血压、脉搏、胸部情况，预防出血、感染。

（4）其他请结合临床。

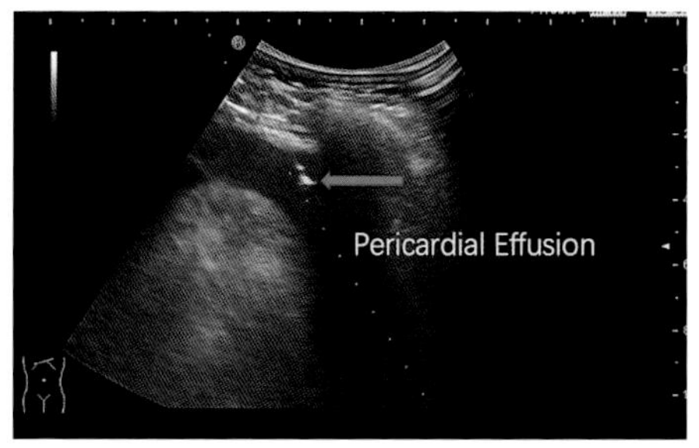

Pericardial Effusion：心包积液

图11-1-31　心包腔积液：箭头为针尖强回声

17. 超声引导下肺穿刺活检

（1）术前检查（心电图、血常规及凝血四项）未见明显异常，向家属及患者交代病情及手术并发症，签署手术知情同意书。

（2）患者取坐（仰卧/左侧卧/右侧卧）位，术前超声检查确定最佳进针位置。常规消毒铺巾，2%利多卡因10 mL局麻，超声引导下18 G穿刺针沿引导线进入皮肤，皮下组织，到达左（右）肺肿物，嘱患者屏住呼吸，快速进针，取出一条肺组织，送病理检查，手术顺利无出血，术毕复查胸腔未见积液，手术部位消毒，无菌纱布包扎。患者平卧安全返回病房（图11-1-32，图11-1-33）。

（3）超引导下左（右）肺穿刺术后：注意血压、脉搏、腹部情况，预防出血、感染，卧床休息24小时。

（4）其他请结合临床。

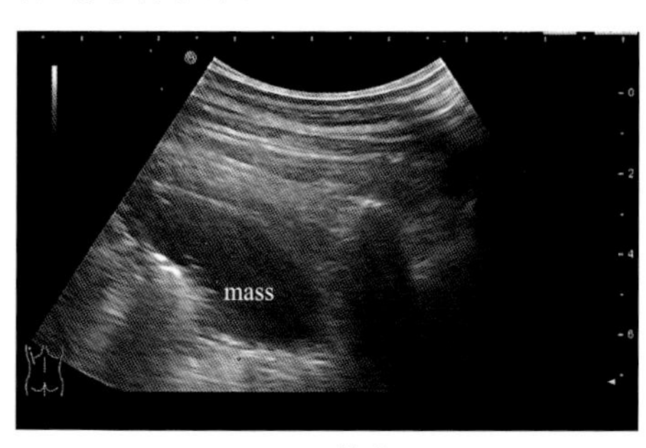

mass：肿瘤

图11-1-32　左肺占位

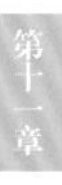

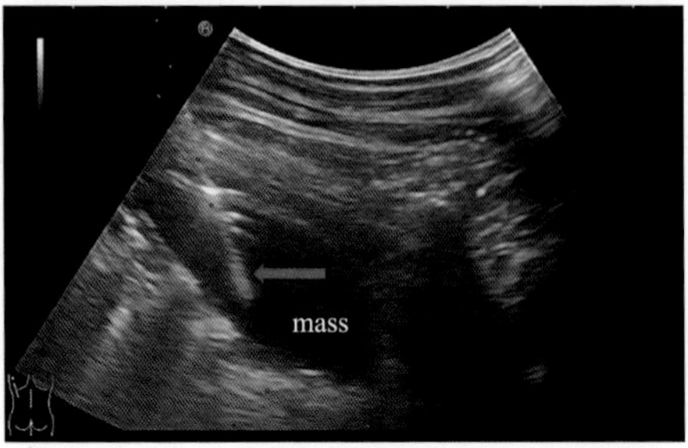

mass：肿瘤

图11-1-33　左肺占位穿刺活检：箭头为穿刺针强回声

18. 超声引导下左侧颈部肿物穿刺活检

（1）术前检查（心电图、血常规及凝血四项）未见明显异常，向家属及患者交代病情及手术并发症，签署手术知情同意书。

（2）患者取坐（仰卧/左侧卧/右侧卧）位，术前超声检查确定最佳进针位置。常规消毒铺巾，2%利多卡因10 mL局麻，超声引导下18 G穿刺针沿引导线进入皮肤，皮下组织，到达左（右）侧颈部肿物，嘱患者屏住呼吸，快速进针，分别从不同部位取出两条组织，手术顺利，术毕复查未见明显积液，手术部位消毒，无菌纱布包扎。患者平卧安全返回病房（图11-1-34，图11-1-35）。

（3）超声引导下左（右）侧颈部肿物穿刺活检术后：注意血压、脉搏、局部情况，预防出血、感染，病情变化随时来诊。

（4）其他请结合临床。

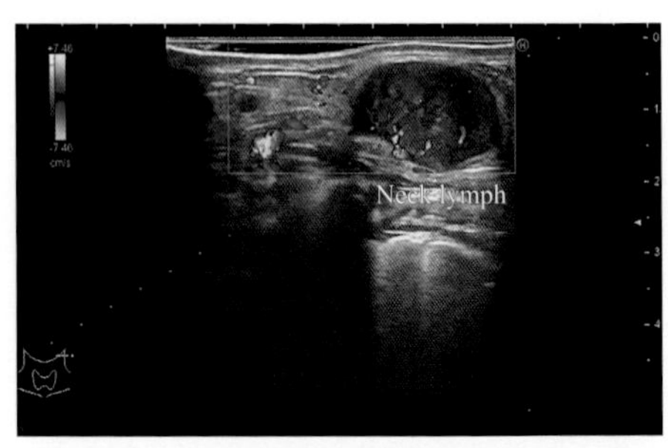

Neck lymph：颈部淋巴

图11-1-34　左侧颈部淋巴结：彩色多普勒可见血流信号

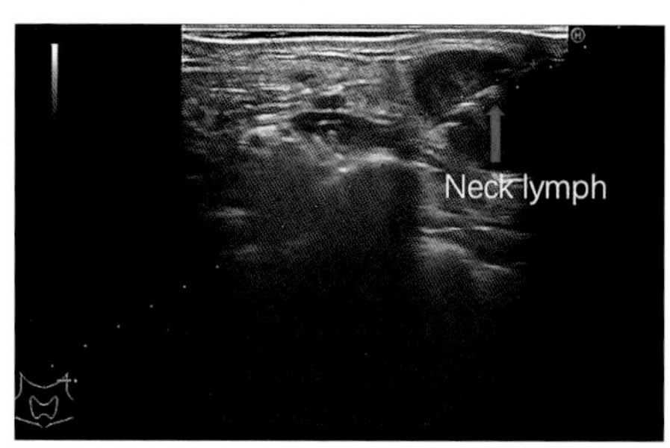

Neck lymph：颈部淋巴

图11-1-35　左侧颈部淋巴结穿刺活检：箭头为活检针强回声

19. 甲状腺囊性结节穿刺抽吸注药

（1）术前检查（心电图、血常规及凝血四项）未见明显异常，向家属及患者交代病情及手术并发症，签署手术知情同意书。

（2）患者取仰卧位，术前超声检查确定最佳进针位置。常规消毒铺巾，2%利多卡因10 mL局麻，超声引导下18 G穿刺针沿引导线进入皮肤，皮下组织，到达甲状腺左叶囊性结节处，抽出150 mL暗红色血性液体，随后注入聚桂醇10 mL，置留2分钟后抽出6 mL，手术顺利无出血，术毕复查未见异常，患者无不适主诉，手术部位消毒，无菌纱布包扎（图11-1-36，图11-1-37）。

（3）超声引导下甲状腺囊性结节穿刺抽吸注药术后：注意血压、脉搏、颈部情况，如有声音嘶哑、喘憋、肿胀、出血等症状，随时复诊。

（4）其他请结合临床。

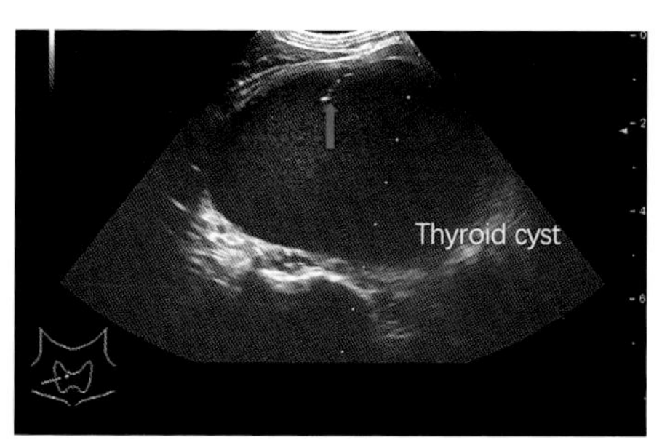

Thyroid cyst：甲状腺囊肿

图11-1-36　右侧甲状腺巨大囊性占位：箭头为穿刺针强回声

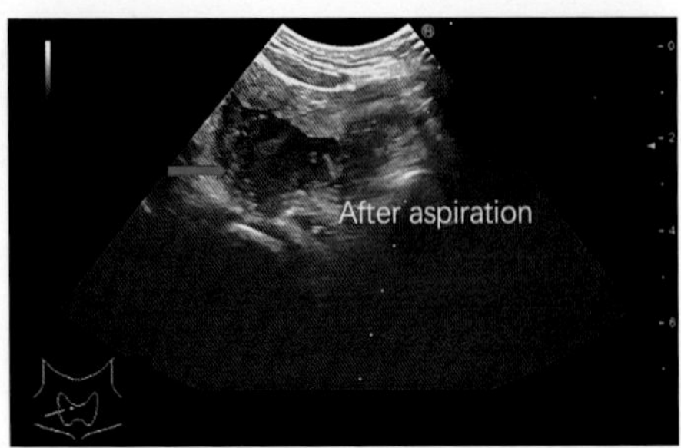

After aspiration：穿刺术后

图11-1-37　右侧甲状腺巨大囊性占位：穿刺术后，囊性占位明显缩小，箭头为针尖强回声

第十二章

危急重症超声报告模板

危急重症超声报告模板

姓名	年龄	年龄
ID	病区	床号
入院日期		
检查日期		

一般资料

糖尿病：+/–　　高血压：+/–

心血管疾病：+/–　　COPD：+/–

恶性肿瘤：+/–　　慢性肝病：+/–

发热：<37.3 ℃/37.3 ℃~38.0 ℃/38.1 ℃~39.0 ℃/>39 ℃

咳嗽：+/–　　咳痰：+/–　　咯血：+/–

乏力：+/–

腹泻：+/–　　呼吸窘迫：+/–　　呼吸频率______________

临床资料

呼吸系统（PaO_2/FiO_2）

0：>400；1：<400；2：<300；3：<200并呼吸支持；4：<100并呼吸支持

神经系统（Glasgow Coma）

0：15；1：13~14；2：10~12；3：6~9；4：<6

心血管系统（MAP或升压药物）

0：MAP>70；1：MAP<70；2：多巴胺≤5 μg/（kg·min）或多巴酚丁胺；3：多巴胺>5 μg /（kg·min）或肾上腺素（去甲肾上腺素）≤0.1 μg/（kg·min）；4：多巴胺：15 μg/（kg·min）或肾上腺素（去甲肾上腺素）>0.1 μg/（kg·min）

肝（胆红素 μmol/L）

0：<20；1：20~32；2：33~101；3：102~204；4：>204

凝血（血小板 × 10^3/mL）

0：>150；1：<150；2：<100；3：<50；4：<20

肾［肌酐 mg/dL（μmol/L）或尿量］

0：<1.2（<110）；1：1.2~1.9（110~170）；2：2.0~3.4（171~299）；3：3.5~4.9（300~440）或尿量<500 mL/d；4：>5.0（>440）；尿量<200 mL/d

超声资料

胸腔

右肺：（A线：+/–；B线：+/–）；滑动征：+/–；胸腔积液________；肺实变______

左肺：（A线：+/–；B线：+/–）；滑动征：+/–；胸腔积液________；肺实变____

膈肌厚度__________；膈肌运动幅度______________

呼吸机参数

心脏

心包积液：+/–；其他阳性事件______________________

左心室：舒张期测量_________；收缩期测量__________

整体收缩性：低（正常/过强）；

体积：正常（扩大）；游离壁：薄（厚）；

扩张：无（中/显著）。

右心室：舒张期测量_________；收缩期测量__________

整体收缩性：低（正常/过强）；

体积：正常（扩大）；游离壁：薄（厚）；

扩张：无（中/显著）。

颈动脉及颅脑

左侧

CCA（管径）_________；CCA（PSV）__________

CCA（EDV）_________；CCA（RI）___________

ICA（管径）__________；ICA（PSV）__________

ICA（EDV）__________；ICA（RI）____________

ECA（管径）_________；ECA（PSV）__________

ECA（EDV）_________；ECA（RI）___________

右侧

CCA（管径）_________；CCA（PSV）__________

CCA（EDV）_________；CCA（RI）___________

ICA（管径）__________；ICA（PSV）__________

ICA（EDV）__________；ICA（RI）____________

ECA（管径）_________；ECA（PSV）__________

ECA（EDV）_________；ECA（RI）___________

颅内血管（颞窗）______；去骨瓣：+/–

ACA___________；MCA____；PCA______

BA______；VA________

肝

HA（管径）_________；HA（PSV）__________

HA（EDV）_________；HA（RI）___________

RHV（管径）________；RHV（流速）________

PV（管径）__________；PV（流速）__________

右肝斜径____________；尾状叶前后径________

IVC宽度（Max）______；IVC宽度（Min）______

IVC–CI______；IVC阳性事件______

CEUS______；PI______；TP______

MTT____；Slope____；AUC____；AWI____；Awe____

弹性：SWV mean________；SWV min______

SWV SD______

脾

SA（管径）________；SA（PSV）__________

SA（EDV）________；SA（RI）____________

SV（管径）________；SV（流速）__________

厚径________；长径 ______

CEUS____；PI____；TP________

MTT____；Slope____；AUC____；AWI____；Awe____

弹性：SWV mean______；SWV min______

SWV SD________

肾

左肾大小____；实质厚度______

右肾大小____；实质厚度______

RA肾门（PSV）__________；RA肾门（EDV）________

RA肾门（RI）__________

RA肾段（PSV）__________；RA肾段（EDV）________

RA肾段（RI）____________

RA叶间（PSV）__________；RA叶间（EDV）________

RA叶间（RI）____________

RA弓形（PSV）__________；RA弓形（EDV）________

RA弓形（RI）__________

CEUS______；PI____；TP______

MTT____；Slope____；AUC____；AWI____；Awe____

弹性：SWV mean____；SWV min____

SWV SD________

腹腔

SMA（管径）________；SMA（PSV）__________

SMA（EDV）________；SMA（RI）____________

CTA（管径）_________；CTA（PSV）__________

CTA（EDV）_________；CTA（RI）____________

CEUS______；PI______；TP______

MTT______；Slope____；AUC______；AWI____；Awe____

睾丸

睾丸动脉TA（管径）______；TA（PSV）____

TA（EDV）________；TA（RI）________

精索动脉SA（PSV）______；TA（EDV）____

TA（RI）__________

CEUS______；PI______；TP______

MTT______；Slope____；AUC______；AWI____；Awe____

弹性：SWV mean______；SWV min______

SWV SD________

深静脉

颈内静脉____；留置导管：+/–；

髂静脉 ____；股静脉______；腘静脉______；腓静脉______

附　录

附录（一）

超声造影（CEUS）知情同意书

登记号		
门诊介入号		
患者姓名	性别	年龄
科室	床号	病案号

病情摘要：

临床诊断：

造影剂禁忌证：

小于18岁患者；

已知有右向左分流的心脏病患者；

重度肺高压患者（肺动脉压＞9 mmHg）；

未控制的系统高血压患者；

成年人呼吸窘迫综合征患者；

妊娠及哺乳期妇女；

近期急性冠脉综合征或不稳定性缺血性心脏病患者。

处理建议：

超声造影简要步骤：皮肤消毒→肘前静脉建立静脉通道→注入超声造影剂Sonovue 2.4 mL→注入生理盐水 5 mL→超声造影全过程→结束。

预后及结果：

超声造影是对腹部占位及其他占位性病变的诊断方法之一，有助于占位性病变的发现、定位、定性及治疗疗效的判断。Sonovue（声诺维）是一种含六氟化硫微泡（平均直径2.5 μm）的新型超声造影剂，该造影剂于2001年于欧洲开始应用于临床，并在2004年在中国正式上市，证明是一种安全有效的超声造影剂。但由于医学科学的特殊性和个体差异性，在造影剂使用过程中及使用后期有可能出现：①头痛（2.3%）；②注射部位疼痛（1.4%）；③注射部位青肿、灼热和感觉异常（1.7%）；④其他少见不良反应（0.1%~1%）：恶心、腹痛发热、感觉异常、高血糖、视觉异常、背痛、咽炎、皮疹、感觉运动麻痹等；⑤发生过敏性休克及其他难以预料的危及患者生命、可致残的意外情况。

患者本人或亲属意见：

本人已详细阅读上述内容，自愿选择Sonovue（声诺维）超声造影检查，并对上述可能发生的后果明知。本人自愿同意进行Sonovue（声诺维）超声造影检查。如发生了上述情况，表示理解。

患者签字：______签字______日期：______年____月____日

联系方式：____________________

如果患者无法签署知情同意书，请其授权的委托人在此签字：______

患者授权委托人签字与患者关系______

签字______日期：______年____月____日

联系方式：____________________

医生签字：______签字______日期：______年____月____日

附录（二）

超声引导下肝穿刺活检知情同意书

尊敬的患者：

　　您好！

　　根据您目前的病情，您有实施手术的适应证，建议您采取手术治疗，特向您详细介绍和说明：病情简介、术前诊断、手术名称、手术目的、手术风险（包括术中或术后可能出现的并发症等）和需要采取的相应措施及替代医疗方案等，以便您理解相关手术情况，帮助您做出选择。鉴于医学手术风险较高，发生意外事件不能完全避免，建议您术前购买手术意外保险，分担手术风险。

<table>
<tr><td rowspan="2">一般项目</td><td>患者姓名</td><td>性别</td><td>年龄</td></tr>
<tr><td>科室</td><td>病案号</td><td>身份证号码</td></tr>
<tr><td>医师说明</td><td colspan="3">【病情简介】（主要症状、体征、疾病严重程度）

【过敏史】

【术前诊断】

【替代医疗方案】（目前的主要不同治疗方案及手术方式介绍）

【拟行手术适应证】

【建议拟行手术名称】

【手术目的】

【手术部位】

【麻醉方式及风险】
医师签名：______
患者（患者近亲属/法定监护人/授权委托人）签名：______
时间：______年____月____日____分
地点：______________________</td></tr>
</table>

<table>
<tr><td rowspan="1">医师说明</td><td>【患者自身存在危险因素】

【拟行手术禁忌证】

【手术风险，包括术中或术后可能出现的并发症等】
• 麻醉意外，麻醉药物过敏；
• 合并感染；
• 虚脱、休克；
• 肝穿刺可能损害胆管或胆囊导致黄疸、胆汁漏、腹膜炎，损害肺膈致气胸、血气胸等；
• 肝内动静脉漏；
• 渗液、渗出、出血，严重者发生失血性休克乃至死亡；
• 穿刺管折断、遗留、堵塞等；
• 肝破裂及肿瘤针道种植转移；
• 损伤腹腔其他脏器，严重者需手术治疗；
• 神经相关并发症：穿刺引起疼痛等；
• 诱发心、脑血管意外；
• 如穿刺不成功，组织取材不满意，仅能做细胞学检查或需再次穿刺活检；
• 其他难以预料的，危及患者生命安全或致残的意外情况；

其他：____
____。

【术后主要注意事项】____
____。
由于医疗技术水平的局限性、疾病突发变化及个人体质的差异，不排除存在术前、术中及术后不可预见的手术风险及医疗意外风险等因素的特殊情况，恳请理解。

【拒绝手术可能发生的后果】____
____。
我已向患者（患者近亲属/法定监护人/授权委托人）解释过此说明同意书的全部条款，我认为患者（患者近亲属/法定监护人/授权委托人）已知并充分理解了上述信息。

医师签名：______________
签名时间：______年____月____日____分
签名地点：__________________________
术者签名确认：______________________</td></tr>
</table>

患者知情同意内容	患者（患者近亲属/法定监护人/授权委托人确认）： 医师详细向我解释过（患者）的病情及所接受的手术方案，并已就医疗风险和并发症（请患者／近亲属／法定监护人/授权委托人书写第几条到第几条）向我进行了充分说明。我理解手术可能出现的风险、效果、并发症及预后等情况，并知道手术是创伤性治疗手段，由于受医疗技术水平局限、疾病突发变化及个人体质差异的影响，术前、术中、术后可能发生不可预见的医疗意外风险，不能确保救治完全成功，甚至可能出现死亡、残疾、组织器官损伤及功能障碍等严重不良后果。 医师已向我解释过其他替代治疗方式及其风险，我知道我有权选择其他治疗方案或手术方式，也可以拒绝或放弃此项手术，也知道由此带来的不良后果及风险，我已就患者的病情、手术及其医疗风险等相关的问题向我的医师进行了详细的咨询，并得到了全面的答复。 ______________________________ ______________________________ ______________________________ （请患者/患者近亲属/法定监护人/授权委托人在横线上抄写注明“我已认真倾听和阅读并完全理解医师对我解释的以上全部内容，特做以下声明：”字样） 我______（患者／近亲属／法定监护人/授权委托人填写“同意”）接受医师建议的手术方案并愿意承担上述手术风险。 并授权医师：在术中或术后发生紧急情况下，为保障患者的生命安全，医师有权按照医学常规予以紧急处置，更改并选择最适宜的手术方案实施必要的抢救。 患者签名：__________ 患者近亲属（法定监护人/授权委托人）签名：_____与患者关系：_____ 患者近亲属（法定监护人/授权委托人） 身份证号：__________________ 电　　话：__________________ 签名时间：______年____月____日____分 签名地点：__________________ 我______（患者／近亲属／法定监护人/授权委托人填写“不同意”）接受医师建议的手术方案，并且愿意承担因拒绝施行手术导致的延误治疗病情加重、恶化甚至残疾、死亡等不良后果。 患者签名：__________ 患者近亲属（法定监护人/授权委托人）签名：_____与患者关系：_____ 患者近亲属（法定监护人/授权委托人） 身份证号：__________________ 电　　话：__________________ 签名时间：______年____月____日____分 签名地点：__________________

<table>
<tr><td>备注</td><td>患者（患者近亲属/法定监护人/授权委托人）拒绝签名的理由：

记录人：______________
见证人：______________
见证人身份证号码：__________________________

时间：______年____月____日____分

地点：__________________________

如果患者（患者近亲属/法定监护人/授权委托人）拒绝签名，请医师在此栏中说明有关情况、签名并注明时间。也可请医务人员或其他知情患者签名证实。</td></tr>
</table>

（本知情同意书由北京地坛医院张瑶主任提供）

参考文献

[1] 中国医师协会超声医师分会. 中国超声造影临床应用指南. 北京：人民卫生出版社，2017.

[2] LEE W，ALLAN L，CARVALHO J S，et al. ISUOG consensus statement：what constitutes a fetal echocardiogram? Ultrasound Obstet Gynecol，2008，32（2）：239–242.

[3] SALOMON L J，ALFIREVIC I，BERGHELL A V，et al. Practice guidelines for performance of the routine mid–trimester fetal ultrasound scan. Ultrasound Obstet Gynecol，2011，37（1）：116–126.

[4] CARVALHO J S，ALLANLD，CHAOUIR，et al. ISUOG Practice Guidelines（updated）：sonographic screening examination of the fetal heart. Ultrasound Obstet Gynecol，2013，41（3）：348–359.

[5] 姜玉新. 中国胎儿产前超声检查规范. 北京：人民卫生出版社，2016.

[6] 田源，吴青青，王莉. ISUOG早孕期胎儿超声扫查应用指南解读. 中华医学超声杂志（电子版），2014（4）：15–17.

[7] 鲁红. 国际妇产科超声学会早孕期胎儿超声指南解读. 浙江医学，2019，41（3）：207–209.

[8] 吴青青，杨文娟. 解读胎儿孕中期常规超声筛查应用指南［国际妇产科超声学会（ISUOG）］. 中华医学超声杂志（电子版），2011，8（1）：7–8.

[9] 张晓新，许翠平，任秀珍，等. 中晚孕期产前超声筛查胎儿畸形的临床价值. 中华临床医师杂志（电子版），2010，4（5）：558–562.

[10] ABUHAMAD A，MINTON K K，BENSON C B，et al. Obstetric and gynecologic ultrasound curriculum and competency assessment in residency training programs：consensus report. J Ultrasound Med，2018，51（1）：150–155.

[11] 中国医师协会超声医师分会. 中国妇科超声检查指南. 北京：人民卫生出版社，2017.

[12] JURKOVIC D，MAVRELOS D. Catch me if you scan：ultrasound diagnosis of ectopic pregnancy. Ultrasound Obstet Gynecol，2007，30（1）：1-7.

[13] KNEZ J，NARDELLI F，BOSCH T V D，et al. Imaging in gynecological disease：clinical and ultrasound characteristics of adnexal torsion. Ultrasound Obstet Gynecol，2020，56（3）：453-459.

[14] BENNETT T A，MORGAN J，TIMOR-TRITSCH I E. Fifth recurrent cesarean scar pregnancy：observations of a case and historical perspective. Ultrasound Obstet Gynecol，2017，50（5）：658-660.

[15] 中国医师协会超声医师分会. 中国超声造影临床应用指南. 北京：人民卫生出版社，2017.

[16] 中华医学会放射学分会介入专委会妇儿介入学组. 子宫输卵管造影中国专家共识. 中华介入放射学电子杂志，2018，6（3）：185-187.

[17] MANSURI F，LZAAR R. Dignostic accuracy of saline infusion sonohystero-salpingography（SIS）as compared to Hysterosalpingography（HSG）in the assessment of sub-fertile women. J Pak Med Assoc，2019，69（6）：777-782.

[18] 彭成忠，舒静. 不孕症“一站式”子宫输卵管超声造影技术专家共识. 中华医学超声杂志（电子版），2020，17（2）：108-114.